骨外科疾病诊疗实践

主编 孙海军 李 德 郭金泉 刘士凯
　　　姜 涛 苏山林 余龙君

黑龙江科学技术出版社

图书在版编目(CIP)数据

骨外科疾病诊疗实践 / 孙海军等主编. -- 哈尔滨：黑龙江科学技术出版社, 2024.7. -- ISBN 978-7-5719-2491-1

Ⅰ.R68

中国国家版本馆CIP数据核字第20247YH424号

骨外科疾病诊疗实践
GUWAIKE JIBING ZHENLIAO SHIJIAN

主　　编	孙海军　李　德　郭金泉　刘士凯　姜　涛　苏山林　余龙君
责任编辑	包金丹
封面设计	宗　宁
出　　版	黑龙江科学技术出版社
	地址：哈尔滨市南岗区公安街70-2号　邮编：150007
	电话：(0451)53642106　传真：(0451)53642143
	网址：www.lkcbs.cn
发　　行	全国新华书店
印　　刷	黑龙江龙江传媒有限责任公司
开　　本	787 mm×1092 mm　1/16
印　　张	22.25
字　　数	560千字
版　　次	2024年7月第1版
印　　次	2024年7月第1次印刷
书　　号	ISBN 978-7-5719-2491-1
定　　价	198.00元

【版权所有，请勿翻印、转载】

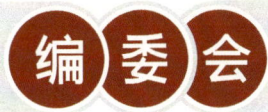

主 编
孙海军　李　德　郭金泉　刘士凯
姜　涛　苏山林　余龙君

副主编
赵　强　王　超　徐子恒　王浩汀
孙仁义　彭经纬

编　委（按姓氏笔画排序）
王　超　江苏省盐城市第三人民医院
王浩汀　河北省石家庄市第二医院
刘士凯　聊城市中医医院
孙仁义　山东省淄博市中心医院
孙海军　东营市人民医院
苏山林　寿光市中医医院
李　德　济南市中西医结合医院
余龙君　阳新县人民医院
赵　强　内蒙古通辽市科尔沁区通辽市医院
姜　涛　山东省庆云县人民医院
徐子恒　山东省临清市人民医院
郭金泉　山东大学齐鲁医院德州医院
　　　　德州市人民医院
彭经纬　三峡大学附属仁和医院
　　　　三峡大学第二临床医学院

前言

骨外科作为医学领域中一个极为重要且不可或缺的分支，承载着医师对运动系统疾病的深刻理解和精湛技术。在这个领域里，每一位医师都肩负着挽救患者的责任，需要不断更新自己的知识体系，迎接医学科技飞速发展的挑战。为此，我们诚挚地推出《骨外科疾病诊疗实践》一书，希望可以为骨外科医师提供一份全面而深入的实践指南，助力他们更好地应对临床挑战，提高患者治疗效果。

本书聚焦骨外科疾病的诊断和治疗，力求在理论与实践的结合上取得平衡，为医师们提供一个系统而实用的学科框架。我们深知，骨外科领域的疾病种类繁多，治疗方法多样，因此，本书将以全面的视角探讨各类骨外科疾病的最新诊断标准和治疗方案。

首先，本书深入解读骨的结构和生理，以及骨外科常用检查方法，为读者提供扎实的理论基础。接着，对常见的运动系统疾病进行详细介绍，包括但不限于骨折、脱位、关节疾病等，使读者对这些疾病有更为深刻的认识。在治疗方面，详细探讨手术技术、保守治疗和康复计划等多个层面。手术是骨外科医师的得力工具，而有效的康复计划则是患者快速康复的关键。因此，我们将为读者提供丰富的治疗与康复方案，帮助医师在实际操作中更加游刃有余，提高治疗成功率。

总体而言，我们力求为广大骨外科医师提供一本全面而实用的参考书，以促进他们在临床实践中更好地发挥专业优势，为患者带来更好的医疗体验。希望本书能够成为骨外科医师们日常学习和工作的得力伴侣，共同谱写骨外科领域的辉煌篇章。

《骨外科疾病诊疗实践》编委会

2024 年 4 月

目录 CONTENTS

第一章 骨的结构与生理 (1)
- 第一节 骨组织细胞 (1)
- 第二节 骨的基质 (6)
- 第三节 骨的种类 (8)
- 第四节 骨的组织结构 (10)

第二章 骨外科常用检查方法 (14)
- 第一节 步态检查 (14)
- 第二节 脊柱检查 (23)
- 第三节 上肢检查 (27)
- 第四节 下肢检查 (31)
- 第五节 四肢神经检查 (37)

第三章 脊柱微创手术 (41)
- 第一节 髓核溶解术 (41)
- 第二节 等离子射频消融髓核成形术 (45)
- 第三节 射频热凝靶点治疗术 (47)

第四章 人工关节置换术 (49)
- 第一节 人工髋关节置换术 (49)
- 第二节 人工膝关节置换术 (58)

第五章 肩部及上臂损伤 (67)
- 第一节 肩锁关节脱位 (67)
- 第二节 胸锁关节脱位 (71)
- 第三节 锁骨骨折 (73)
- 第四节 肩胛骨骨折 (76)
- 第五节 肱骨近端骨折 (80)
- 第六节 肱骨远端骨折 (88)

第六章 肘部及前臂损伤 (104)
- 第一节 肘关节扭挫伤 (104)

第二节　旋后肌综合征 …………………………………………………………… (106)
　　第三节　桡骨头颈部骨折 ………………………………………………………… (109)
　　第四节　桡骨干骨折 ……………………………………………………………… (111)
　　第五节　桡骨远端骨折 …………………………………………………………… (113)
　　第六节　尺骨鹰嘴骨折 …………………………………………………………… (116)
　　第七节　尺骨冠突骨折 …………………………………………………………… (118)
　　第八节　尺桡骨干双骨折 ………………………………………………………… (121)
　　第九节　尺桡骨茎突骨折 ………………………………………………………… (125)
第七章　腕部及手部损伤 ……………………………………………………………… (127)
　　第一节　腕骨脱位 ………………………………………………………………… (127)
　　第二节　拇指腕掌关节脱位 ……………………………………………………… (131)
　　第三节　拇指掌指关节脱位 ……………………………………………………… (134)
　　第四节　掌指关节及指间关节脱位 ……………………………………………… (135)
　　第五节　腕骨骨折 ………………………………………………………………… (138)
　　第六节　掌骨骨折 ………………………………………………………………… (145)
　　第七节　指骨骨折 ………………………………………………………………… (150)
第八章　髋部及大腿损伤 ……………………………………………………………… (157)
　　第一节　髋关节脱位 ……………………………………………………………… (157)
　　第二节　髋臼骨折 ………………………………………………………………… (160)
　　第三节　股骨头骨折 ……………………………………………………………… (169)
　　第四节　股骨颈骨折 ……………………………………………………………… (171)
　　第五节　股骨干骨折 ……………………………………………………………… (174)
　　第六节　股骨髁间骨折 …………………………………………………………… (177)
　　第七节　股骨远端骨折 …………………………………………………………… (180)
第九章　膝部及小腿损伤 ……………………………………………………………… (189)
　　第一节　膝关节脱位 ……………………………………………………………… (189)
　　第二节　髌骨脱位 ………………………………………………………………… (193)
　　第三节　上胫腓关节脱位 ………………………………………………………… (195)
　　第四节　髌骨骨折 ………………………………………………………………… (196)
　　第五节　胫骨平台骨折 …………………………………………………………… (199)
　　第六节　单纯腓骨骨折 …………………………………………………………… (205)
　　第七节　胫腓骨干骨折 …………………………………………………………… (207)
第十章　足踝部损伤 …………………………………………………………………… (215)
　　第一节　踝关节脱位 ……………………………………………………………… (215)

  第二节 跖跗关节脱位 ··· (217)
  第三节 跖趾关节脱位 ··· (222)
  第四节 趾间关节脱位 ··· (223)
  第五节 踝关节骨折 ·· (224)
  第六节 距骨骨折及脱位 ··· (228)
  第七节 跟骨骨折 ··· (236)
  第八节 跖骨骨折 ··· (242)
  第九节 趾骨骨折 ··· (246)

第十一章 脊柱疾病 ·· (248)
  第一节 上颈椎损伤 ·· (248)
  第二节 下颈椎损伤 ·· (261)
  第三节 胸腰椎损伤 ·· (270)
  第四节 胸椎管狭窄症 ··· (280)
  第五节 腰椎管狭窄症 ··· (285)
  第六节 胸椎间盘突出症 ··· (289)
  第七节 腰椎间盘突出症 ··· (295)

第十二章 风湿免疫性疾病 ·· (300)
  第一节 强直性脊柱炎 ··· (300)
  第二节 骨关节炎 ··· (304)
  第三节 类风湿关节炎 ··· (307)
  第四节 银屑病关节炎 ··· (313)
  第五节 结晶性关节炎 ··· (316)

第十三章 骨与关节疾病的康复治疗 ··· (321)
  第一节 颈椎病 ··· (321)
  第二节 肩袖损伤 ··· (326)
  第三节 骨关节炎 ··· (331)
  第四节 髌骨骨折 ··· (337)
  第五节 踝部骨折 ··· (339)

参考文献 ·· (342)

第一章 骨的结构与生理

第一节 骨组织细胞

骨组织是一种特殊的结缔组织,是骨的结构主体,由数种细胞和大量钙化的细胞间质组成,钙化的细胞间质称为骨基质。骨组织的特点是细胞间质有大量骨盐沉积,即细胞间质矿化,使骨组织成为人体最坚硬的组织之一。

在活跃生长的骨中,有4种类型细胞:骨祖细胞、成骨细胞、骨细胞和破骨细胞。其中骨细胞最多,位于骨组织内部,其余3种均分布在骨质边缘。

一、骨祖细胞

骨祖细胞又称骨原细胞,是骨组织的干细胞,位于骨膜内。胞体小,呈不规则梭形,突起很细小。核呈椭圆形或细长形,染色质颗粒细而分散,故核染色浅。胞质少,呈嗜酸性或弱嗜碱性,含细胞器很少,仅有少量核糖体和线粒体。骨祖细胞着色浅淡,不易鉴别。骨祖细胞具有多分化潜能,可分化为成骨细胞、破骨细胞、成软骨细胞或成纤维细胞,分化取向取决于所处部位和所受刺激性质。骨祖细胞存在于骨外膜及骨内膜贴近骨质处,当骨组织生长或重建时,它能分裂分化成为骨细胞。骨祖细胞有两种类型:定向性骨祖细胞(DOPC)和可诱导性骨祖细胞(IOPC)。DOPC位于或靠近骨的游离面,如骨内膜和骨外膜内层、生长骨骺板的钙化软骨小梁上和骨髓基质内。在骨的生长期和骨内部改建或骨折修复及其他形式损伤修复时,DOPC很活跃,细胞分裂并分化为成骨细胞,具有蛋白质分泌细胞特征的细胞逐渐增多。IOPC除存在于骨骼系统以外,几乎普遍存在于结缔组织中。IOPC不能自发地形成骨组织,但经适宜刺激,如骨形态发生蛋白(BMP)或泌尿道移行上皮细胞诱导物的作用,可形成骨组织。

二、成骨细胞

成骨细胞又称骨母细胞,是指能促进骨形成的细胞,主要来源于骨祖细胞。成骨细胞不但能分泌大量的骨胶原和其他骨基质,还能分泌一些重要的细胞因子和酶类,如基质金属蛋白酶、碱性磷酸酶、骨钙素、护骨素等,从而启动骨的形成过程,同时也通过这些因子将破骨细胞耦联起来,控制破骨细胞的生成、成熟及活化。成骨细胞常见于生长期的骨组织中,大都聚集在新形成的骨质表面。

(一)成骨细胞的形态与结构

骨形成期间,成骨细胞被覆骨组织表面,当成骨细胞生成基质时,被认为是活跃的。活跃的成骨细胞胞体呈圆形、锥形、立方形或矮柱状,通常单层排列。细胞侧面和底部出现突起,与相邻的成骨细胞及邻近的骨细胞以突起相连。胞质呈强嗜碱性,与粗面内质网的核糖体有关。在粗面内质网上,镶嵌着圆形或细长形的线粒体,成骨细胞的线粒体具有清除胞质内钙离子的作用,同时也是能量的加工厂。某些线粒体含有一些小的矿化颗粒,沉积并附着在嵴外面,微探针分析表明这些颗粒有较高的钙、磷和镁的踪迹。骨的细胞常有大量的线粒体颗粒,可能是激素作用于细胞膜的结果。例如,甲状旁腺激素能使进入细胞的钙增加,并随之使线粒体颗粒数目增加。成骨细胞核大而圆,位于远离骨表面的细胞一端,核仁清晰。在核仁附近有一浅染区,高尔基复合体位于此区内。成骨细胞胞质呈碱性磷酸酶强阳性,可见许多PAS阳性颗粒,一般认为它是骨基质的蛋白多糖前身。当新骨形成停止时,这些颗粒消失,胞质碱性磷酸酶反应减弱,成骨细胞转变为扁平状,被覆于骨组织表面,其超微结构类似成纤维细胞。

(二)成骨细胞的功能

在骨形成非常活跃处,如骨折、骨痂及肿瘤或感染引起的新骨中,成骨细胞可在骨组织表面形成复层堆积。成骨细胞有活跃的分泌功能,能合成和分泌骨基质中的多种有机成分,包括Ⅰ型胶原蛋白、蛋白多糖、骨钙蛋白、骨粘连蛋白、骨桥蛋白、骨唾液酸蛋白等。因此临床中认为其在细胞内合成过程与成纤维细胞或软骨细胞相似。成骨细胞还分泌胰岛素样生长因子Ⅰ、胰岛素样生长因子Ⅱ、成纤维细胞生长因子、白细胞介素-1和前列腺素等,它们对骨生长均有重要作用。此外还分泌破骨细胞刺激因子、前胶原酶和胞质素原激活剂,它们有促进骨吸收的作用。因此,成骨细胞的主要功能概括起来有以下几种:①产生胶原纤维和无定形基质,即形成类骨质;②分泌骨钙蛋白、骨粘连蛋白和骨唾液酸蛋白等非胶原蛋白,促进骨组织的矿化;③分泌一些细胞因子,调节骨组织形成和吸收。成骨细胞不断产生新的细胞间质,并经过钙化形成骨质,成骨细胞逐渐被包埋在其中。此时,细胞内的合成活动停止,胞质减少,胞体变形,即成为骨细胞。总之,成骨细胞是参与骨生成、生长、吸收及代谢的关键细胞。

1. 成骨细胞分泌的酶类

(1)碱性磷酸酶(ALP):成熟的成骨细胞能产生大量的ALP。由成骨细胞产生的ALP称为骨特异性碱性磷酸酶(BALP),它以焦磷酸盐为底物,催化无机磷酸盐的水解,从而降低焦磷酸盐浓度,有利于骨的矿化。在血清中可以检测到4种不同的ALP同分异构体,这些异构体都能作为代谢性骨病的诊断标志,但各种异构体是否与不同类型的骨质疏松症(绝经后骨质疏松症、老年性骨质疏松症及半乳糖血症、乳糜泻、肾性骨营养不良等引起的继发性骨质疏松症)相关,尚有待于进一步研究。

(2)组织型谷氨酰胺转移酶(tTGs):谷氨酰胺转移酶是在组织和体液中广泛存在的一组多功能酶类,具有钙离子依赖性。虽然其并非由成骨细胞专一产生,但在骨的矿化中有非常重要的作用。成骨细胞主要分泌组织型谷氨酰胺转移酶,处于不同阶段或不同类型的成骨细胞,其胞质内的谷氨酰胺转移酶含量是不一样的。tTGs能促进细胞的黏附、细胞播散、细胞外基质的修饰,同时也在细胞凋亡、损伤修复、骨矿化进程中起着重要作用。成骨细胞分泌的tTGs以许多细胞外基质为底物,促进各种基质的交联,其最主要的底物为纤维连接蛋白和骨桥素。tTGs的活化依赖钙离子,即在细胞外钙离子浓度升高的情况下,才能催化纤维连接蛋白与骨桥素的自身交联。由于钙离子和细胞外基质成分是参与骨矿化最主要的物质,在继发性骨质疏松症和乳糜泻患者的血液中,也可检测到以 tTGs 为自身抗原的自身抗体,因而 tTGs 在骨的矿化中肯定发挥着极其重要的作用。

(3)基质金属蛋白酶(MMP):是一类锌离子依赖性的蛋白水解酶类,主要功能是降解细胞外基质,同时也参与成骨细胞功能与分化的信号转导。

2.成骨细胞分泌的细胞外基质

成熟的成骨细胞分泌大量的细胞外基质,也称为类骨质,包括骨胶原和非胶原蛋白。

(1)骨胶原:成骨细胞分泌的细胞外基质中大部分为胶原,其中主要为Ⅰ型胶原,占细胞外基质的90%以上。约10%为少量Ⅲ型、Ⅴ型和Ⅹ型胶原蛋白及多种非胶原蛋白。Ⅰ型胶原蛋白主要构成矿物质沉积和结晶的支架,羟磷灰石在支架的网状结构中沉积。Ⅲ型胶原和Ⅴ型胶原能调控胶原纤维丝的直径,使胶原纤维丝不致过分粗大,而Ⅹ型胶原纤维主要是作为Ⅰ型胶原的结构模型。

(2)非胶原蛋白:成骨细胞分泌的各种非胶原成分如骨桥素、骨涎蛋白、纤维连接蛋白和骨钙素等在骨的矿化、骨细胞的分化中起重要的作用。

3.成骨细胞的凋亡

凋亡的成骨细胞经历增殖、分化、成熟、矿化等各个阶段后,被矿化骨基质包围或附着于骨基质表面,逐步趋向凋亡或变为骨细胞、骨衬细胞。成骨细胞的这一凋亡过程是维持骨的生理平衡所必需的。和其他细胞凋亡途径一样,成骨细胞的凋亡途径也包括线粒体激活的凋亡途径和死亡受体激活的凋亡途径,最终导致成骨细胞核的碎裂、DNA 的有控降解、细胞皱缩、膜的气泡样变等。由于成骨细胞上存在肿瘤坏死因子受体,且在成骨细胞的功能发挥中起着重要作用,因此推测成骨细胞可能主要通过死亡受体激活的凋亡途径而凋亡。细胞因子、细胞外基质和各种激素都能诱导或组织成骨细胞的凋亡。骨形态生成蛋白(BMP)被确定为四肢骨指间细胞凋亡的关键作用分子。此外,甲状旁腺激素、糖皮质激素、性激素等对成骨细胞的凋亡均有调节作用。

三、骨细胞

骨细胞是骨组织中的主要细胞,埋于骨基质内,细胞体位于的腔隙称骨陷窝,每个骨陷窝内仅有一个骨细胞胞体。骨细胞的胞体呈扁卵圆形,有许多细长的突起,这些细长的突起伸进骨陷窝周围的小管内,此小管即骨小管。

(一)骨细胞的形态

骨细胞的结构和功能与其成熟度有关。刚转变的骨细胞位于类骨质中,它们的形态结构与成骨细胞近似。胞体为扁椭圆形,位于比胞体大许多的圆形骨陷窝内。突起多而细,通常各自位于一个骨小管中,有的突起还有少许分支。核呈卵圆形,位于胞体的一端,核内有一个核仁,染色质贴附核膜分布。HE染色时胞质呈嗜碱性,近核处有一浅染区。胞质呈碱性磷酸酶阳性,还有PAS阳性颗粒,一般认为这些颗粒是有机基质的前身物。较成熟的骨细胞位于矿化的骨质浅部,其胞体也呈双凸扁椭圆形,但体积小于年幼的骨细胞。核较大,呈椭圆形,居胞体中央,在HE染色时着色较深,仍可见有核仁。胞质相对较少,HE染色呈弱嗜碱性,甲苯胺蓝着色甚浅。

电镜下其粗面内质网较少,高尔基复合体较少,少量线粒体分散存在,游离核糖体也较少。

成熟的骨细胞位于骨质深部,胞体比原来的成骨细胞缩小约70%,核质比例增大,胞质易被甲苯胺蓝染色。电镜下可见一定量的粗面内质网和高尔基复合体,线粒体较多,此外尚可见溶酶体。线粒体中常有电子致密颗粒,与破骨细胞的线粒体颗粒相似,现已证实,这些颗粒是细胞内的无机物,主要是磷酸钙。成熟骨细胞最大的变化是形成较长突起,其直径85~100 nm,为骨小管直径的1/4~1/2。相邻骨细胞的突起端对端地相互连接,或以其末端侧对侧地相互贴附,其间以缝隙连接相连。成熟的骨细胞位于骨陷窝和骨小管的网状通道内。骨细胞最大的特征是细胞突起在骨小管内伸展,与相邻的骨细胞连接,深部的骨细胞由此与邻近骨表面的骨细胞突起和骨小管相互连接和通连,构成庞大的网样结构。骨陷窝-骨小管-骨陷窝组成细胞外物质运输通道,是骨组织通向外界的唯一途径,深埋于骨基质内的骨细胞正是通过该通道运输营养物质和代谢产物。而骨细胞-缝隙连接-骨细胞形成细胞间信息传递系统,是骨细胞间直接通信的结构基础。据测算,成熟骨细胞的胞体及其突起的总表面积占成熟骨基质总表面积的90%以上,这对骨组织液与血液之间经细胞介导的无机物交换起着重要作用。骨细胞的平均寿命为25年。

(二)骨细胞的功能

1.骨细胞性溶骨和骨细胞性成骨

大量研究表明,骨细胞可能主动参加溶骨过程,并受甲状旁腺激素、降钙素和维生素 D_3 的调节以及机械性应力的影响。Belanger 发现骨细胞具有释放枸橼酸、乳酸、胶原酶和溶解酶的作用。溶解酶会引起骨细胞周围的骨吸收,他把这种现象称为骨细胞性骨溶解。骨细胞性溶骨表现为骨陷窝扩大,陷窝壁粗糙不平。骨细胞性溶骨也可类似破骨细胞性骨吸收,使骨溶解持续地发生在骨陷窝的某一端,从而使多个骨陷窝融合。当骨细胞性溶骨活动结束后,成熟骨细胞又可在较高水平的降钙素作用下进行继发性骨形成,使骨陷窝壁增添新的骨基质。生理情况下,骨细胞性溶骨和骨细胞性成骨是反复交替的,即平时维持骨基质的成骨作用,在机体需提高血钙量时,又可通过骨细胞性溶骨活动从骨基质中释放钙离子。

2.参与调节钙、磷平衡

现已证实,骨细胞除了通过溶骨作用参与维持血钙、磷平衡外,骨细胞还具有转运矿物质的能力。成骨细胞膜上有钙泵存在,骨细胞可能通过钙泵摄入和释放 Ca^{2+} 和 P^{3+},并可通过骨细胞相互间的网状连接结构进行离子交换,参与调节 Ca^{2+} 和 P^{3+} 的平衡。

3.感受力学信号

骨细胞遍布骨基质内并构成庞大的网状结构,成为感受和传递应力信号的结构基础。

4.合成细胞外基质

成骨细胞被基质包围后,逐渐转变为骨细胞,其合成细胞外基质的细胞器逐渐减少,合成能力也逐渐减弱。但是,骨细胞还能合成极少部分行使功能和生存所必需的基质,骨桥蛋白、骨连接蛋白及Ⅰ型胶原在骨的黏附过程中起着重要作用。

四、破骨细胞

(一)破骨细胞的形态

1.光镜特征

破骨细胞是多核巨细胞,细胞直径可达 50 μm 以上,胞核的大小和数目有很大的差异,一般15~20个,直径为10~100 μm。核的形态与成骨细胞、骨细胞的核类似,呈卵圆形,染色质颗粒细小,着色较浅,有1~2个核仁。在常规组织切片中,胞质通常为嗜酸性;但在一定pH下,用碱性染料染色,胞质呈弱嗜碱性,即破骨细胞具嗜双色性。胞质内有许多小空泡。破骨细胞的数量较少,约为成骨细胞的1%,细胞无分裂能力。破骨细胞具有特殊的吸收功能,从事骨的吸收活动。破骨细胞常位于骨组织吸收处的表面,在吸收骨基质的有机物和矿物质的过程中,造成基质表面不规则,形成近似细胞形状的凹陷,称吸收陷窝。

2.电镜特征

功能活跃的破骨细胞具有明显的极性,电镜下分为4个区域,紧贴骨组织侧的细胞膜和胞质分化成皱褶缘区和亮区。

(1)皱褶缘区:此区位于吸收腔深处,是破骨细胞表面高度起伏不平的部分,光镜下似纹状缘,电镜观察是由内陷很深的质膜内褶组成,呈现大量的叶状突起或指状突起,粗细不均,远侧端可膨大,并常有分支互相吻合,故名皱褶缘。ATP酶和酸性磷酸酶沿皱褶缘细胞膜分布。皱褶缘细胞膜的胞质面有非常细小的鬃毛状附属物,长15~20 nm,间隔约20 nm,致使该处细胞膜比其余部位细胞膜厚。突起之间有狭窄的细胞外裂隙,其内含有组织液及溶解中的羟基磷灰石、胶原蛋白和蛋白多糖分解形成的颗粒。

(2)亮区或封闭区:环绕于皱褶缘区周围,微微隆起,平整的细胞膜紧贴骨组织,好像一堵环行围堤,包围皱褶缘区,使皱褶缘区密封,与细胞外间隙隔绝,造成一个特殊的微环境。因此将这种环行特化的细胞膜和细胞质称为封闭区。切面上可见两块封闭区位于皱褶缘区两侧。封闭区有丰富的肌动蛋白微丝,但缺乏其他细胞器。电镜下观察封闭区电子密度低,故又称亮区。破骨细胞若离开骨组织表面,皱褶缘区和亮区均消失。

(3)小泡区:此区位于皱褶缘的深面,内含许多大小不一、电子密度不等的膜被小泡和大泡。小泡数量多,为致密球形,小泡是初级溶酶体或内吞泡或次级溶酶体,直径$0.2\sim 0.5~\mu m$。大泡数目少,直径$0.5\sim 3.0~\mu m$,其中有些大泡对酸性磷酸酶呈阳性反应。小泡区还有许多大小不一的线粒体。

(4)基底区:位于亮区和小泡区的深面,是破骨细胞远离骨组织侧的部分。细胞核聚集在该处,胞核之间有一些粗面内质网、发达的高尔基复合体和线粒体,还有与核数目相对应的中心粒,很多双中心粒聚集在一个大的中心粒区。破骨细胞膜表面有丰富的降钙素受体和亲玻粘连蛋白或称细胞外粘连蛋白受体等,参与调节破骨细胞的活动。破骨细胞典型的标志是皱褶缘区和亮区,以及溶酶体内的抗酒石酸酸性磷酸酶(TRAP),细胞膜上的ATP酶和降钙素受体,以及降钙素反应性腺苷酸环化酶活性。近年的研究发现,破骨细胞含有固有型一氧化氮合酶(cNOS)和诱导型一氧化氮合酶(iNOS),用NADPH-黄递酶组化染色,破骨细胞呈强阳性,这种酶是NOS活性的表现。

(二)破骨细胞的功能

破骨细胞在吸收骨质时具有将基质中的钙离子持续转移至细胞外液的特殊功能。骨吸收的最初阶段是羟磷灰石的溶解,破骨细胞移动活跃,细胞能分泌有机酸,使骨矿物质溶解和羟基磷灰石分解。在骨的矿物质被溶解吸收后,接下来就是骨的有机物质的吸收和降解。破骨细胞可分泌多种蛋白分解酶,主要包括半胱氨酸蛋白酶(CP)和基质金属蛋白酶(MMP)两类。有机质经蛋白水解酶水解后,在骨的表面形成Howships陷窝。在整个有机质和无机矿物质的降解过程中,破骨细胞与骨的表面是始终紧密结合的。此外,破骨细胞能产生一氧化氮(NO),NO对骨吸收具有抑制作用,与此同时破骨细胞数量也减少。

(孙海军)

第二节 骨的基质

骨的基质简称骨质,即钙化的骨组织的细胞外基质。骨基质含水较少,仅占骨重量的8%～9%。骨基质由有机质和无机质两种成分构成。

一、无机质

无机质即骨矿物质,又称骨盐,占干骨重量的65%～75%,其中95%是固体钙和磷,无定形的钙-磷固体在嫩的、新形成的骨组织中较多(40%～50%),在老的、成熟的骨组织中少(25%～30%)。骨矿物质大部分以无定形的磷酸钙和结晶的羟基磷灰石[$Ca_{10}(PO_4)_6(OH)_2$]的形式分布于有机质中。无定形磷酸钙是最初沉积的无机盐,以非晶体形式存在,占成人骨无机质总量的20%～30%。无定形磷酸钙继而组建成结晶的羟基磷灰石。电镜下观察,羟基磷灰石结晶呈柱状或针状,长20～40 nm,宽2～3 nm。经X线衍射法研究表明,羟基磷灰石结晶体大小很不相同,体积为(2.5～5.0)nm×40 nm×(20～35)nm。结晶体体积虽小,但密度极大,每克骨盐含1 016个结晶体,故其表面积甚大,可达100 m²。它们位于胶原纤维表面和胶原纤维之间,沿纤维长轴以60～70 nm的间隔规律地排列。在液体中的结晶体被一层水包围形成一层水化壳,离子只有通过这层物质才能到达结晶体表面,有利于细胞外液与结晶体进行离子交换。羟基磷灰石主要由钙、磷酸根和羟基结合而成。结晶体还吸附许多其他矿物质,如镁、钠、钾和一些微量元素,包括锌、铜、锰、氟、铅、锶、铁、铝、镭等。因此,骨是钙、磷和其他离子的储存库。这些离子可能位于羟基磷灰石结晶的表面,或能置换晶体中的主要离子,或者两者同时存在。

骨骼中的矿物质晶体与骨基质的胶原纤维之间存在十分密切的物理-化学和生物化学-高分子化学结构功能关系。正常的羟磷灰石形如长针状,大小较一致,有严格的空间定向,如果羟磷灰石在骨矿化前沿的定点与排列紊乱,骨的矿化即可发生异常,同时也使基质的生成与代谢异常。

二、有机质

有机质包括胶原纤维和无定形基质(蛋白多糖、脂质,特别是磷脂类)。

(一)胶原纤维

胶原纤维是一种结晶纤维蛋白原,被包埋在含有钙盐的基质中。在有机质中胶原纤维占90%,人体的胶原纤维大约50%存在于骨组织。构成骨胶原纤维的化学成分主要是Ⅰ型胶原,占骨总重量的30%,还有少量Ⅴ型胶原,占骨总重量的1.5%。在病理情况下,可出现Ⅲ型胶原。骨的胶原纤维与结缔组织胶原纤维的形态结构基本相同,分子结构为3条多肽链,每条含有1 000多个氨基酸,交织呈绳状,故又称三联螺旋结构。胶原纤维的直径为50～70 nm,具有64 nm周期性横纹。Ⅰ型胶原由20多种氨基酸组成,其中甘氨酸约占33%,脯氨酸和羟脯氨酸约占25%。骨的胶原纤维和其他胶原蛋白的最大不同在于它在稀酸液中不膨胀,也不溶解于可溶解其他胶原的溶剂中,如中性盐和稀酸溶液等。骨的胶原纤维具有这些特殊的物理性能,是由于骨Ⅰ型胶原蛋白分子之间有较多的分子间交联。骨胶原与羟磷灰石结晶结合,形成了抗挤压和抗拉扭很强的骨组织。随着骨代谢不断进行,胶原蛋白也不断降解和合成。胶原的功能是使各种组织和器官具有强度完整性,1 mm直径的胶原可承受10～40 kg的力。骨质含的胶原细纤维普遍呈平行排列,扫描电镜下胶原细纤维分支,形成连接错综的网状结构。

(二)无定形基质

无定形基质仅占有机质的10%左右,是一种没有固定形态的胶状物,主要成分是蛋白多糖和蛋白多糖复合物,后者由蛋白多糖和糖蛋白组成。

蛋白多糖类占骨有机物的4%～5%,由一条复杂的多肽链组成,还有几个硫酸多糖侧链与其共价连接。多糖部分为氨基葡聚糖,故PAS反应阳性,某些区域呈弱的异染性。尽管骨有机质中存在氨基葡聚糖,但由于含有丰富的胶原蛋白,骨组织切片染色呈嗜酸性。还有很少脂质,占干骨重0.1%,主要为磷脂类、游离脂肪酸和胆固醇等。

无定形基质含有许多非胶原蛋白,占有机物的0.5%,近年来已被分离出来的主要有以下几种。

1. 骨钙蛋白

骨钙蛋白又称骨钙素,是骨基质中含量最多的非胶原蛋白,在成人骨中约占非胶原蛋白总量的20%,占骨基质蛋白质的1%～2%。它是一种依赖维生素K的蛋白质,由47～351个氨基酸残基组成的多肽,其中的2～3个氨基酸残基中含有γ-羧基谷氨酸残基(GlA)链,相对分子质量为5 900。一般认为骨钙蛋白对羟基磷灰石有很高亲和力,在骨组织矿化过程中,能特异地与骨羟基磷灰石结晶结合,主要通过侧链GlA与晶体表面的Ca^{2+}结合,每克分子骨钙蛋白能结合2～3 mol的Ca^{2+},从而促进骨矿化过程。骨钙蛋白对成骨细胞和破骨细胞前体有趋化作用,并可能在破骨细胞的成熟及活动中起作用。骨钙蛋白还可能控制骨Ca^{2+}的进出,影响肾小管对Ca^{2+}的重吸收,提示它参与调节体内钙的平衡。当成骨细胞受$1,25-(OH)_2D_3$刺激,可产生骨钙蛋白。此外,肾、肺、脾、胰和胎盘的一些细胞也能合成骨钙蛋白。

骨钙素的表达受许多激素、生长因子和细胞因子的调节。上调骨钙素表达的因子主要是$1,25-(OH)_2D_3$,而下调其表达的因子有糖皮质激素、TGF-B、PGE_2、IL-2、TNF-A、IL-10、铅元素和机械应力等。

2. 骨桥蛋白

骨桥蛋白(OPN)又称骨唾液酸蛋白Ⅰ(BSPⅠ),分泌性磷蛋白,是一种非胶原蛋白,主要由成骨性谱系细胞和活化型T淋巴细胞表达,存在于骨组织、外周血液和某些肿瘤中。OPN分子大约由300个氨基酸残基组成,分子量44～375 ku,其突出的结构特点是含有精氨酸-甘氨酸-天冬氨酸(RGD)基序。骨桥蛋白具有9个天冬氨酸的区域,该处是同羟基磷灰石相互作用的部位,故对羟基磷灰石有很高的亲和力。骨桥蛋白浓集在骨形成的部位、软骨成骨的部位和破骨细胞同骨组织相贴的部位,它是成骨细胞和破骨细胞黏附的重要物质,是连接细胞与基质的桥梁。骨桥蛋白不仅由成骨细胞产生,破骨细胞也表达骨桥蛋白mRNA,表明破骨细胞也能合成骨桥蛋白。此外,成牙质细胞、软骨细胞、肾远曲小管上皮细胞以及胎盘、神经组织及骨髓瘤的细胞也分泌骨桥蛋白。

OPN能与骨组织的其他组分结合,形成骨代谢的调节网络。破骨细胞中的OPN与$CD_{44}/\alpha V\beta_3$受体形成复合物,可促进破骨细胞的移行。

3. 骨唾液酸蛋白

骨唾液酸蛋白又称骨唾液酸蛋白Ⅱ(BSPⅡ),是酸性磷蛋白,相对分子质量为7 000 kD,

40%～50%由糖类构成，13%～14%为唾液酸，有30%的丝氨酸残基磷酸化。BSPⅡ在骨中约占非胶原蛋白总量的15%。BSPⅡ的功能是支持细胞黏附，对羟基磷灰石有很高的亲和力，具有介导基质矿化作用。它由成骨细胞分泌。

4. 骨酸性糖蛋白-75

骨酸性糖蛋白-75（BAG-75）含有30%的强酸残基，8%的磷酸，是酸性磷蛋白，相对分子质量为75 000 kD。它存在于骨骺板中，其功能与骨桥蛋白和BSPⅡ一样，对羟基磷灰石有很强的亲和力，甚至比它们还大。

5. 骨粘连蛋白

骨粘连蛋白又称骨连接素，是一种磷酸化糖蛋白，由303个氨基酸残基组成，相对分子质量为32 000 kD，其氨基酸末端具有强酸性，有12个低亲和力的钙结合位点和1个以上高亲和力的钙结合位点。骨粘连蛋白能同钙和磷酸盐结合，促进矿化过程。能使Ⅰ型胶原与羟基磷灰石牢固地结合，它与钙结合后引起本身分子构型变化。如果有钙螯合剂，骨粘连蛋白即丧失其选择性结合羟基磷灰石能力。骨粘连蛋白在骨组织中含量很高，由成骨细胞产生。但一些非骨组织也存在骨粘连蛋白，如软骨细胞、皮肤的成纤维细胞、肌腱的腱细胞、消化道上皮细胞及成牙质细胞也可产生。骨粘连蛋白还与Ⅰ型、Ⅲ型和Ⅴ型胶原及血小板反应素-1结合，并增加纤溶酶原活化抑制因子-1的合成。骨粘连蛋白可促进牙周组织MMP-2的表达，同时还通过OPG调节破骨细胞的形成。

6. 钙结合蛋白

钙结合蛋白是一种维生素D依赖蛋白，存在于成骨细胞、骨细胞和软骨细胞胞质的核糖体和线粒体上，成骨细胞和骨细胞突起内及细胞外基质小泡内也有钙结合蛋白，表明钙结合蛋白沿突起传递，直至细胞外基质小泡。所以，钙结合蛋白是一种钙传递蛋白，基质小泡内的钙结合蛋白在矿化过程中起积极作用。此外，钙结合蛋白还存在于肠、子宫、肾和肺等，体内分布较广。

7. 纤维连接蛋白

纤维连接蛋白主要由发育早期的成骨细胞表达，以二聚体形式存在，分子量约400 ku，两个亚基中含有与纤维蛋白、肝素等的结合位点，亦可与明胶、胶原、DNA、细胞表面物质等结合。纤维连接蛋白主要由成骨细胞合成，主要功能是调节细胞黏附。成骨细胞的发育和功能有赖于细胞外基质的作用，基质中的黏附受体将细胞外基质与成骨细胞的细胞骨架连接起来，二氢睾酮可影响细胞外基质中纤维连接蛋白及其受体的作用，刺激纤维连接蛋白及其受体ALP、OPG的表达。

（孙海军）

第三节 骨的种类

一、解剖分类

成人有206块骨，可分为颅骨、躯干骨和四肢骨3部分，前两者也称为中轴骨。骨按形态可分为4类。

(一) 长骨

长骨呈长管状，分布于四肢。长骨分一体两端，体又称骨干，内有空腔称髓腔，容纳骨髓。体表面有1～2个主要血管出入的孔，称滋养孔。两端膨大称为骺，具有光滑的关节面，活体时被关节软骨覆盖。骨干与骺相邻的部分称为干骺端，幼年时保留一片软骨，称为骺软骨。通过骺软骨的软骨细胞分裂繁殖和骨化，长骨不断加长。成年后，骺软骨骨化，骨干与骺融合为一体，原来骺软骨部位形成骺线。

(二) 短骨

短骨形似立方体，往往成群地联结在一起，分布于承受压力较大而运动较复杂的部位，如腕骨。

(三) 扁骨

扁骨呈板状，主要构成颅腔、胸腔和盆腔的壁，以保护腔内器官，如颅盖骨和肋骨。

(四) 不规则骨

这种骨形状不规则，如椎骨。有些不规则骨内具有含气的腔，称含气骨。

二、组织学类型

骨组织根据其发生的早晚、骨细胞和细胞间质的特征及其组合形式，可分为未成熟的骨组织和成熟的骨组织。前者为非板层骨，后者为板层骨。胚胎时期最初形成的骨组织和骨折修复形成的骨痂都属于非板层骨，除少数几处外，它们或早或迟被以后形成的板层骨所取代。

(一) 非板层骨

非板层骨又称为初级骨组织，可分两种，一种是编织骨，另一种是束状骨。编织骨比较常见，其胶原纤维束呈编织状排列，因而得名。胶原纤维束的直径差异很大，但粗大者居多，最粗者直径达13 μm，因此又有粗纤维骨之称。编织骨中的骨细胞分布和排列方向均无规律，体积较大，形状不规则，按骨的单位容积计算，其细胞数量约为板层骨的4倍。编织骨中的骨细胞代谢比板层骨的细胞活跃，但前者的溶骨活动往往是区域性的。在出现骨细胞溶骨的一些区域内，相邻的骨陷窝同时扩大，然后合并，形成较大的无血管性吸收腔，使骨组织出现较大的不规则囊状间隙，这种吸收过程是清除编织骨以被板层骨取代的正常生理过程。编织骨中的蛋白多糖等非胶原蛋白含量较多，故基质染色呈嗜碱性。若骨盐含量较少，则X线更易透过。编织骨是未成熟骨或原始骨，一般出现在胚胎、新生儿、骨痂和生长期的干骺区，以后逐渐被板层骨取代，但到青春期才取代完全。在牙床、近颅缝处、骨迷路、腱或韧带附着处，仍终身保存少量编织骨，这些编织骨往往与板层骨掺杂存在。某些骨骼疾病，如畸形性骨炎、氟中毒、原发性甲状旁腺功能亢进引起的囊状纤维性骨炎、肾病性骨营养不良和骨肿瘤等，都会出现编织骨，并且最终可能在患者骨中占绝对优势。束状骨比较少见，也属粗纤维骨。它与编织骨的最大差别是胶原纤维束平行排列，骨细胞分布于相互平行的纤维束之间。

(二) 板层骨

板层骨又称次级骨组织，它以胶原纤维束高度有规律地成层排列为特征。胶原纤维束一般较细，因此又有细纤维骨之称。细纤维束直径通常为2～4 μm，它们排列成层，与骨盐和有机质结合紧密，共同构成骨板。同一层骨板内的纤维大多是相互平行的，相邻两层骨板的纤维层则呈交叉方向。骨板的厚薄不一，一般为3～7 μm。骨板之间的矿化基质中很少存在胶原纤维束，仅有少量散在的胶原纤维。骨细胞一般比编织骨中的细胞小，胞体大多位于相邻骨板之间的矿化基质中,但也有少数散在于骨板的胶原纤维层内。骨细胞的长轴基本与胶原纤维的长轴平行,显示了有规律的排列方向。

在板层骨中,相邻骨陷窝的骨小管彼此通连,构成骨陷窝-骨小管-骨陷窝通道网。由于骨浅部骨陷窝的部分骨小管开口于骨的表面,而骨细胞的胞体和突起又未充满骨陷窝和骨小管,因此该通道内有来自骨表面的组织液。通过骨陷窝-骨小管-骨陷窝通道内的组织液循环,既保证了骨细胞的营养,又保证了骨组织与体液之间的物质交换。若骨板层数过多,骨细胞所在位置与血管的距离超过 300 μm,则不利于组织液循环,其结果往往导致深层骨细胞死亡。一般认为,板层骨中任何一个骨细胞所在的位置与血管的距离均在 300 μm 以内。

板层骨中的蛋白多糖复合物含量比编织骨少,骨基质染色呈嗜酸性,与编织骨的染色形成明显的对照。板层骨中的骨盐与有机质的关系十分密切,这也是其与编织骨的差别之一。板层骨的组成成分和结构的特点,赋予板层骨抗张力强度高、硬度强的特点;而编织骨的韧性较大,弹性较好。编织骨和板层骨都参与松质骨和密质骨的构成。

(孙海军)

第四节 骨的组织结构

人体的 206 块骨分为多种类型,其中以长骨的结构最为复杂。长骨由骨干和骨骺两部分构成,表面覆有骨膜和关节软骨。典型的长骨,如股骨和肱骨,其骨干为一厚壁而中空的圆柱体,中央是充满骨髓的大骨髓腔。长骨由密质骨、松质骨和骨膜等构成。密质骨质量为松质骨的 4 倍,但松质骨代谢却为密质骨的 8 倍,这是因为松质骨具有大量表面积,为细胞活动提供了条件。松质骨一般存在于骨干端、骨骺和如椎骨的立方形骨中,松质骨内部的板层或杆状结构形成了沿着机械压力方向排列的三维网状构架。松质骨承受着压力和应变张力的联合作用,但压力负荷仍是松质骨承受的主要负载形式。密质骨组成长骨的骨干,承受弯曲、扭转和压力负荷。长骨骨干除骨髓腔面有少量松质骨外,其余均为密质骨。骨干中部的密质骨最厚,越向两端越薄。

一、密质骨

骨干主要由密质骨构成,内侧有少量松质骨形成的骨小梁。密质骨在骨干的内外表层形成环骨板,在中层形成哈弗斯系统和间骨板。骨干中有与骨干长轴几乎垂直走行的穿通管,内含血管、神经和少量疏松结缔组织,结缔组织中有较多骨祖细胞;穿通管在骨外表面的开口即为滋养孔。

(一)环骨板

环骨板是指环绕骨干内、外表面,与骨干周缘呈平行排列的骨板,分别称为外环骨板和内环骨板。

1.外环骨板

外环骨板厚,居骨干的浅部,由数层到十多层骨板组成,比较整齐地环绕骨干平行排列,其表面覆盖骨外膜。骨外膜中的小血管横穿外环骨板深入骨质中。贯穿外环骨板的血管通道称穿通管或福尔克曼管,其长轴几乎与骨干的长轴垂直。通过穿通管,营养血管进入骨内,和纵向走行的中央管内的血管相通。

2.内环骨板

内环骨板居骨干的骨髓腔面,仅由少数几层骨板组成,不如外环骨板平整。内环骨板表面衬以骨内膜,后者与被覆于松质骨表面的骨内膜相连。内环骨板中也有穿通管穿行,管中的小血管与骨髓血管通连。从内、外环骨板最表层骨陷窝发出的骨小管,一部分伸向深层,与深层骨陷窝的骨小管通连;一部分伸向表面,终止于骨和骨膜交界处,其末端是开放的。

(二)哈弗斯骨板

哈弗斯骨板介于内、外环骨板之间,是骨干密质骨的主要部分,它们以哈弗斯管为中心呈同心圆排列,并与哈弗斯管共同组成哈弗斯系统。哈弗斯管也称中央管,内有血管、神经及少量结缔组织。长骨骨干主要由大量哈弗斯系统组成,所有哈弗斯系统的结构基本相同,故哈弗斯系统又有骨单位之称。

骨单位为厚壁的圆筒状结构,其长轴基本上与骨干的长轴平行,中央有一条细管称中央管,围绕中央管有5~20层骨板呈同心圆排列,宛如层层套入的管鞘。改建的骨单位不总是呈单纯的圆柱形,可有许多分支互相吻合,具有复杂的立体构型。因此,可以见到由同心圆排列的骨板围绕斜形的中央管。中央管之间还有斜形或横形的穿通管互相连接,但穿通管周围没有同心圆排列的骨板环绕,据此特征可区别穿通管与中央管。哈弗斯骨板一般为5~20层,故不同骨单位的横断面积大小不一。每层骨板的平均厚度为3 μm。

骨板中的胶原纤维绕中央管呈螺旋形行走,相邻骨板中的胶原纤维互成直角关系。有学者认为,骨板中的胶原纤维的排列是多样性的,并根据胶原纤维的螺旋方向,将骨单位分为3种类型:Ⅰ型,所有骨板中的胶原纤维均以螺旋方向为主;Ⅱ型,相邻骨板的胶原纤维分别呈纵形和环行;Ⅲ型,所有骨板的胶原纤维以纵形为主,其中掺以极少量散在的环行纤维。不同类型骨单位的机械性能有所不同,其压强和弹性系数以横形纤维束为主的骨单位最大,以纵形纤维束为主的骨单位最小。每个骨单位最内层骨板表面均覆以骨内膜。

中央管长度为3~5 mm,中央管的直径因各骨单位而异,差异很大,平均300 μm,内壁衬附一层结缔组织,其中的细胞成分随着每一骨单位的活动状态而各有不同。在新生的骨质内多为骨祖细胞,被破坏的骨单位则有破骨细胞。骨沉积在骨外膜或骨内膜沟表面形成的骨单位,或在松质骨骨骼内形成的骨单位,称为初级骨单位。中央管被同心圆骨板柱围绕,仅有几层骨板。初级骨单位常见于未成熟骨,如幼骨,特别是胚胎骨和婴儿骨,随着年龄增长,初级骨单位也相应减少。次级骨单位与初级骨单位相似,是初级骨单位经改建后形成的。次级骨单位或称继发性哈弗斯系统,有一黏合线,容易辨认,并使其与邻近的矿化组织分开来。

中央管中通行的血管不一致。有的中央管中只有一条毛细血管,其内皮有孔,胞质中可见吞饮小泡,包绕内皮的基膜内有周细胞。有的中央管中有两条血管,一条是小动脉,或称毛细血管前微动脉,另一条是小静脉。骨单位的血管彼此通连,并与穿通管中的血管交通。在中央管内还可见到细的神经纤维,与血管伴行,大多为无髓神经纤维,偶可见有髓神经纤维,这些神经主要由分布在骨外膜的神经纤维构成。

(三)间骨板

间骨板位于骨单位之间或骨单位与环骨板之间,大小不等,呈三角形或不规则形,也由平行排列的骨板构成,大都缺乏中央管。间骨板与骨单位之间有明显的黏合线分界。间骨板是骨生长和改建过程中哈弗斯骨板被溶解吸收后的残留部分。

在以上3种结构之间，以及所有骨单位表面都有一层黏合质，呈强嗜碱性，为骨盐较多而胶原纤维较少的骨质，在长骨横断面上呈折光较强的轮廓线，称黏合线。伸向骨单位表面的骨小管，都在黏合线处折返，不与相邻骨单位的骨小管连通。因此，同一骨单位内的骨细胞都接受来自其中央管的营养供应。

二、松质骨

长骨两端的骨骺主要由松质骨构成，仅表面覆以薄层密质骨。松质骨的骨小梁粗细不一，相互连接而成拱桥样结构，骨小梁的排列分布方向完全符合机械力学规律。骨小梁也由骨板构成，但层次较薄，一般不显骨单位，在较厚的骨小梁中，也能看到小而不完整的骨单位。例如，股骨上端、股骨头和股骨颈处的骨小梁排列方向，与其承受的压力和张力曲线大体一致；而股骨下端和胫骨上、下端，由于压力方向与它们的长轴一致，故骨小梁以垂直排列为主。骨所承受的压力均等传递，变成分力，从而减轻骨的负荷，但骨骺的抗压抗张强度小于骨干的抗压抗张强度。松质骨与骨小梁之间的间隙相互连通，并与骨干的骨髓腔直接相通。

三、骨膜

骨膜是由致密结缔组织组成的纤维膜。包在骨表面的较厚层结缔组织称骨外膜，被衬于骨髓腔面的薄层结缔组织称骨内膜。除骨的关节面、股骨颈、距骨的囊下区和某些籽骨表面外，骨的表面都有骨外膜。肌腱和韧带的骨附着处均与骨外膜相连。

（一）骨外膜

成人长骨的骨外膜一般可分为内、外两层，但两者并无截然分界。

纤维层是最外的一层薄的、致密的、排列不规则的结缔组织，其中含有一些成纤维细胞。结缔组织中含有粗大的胶原纤维束，彼此交织成网状，有血管和神经在纤维束中穿行，沿途有些分支经深层穿入穿通管。有些粗大的胶原纤维束向内穿进骨质的外环层骨板，亦称穿通纤维，起固定骨膜和韧带的作用。骨外膜内层直接与骨相贴，为薄层疏松结缔组织，其纤维成分少，排列疏松，血管及细胞丰富，细胞贴骨分布，排列成层，一般认为它们是骨祖细胞。

骨外膜内层组织成分随年龄和功能活动而变化，在胚胎期和出生后的生长期，骨骼迅速生成，内层的细胞数量较多，骨祖细胞层较厚，其中许多已转变为成骨细胞。成年后，骨处于改建缓慢的相对静止阶段，骨祖细胞相对较少，不再排列成层，而是分散附着于骨的表面，变为梭形，与结缔组织中的成纤维细胞很难区别。当骨受损后，这些细胞又恢复造骨的能力，变为典型的成骨细胞，参与新的骨质形成。由于骨外膜内层有成骨能力，故又称生发层或成骨层。

（二）骨内膜

骨内膜是一薄层含细胞的结缔组织，衬附于骨干和骨骺的骨髓腔面及所有骨单位中央管的内表面，并且相互连续。骨内膜非常薄，不分层，由一层扁平的骨祖细胞和少量的结缔组织构成，并和穿通管内的结缔组织相连续。非改建期骨的骨内膜表面覆有一层细胞，称为骨衬细胞，细胞表型不同于成骨细胞。一般认为它是静止的成骨细胞，在适当刺激下，骨衬细胞可再激活成为有活力的成骨细胞。

骨膜的主要功能是营养骨组织，为骨的修复或生长不断提供新的成骨细胞。骨膜具有成骨和成软骨的双重潜能，临床上利用骨膜移植，已成功地治疗骨折延迟愈合或不愈合、骨和软骨缺损、先天性腭裂和股骨头缺血性坏死等疾病。骨膜内有丰富的游离神经末梢，能感受疼痛。

四、骨髓

骨松质的腔隙彼此通连,其中充满小血管和造血组织,称为骨髓。在胎儿和幼儿期,全部骨髓呈红色,称红骨髓。红骨髓有造血功能,内含发育阶段不同的红骨髓和某些白细胞。在5岁以后,长骨骨髓腔内的红骨髓逐渐被脂肪组织代替,呈黄色,称黄骨髓,失去造血活力,但在慢性失血过多或重度贫血时,黄骨髓可逐渐转化为红骨髓,恢复造血功能。红骨髓终身存在于椎骨、髂骨、肋骨、胸骨、肱骨和股骨等长骨的骨骺内,因此临床常选髂前上棘或髂后上棘等处进行骨髓穿刺,检查骨髓象。

(孙海军)

第二章 骨外科常用检查方法

第一节 步态检查

步态是步行的行为特征。步行是人类生存的基础,是人类与其他动物区别的关键特征之一。正常步行并不需要思考,然而步行的控制十分复杂,包括中枢命令,身体平衡和协调控制,涉及足、踝、膝、髋、躯干、颈、肩、臂的肌肉和关节协同运动。任何环节的失调都可能影响步态,而某些异常也有可能被代偿或掩盖。临床步态分析旨在通过生物力学和运动学手段,揭示步态异常的关键环节和影响因素,从而协助康复评估和治疗,也有助于协助临床诊断、疗效评估、机制研究等。近年来计算机技术的发展促进了步态数据处理和分析能力,极大地推动了步态分析的发展和临床应用。

一、正常步态

(一)基本概念

1.步行的基本功能

从某一地方安全、有效地移动到另一地方。

2.自然步态的要点

(1)合理的步长、步宽、步频。

(2)上身姿势稳定。

(3)最佳能量消耗。

3.自然步态的生物力学因素

(1)具备控制肢体前向运动的肌力或机械能。

(2)可以在足触地时有效地吸收机械能,以减小撞击,并控制身体的前向进程。

(3)支撑相有合理的肌力和髋膝踝角度(重力方向),以及充分的支撑面(足的位置)。

(4)摆动相有足够的推进力、充分的下肢地面廓清和合理的足触地姿势控制。

(二)步态周期

1.支撑相

足接触地面和承受重力的时相(图 2-1),占步态周期的 60%,包括以下三期。

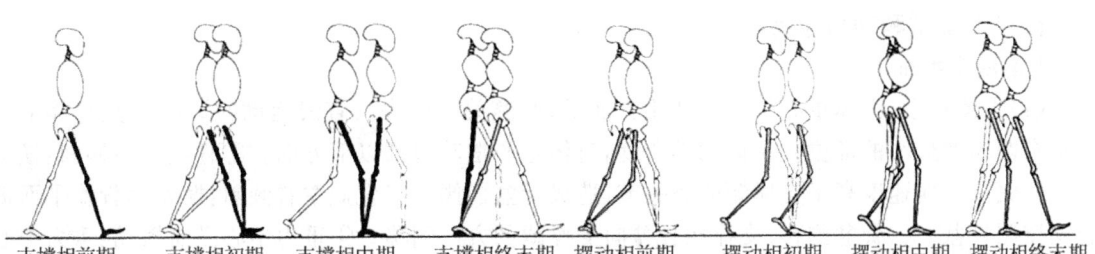

支撑相前期　支撑相初期　支撑相中期　支撑相终末期　摆动相前期　摆动相初期　摆动相中期　摆动相终末期

图 2-1　正常步态周期

(1)早期(early stance)：包括首次触地和承重反应，正常步速时大约为步态周期的10%~12%。首次触地是指足跟接触地面的瞬间，使下肢前向运动减速，落实足在支撑相的位置。首次触地的正常部位为足跟，参与的肌肉主要包括胫前肌、臀大肌、腘绳肌。首次触地异常是造成支撑相异常的最常见原因之一。承重反应指首次触地之后重心由足跟向全足转移的过程，骨盆运动在此期间趋向稳定，参与的肌肉包括股四头肌、臀中肌、腓肠肌。支撑足首次触地及承重反应期相当于对侧足的减重反应和足离地。由于此时双足均在地面，又称之为双支撑相。双支撑相的时间与步行速度成反比。跑步时双支撑相消失，表现为双足腾空。首次触地时地面反作用力(ground reaction force, GRF)一般相当于体重和加速度的综合，正常步速时为体重的120%~140%。步速越快，GRF越高。下肢承重能力降低时可以通过减慢步速，减少肢体首次触地负荷。缓慢步态的GRF等于体重。

(2)中期(mid stance)：支撑足全部着地，对侧足处于摆动相，是唯一单足支撑全部重力的时相，正常步速时为步态周期的38%~40%。主要功能是保持膝关节稳定，控制胫骨前向惯性运动，为下肢向前推进做准备。参与的肌肉主要为腓肠肌和比目鱼肌。下肢承重力小于体重或身体不稳定时此期缩短，以将重心迅速转移到另一足，保持身体平衡。

(3)末期(terminal stance)：指下肢主动加速蹬离的阶段，开始于足跟抬起，结束于足离地。此阶段身体重心向对侧下肢转移，又称为摆动前期。在缓慢步行时可以没有蹬离，而只是足趾离开地面，称之为足趾离地。对侧足处于支撑相早期，属于双支撑相，为步态周期的10%~12%。踝关节保持跖屈，髋关节主动屈曲，参与的肌肉主要为腓肠肌和比目鱼肌(等长收缩)、股四头肌和髂腰肌(向心性收缩)。

2.摆动相

足在空中向前摆动的时相，占步态周期的40%，包括以下3期。

(1)早期(initial swing)：主要的动作为足廓清地面和屈髋带动屈膝，加速肢体前向摆动，占步态周期的13%~15%。参与的肌肉主要为胫前肌、髂腰肌、股四头肌。如果廓清地面障碍(如足下垂)或加速障碍(髂腰肌和股四头肌肌力不足)，将影响下肢前向摆动，导致步态异常。

(2)中期(mid swing)：足廓清仍然是主要任务，占步态周期的10%。参与的肌肉主要为胫前肌，保持踝关节背伸。

(3)末期(terminal swing)：主要任务是下肢前向运动减速，准备足着地的姿势，占步态周期的15%。参与的肌肉包括腘绳肌、臀大肌、胫前肌、股四头肌。步态周期和时相与步行速度关系密切，在分析时必须加以考虑。

(三)运动学和动力学特征

1. 运动学特征

(1)人体重心：人体重心位于第2骶骨前缘，两髋关节中央。直线运动时该中心是身体上下和左右摆动度最小的部位。从运动学角度，身体重心摆动包括以下方面。①骨盆前后倾斜：摆动侧的髋关节前向速度高于支撑侧的髋关节，造成骨盆前倾。②骨盆左右倾斜：摆动侧骨盆平面低于支撑侧骨盆。③骨盆侧移：支撑相骨盆向支撑腿的方向侧移。④重力中心纵向摆动：重力中心在单足支撑相时最高，在双足支撑相时最低。上下摆动距离一般为8～10 cm。⑤膝关节支撑相早期屈曲：支撑侧膝关节屈曲15°。⑥体重转移：支撑侧早期在跖屈肌的作用下体重由足跟转移到全足。⑦膝关节支撑相晚期屈曲：支撑侧膝关节屈曲30°～40°。

步行时降低身体重心摆动是降低能耗的关键。

(2)廓清机制：廓清指步行摆动相下肢适当离开地面，以保证肢体向前行进，包括摆动相早期-中期髋关节屈曲，摆动相早期膝关节屈曲(60°左右)，摆动相中-后期踝关节背屈。骨盆稳定性参与廓清机制。支撑相对廓清机制的影响因素包括支撑中期踝跖屈控制(防止胫骨过分前向行进)，中期至末期膝关节伸展和末期足跟抬起(踝跖屈)。

2. 动力学特征

步态的动力学特征与步行速度有关。临床步态分析一般采用舒适步行速度，即受试者最舒服和能量使用效率最高的步行方式。其动力学特征如下。

(1)垂直重力：垂直重力呈双峰型，即首次触地时身体 GRF 超过体重，表现为第1次高峰；在身体重心越过重力线时，体重向对侧下肢转移，至对侧下肢首次触地并进入承重期时 GRF 降低到最低点；然后由于蹬离的反作用力，GRF 增加，一般与承重期的应力相似；在足离地时压力降低到零，进入摆动相。在下肢承重能力降低时，可以通过减慢步行速度，以减轻关节承重，此时 GRF 的双高峰曲线消失，表现为与体重一致的单峰波形。

(2)剪力：垂直剪力在首次触地时向前，越过重心线时剪力向后，表现为前后反向的尖峰图形。左右(内外)剪力形态相似，但是幅度较小。

(3)力矩：力矩是机体外力与内力作用的综合，是动力学与运动学的结合，受肌肉力量、关节稳定度和运动方向的影响。在康复治疗机制研究方面有较大的价值。

二、步态分析方法

(一)临床分析

临床分析是步态评估的基础。步态实验室的检查结果最终都必须与临床分析结合。

1. 临床分析的内容

(1)病史：回顾患者既往的手术、损伤、神经病变等病史对判断步态异常有重要参考价值。例如，脊髓灰质炎(小儿麻痹)后遗症发病后10～15年再度出现步态恶化，其原因既可以是小儿麻痹后综合征所造成的神经肌肉功能恶化，也可以是下肢骨关节退行性改变造成的疼痛性步态，脊柱退行性改变或腰椎间盘病变造成脊髓神经压迫也是常见原因。此外，老年性痴呆、下肢血管病变、帕金森综合征、糖尿病足病、痛风等同样可能是潜在的原因，心理功能障碍也可造成异常步态。假肢和矫形器的设计与制作决定了截肢或瘫痪患者的步态特征。

(2)体格检查：体检是研究步态的基础，侧重于神经反射(腱反射、病理反射)、肌力和肌张力、关节活动度、感觉(触觉、痛觉、本体感觉)、压痛、肿胀、皮肤状况(溃疡、颜色)等。

(3)步态观察:注意患者全身姿势,包括动态(步行)和静态(站立)姿势;步态概况,包括步行节律、稳定性、流畅性、对称性、身体重心偏移、手臂摆动、诸关节在步行周期的姿态与角度、患者神态与表情、辅助装置(支具、助行器)的作用等(表2-1)。观察应该包括前面、侧面和后面,注意对称比较,注意疼痛对步态的影响。患者要充分暴露下肢,并可以显示躯干和上肢的基本活动。受试者一般采取自然步态,必要时可以使用助行器。在自然步态观察的基础上,可以要求患者加快步速,减少足接触面(踮足或足跟步行)或步宽(两足沿中线步行),以凸显异常;也可以通过增大接触面或给予支撑(足矫形垫或支具),以改善异常,从而协助评估。

表 2-1 步态临床观察要点

步态内容	观察要点		
步行周期	时相是否合理	左、右是否对称	行进是否稳定和流畅
步行节律	节奏是否匀称	速率是否合理	
疼痛	是否干扰步行	部位、性质与程度与步行障碍的关系	发作时间与步行障碍的关系
肩、臂	塌陷或抬高	前后退缩	肩活动度降低
躯干	前屈或侧屈	扭转	摆动过度或不足
骨盆	前、后倾斜	左、右抬高	旋转或扭转
膝关节	摆动相是否可屈曲活动	支撑相是否可伸直	关节是否稳定
踝关节	是否可合理背屈和跖屈	是否下垂、内翻或外翻	关节是否稳定
足	足着地部位是否为足跟	足离地部位是否为足趾	是否稳定
足接触面	足是否可以全部着地	两足之间距离是否合理	是否稳定

(4)诊断性治疗:诊断性神经阻滞(采用利多卡因等局部麻醉剂)有助于鉴别肢体畸形的原因和指导康复治疗。从肌肉动力学角度关节畸形可以分为动态畸形和静态畸形。动态畸形指肌肉痉挛或张力过高导致肌肉控制失平衡,使关节活动受限,诊断性治疗可明显改善功能。静态畸形指骨骼畸形及关节或肌肉挛缩导致的关节活动受限,诊断性治疗无变化。

2.常见步态障碍的病因和病理基础

步态障碍主要表现为活动障碍、安全性降低和疼痛。异常步态的代偿导致步行能耗增加。障碍的主要原因为神经肌肉因素和骨关节因素。

(1)骨关节因素:由于运动损伤、骨关节疾病、先天畸形、截肢、手术等造成的躯干、骨盆、髋、膝、踝、足静态畸形和双下肢长度不一致。疼痛和关节松弛等也对步态产生明显影响。

(2)神经-肌肉因素:①中枢神经损伤包括脑卒中、脑外伤、脊髓损伤和疾病、脑瘫、帕金森综合征等造成的痉挛步态、偏瘫步态、剪刀步态、共济失调步态、蹒跚步态等。原发性原因主要是中枢神经对肢体运动调节失控导致肌肉张力失衡和肌肉痉挛;继发性因素包括关节和肌腱挛缩畸形、代偿性步态改变等。②外周神经损伤包括神经丛损伤、神经干损伤、外周神经病变等导致的特定肌肉无力性步态,例如臀大肌步态、臀中肌步态、股四头肌步态等。原发因素为肌肉失神经支配,肌肉无力或瘫痪;继发因素包括肌肉萎缩、关节和肌腱挛缩畸形、代偿性步态改变;儿童患者可伴有继发性骨骼发育异常,导致步态异常。

3.临床观察的局限性

(1)时间局限:由于步行速度较快,临床肉眼很难同时观察到瞬间变化的情况,如足在摆动相的旋转,足跟着地时的旋转倾斜,髋、膝、踝关节角度变化等。

(2)空间局限:由于人的视觉局限,因此难以对步行运动同时进行多维方向全面观察。

(3)记忆局限:人的记忆能力有限,难以对纵向变化进行客观和全面的对比分析。

(4)思维局限:步态的临床观察主要依赖个人的观察能力和经验,缺乏客观数据,难以进行定量评估,从而在一定程度上影响评估的客观性和准确性。

(二)运动学分析

1.定义

运动学(kinematics)是步行时肢体运动时间和空间变化规律的研究方法,主要包括步行整体时间与空间测定和肢体节段性运动方向测定。

2.时间/空间参数测定

(1)足印法:足印法是步态分析最早期和简易的方法之一。在足底涂上墨汁,在步行通道(一般为4~6 m)铺上白纸。受试者走过白纸,留下足迹,便可以测量距离。也可以在黑色通道上均匀撒上白色粉末,让患者赤足通过通道,留下足迹。步行同时用秒表记录时间。这种方式不需要复杂设备,但是十分耗时,所以实际临床应用很少。可以获得的参数如下。①步长(step length):指一足着地至对侧足着地的平均距离。国内也有称之为步幅。②步长时间(step time):指一足着地至对侧足着地的平均时间,相当于支撑相早期和中期。③步频(cadence):指平均步数(步/分)=60(秒)/步长平均时间(秒)。由于步长时间两足不同,所以一般取其均值。有人按左右步长单独计算步频,以表示两侧步长的差异。④步幅(stride length):指一足着地至同一足再次着地的距离(图 2-2)。国内也有称之为跨步长。⑤步行周期(cycle time):指平均步幅时间(stride time),相当于支撑相与摆动相之和。⑥步速(velocity):指步行的平均速度(m/s)=步幅/步行周期。⑦步宽(walking base):也称之为支撑基础(supporting base),指两脚跟中心点或重力点之间的水平距离,也有采用两足内侧缘或外侧缘之间的最短水平距离。左、右足分别计算。⑧足偏角(toe out angle):指足中心线与同侧步行直线之间的夹角。左右足分别计算。

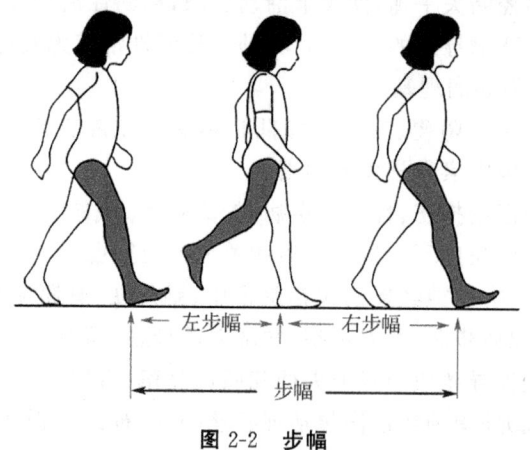

图 2-2 步幅

(2)足开关:足开关是一种微型的电子开关,装置在类似于鞋垫形状的测定板内,分别置放于前脚掌(掌开关)和脚跟(跟开关)。电子开关由足跟触地首先触发跟开关,前脚掌触地时触发掌开关,脚跟离地时关闭跟开关,脚尖离地时关闭掌开关。通过有线或遥控方式将信息发送给主机测定。这种装置十分简单,有一定的临床价值。同时也是其他运动学和动力学研究必不可少的时间定位标志。除了可以迅速获得上述与时间相关的参数外,还可以获得下列参数。①第1双足支撑相:跟开关触发至掌开关触发的时间。②单足支撑相:跟开关与掌开关同时触发的时间。③第2双支撑相:跟开关关闭和掌开关关闭之间的时间。④摆动相:掌开关关闭至下次跟开关触发的时间。⑤各时相在步态周期的比例。

(3)电子步态垫:电子步态垫是足印法和足开关的结合,其长度为3~4 m,有10 000个压感电阻均匀分布在垫下。受试者通过该垫时,足底的压力直接被监测,并转换为数字信号,通过计算机分析,可以立即求出上述所有参数,在临床上已经逐渐成为主导方式。电子步态可以制作为类似地毯式样,以携带到现场。

3.节段性运动测定

节段性运动测定是指对步行时特定关节或运动中心的多维动态分析,即步行时关节各方向活动角度的动态变化及其与步行时相之间的关系,从而可以剖析运动障碍的具体环节和部位,以及各环节之间的关系。进行节段性分析必须要能够分解受试者的动作,并同时从多维方向进行观察,因此必须使用必要的仪器。常用的方式有以下几种。

(1)同步摄像分析:最基本的方式是在4~8 m的步行通道的周围设置2~4台摄像机,同时记录受试者正面、侧面步行的图像,并采用同步慢放的方式,将受试者较快的动作分解为较慢的动作,在同一屏幕显示,从而使检查者可以获得两维图像,进行动作特征分析。

(2)三维数字化分析:通过2~6台检测仪(数字化检测仪或高速摄像机)连续获取受试者步行时关节标记物的信号,通过计算机转换为数字信号,分析受试者的三维运动特征。同一标记物被两台检测仪同时获取时,计算机即可进行三维图像重建和分析。其输出结果包括数字化重建的三维步态、各记录关节的屈/伸、内收/外展和内旋/外旋角度变化、速率和时相。

关节标记物分为主动和被动两种。①主动标记物:标记物主动发射红外线信号。②被动标记物:标记物反射检测仪发出红外线信号。关节标记物一般置放于需要观察的关节或重力中心。

(3)关节角度计分析:基本原理是闭链系统的关节角度动态变化可以反映运动特征,并可以重建运动模式。具体方法是采用特制的关节角度计固定于被测关节,记录关节活动时角度计的改变,转换为数字信号后可用计算机重建步态。优点是操作简便,特别是上肢检查十分方便;缺点是难以正确记录旋转和倾斜活动,对于髋关节的活动难以处理。

(三)动力学分析

1.定义

动力学(kenetics)分析是对步行时作用力、反作用力强度、方向和时间的研究方法。牛顿第三定律(作用力=反作用力)是动力学分析的理论基础。

2.测定方法

(1)测力平台:步行时人体的重力和反作用力(GRF)可以通过测力平台记录,并分析力的强度、方向和时间。测力平台一般平行设置在步行通道的中间,可以平行或前后放置,关键是保证连续记录一个步行周期的压力。测力平台测定身体运动时的垂直力和剪力。垂直力是体重施加给测力平台的垂直应力,而剪力是肢体行进时产生的前后/左右方向的力。与运动学参数结合可以分析内力,即肌肉、肌腱、韧带和关节所产生的控制外力的动力,一般以力矩表示。

(2)足测力板:采用超薄测力垫直接插入到受试者鞋内,测定站立或步行时足底受力分布及重心移动的静态或动态变化,协助设计合适的矫形鞋和步态分析。

(四)动态肌电图

1.定义

动态肌电图指在活动状态同步测定多块肌肉电活动,揭示肌肉活动与步态关系的肌肉电生理研究,是临床步态分析必不可少的环节。

2.生理基础

肌肉收缩是步行的基础因素,涉及肌肉收缩的时相和力量。肌肉活动具有步行速度及环境依赖性。参与步行控制的肌肉数量和质量均有很大的冗余或储备力,从而使关节运动与肌肉活动之间出现复杂的关联。步态异常既可以是原发性神经肌肉功能障碍的结果,也可能由于骨关节功能的障碍,导致继发性肌肉活动异常。因此,动态肌电图对于这些问题的鉴别起关键作用。

3.方法

(1)电极:对于表浅的肌肉一般采用表面电极。对于深部肌肉可以采用植入式线电极,其导线表面有绝缘物质覆盖,导线的两端裸露,一端与检测的肌肉接触,另一端与肌电图仪连接。

(2)部位:表面电极一般置放于接近肌腹,同时与相邻肌肉距离最远的部位(减少干扰)。

(3)肌肉:通常检测的下肢肌肉包括腓肠肌、比目鱼肌、胫前肌、屈趾长肌、屈𣎴长肌、屈趾短肌、屈𣎴短肌、腓骨长肌、腓骨短肌、伸趾长肌、伸𣎴长肌、伸趾短肌、腘绳肌、阔筋膜张肌、缝匠肌、股四头肌、内收肌、臀大肌、臀中肌、髂腰肌、竖躯干肌。

三、病理步态

(一)分类

1.支撑相障碍

下肢支撑相属于闭链运动,足、踝、膝、髋、骨,采用特制超薄的测力垫直接插入到受试者鞋内,测定站立或步行时受试者足底受力分布及重心移动的静态或动态变化,从而有助于理解患者足的应力状态,协助设计合适的矫形鞋和步态分析。盆、躯干、上肢、颈、头均参与步行姿势。闭链系统的任何改变都将引起整个运动系统的改变,例如足踝病变可以引起头的姿势异常,同样头颈姿势的异常也可以导致整个步态的改变;相对而言,远端承重轴(踝关节)对整体姿态的影响最大。

(1)支撑面异常:足内翻、足外翻、单纯踝内翻和踝内翻伴足内翻、单纯踝外翻和踝外翻伴足外翻、足趾屈曲、𣎴趾背伸。

(2)肢体不稳:由于肌力障碍或关节畸形导致支撑相踝过分背伸、膝关节屈曲或过伸、膝内翻或外翻、髋关节内收或屈曲,致使肢体不稳。支撑面异常也是肢体不稳的重要诱因。

(3)躯干不稳:一般为髋、膝、踝关节异常导致的代偿性改变。

2.摆动相障碍

摆动相属于开链运动,各关节或肢体可以有相对孤立的姿势改变,但是往往引起对侧处于支撑相的下肢姿态发生代偿性改变;相对而言近端轴(髋关节)的影响最大。

(1)肢体廓清障碍:垂足、膝僵硬、髋关节屈曲受限、髋关节内收受限。

(2)肢体行进障碍:膝僵硬、髋关节屈曲受限或对侧髋关节后伸受限、髋关节内收。

(二)常见异常步态

异常步态可以孤立存在,也可以组合存在,构成复杂的临床现象。下述分类可以作为临床判断的参考。

1.足内翻

足内翻是最常见的病理姿态,多见于上运动神经元病变患者,常合并足下垂和足趾卷曲。步行时足跟触地部位由正常的足后跟改变为足前外侧部,重力主要由足前外侧缘,特别是第5跖骨基底部承担,常有承重部位疼痛。足内翻通常在支撑相持续存在,导致踝关节不稳,进而影响全身平衡。支撑相早期和中期由于踝背伸障碍,导致胫骨前向移动受限,从而促使支撑相末期膝关节过伸,以代偿胫骨前移不足。由于膝关节过伸,足蹬离力降低,使关节做功显著下降。此外髋关节也可发生代偿性屈曲。足内翻常导致患肢摆动相地面廓清能力降低。步态障碍患者纠正足内翻往往是改善步态的第一要素。与足内翻畸形相关的肌肉包括胫前肌、胫后肌、趾长屈肌、腓肠肌、比目鱼肌、踇长伸肌和腓骨长肌。其中胫前肌、胫后肌、腓肠肌和比目鱼肌过分活跃较常见,踇长伸肌过度活动也有关联。如果难以鉴别胫前肌和胫后肌与足内翻的关系,可以采用胫神经利多卡因诊断性封闭。

2.足外翻

骨骼发育尚未成熟的儿童或年轻患者多见(例如脑瘫),表现为步行时足向外侧倾斜,支撑相足内侧触地,可有足趾屈曲畸形。可以导致舟骨部位胼胝生成和足内(第1跖骨)疼痛,明显影响支撑相负重。步行时身体重心主要落在踝前内侧。踝背屈往往受限,同样影响胫骨前向移动,增加外翻。严重畸形者可导致两腿长度不等,跟距关节疼痛和踝关节不稳。早期支撑相可有膝关节过伸,足蹬离缺乏力量,摆动相踝关节跖屈导致肢体廓清障碍(膝关节和髋关节可产生代偿性屈曲)。动态肌电图可见腓骨长肌、腓骨短肌、趾长屈肌、腓肠肌、比目鱼肌过度活跃或痉挛,胫前肌、胫后肌活动降低或肌力下降。中枢神经损伤患者有时难以鉴别腓骨长短肌的异常,可以做诊断性神经阻滞。

3.足下垂

足下垂指摆动相踝关节背伸不足,常与足内翻或外翻同时存在,可导致廓清障碍。代偿机制包括:摆动相增加同侧屈髋、屈膝,下肢划圈行进,躯干向对侧倾斜。常见的病因是胫前肌无活动或活动时相异常。单纯的足下垂主要见于脊髓损伤、儿麻和外周神经损伤。

4.足趾卷曲

支撑相足趾保持屈曲。常见于神经损伤、反射性交感神经营养障碍、长期制动和挛缩。常伴有足下垂和内翻。患者主诉穿鞋时足趾尖和跖趾关节背面疼痛,伴有胼胝生成。患者常缩短患肢步长和支撑时间,导致足推进相力量减少。相关的肌肉包括趾长屈肌、踇长伸肌和屈肌。踝关节背屈时使该畸形加重。动态肌电图常可见趾长屈肌、踇长屈肌活动时间明显延长,腓肠肌和比目鱼肌异常活跃,趾长伸肌活动减弱。

5.踇趾背伸

踇趾背伸多见于中枢神经损伤患者。患者步行时(支撑相和摆动相)踇趾均背屈,常伴有足下垂和足内翻。患者主诉支撑相踇趾和足底第1跖趾关节处疼痛,在支撑相早期和中期负重困难,因此常缩短受累侧支撑相,使摆动相时间超过支撑相,从而影响支撑相末期或摆动前期的足蹬离力。动态肌电图可显示腓肠肌群过度活跃;摆动相踇长伸肌加强活动,以代偿足下垂,相应地趾长屈肌活动减弱;胫前肌和胫后肌则有可能减弱,但也可以活跃。动态肌电图检查对选择正确的治疗方向有关键的作用。该异常多见于双腿。

6.膝塌陷

小腿三头肌(比目鱼肌为主)无力时,胫骨在支撑相中期和后期前向行进过分,导致踝关节不稳或膝塌陷步态。患者出现膝关节过早屈曲,同时伴有对侧步长缩短,同侧足推进延迟,如果患者采用增加股四头肌收缩的方式避免膝关节过早屈曲,并稳定膝关节,将导致同侧膝关节在支撑相末期屈曲延迟,最终导致伸膝肌过用综合征。患者在不能维持膝关节稳定时,必须使用上肢支持膝关节,以进行代偿。有关的肌肉包括腓肠肌、比目鱼肌和股四头肌。股四头肌肌电活动可延长和过度活跃。

7.膝僵直

膝僵直指支撑相晚期和摆动初期的关节屈曲角度＜40°(正常为60°),同时髋关节屈曲程度及时相均延迟。摆动相膝关节屈曲是由髋关节屈曲带动,髋关节屈曲减少将减少膝关节屈曲度,从而减少其摆动相力矩,结果导致拖足。患者往往在摆动相采用划圈步态、尽量抬髋或对侧下肢踮足(过早提踵)来代偿。动态肌电图通常显示股直肌、股中间肌、股内肌和股外肌过分活跃,髂腰肌活动降低,有时臀大肌和腘绳肌活动增加。如果同时存在足内翻,将加重膝僵直。膝僵直常见于上运动神经元病变患者,及踝关节跖屈或髋关节屈曲畸形患者。固定膝关节支具和假肢也导致同样的步态。

8.膝过伸

膝过伸很常见,但一般是代偿性改变,多见于支撑相早期。常见的诱因包括一侧膝关节无力导致对侧代偿膝过伸;跖屈肌痉挛或挛缩导致膝过伸;膝塌陷步态时采用膝过伸代偿;支撑相伸膝肌痉挛;躯干前屈时重力线落在膝关节中心前方,促使膝关节后伸以保持平衡。

9.膝屈曲

膝屈曲较少见,一般为骨关节畸形或病变造成。患者在支撑相和摆动相都保持屈膝姿势。患者在支撑相时必须使用代偿机制以稳定膝关节。由于患者在摆动相末期不能伸膝,致使步长缩短。腘绳肌、股四头肌、腓肠肌、比目鱼肌的动态肌电图常显示腘绳肌内侧头比外侧头活跃,腓肠肌通常过分活跃,特别是在摆动相。动力学研究常可见伸膝受限伴髋关节屈曲增加。

10.髋过屈

髋过屈主要表现为支撑相髋关节屈曲,特别在支撑相中后期。如果畸形为单侧,对侧下肢呈现功能性过长,步长缩短,同时采用抬髋行进或躯干倾斜以代偿摆动相廓清。动态肌电图常见髂腰肌、股直肌、髋内收肌过度活跃,而伸髋肌和棘旁肌减弱。伸髋肌无力可导致躯干不稳,髋关节后伸困难;伸膝肌无力及踝关节跖屈畸形可导致伸髋肌过用综合征,导致伸髋肌无力;髋关节过屈时膝关节常发生继发性屈曲畸形,加重步态障碍。髋关节屈曲及其继发性畸形不仅影响步态,严重时还会影响护理、大小便,甚至坐轮椅。因此,治疗可以用于不能步行的患者,以改善其生活和护理质量。

11.髋内收过分

髋关节内收过分表现为剪刀步态,最常见于脑瘫和脑外伤患者。患者在摆动相髋关节内收,与对侧下肢交叉,步宽或足支撑面缩小,致使平衡困难,同时影响摆动相地面廓清和肢体前向运动。此外还会干扰生活活动,如穿衣、做卫生、如厕和性生活。相关的肌肉包括髋内收肌群,髋外展肌群、髂腰肌、耻骨肌、缝匠肌、内侧腘绳肌和臀大肌。内收肌痉挛或过度活动即内收和外展肌群不平衡是主要的原因。

12.髋屈曲不足

屈髋肌无力或伸髋肌痉挛/挛缩可造成髋关节屈曲不足,使肢体在摆动相不能有效地抬高,引起廓清障碍。患者可通过髋关节外旋,采用内收肌收缩来代偿。对侧鞋抬高可以适当代偿。

13.单纯肌无力步态

单纯的外周神经损伤可导致特殊肌肉障碍的步态,主要包括以下方面。

(1)臀大肌步态:臀大肌是主要的伸髋及脊柱稳定肌。在足触地时控制重力中心向前。肌力下降时其作用改由韧带支持及棘旁肌代偿,导致在支撑相早期臀部突然后退,中期腰部前凸,以保持重力线在髋关节之后。腘绳肌可以部分代偿臀大肌,但是在外周神经损伤时,腘绳肌与臀大肌的神经支配往往同时损害。

(2)臀中肌步态:患者在支撑相早期和中期骨盆向患侧下移超过5°,髋关节向患侧凸,患者肩和腰出现代偿性侧凸,以增加骨盆稳定度。患侧下肢功能性相对过长,所以在摆动相膝关节和踝关节屈曲增加,以保证地面廓清。

(3)屈髋肌无力步态:屈髋肌是摆动相主要的加速肌,其肌力降低造成摆动相肢体行进缺乏动力,只有通过躯干在支撑相末期向后,摆动相早期突然向前摆动来进行代偿,患侧步长明显缩短。

(4)股四头肌无力步态:股四头肌是控制膝关节稳定的主要肌肉。在支撑相早期,股四头肌无力使膝关节必须处于过伸位,用臀大肌保持股骨近端位置,用比目鱼肌保持股骨远端位置,从而保持膝关节稳定。膝关节过伸导致躯干前屈,产生额外的膝关节后向力矩。长期处于此状态将极大地增加膝关节韧带和关节囊负荷,导致损伤和疼痛。

(5)踝背屈肌无力步态:在足触地后,由于踝关节不能控制跖屈,所以支撑相早期缩短,迅速进入支撑相中期。严重时患者在摆动相出现足下垂,导致下肢功能性过长,往往以过分屈髋屈膝代偿(上台阶步态),同时支撑相早期由全脚掌或前脚掌先接触地面。

(6)腓肠肌/比目鱼肌无力步态:表现为踝关节背屈控制障碍,支撑相末期延长和下肢推进力降低,导致非受累侧骨盆前向运动延迟,步长缩短,同时患侧膝关节屈曲力矩增加,导致膝关节屈曲和膝塌陷步态。

(李 德)

第二节 脊柱检查

脊柱由7个颈椎、12个胸椎、5个腰椎、5个骶椎、4个尾椎构成。常见的脊柱疾病多发生于颈椎和腰椎。

一、视诊

脊柱居体轴的中央,并有颈、胸、腰段的生理弯曲。先观察脊柱的生理弧度是否正常,检查棘突连线是否在一条直线上。正常人C_7棘突最突出。如有异常的前凸、后凸和侧凸则应记明其方向和部位。脊柱侧凸如继发于神经纤维瘤病,则皮肤上常可见到咖啡斑,为该病的诊断依据之一。腰骶部如有丛毛或膨出是脊椎裂的表现。常见的脊柱畸形有角状后凸(结核、肿瘤、骨折等)、圆弧状后凸(强直性脊柱炎、青年圆背等)、侧凸(特发性脊柱侧凸、先天性脊柱侧凸、椎间盘突出症等)。还应观察患者的姿势和步态。腰扭伤或腰椎结核的患者常以双手扶腰行走;腰椎间盘突出症的患者,行走时身体常向前侧方倾斜。

二、触诊

颈椎从枕骨结节向下,第1个触及的是第2颈椎棘突。颈前屈时第7颈椎棘突最明显,故又称隆椎。两肩胛下角连线,通过 T_7 棘突,约平 T_8 椎体。两髂嵴最高点连线通过 L_4 棘突或 $L_{4\sim5}$ 椎体间隙,常依此确定胸腰椎位置。棘突上压痛常见于棘上韧带损伤、棘突骨折;棘间韧带压痛常见于棘间韧带损伤;腰背肌压痛常见于腰肌劳损;腰部肌肉痉挛常是腰椎结核、急性腰扭伤及腰椎滑脱等的保护性现象。

三、叩诊

脊柱疾病如结核、肿瘤、炎症,以手指(或握拳)、叩诊锤叩打局部时可出现深部疼痛,而压痛不明显或较轻。这可与浅部韧带损伤进行区别。

四、动诊和量诊

脊柱中立位是身体直立,目视前方。颈段活动范围:前屈后伸均45°,侧屈45°。腰段活动:前屈45°,后伸20°,侧屈30°。腰椎间盘突出症患者,脊柱侧屈及前屈受限;脊椎结核或强直性脊柱炎的患者脊柱的各个方向活动均受限制,失去正常的运动曲线。腰椎管狭窄症的患者主观症状多而客观体征较少,脊柱后伸多受限。

五、特殊检查

(一)Eaton 试验

患者坐位,检查者一手将患者头部推向健侧,另一手握住患侧腕部向外下牵引。如出现患肢疼痛、麻木感为阳性。见于颈椎病(图2-3)。

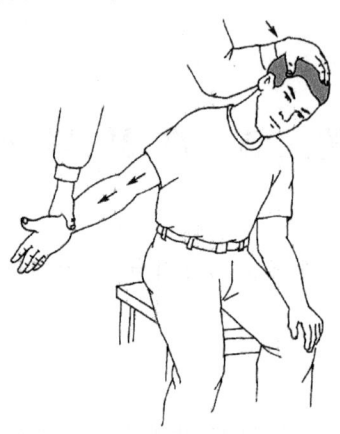

图 2-3　Eaton 试验

(二)Spurling 试验

患者端坐,头后仰并偏向患侧,检查者用手掌在其头顶加压,出现颈痛并向患侧手放射为阳性。颈椎病时,可出现此征(图2-4)。

(三)幼儿脊柱活动检查法

患儿俯卧,检查者双手抓住患儿双踝上提。如有椎旁肌痉挛,则脊柱生理前凸消失,呈板样强直为阳性,常见于脊柱结核患儿(图 2-5)。

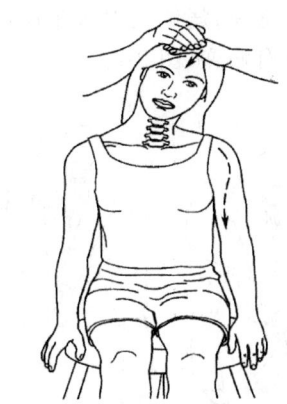

图 2-4　Spurling 试验

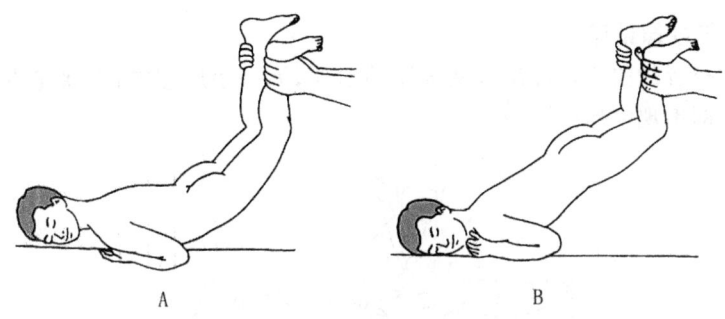

图 2-5　幼儿脊柱活动检查法
A.正常；B.阳性

(四)拾物试验

在地上放一物品,嘱患儿去拾,如骶棘肌有痉挛,患儿拾物时只能屈曲两侧膝、髋关节而不能弯腰,多见于下胸椎及腰椎病变。

(五)髋关节过伸试验(Yeoman 试验)

患者俯卧,一手将患侧膝关节屈至 90°,握住踝部,向上提起,使髋过伸,此时必扭动骶髂关节,如有疼痛即为阳性。此试验可同时检查髋关节及骶髂关节的病变(图 2-6)。

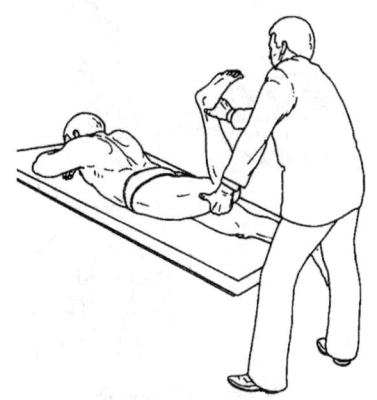

图 2-6　髋关节过伸试验(Yeoman 试验)

(六)骶髂关节扭转试验

患者仰卧,屈健侧髋、膝,让患者抱住;病侧大腿垂于床沿外。检查者一手压病侧膝,出现骶髂关节疼痛者为阳性,说明腰骶关节有病变(图2-7)。

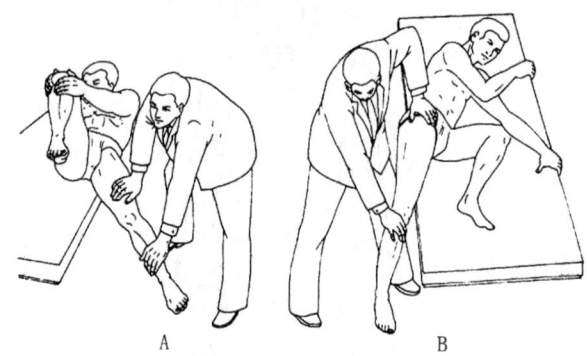

图 2-7　骶髂关节扭转试验(Gaenslen 征)

(七)腰骶关节过伸试验

患者俯卧,检查者的前臂插在患者两大腿的前侧,另一手压住腰部,将患者大腿向上抬。若骶髂关节有病变,即出现疼痛(图2-8)。

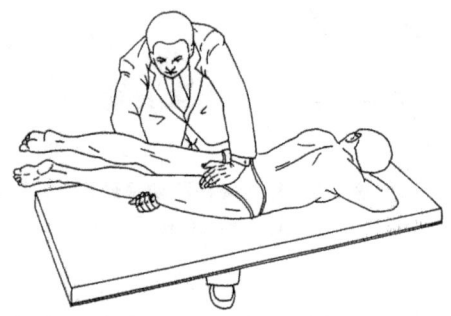

图 2-8　腰骶关节过伸试验(Naoholos 征)

(八)Addison 征

患者坐位,昂首转向患侧,深吸气后屏气,检查者手摸患侧桡动脉。动脉搏动减弱或消失,则为阳性,表示血管受挤压,常见于前斜角肌综合征等(图2-9)。

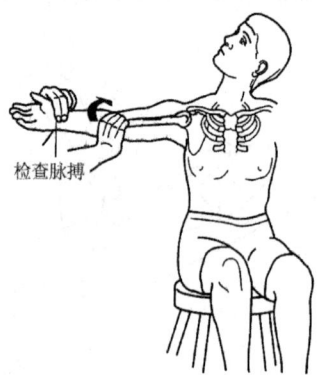

图 2-9　Addison 征

(九)直腿抬高试验(Bragard 征)

患者仰卧,检查者一手托患者足跟,另一手保持膝关节伸直,缓慢抬高患肢,如在 60°范围之内即出现坐骨神经的放射痛,称为直腿抬高试验阳性。在直腿抬高试验阳性时,缓慢放低患肢高度,待放射痛消失后,再将踝关节被动背伸,如再度出现放射痛,则称为直腿抬高加强试验(Bragard 征)阳性(图 2-10)。因个体差异,直腿抬高时,疼痛出现的角度可能不同,应与健侧对比,更有意义。

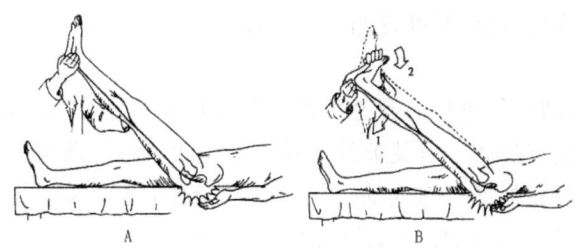

图 2-10　直腿抬高加强试验(Bragard 征)

(十)股神经牵拉试验

患者俯卧、屈膝,检查者将其小腿上提或尽力屈膝(图 2-11),出现大腿前侧放射性疼痛者为阳性。见于股神经受压,多为 $L_{3\sim4}$ 椎间盘突出症。

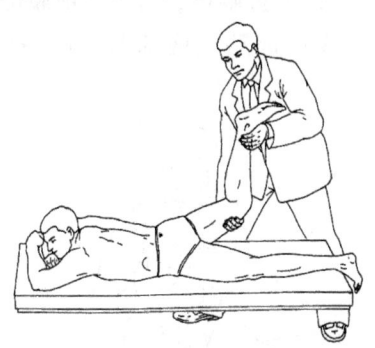

图 2-11　股神经牵拉试验

(余龙君)

第三节　上肢检查

一、肩部检查

肩关节也称盂肱关节,是全身最灵活的关节。它由肩胛骨的关节盂和肱骨头构成。由于肱骨头大而关节盂浅,因而其既灵活又缺乏稳定性,是肩关节易脱位的原因之一。肩部的运动很少是由肩关节单独进行的,常常是肩关节、肩锁关节、胸锁关节及肩胛胸壁关节均参与的复合运动,因此检查肩部活动时须兼顾各方面。

(一)视诊

肩的正常外形呈圆弧形,两侧对称。三角肌萎缩或肩关节脱位后弧度变平,称为"方肩"。先天性高肩胛患者患侧明显高于健侧。斜方肌瘫痪表现为垂肩,肩胛骨内上角稍升高。前锯肌瘫痪向前平举上肢时表现为翼状肩胛。

(二)触诊

锁骨位置表浅,全长均可触到。喙突尖在锁骨下方肱骨头内侧,与肩峰和肱骨大结节形成肩等边三角称为肩三角。骨折、脱位时此三角有异常改变。

(三)动诊和量诊

检查肩关节活动范围时,须先将肩胛骨下角固定,以鉴别是盂肱关节的单独活动还是包括其他两个关节的广义的肩关节活动。肩关节的运动包括内收、外展、前屈、后伸、内旋和外旋。肩关节中立位为上臂下垂屈肘90°,前臂指向前。正常活动范围:外展80°~90°,内收20°~40°,前屈70°~90°,后伸40°,内旋45°~70°,外旋45°~60°。

肩外展超过90°时称为上举(160°~180°),须有肱骨和肩胛骨共同参与才能完成。如为肩周炎,仅外展、外旋明显受限;关节炎则各个方向运动均受限。

(四)特殊检查

1.Dugas征

正常人将手搭在对侧肩上,肘部能贴近胸壁。肩关节前脱位时肘部内收受限,伤侧的手搭在对侧肩上,肘部则不能贴近胸壁,或肘部贴近胸部时,则手搭不到对侧肩,此为Dugas征阳性(图2-12)。

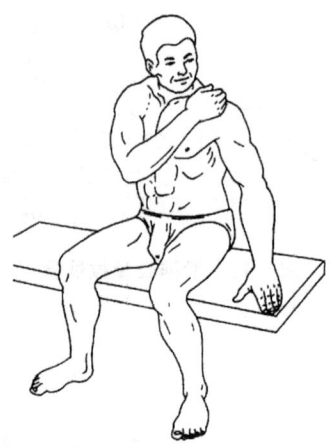

图2-12 Dugas征

2.疼痛弧

冈上肌腱有病损时,在肩外展60°~120°范围内有疼痛,因为在此范围内肌腱与肩峰下面摩擦、撞击,此范围以外则无疼痛。常用于肩周炎的检查判定。

二、肘部检查

肘关节包括肱尺关节、肱桡关节、上尺桡关节3个关节。除具有屈伸活动功能外,还有前臂的旋转功能。

(一)视诊

正常肘关节完全伸直时,肱骨内、外上髁和尺骨鹰嘴在一直线上;肘关节完全屈曲时,这3个骨突构成一等腰三角形(称肘后三角)。肘关节脱位时,3点关系发生改变;肱骨髁上骨折时,此3点关系不变。前臂充分旋后时,上臂与前臂之间有10°~15°外翻角,又称提携角。该角度减小时称为肘内翻,增大时称为肘外翻。肘关节伸直时,鹰嘴的桡侧有一小凹陷,为肱桡关节的部位。桡骨头骨折或肘关节肿胀时此凹陷消失,并有压痛。桡骨头脱位在此部位可见到异常骨突,旋转前臂时可触到突出的桡骨头转动。肘关节积液或积血时,患者屈肘从后面观察,可见鹰嘴之上肱三头肌腱的两侧胀满。肿胀严重者,如化脓性或结核性关节炎时,肘关节成梭形。

(二)触诊

肱骨干可在肱二头肌与肱三头肌之间触知。肱骨内、外上髁和尺骨鹰嘴位置表浅容易触知。肘部慢性劳损常见的部位在肱骨内、外上髁处。外上髁处为伸肌总腱的起点,肱骨外上髁炎时,局部明显压痛。

(三)动诊和量诊

肘关节屈伸运动通常以完全伸直为中立位0°。活动范围:屈曲135°~150°,伸0°,可有5°~10°过伸。肘关节的屈伸活动幅度取决于关节面的角度和周围软组织的制约。在肘关节完全伸直位时,因侧副韧带被拉紧,不可能有侧方运动,如果出现异常的侧方运动,则提示侧副韧带断裂或内、外上髁骨折。

(四)特殊检查

Mills征:患者肘部伸直,腕部屈曲,将前臂旋前时,肱骨外上髁处疼痛为阳性。常见于肱骨外上髁炎,或称网球肘(图2-13)。

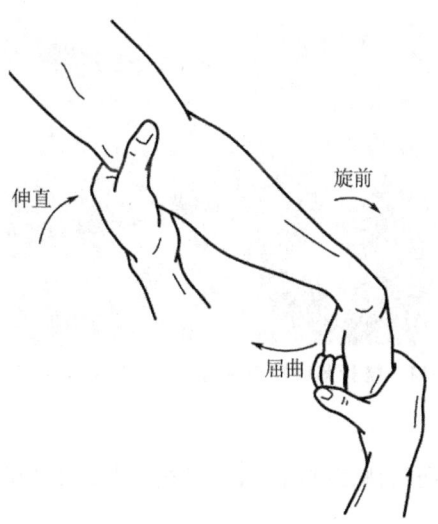

图2-13 网球肘(Mills征)

三、腕部检查

腕关节是前臂与手之间的移行区,包括桡尺骨远端、腕骨掌骨基底、桡腕关节、腕中关节、腕掌关节及有关的软组织。前臂的肌腱及腱鞘均经过腕部。这些结构被坚实的深筋膜包被,与腕骨保持密切的联系,使腕部保持有力并容许广泛的运动以适应手的多种复杂功能。

(一)视诊

微屈腕时,腕前区有2~3条腕前皮肤横纹。用力屈腕时,由于肌腱收缩,掌侧有3条明显的纵行皮肤隆起,中央为掌长肌腱,桡侧为桡侧腕屈肌腱,尺侧为尺侧腕屈肌腱。桡侧腕屈肌腱的外侧是扪桡动脉的常用位置,皮下脂肪少的人可见桡动脉搏动。解剖学"鼻烟窝"是腕背侧的明显标志,它由拇长展肌和拇短伸肌腱、拇长伸肌腱围成,其底由舟骨、大多角骨、桡骨茎突和桡侧腕长、短伸肌组成。其深部是舟骨,舟骨骨折时该窝肿胀。腕关节结核和类风湿关节炎表现为全关节肿胀。腕背皮下半球形肿物多为腱鞘囊肿。月骨脱位后腕背或掌侧肿胀,握拳时可见第3掌骨头向近侧回缩(正常时较突出)。

(二)触诊

舟骨骨折时"鼻烟窝"有压痛。正常时桡骨茎突比尺骨茎突低1 cm。当桡骨远端骨折时,这种关系有改变。腱鞘囊肿常发生于手腕背部,为圆形、质韧、囊性感明显的肿物。疑有舟骨或月骨病变时,让患者半握拳尺偏,叩击第3掌骨头时腕部近中线处疼痛。

(三)动诊和量诊

通常以第3掌骨与前臂纵轴成一直线为腕关节中立位0°。正常活动范围:背屈35°~60°,掌屈50°~60°,桡偏25°~30°,尺偏30°~40°。腕关节的正常运动对手的活动有重要意义,因而其功能障碍有可能影响到手的功能,利用合掌法容易查出其轻微异常。

(四)特殊检查

1.Finkelstein试验

患者拇指握于掌心,使腕关节被动尺偏,桡骨茎突处疼痛为阳性。为桡骨茎突狭窄性腱鞘炎的典型体征(图2-14)。

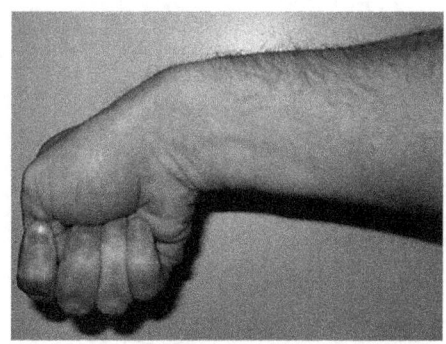

图2-14 桡骨茎突狭窄性腱鞘炎(Finkelstein试验)

2.腕关节尺侧挤压试验

腕关节中立位,使之被动向尺侧偏并挤压,下尺桡关节疼痛为阳性。多见于腕三角软骨损伤或尺骨茎突骨折。

四、手部检查

手是人类劳动的器官,它具有复杂而重要的功能,由5个掌骨和14个指骨组成。拇指具有对掌功能是人类区别于其他哺乳动物的重要特征。

(一)视诊

常见的畸形有并指、多指、巨指(多由脂肪瘤、淋巴瘤、血管瘤引起)等。钮孔畸形见于手指近侧指间关节背面中央腱束断裂;鹅颈畸形是因手内在肌挛缩或作用过强所致;爪形手是前臂肌群缺血性挛缩的结果;梭形指多为结核、内生软骨瘤或指间关节损伤。类风湿关节炎呈双侧多发性掌指、指间和腕关节肿大,晚期掌指关节尺偏。

(二)触诊

指骨、掌骨均可触到。手部瘢痕检查需配合动诊,观察是否与肌腱、神经粘连。

(三)动诊和量诊

手指各关节完全伸直为中立位0°。活动范围掌指关节屈60°～90°,伸0°,过伸20°;近侧指间关节屈90°,伸0°,远侧指间关节屈60°～90°,伸0°。手的休息位:手休息时所处的自然静止的姿势,即腕关节背伸10°～15°,示指至小指呈半握拳状,拇指部分外展,拇指尖接近示指远侧指间关节。手的功能位:腕背屈20°～35°,拇指外展、对掌,其他手指略分开,掌指关节及近侧指间关节半屈曲,而远侧指间关节微屈曲,相当于握小球的体位。该体位使手能根据不同需要迅速做出不同的动作,发挥其功能,外伤后的功能位固定即以此为标准。

手指常发生屈肌腱鞘炎,屈伸患指可听到弹响,称为弹响指或扳机指(图2-15)。

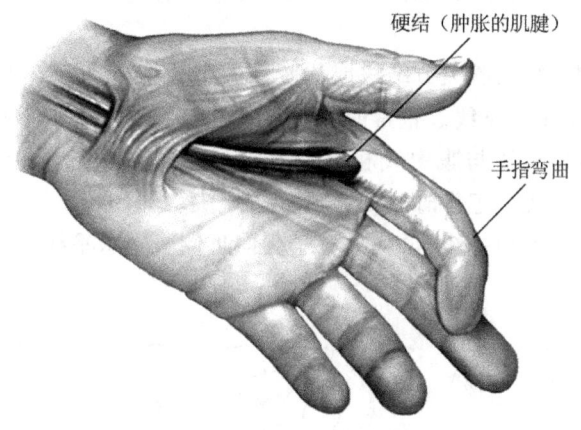

图2-15 示指狭窄腱鞘炎

(孙海军)

第四节 下 肢 检 查

一、骨盆和髋部检查

髋关节是人体最大、最稳定的关节之一,属典型的球窝关节。它由股骨头、髋臼和股骨颈形成关节,下方与股骨相连。其结构与人体直立所需的负重与行走功能相适应。髋关节远较肩关节稳定,没有强大暴力一般很少脱位。负重和行走是髋关节的主要功能,其中负重功能更重要,保持一个稳定的髋关节是各种矫形手术的原则。由于人类直立行走,因此髋关节是下肢最易受累的关节。

(一)视诊

视诊应首先注意髋部疾病所致的病理步态,常须行走、站立和卧位结合检查。特殊的步态,骨科医师应明确其机制,这对诊断疾病十分重要。髋关节患慢性感染时,常呈屈曲内收畸形;髋关节后脱位时,常呈屈曲内收内旋畸形;股骨颈及转子间骨折时,伤肢呈外旋畸形。

(二)触诊

先天性髋关节脱位和股骨头缺血性坏死的患者,多有内收肌挛缩,可触及紧张的内收肌。骨折的患者有局部肿胀压痛;髋关节感染性疾病局部多有红肿、发热且有压痛。外伤性脱位的患者可有明显的局部不对称性突出。挤压分离试验对骨盆骨折的诊断具有重要意义。

(三)叩诊

髋部有骨折或炎症,握拳轻叩大转子或在下肢伸直位叩击足跟部时,可引起髋关节疼痛。

(四)动诊

髋关节中立位0°为髋膝伸直,髌骨向上。正常活动范围:屈130°~140°,伸0°,过伸可达15°;内收20°~30°,外展30°~45°;内旋40°~50°,外旋30°~40°。除检查活动范围外,还应注意在双腿并拢时能否下蹲,有无弹响。臀肌挛缩症的患者,双膝并拢不能下蹲,活动髋关节时,挛缩的纤维带从大转子部滑过,会出现弹响,常称为弹响髋(snappinghip)。

(五)量诊

发生股骨颈骨折、髋脱位、髋关节结核或化脓性关节炎股骨头破坏时,大转子向上移位。测定方法(图2-16):①Shoemaker线。正常时,大转子尖与髂前上棘的连线延伸,在脐上与腹中线相交;大转子上移后,该延长线与腹中线相交在脐下。②Nelaton线。患者侧卧并半屈髋,在髂前上棘和坐骨结节之间画线。正常时此线通过大转子尖。③Bryant三角。患者仰卧,从髂前上棘垂直向下和向大转子尖各画一线,再从大转子尖向近侧画一水平线,该3线构成三角形。大转子上移时底边比健侧缩短。

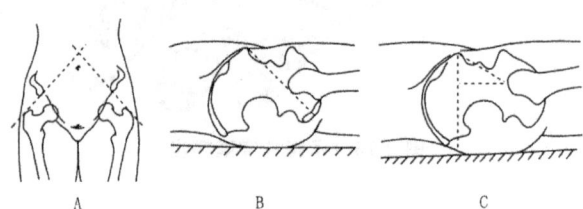

图2-16 股骨大转子上移测量方法

A.Shoemaker线;B.Nelaton线;C.Bryant三角

(六)特殊检查

1.滚动试验

患者仰卧位,检查者将一手掌放患者大腿上轻轻使其反复滚动。急性关节炎时可引起疼痛或滚动受限。

2."4"字试验(Patrick征)

患者仰卧位,健肢伸直,患侧髋与膝屈曲,大腿外展、外旋将小腿置于健侧大腿上,形成一个"4"字,一手固定骨盆,另一手下压患肢,出现疼痛为阳性。见于骶髂关节及髋关节内有病变或内收肌有痉挛的患者。

3.Thomas征

患者仰卧位,充分屈曲健侧髋膝,并使腰部贴于床面,若患肢自动抬高离开床面或迫使患肢与床面接触则腰部前凸时,称Thomas征阳性。见于髋部病变和腰肌挛缩。

4.骨盆挤压分离试验

患者仰卧位,从双侧髂前上棘处对向挤压或向后外分离骨盆,引起骨盆疼痛为阳性。见于骨盆骨折。须注意检查时手法要轻柔以免加重骨折端出血。

5.Trendelenburg 试验

患者背向检查者,健肢屈髋、屈膝上提,用患肢站立,如健侧骨盆及臀褶下降为阳性。多见于臀中、小肌麻痹,髋关节脱位及陈旧性股骨颈骨折等(图 2-17)。

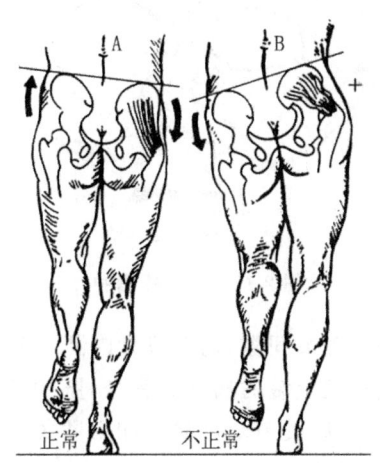

图 2-17　Trendelenburg 征

6.Allis 征

患者仰卧位,屈髋、屈膝,两足平行放于床面,足跟对齐,观察双膝的高度,如一侧膝比另一侧高时,即为阳性。见于髋关节脱位、股骨或胫骨短缩。

7.望远镜试验

患者仰卧位,下肢伸直;检查者一手握住患侧小腿,沿身体纵轴上下推拉,另一手触摸同侧大转子。如出现活塞样滑动感为阳性,多见于儿童先天性髋关节脱位。

二、膝部检查

膝关节是人体最复杂的关节,解剖学上被列为屈戌关节。主要功能为屈伸活动,膝部内外侧韧带、关节囊、半月板和周围的软组织保持其稳定。

(一)视诊

检查时患者首先呈立正姿势站立。正常时,两膝和两踝应能同时并拢互相接触,若两踝能并拢而两膝不能互相接触则为膝内翻(genu varum),又称"O 形腿"。若两膝并拢而两踝不能接触则为膝外翻(genu valgum),又称"X 形腿"。膝内、外翻是指远侧肢体的指向。在伸膝位,髌韧带两侧稍凹陷。有关节积液或滑膜增厚时,凹陷消失。比较两侧股四头肌有无萎缩,早期萎缩可见内侧头稍平坦,用软尺测量更为准确。

(二)触诊

触诊的顺序为先检查前侧,如股四头肌、髌骨、髌腱和胫骨结节之间的关系等,然后再俯卧位检查膝后侧,在屈曲位检查腘窝、外侧的股二头肌、内侧的半腱肌半膜肌有无压痛或挛缩。

髌骨前方出现囊性肿物，多为髌前滑囊炎。膝前外侧有囊性肿物，多为半月板囊肿（图2-18）；膝后部的肿物，多为腘窝囊肿。考虑膝关节积血或积液，可行浮髌试验。膝关节表面软组织较少，压痛点的位置往往就是病灶的位置，所以，检查压痛点对定位诊断有很大的帮助。髌骨下缘的平面正是关节间隙，关节间隙的压痛点可以考虑是半月板的损伤处或有骨赘处。

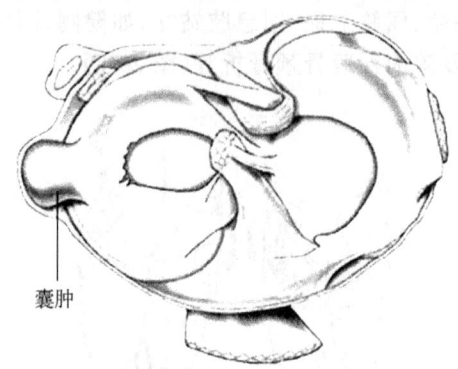

图2-18 半月板囊肿

内侧副韧带的压痛点往往不在关节间隙，而在股骨内髁结节处；外侧副韧带的压痛点在腓骨小头上方。髌骨上方的压痛点代表髌上囊的病灶。另外，膝关节的疼痛，要注意检查髋关节，因为髋关节疾病可刺激闭孔神经，引起膝关节牵涉痛。如果膝关节持续性疼痛、进行性加重，可考虑股骨下端和胫骨上端肿瘤的可能性。

（三）动诊和量诊

膝伸直为中立位0°。正常活动范围：屈120°～150°，伸0°，过伸5°～10°。膝关节伸直时产生疼痛的原因是由于肌肉和韧带紧张，导致关节面的压力加大所致。可考虑为关节面负重部位的病变。如果最大屈曲时有胀痛，可推测是由于股四头肌的紧张，髌上滑囊内的压力增高和肿胀的滑膜被挤压而引起，这是关节内有积液的表现。总之，一般情况下伸直痛是关节面的病变，屈曲痛是膝关节水肿或滑膜炎的表现。

当膝关节处于向外翻的压力下，并做膝关节屈曲动作时，若产生外侧疼痛，则说明股骨外髁和外侧半月板有病变。反之，内翻同时有屈曲疼痛者，病变在股骨内髁或内侧半月板。

（四）特殊检查

1.侧方应力试验

患者仰卧位，将膝关节置于完全伸直位，分别做膝关节的被动外翻和内翻检查，与健侧对比。若超出正常外翻或内翻范围，则为阳性。说明有内侧或外侧副韧带损伤（图2-19）。

2.抽屉试验

患者仰卧屈膝90°，检查者轻坐在患侧足背上（固定），双手握住小腿上段，向后推，再向前拉。前交叉韧带断裂时，可向前拉0.5 cm以上；后交叉韧带断裂者可向后推0.5 cm以上。将膝置于屈曲20°～30°进行Lachman试验（图2-20），则可增加本试验的阳性率，有利于判断前交叉韧带的前内束或后外束损伤（图2-21）。

3.McMurray试验

患者仰卧位，检查者一手按住患膝，另一手握住踝部，将膝完全屈曲，足跟抵住臀部，然后将小腿极度外展外旋，或内收内旋，在保持这种应力的情况下，逐渐伸直。在伸直过程中，若能听到或感到响声,或出现疼痛为阳性,说明半月板有病变(图 2-22)。

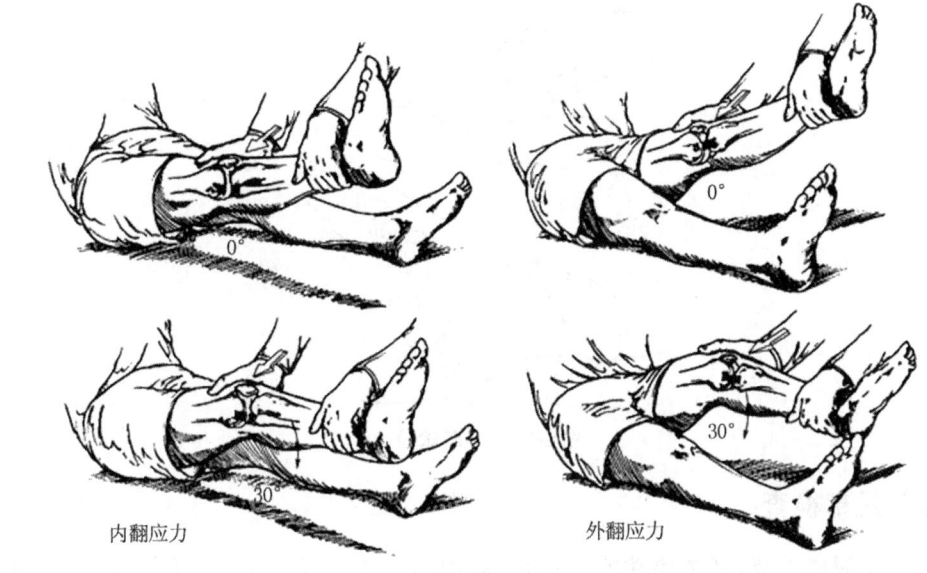

图 2-19 侧方应力试验

图 2-20 Lachman 试验

图 2-21 抽屉试验

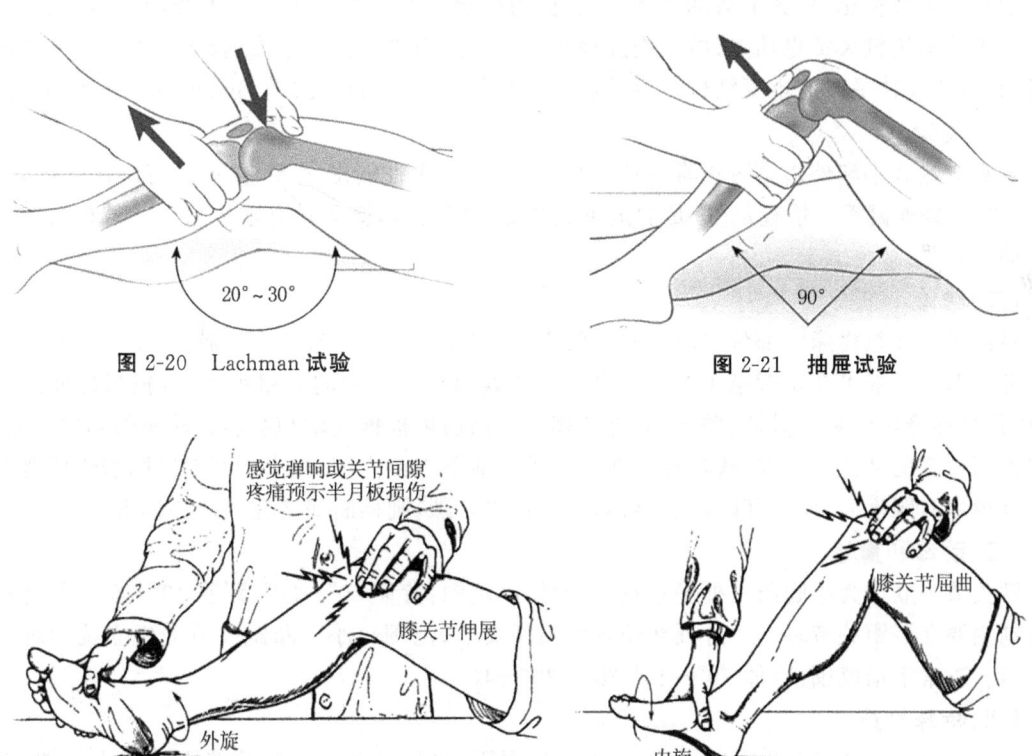

图 2-22 McMurray 试验

4.浮髌试验

患者仰卧位,伸膝,放松股四头肌;检查者的一手放在髌骨近侧,将髌上囊的液体挤向关节腔,同时另一手示指、中指急速下压。若感到髌骨碰击股骨髁部时,为浮髌试验阳性。一般中等量积液时(50 mL),浮髌试验才呈阳性(图 2-23)。

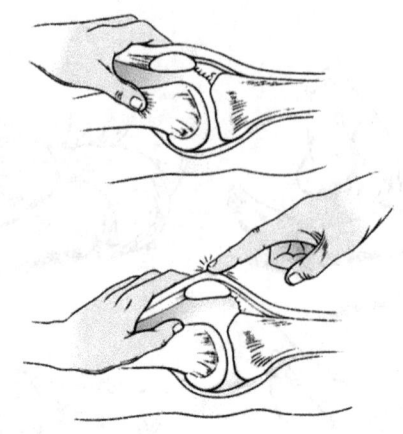

图 2-23 浮髌试验

三、踝和足部检查

踝关节属于屈戌关节,其主要功能是负重,运动功能主要限于屈伸,可有部分内外翻运动。与其他负重关节相比,踝关节活动范围小,但更为稳定。其周围多为韧带附着,有数条较强壮肌腱。由于其承担较大负重功能,故扭伤发病率较高。足由骨和关节形成内纵弓、外纵弓及前部的横弓,是维持身体平衡的重要结构。足弓还具有吸收震荡,负重,完成行走、跑跳动作等功能。

(一)视诊

观察双足大小和外形是否正常一致。足先天性、后天性畸形很多,常见的有马蹄内翻足、高弓足、平足、𧿹外翻等。检查足弓、足的负重点及足的宽度时,脚印具有重要意义。外伤时踝及足均有明显肿胀。

(二)触诊

触诊主要注意疼痛的部位、性质,肿物的大小、质地。注意检查足背动脉,以了解足和下肢的血循环状态。一般可在足背第1、2跖骨之间触及其搏动。足背的软组织较薄,根据压痛点的位置,可估计疼痛位于某一骨骼、关节、肌腱和韧带。然后再根据主动和被动运动所引起的疼痛,就可以推测病变的部位。例如,跟痛症多在足跟跟骨前下方偏内侧,相当于跖腱膜附着于跟骨结节部。踝内翻时踝疼痛,而外翻时没有疼痛,压痛点在外踝,则推断病变在外踝的韧带上。

(三)动诊和量诊

踝关节中立位为小腿与足外缘垂直,正常活动范围:背伸 20°～30°,跖屈 40°～50°。足内、外翻活动主要在胫距关节;内收、外展在跖跗和跖间关节,范围很小。跖趾关节的中立位为足与地面平行。正常活动范围:背伸 30°～40°,跖屈 30°～40°。

(四)特殊检查

Thompson 试验或腓肠肌挤压试验:正常情况下,挤压腓肠肌肌腹将使跟腱张力增加,使足发生跖屈运动。急性跟腱断裂时,此跖屈运动消失,称为 Thompson 试验或腓肠肌挤压试验阳性。

(苏山林)

第五节　四肢神经检查

一、上肢神经检查

上肢的神经支配主要来自臂丛神经,它由 $C_5 \sim T_1$ 神经根组成。主要有桡神经、正中神经、尺神经和腋神经(图 2-24)。通过对神经支配区感觉运动的检查可明确病变部位。

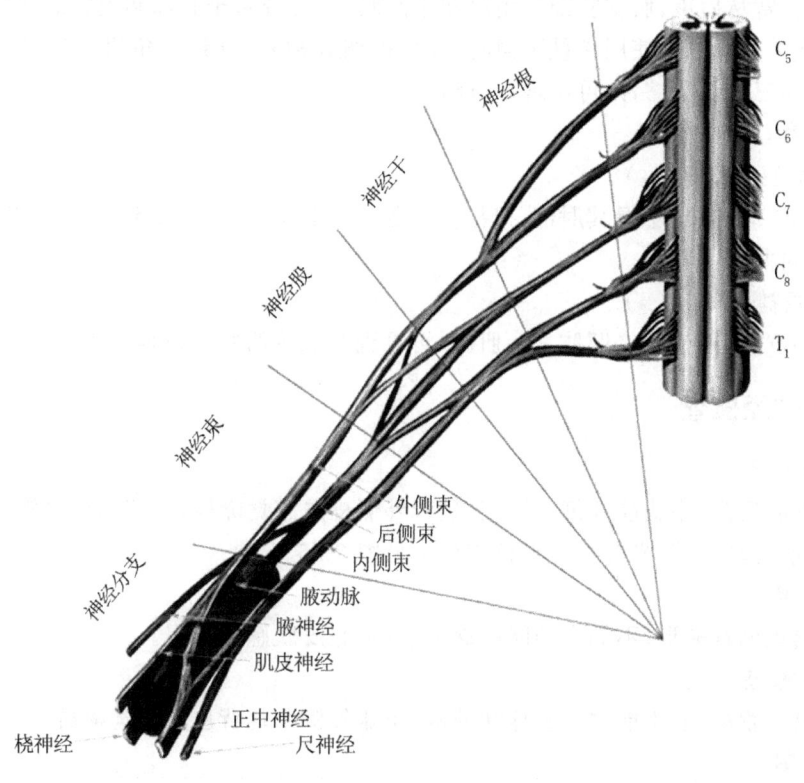

图 2-24　臂丛神经组成与主要分支

(一)桡神经

桡神经发自臂丛后束,为臂丛神经最大的一支,在肘关节水平分为深、浅 2 支。根据损伤水平及深、浅支受累不同,其表现亦不同,是上肢手术中最易损伤的神经之一。在肘关节以上损伤,出现垂腕畸形(drop-wrist deformity),手背"虎口"区皮肤麻木,掌指关节不能伸直。在肘关节以下,桡神经深支损伤时,因桡侧腕长伸肌功能存在,所以无垂腕畸形。单纯浅支损伤可发生于前臂下 1/3,仅有拇指背侧及手桡侧感觉障碍。

(二)正中神经

正中神经由臂丛内侧束和外侧束组成。损伤多发生于肘部和腕部,在腕关节水平损伤时,大鱼际瘫痪,桡侧三个半手指掌侧皮肤感觉消失,不能用拇指和示指捡起一根细针;损伤水平高于肘关节时,还表现为前臂旋前和拇指、示指的指间关节不能屈曲。陈旧损伤还有大鱼际萎缩,拇指伸直与其他手指在同一水平面上,且不能对掌,称为"平手"或"猿手"畸形。

(三)尺神经

尺神经发自臂丛内侧束,在肘关节以下发出分支支配尺侧腕屈肌和指深屈肌尺侧半;在腕以下分支支配骨间肌、小鱼际、拇收肌、第3、4蚓状肌。尺神经在腕部损伤后,上述肌麻痹。查Froment征可知有无拇收肌瘫痪。肘部尺神经损伤,尺侧腕屈肌瘫痪(患者抗阻力屈腕时,在腕部掌尺侧摸不到肌肉收缩)。陈旧损伤出现典型的"爪形手"(claw fingers)——小鱼际和骨间肌萎缩(其中第1骨间背侧肌萎缩出现最早且最明显),小指和环指指间关节屈曲,掌指关节过伸。

(四)腋神经

腋神经发自臂丛后束,肌支支配三角肌和小圆肌,皮支分布于肩部和上臂后部的皮肤。肱骨外科颈骨折、肩关节脱位或使用腋杖不当时,都可损伤腋神经,导致三角肌瘫痪,臂不能外展、肩部感觉丧失。如三角肌萎缩,则可出现方肩畸形。

(五)腱反射

1.肱二头肌腱反射($C_{5\sim6}$)

患者屈肘90°,检查者手握其肘部,拇指置于肱二头肌腱上,用叩诊锤轻叩该指,可感到该肌收缩和肘关节屈曲。

2.肱三头肌腱反射($C_{6\sim7}$)

患者屈肘60°,用叩诊锤轻叩肱三头肌腱,可见到肱三头肌收缩及伸肘。

二、下肢神经检查

(一)坐骨神经

损伤后,下肢后侧、小腿前外侧、足底和足背外侧皮肤感觉障碍,不能屈伸足踝各关节。损伤平面高者尚不能主动屈膝,坐骨神经走行与分支见图2-25。

(二)胫神经

损伤后,出现仰趾畸形,不能主动跖屈踝关节,足底皮肤感觉障碍。

(三)腓总神经

损伤后,足下垂内翻,不能主动背伸和外翻,小腿外侧及足背皮肤感觉障碍。

(四)腱反射

1.膝(腱)反射($L_{2\sim4}$)

患者仰卧位,下肢肌肉放松。检查者一手托腘窝部使膝半屈,另一手以叩诊锤轻叩髌腱,可见股四头肌收缩并有小腿上弹。

2.踝反射或跟腱反射($S_{1\sim2}$)

患者仰卧位,肌肉放松,两髋膝屈曲,两大腿外展。检查者一手掌抵足底使足轻度背屈,另一手以叩诊锤轻叩跟腱,可见小腿屈肌收缩及足跖屈。

三、脊髓损伤检查

脊柱骨折、脱位及脊髓损伤的发病率在逐年升高,神经系统检查对脊髓损伤的部位、程度的初步判断及进一步检查和治疗具有重要意义。其检查包括感觉、运动、反射、交感神经和括约肌功能等。

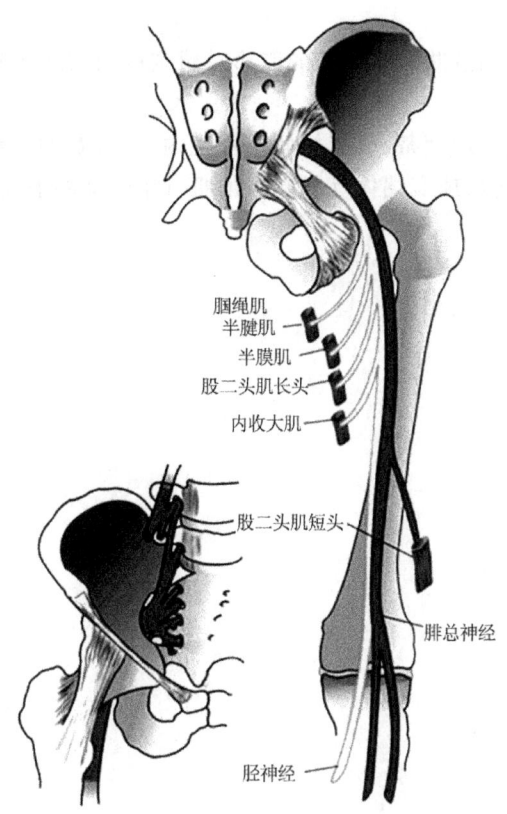

图 2-25　坐骨神经走行与分支

(一) 视诊

检查时应尽量不搬动患者,去除衣服,注意观察以下内容。

(1) 若胸腹式主动呼吸均消失,仅有腹部反常活动者为颈髓损伤。仅有胸部呼吸而无主动腹式呼吸者,为胸髓中段以下的损伤。

(2) 上肢完全瘫痪显示上颈髓损伤;屈肘位瘫为 C_7 损伤。

(3) 阴茎可勃起者,反映脊髓休克已解除,尚保持骶神经功能。

(二) 触诊和动诊

一般检查躯干、肢体的痛觉、触觉,根据脊髓节段分布判断感觉障碍平面所反映的损伤部位,做好记录;可反复检查几次,前后对比,以增强准确性并为观察疗效作依据。麻痹平面的上升或下降表示病情的加重或好转。不能忽视会阴部及肛周感觉检查。检查膀胱有无尿潴留。肛门指诊以检查肛门括约肌功能。触诊脊柱棘突及棘突旁有无压痛及后凸畸形,判断是否与脊髓损伤平面相符。

详细检查肌力、腱反射和其他反射。

1. 腹壁反射

用钝针在上、中、下腹皮肤上轻划。正常者可见同侧腹肌收缩,上、中、下各段分别相当于 $T_{7\sim8}$、$T_{9\sim10}$、$T_{11\sim12}$。

2. 提睾反射

用钝针划大腿内侧上 1/3 皮肤,正常时同侧睾丸上提。

3.肛门反射

针刺肛门周围皮肤,肛门皮肤出现皱缩或肛诊时感到肛门括约肌收缩。

4.球海绵体反射

用拇、示指两指挤压龟头或阴蒂,或牵拉插在膀胱内的蕈状导尿管,球海绵体和肛门外括约肌收缩。肛门反射、肛周感觉、球海绵体反射和屈趾肌自主运动的消失,合称为脊髓损伤四征。

（苏山林）

第三章　脊柱微创手术

第一节　髓核溶解术

髓核溶解术是将蛋白溶解酶注入椎间盘内,溶解病变髓核组织的方法。在临床上已应用多年,目前穿刺方法有椎间盘内和椎间盘外(经椎间孔穿刺)2种。Smith于1963年首次采用蛋白酶治疗腰椎间盘突出症患者,后由于应用木瓜凝乳蛋白酶而有较高的并发症发生率;1981年美国医师Sussman应用胶原酶,在腰椎间盘突出症患者应用获得成功。1983年,在原联邦德国召开的有关胶原酶溶核术国际会议上,美国学者报告疗效高达80%。

一、治疗作用机制

(一)胶原酶

胶原酶由溶组织梭状芽孢杆菌合成,包含亚种酶,可在不同部位裂解胶原纤维。纯化胶原酶对髓核主要成分的Ⅱ型胶原有相对特异性,在椎间盘内、硬膜外腔、脊柱旁或腹腔内注射,有相当大的安全范围,而鞘内注射安全范围较小,故临床应用时必须将药物注射于椎间盘内或硬膜外腔,以避免出现严重并发症。

(二)软骨素ABC酶

软骨素ABC酶可以使髓核基质内水含量明显减少,从而降低髓核膨胀压,而且可以减少胶原酶注射后的疼痛反应。软骨素ABC酶还能诱导炎性细胞浸润,加强溶解硬膜外腔中的髓核组织。软骨素ABC酶具有选择性溶解效应,注射该酶可使化学髓核溶解术后,椎间盘力学性能的损害得到部分修复。

二、溶盘术的分类

(一)盘内髓核溶解术

溶核酶注入椎间盘内。

(二)盘外髓核溶解术

溶核酶注射于椎管内、硬膜外腔,此法对溶核药物质量要求高,对周围组织,尤其是神经组织无毒副作用。

三、适应证

(1)临床诊断明确,保守治疗无效的慢性颈、胸、腰椎间盘突出症。
(2)急性和亚急性颈、胸、腰椎间盘突出,巨大型和游离型腰椎间盘突出症。
(3)外侧型和极外侧型腰椎间盘突出症。
(4)合并轻度股性椎管狭窄未出现神经卡压和马尾神经综合征。

四、禁忌证

(1)脱出的髓核或纤维环破裂处周围被纤维组织或瘢痕包裹使胶原酶无法达到者。
(2)突出椎间盘钙化,中央型或侧隐窝型椎管狭窄者。
(3)已出现运动障碍或马尾神经综合征者,突出物游离于椎管内者。
(4)对溶核酶过敏,或有严重过敏史者。
(5)妊娠妇女、精神疾病者及16岁以下青少年。
(6)手术导致椎管内广泛纤维化者。
(7)严重脊柱滑脱症等。
(8)蛛网膜炎、神经疾病、重症糖尿病并发的多发性神经炎及肿瘤者。

五、手术方法

(一)操作前准备

完善术前常规检查;术前2天训练床上排便;术前1天口服氯雷他定,以预防过敏;术前禁食4~6小时,以免术后腹胀。在注射木瓜凝乳蛋白酶或胶原酶之前,可用地塞米松5 mg溶于50%葡萄糖溶液20 mL内静脉注射,以预防变态反应的发生。注射木瓜凝乳蛋白酶前1天或术前做药物的皮肤过敏试验,皮试阴性者方可手术。皮试液配制及皮肤试敏方法如下:木瓜凝乳蛋白酶1 000 U加溶核酶2 mL,取0.2 mL加生理盐水0.8 mL,再取0.2 mL加生理盐水0.8 mL。用1 mL注射针抽取0.1 mL试敏液于前臂上1/3处做皮内注射,观察5分钟,如皮丘无红肿,全身无异常反应视为皮试阴性。必要时可用生理盐水0.1 mL于对侧皮内注射作为对照。

(二)麻醉方式

可以局麻或全麻。据统计大部分操作者倾向选择局麻方式,原因为局麻患者针刺到神经根即有反应,可避免损伤神经根,安全性高。

(三)手术操作

1.腰椎髓核溶解术

椎间盘内注射治疗:采用后外侧入路穿刺,该入路经操作安全三角(由脊神经、下一椎体上缘、上关节突和横突构成)(图3-1)。患者取侧卧或俯卧位,弯腰屈膝或腹垫软枕,以使患者生理前突和腰骶角变平,利于穿刺。此点 L_5~S_1 间隙穿刺尤为重要(图3-2)。

透视下准确定位责任椎间盘并标记。理想的穿刺入路是从小关节外侧中点进入椎间盘中心。皮肤进针点为后正中线向患侧旁开8.0~14.0 cm,穿刺针与椎间盘矢状中线的夹角为45°~60°(图3-3)。逐一经皮下、深筋膜、竖脊肌、上下横突间、腰方肌、腰大肌,在神经根的后方到纤维环的后外侧。L_5~S_1 椎间隙穿刺时,仅旁开6~8 cm,针尖向头侧倾斜30°,以避开髂骨翼的遮挡。针尖触到纤维环时,有沙砾样感觉;针尖穿过纤维环内层时,可有落空感。此时应注意针尖是否刺破硬脊膜，如有脑脊液流出，应放弃本次注射。透视确定穿刺成功后，方可在病变椎间隙注射溶解酶。

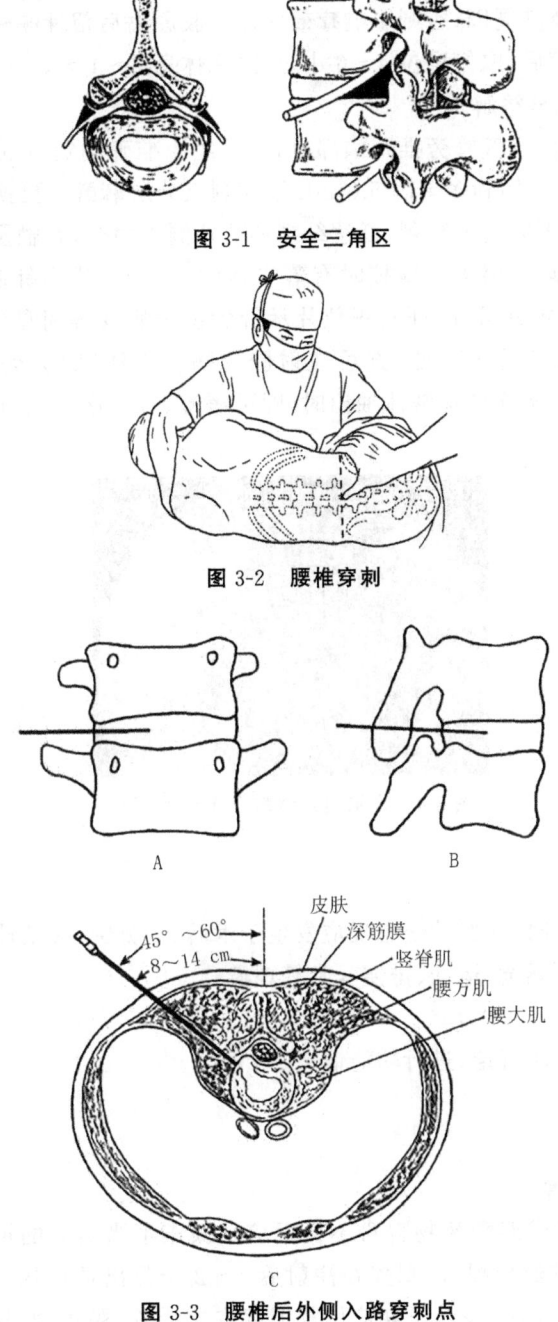

图 3-1 安全三角区

图 3-2 腰椎穿刺

图 3-3 腰椎后外侧入路穿刺点
A.正位；B.侧位；C.轴位

(1)直入法：患者取屈膝侧卧位，确定病变椎间隙后，逐层浸润麻醉。用硬膜外穿刺针穿过皮丘后，进针方向与患者背部垂直，仔细体会进针时的阻力变化，当针穿过黄韧带时，有明显的落空感。硬膜外穿刺成功后，可用阻力消失法证实没有刺破的硬脊膜。

(2)侧入法:在棘突中线旁开1.0~1.5 cm处进针,针向中线倾斜,与背部皮肤约成75°,避开棘上韧带,进入硬膜外腔,此方法适用于老年患者、棘上韧带钙化或肥胖患者、穿刺有困难者。

(3)盘外注入胶原酶:将胶原酶1 200 U溶于注射用生理盐水5 mL,缓慢注入硬膜外腔,切记要注射于突出髓核内及其周围,否则影响疗效。注入胶原酶后留针5~10分钟再拔针,以防酶液顺针道逆流。注射结束后,取俯卧位4~6小时,卧床休息2~4天。

2.颈椎间盘内注射髓核溶解术

采用颈侧前外侧入路,于气管旁推开颈部血管、神经。准确确定责任椎间盘的节段,常规消毒、铺巾,无菌操作下,用0.5%利多卡因5.0 mL于穿刺点分层麻醉。更换22号、长6 cm带标志的阻滞针,从穿刺点由外下向内上穿刺,抵达纤维环前外侧表面时,有触及沙砾样感觉,穿入纤维环时有涩韧感,穿过纤维环内层进入髓核时有落空感(图3-4)。拔出针芯,接注射器,回吸无任何液体抽出时,行X线透视并摄片,证实正位片示针尖位于病变椎间盘(责任椎间盘)的椎体中央、侧位片示针尖在椎间盘后1/3处,方可注射胶原酶。方法:胶原酶600 U溶于等渗盐水1.0 mL,连接针尾,再次回吸无任何液体抽出时,即可缓慢、分2次注入,留针10分钟后拔针,针眼无菌包扎。

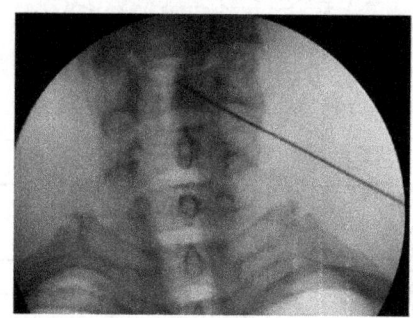

图3-4 颈椎间盘侧前方穿刺X线片

六、术后处理

(1)术后平卧4~6小时,96%的变态反应发生于术后20分钟,有条件者可在监护室内观察,注意有无疼痛加重、肌力、感觉、运动、排便异常等现象。

(2)应用抗生素3天。

(3)术后4~6天可下床行走,进行功能锻炼。

七、并发症

(一)医源性神经损害

发生原因为操作不当或溶酶药物自身不良反应。操作不当引起的神经损害发生于注药后4~6小时。药物引起的神经根损害,则多在注射后1~2个月出现症状,损害不可逆,表现为灼性神经痛、肌萎缩,甚至足下垂,发病早期应用肾上腺皮质激素、脱水剂、抗生素、营养神经药物,以及电刺激等,可阻止损害进一步发展。晚期主要是康复矫形治疗。

(二)变态反应

木瓜凝乳蛋白酶是异种蛋白,可产生迟发性皮肤反应或过敏性休克,发生率为0.5%。皮肤反应常在注射后数天出现,有皮肤瘙痒、荨麻疹,少数产生紫癜,多能自行消退。严重者可出现血压降低、支气管痉挛致呼吸困难,立刻予以肾上腺素和肾上腺皮质激素静脉注射,维持呼吸、循环。胶原酶注射后变态反应多为皮肤反应,症状轻微。

(三)椎间隙感染

椎间隙感染可分化脓性与化学性,前者为医源性感染,可应用抗生素治疗,而化学性椎间隙感染为无菌性炎症,原因不明。主要表现为持久性腰痛,卧床后不能减轻或缓解,红细胞沉降率和C反应蛋白水平升高。治疗应给予镇痛抗炎药,如双氯芬酸钠及少量激素等。

(四)椎间隙狭窄或腰椎管狭窄

髓核溶解术后半数病例椎间隙明显变窄,继而引起椎间孔变窄,神经根受压,加之硬膜外结缔组织增生,导致局部椎管狭窄。主要表现是术后早期症状明显减轻或缓解,后期再次出现腰痛或腰腿痛,甚至有下肢麻木症状等。

(五)其他

偶见硬膜外脓肿、麻痹性肠梗阻、肺栓塞等。

(徐子恒)

第二节　等离子射频消融髓核成形术

等离子射频消融髓核成形术在20世纪90年代被国外一些学者引入脊柱疾病治疗领域。1999年获美国食品药品监督管理局(FDA)许可应用于脊柱外科。至今,超过20万例手术将该技术用于治疗腰椎间盘突出症。国内北京大学第三医院骨科在2000年开始引进这项技术,是国内最早开始这方面工作尝试的。

一、治疗作用机制

运用40 ℃低温射频能量在椎间盘髓核内部切开多个槽道,移除部分髓核组织,完成椎间盘内髓核组织重塑。配合70 ℃热凝封闭,使髓核内的胶原纤维汽化、收缩和固化,缩小椎间盘总体积,从而降低椎间盘内的压力,减轻椎间盘组织对神经根的刺激,以缓解症状,达到治疗目的。该术对邻近组织的损伤极小,无热损伤顾虑。

二、适应证

(1)临床表现与腰椎间盘突出症的症状和体征相符。
(2)MRI提示纤维环和后纵韧带无破裂,即包容型"椎间盘突出"。
(3)MRI及X线片提示椎间盘变性、突出,但椎间盘高度存在或仅少量丢失。
(4)非手术治疗3个月及半年无效者。

三、禁忌证

(1)突出椎间盘明显钙化,椎间盘高度丢失,椎间隙狭窄病变节段趋于稳定者。
(2)椎间盘脱出、多节段突出,病情较重者。
(3)椎体病变,如肿瘤、结核等。

四、手术方法

患者俯卧位,局部浸润麻醉。透视确定责任间隙,取后正中线旁开约 8 cm 为进针点。透视下,用带针芯的 17 G 穿刺针与皮肤成 45°刺入椎间盘内,确定位置合适后,拔除针芯,然后将与低温等离子治疗仪相连接的特制工作棒(直径 0.8 mm)插入导针内。工作棒上带有的参考标记,为工作棒有效工作的最浅深度,即在此深度下,工作棒尖端的工作头正好置于导针之外。透视下工作棒到达工作目标组织后,将工作棒上的翼状标记置于导针末端,此深度为工作棒有效工作的最深深度。两标记间的范围即为工作棒的有效工作深度。启动消融模式,前进工作棒至最深的深度,工作棒置于最深的深度后,停止消融模式,启动凝固模式,以约 0.5 cm/s 的速度回抽工作棒,工作棒的参考标记接近导针尾部时停止回抽,终止凝固模式。首先,旋转工作棒置于 2 点位置,重复上述操作;然后,将工作棒分别置于 4 点、6 点、8 点、10 点位置,重复上述操作。刺入时使用消融模式,退出时使用凝固模式,能量设为 2,速度为 5 mm/s(图 3-5)。

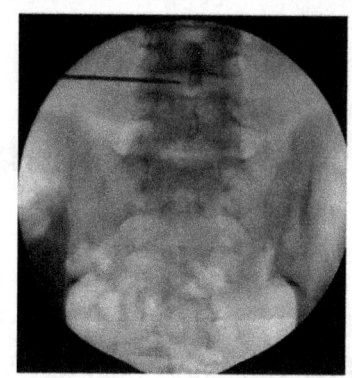

图 3-5　$L_{4\sim5}$ 椎间盘突出症透视下消融

五、术后处理

术后即可行弯腰及直腿抬高,以增加后纵韧带、纤维环的紧张性。术后可观察 3~5 天,不需要住院。3 天后行腰背肌功能锻炼(如三点式或五点式)及弯腰、压腿锻炼;1 周后可恢复日常工作;3 个月内应避免承重和进行剧烈运动。

六、疗效

等离子射频消融髓核成形术治疗腰椎间盘突出症的短期疗效较理想,统计显示射频消融术组和保守治疗组总体治疗成功率分别为 82.1% 和 85.4%,两组平均住院时间分别为 7.6 天和 16.9 天,复发率分别为 10.8% 和 22.0%。

七、并发症

椎间盘炎(包括细菌性和化学性)、电热神经根损伤、工作棒折断、椎体骨坏死甚至马尾综合征发生为等离子射频消融椎间盘髓核成形术的并发症,但临床较少见。Bhagia 等对 53 例射频消融髓核成形术的患者进行随访,76% 的患者术后穿刺部位出现疼痛,26% 出现麻木或麻痛感,15% 出现疼痛症状加重,15% 出现新的疼痛区,但 2 周后均自行缓解。

(徐子恒)

第三节 射频热凝靶点治疗术

射频热凝靶点治疗术是通过穿刺针精确输出的超高频(460 kHz)无线电波使局部细胞组织被加热、凝固、毁损或被切割而治疗相关疾病的技术，也称"射频热凝"或"射频消融"。射频热凝靶点治疗术被广泛应用于神经、肿瘤疾病等多方面的治疗，是近年来新兴、发展迅速、先进的微创治疗腰椎间盘突出症的方法之一。

一、治疗作用机制

调节射频输出功率的大小使针形电极处的组织局部达到所需要的温度和形成一定范围的组织凝固灶，从而影响痛觉信号的传导和阻止疼痛发作，其本质是阻断不良刺激的传导和灭活与产生疼痛相关的物质活性。射频热凝治疗腰椎间盘突出症主要是利用射频电极在椎间盘内形成射频电场，在工作端周围一定范围内发挥作用，一方面使维持胶原蛋白三维结构的共价键断裂，从而使胶原蛋白回缩，体积缩小，盘内压力减小；另一方面可使伸入纤维环内层的伤害感受器消融，并阻止神经长入，减少椎间盘退变组织对神经的刺激。同时，还能毁损电极周围的窦椎神经末梢，直接缓解椎间盘源性疼痛。另外，射频电场刺激及热效应还能改善椎管内血液循环，改善神经代谢，调节局部免疫反应，减少局部炎症介质，从而间接缓解椎间盘源性腰腿痛。

二、适应证

(1)临床诊断明确，保守治疗无效的腰椎间盘突出症，包括突出型和脱出型；未出现神经危象者。
(2)椎间盘源性腰痛患者。

三、禁忌证

(1)合并骨性椎管狭窄或出现马尾神经综合征(椎间盘危象)者。
(2)突出物严重钙化者，突出物游离于腰椎椎管内者。
(3)有严重的代谢性疾病、肝硬化、活动性结核、重症糖尿病患者。

四、手术方法

(一)术前准备
(1)术前常规采集患者腰椎正侧位片、CT 和/或 MRI 资料。
(2)术区按照外科手术规定备皮。
(3)准备 C 形臂机及射频热凝器、射频专用穿刺针、射频电极。

(二)手术操作
患者俯卧位，腹下垫一薄枕。根据患者症状、体征及影像学检查确定责任节段，选择最佳的射频热凝靶点位置，腰椎间盘射频热凝靶点治疗术穿刺入路有4种，根据不同突出类型而决定选择个性化的穿刺入路。

1. 小关节内侧缘入路（侧隐窝入路）

此法适用于 $L_{3\sim4}$、$L_{4\sim5}$、$L_5\sim S_1$ 椎间盘突出的穿刺治疗，从类型上包括中央型、中央旁型、侧隐窝型，从突出的程度上包括椎间盘膨出、突出、轻度脱出及后缘纤维环破裂引起的椎间盘源性腰痛等。不宜用此法的有：①$L_{1\sim2}$、$L_{2\sim3}$ 椎间盘突出，因为在此位置椎体间隙与椎板间隙相对应距离太远，且部分患者脊髓可延伸至 $L_{2\sim3}$ 间隙，从此位置行小关节内侧缘穿刺有损伤脊髓的风险；②腰椎小关节增生内椎间隙、板间隙严重狭窄者。

2. 侧方入路

侧方入路适用于 $L_1\sim S_1$ 的各节段椎间盘突出，包括侧隐窝型、极外侧型等。具体应根据患者的体格、突出的位置等情况而定，主要受靶点位置和进针角度的影响，大部分患者应在棘间旁开 8～16 cm，穿刺方向应与躯体冠状面成 35°～50°进针。一般侧隐窝型突出时水平角较小，极外侧突出时水平角应适当加大。

3. 椎板外切迹入路

椎板外切迹入路适用于 $L_5\sim S_1$、极外侧型椎间盘突出患者，此种入路只能用射频穿刺针才可以完成，因其具有一定的韧度，穿刺时定点于 $L_5\sim S_1$ 棘间外侧，髂后上棘内侧，穿刺针方向与髂嵴内侧缘平行，角度为 60°～70°。

4. 联合入路

部分突出物面积较大的患者，可根据突出物的大小及位置采用小关节内侧缘联合侧方入路进行穿刺，采用多靶点穿刺，分别针对突出物不同的位置进行射频热凝靶点治疗，以最大限度地萎缩突出的椎间盘。

该方法经电阻抗及电刺激检测安全后，先分别逐步加热至 60 ℃、70 ℃、80 ℃各 30 秒进行试验性治疗，观察患者对温度的耐受性，在此治疗温度时患者一般无特殊不适；然后加热至 90 ℃或 95 ℃进行治疗，在此温度时需复制出患者原疼痛部位的热胀痛感，但可耐受，采用 VAS 评分，分值 5～7 分即可，给予治疗 4 分钟。

五、并发症

(1) 穿刺损伤：穿刺过程中如角度过大，有穿刺至腹腔及腹主动脉及腹主静脉的风险，也有可能穿刺至腹腔内脏器。

(2) 脑脊液外漏：小关节内侧缘入路有可能穿破硬膜囊，造成脑脊外漏，一般继续卧床 1～2 天后症状即可消失。

(3) 椎间隙感染：患者在术后 3 天至 3 周内出现剧烈腰痛，夜间重，同时可伴有发热等症状。实验室检查红细胞沉降率增快、C 反应蛋白水平增高，白细胞水平可升高或没变化，腰椎 MRI 检查可见炎性反应。

(4) 神经损伤：多为射频热凝过程中穿刺针尖离神经太近所致。术后出现肌力下降及神经支配区皮肤感觉障碍。

(5) 热损伤：穿刺针尖穿刺的位置太靠近软骨终板，造成终板的热损伤。术后出现剧烈腰部疼痛，给予脱水药物后症状可缓解。

（徐子恒）

第四章 人工关节置换术

第一节 人工髋关节置换术

一、术前准备

(一)患者的选择

最早,英国 Charnley 指出,全髋关节置换术仅适合于那些 65 岁以上、伴有不可忍受疼痛、髋关节功能严重丧失、又不能用非手术方法来缓解的类风湿关节炎患者。随着假体设计不断更新、手术经验不断积累,特别是生物学固定假体的应用,避免了骨水泥固定的缺点,使该手术病种得到扩大,手术患者的年龄也逐步下降,使关节置换手术成为髋关节重建的标准化手术。但是,要保证手术获得预期目的,患者的选择仍是手术成功的关键。但凡全身性病变、多关节病变,手术患者的年龄可适当放宽。例如,类风湿关节炎、强直性脊柱炎,这类患者患病年龄一般较轻,但是多关节受累,因此只要全身情况允许、病情稳定,即使年龄较轻,也可考虑手术。其次,要重视患者条件,指患者的全身条件与局部条件。尽管全髋关节置换术是一个十分成熟的标准化手术,但毕竟是一个手术创伤较大的选择性手术。因此,应正确评估患者术前状况。对于患者全身条件是否能承受手术创伤和麻醉打击应有一个明确结论。除了心、肺、肝、肾、神经等系统功能处于一个健全状态外,还必须了解手术患者是否已存在或潜在某些棘手的问题,如糖尿病、甾体类或非甾体类药物的应用、骨质疏松、慢性感染病灶或乙醇中毒等。局部条件主要指髋关节本身畸形与活动功能,此外,对侧髋关节或两侧膝关节及脊柱功能如何也应了解。除了上述条件外,还有一些因素需考虑,如体重、患者生理活动量、患者职业等。这些因素与全髋关节置换术长期疗效有着密切的相关性。

(二)假体选择

目前在市场上可购得国内外不同厂家、采用不同材料设计的髋关节假体,这些产品各有其优势,但也有不足之处。正确地选择质量优良的合格假体是手术成功的关键。因此,对骨科医师来说应该了解假体设计的一般知识,并根据患者一般状况、年龄大小、骨骼形态与质量、本单位所具有的器械,正确地选用假体。

(三)手术准备和要求

术前应对患者进行严格全面检查,除完成全身检查、相应的生化检查,以排除糖尿病、全身重要脏器疾病外,还应检查患者有无身体其他部位感染灶,如呼吸系感染、泌尿系感染、尿潴留、胃肠炎、前列腺炎等,这些感染灶在患者经受大手术后抵抗力降低的情况下,往往成为术后发生感染的主要因素,所以术前应根治。对患有糖尿病,近期服用激素者不宜勉强手术。术中应严格无菌操作,熟练的手术技巧是缩短手术时间的关键。还要求彻底止血并严密缝合各层组织。人工关节置换后在假体周围易形成无效腔,为减少无效腔应将关节囊、外旋肌群、臀大肌逐层严密缝合。对深筋膜也应严密缝合,以防止浅层发生感染时向深部扩散,伤口内应放置负压吸引器。

(四) 术前锻炼

行关节置换术前最好的准备工作就是锻炼。虽然有的患者不需要减少体重,但在术前需开始锻炼。为了准备手术,按照医师的指示锻炼肌肉、关节,学会使用步行器、拐杖。鉴于疾病到了需要做手术的患者,可能锻炼更困难。有3种训练方式。①耗氧训练:用以加强患者的心血管功能,例如骑自行车和游泳;②受累关节附近肌肉的力量性训练;③活动范围的训练:应尽可能活动关节至最大范围。简单训练增加伸展性,加强膝关节周围的肌肉,能够有效减少各种问题。在很多病例中,功能训练可以促进膝关节手术后恢复。提到的锻炼可从理疗师那里获得,有助于加强腿部和肌肉的力量,可以在晚上或早晨进行,也可以在白天任何时间进行。第一步是让踝关节做上下和旋转运动;第二步是躺平,将膝部用力往下压同时收紧大腿;第三步是抬起一条腿约15 cm,保持伸直并数到5,再换一条腿,重复10次;第四步是侧身躺在健侧,让有病的腿伸直,尽量抬高,数到5,再放下,做5次。

二、术后并发症防治

人工髋关节置换术是人体矫形外科中较大的重建手术。术后容易发生多种全身和局部并发症,其中部分并发症是施行大手术后常见的,如伤口感染、神经和血管损伤等。但也有些并发症是置换术本身所特有的,如假体断裂、松动等。某些并发症,如血栓形成和栓塞、心肌梗死常可带来致命的后果;另有一些并发症,如假体松动、感染、关节不稳定,则可造成严重、持久的关节病变,最终不得不再次手术治疗。全髋关节置换术的合并症按发生部位,可分为局部性和全身性两种;按发生时间先后,又可分为早期和晚期两类。前者如神经、血管损伤、血肿、血栓形成等,晚期并发症为术后数月至数年发生,如假体松动、骨溶解等。也有一些并发症可出现在术后任何时间,如骨折、脱位和感染等。

(一) 神经、血管的损伤

1. 神经损伤

由全髋关节置换术引起的神经损伤较为少见,坐骨神经、股神经、闭孔神经和腓神经均可受损,其中以坐骨神经受损最为常见。神经损伤的处理较为棘手,神经的恢复过程和预后缺乏可预测性。损伤机制包括如下。①直接损伤:如电凝造成的神经灼伤、骨水泥固化过程中的热烧伤;②压迫损伤:多见于术中拉钩使用不当或局部血肿等对神经的挤压,损伤程度取决于挤压力大小、持续时间、神经周围软组织厚度及弹性;③牵拉性损伤:常发生在术后有患肢延长时,或股骨向外侧过度牵拉所致,一般来说如果过牵距离达神经长度的6%时即可造成神经损伤。坐骨神经损伤多发生在显露髋臼,后板拉钩拉髋臼后方软组织,以髋关节后侧或后外侧切口入路更易损伤,但术中没有必要常规显露坐骨神经。在髋臼内凸畸形、股骨极度外旋、股骨头颈部严重骨缺失和翻修术等髋关节解剖结构破坏严重的患者,坐骨神经可能从正常位置偏移,并与髋臼后方的瘢痕组织粘连,神经损伤的机会大大增加,因此切除髋臼后关节囊时,需要十分小心。必要时,术中显露,保护坐骨神经。松解股骨近端后方软组织时,应尽量贴近股骨操作。如果髋臼壁上的骨水泥固定孔钻得过深,穿透内、后侧皮质时,应部分植骨以阻挡骨水泥由此进入坐骨切迹,烧伤或挤压神经。臀下血肿压迫也是引起坐骨神经损伤的原因之一。脱出的股骨头可直接挫伤坐骨神经。迅速复位可防止和减少神经的损伤程度。孤立的腓神经损伤多因术后下肢安放不当,造成腓骨小头处受压所致,如肢体在牵引支架、CPM 机上外旋致腓骨小头处的腓总神经直接受压。腓总神经损伤主要是引起运动障碍,而坐骨神经干和胫神经的损伤除运动障碍外,其主要症状在于皮肤感觉营养性变化。下肢石膏托固定,防止足下垂或马蹄畸形,大部分患者神经功能会有部分恢复。如果伤后 6 周没有神经恢复迹象或有充分的证据说明骨水泥、螺钉等压迫神经,可行手术探查。

2.血管损伤

在人工髋关节置换术中大的血管如髂外动静脉、股动静脉、股深动静脉、闭孔动静脉,以及臀上、臀下动静脉的损伤不是很常见,报道的发生率在 0.2%～0.3%,且大多发生在翻修术中。与神经系统一样,血管损伤的机制主要表现如下。①直接损伤:如骨水泥侵蚀、热损伤等;②压迫损伤:如拉钩压迫、肢体延长或反复脱位等。动脉粥样硬化症患者更易出现术后血管并发症。通常情况下,凡是能够避免神经损伤的措施都可同样保护伴行的血管束。对血管栓塞,造成下肢严重缺血症状者,可行血栓摘除术。术中损伤血管导致大出血时,如常见的髂外血管损伤,应在后腹膜处显露髂总血管,并暂时阻断以减少致命性的大出血,然后修复血管损伤。

(二)血肿

血肿可造成骨质愈合障碍和增加感染的机会。预防的重要方法是术中仔细止血,其次是伤口内常规放置引流管。术前应停用非甾体抗炎药、激素等药物,减少术中、术后出血,术中尽量不做大粗隆截骨。伤口血肿形成者容易继发感染,因此有必要常规予以预防性的抗生素治疗。血肿多出现在老年患者和术后 48～72 小时,髋关节活动较多的患者,也有少数患者血肿出现在术后 7 天左右,其表现类似于皮下囊肿形成,需与炎症鉴别。较小的血肿可保守治疗。如果血肿持续性增大、表面皮肤张力高、局部剧痛,甚至出现坐骨神经麻痹的患者,应行急诊血肿切开引流和血管结扎。对血肿自发引流者,可经过常规的无菌换药的方法,等待伤口愈合。如果血肿表面皮肤坏死,强调及时清除,闭合伤口,必要时采用植皮术。否则一旦出现窦道,则假体与外界相通,反复换药必然引起感染,这时假体就无法保留了。

(三)出血

人工全髋关节置换术中最容易损伤的大血管:①在切断圆韧带、横韧带或髋臼下方骨赘时,伤及闭孔血管分支;②臀大肌股骨附着部附近的血管;③髂腰肌小转子止点部远侧的旋股内侧血管;④髋关节前方股动静脉分支;⑤臀上、臀下血管分支。除大血管损伤外,术中出血主要来源于肌肉断面、股骨颈和髋臼的截骨面等处。由于 THR 术中损伤大血管的机会较少,术中出血量在 400～800 mL。大部分患者依靠术前预存的自体血和自血回输技术能安全渡过围术期,无需输入异体血。个别患者如 Paget 病、代谢病患者,术中出血量大。为减少术中出血,术前应仔细询问有无家族出血倾向、既往出血病史、肝病史及最近水杨酸类药物、激素、抗凝药物的应用情况等。一般情况下,术前应停用非甾体抗炎药至少 2 周。对甲型或乙型血友病患者,还需与内科医师合作,术前积极调整凝血酶原活性,术后 2 周内每天补充凝血因子。

(四)疼痛

疼痛是术后最常见的症状。除造成患者痛苦不安外,重者还可以影响各器官的生理功能及术后髋关节功能的正常恢复，必须予以有效解决。早期疼痛多因手术创伤引起，可用常规剂量麻醉止痛剂。注意除外局部压迫、感染、下肢深静脉血栓等病因，部分患者与术后关节康复强度过大、康复计划操之过急有关。大多数患者随着手术区域瘢痕的成熟及关节功能的逐渐恢复，疼痛都能缓解。

对少部分患者出院后，在无明显原因情况下重新出现的下肢疼痛症状，需要引起重视并注意临床鉴别。这种疼痛的原因主要有两类：一类是由假关节本身引起，包括松动、感染、微动、异位骨化、假体断裂和骨折等；另一类为关节外病变引起的髋关节、腹股沟和臀区疼痛，这类疾病有脊柱疾病、滑囊炎、粗隆不连接和神经性病变等。采集病史时，一定要详细询问疼痛出现的时间、诱因、部位、疼痛性质、加重或减轻的因素、有无放射性疼痛等。不同原因髋部疼痛具体表现形式上会有所区别，如疼痛在活动、负重时加重，休息时缓解，提示无菌性松动；活动性疼痛也可出现在肌腱炎、异位骨化患者。休息和夜间痛，负重时加重提示有感染的可能。急性疼痛多出现在假体断裂、骨折等。实验室检查也有助于区分疼痛的原因，常规检查项目包括白细胞计数与分类、尿常规、生化、红细胞沉降率和C反应蛋白等。对怀疑感染的患者，可穿刺关节液作细菌培养。观察普通X线片上是否有假体移位、骨溶解、骨水泥透亮线等情况，并与以前X线片相比较。核素扫描对区分感染性、非感染性假体松动十分有价值。

对因治疗多能取得较好的效果，治疗时应注意：①不要轻易施行关节翻修术，除非假体松动、感染或位置不当诊断明确，并且能肯定髋关节疼痛症状与这些因素明确相关；②对术后1～2天内疼痛严重者可适当加大止痛药物剂量或使用强效止痛剂；③寻求心理医师的合作。极少数病例术后疼痛由反应性交感神经营养不良所致，可行腰交感神经阻滞术。

(五) 双下肢不等长

人工髋关节置换术后能保持双下肢等长当然是最理想的，但临床上这一要求往往很难达到，术后双下肢不等长现象十分常见。综合文献，术后双下肢不等长的发生率一般在60%～80%，术后患肢平均增长1 cm。出现这个问题的主要原因是由于术中手术医师缺乏准确性高、可重复性好的测定方法，来确保双下肢术后等长。术后更多见的表现是术侧肢体延长，而不是缩短。下肢长度差异在2 cm以上时，可引起许多临床症状(如跛行、继发性腰骶部疼痛等)，也可改变人工关节的受力特征，影响假体使用寿命。下肢过度延长还可引起坐骨神经麻痹，尤其当延长超过2 cm时，发生率明显增加。相反，如术后肢体短缩则造成关节周围软组织松弛、外展肌乏力、关节容易脱位等。

为克服这一现象，尽可能地恢复双下肢长度，要求术者重视下列几点。①术前评估：术前仔细评估患者双下肢长度差异，认真分析病因、术中纠正方法以及可能纠正的程度等；②术中测量：手术成功取决于医师在术中对下肢延长或短缩程度的准确判断；③术后处理：如果肢体短缩是由于股骨头颈部骨质缺失造成，可以通过尽量保留残余股骨颈，选用长颈假体解决。如果股骨近端骨质严重缺失，可同时采用大块异体植骨术。恢复肢体长度并不是绝对的，如在关节切除成形术或关节融合术患者改行人工髋关节置换术时，由于这些患者肢体多明显短缩，因此关节周围形成大量瘢痕组织，若要增加肢体长度，势必会扩大软组织的剥离范围，造成术中较多的失血，并且临床上一定程度的肢体短缩是完全能够接受的。

绝大多数双下肢不等长的患者，不需要特殊治疗。随着时间的延长，许多患者感觉上会逐渐适应，必要时可调节鞋跟高度。少数症状明显者，如反复脱位，可行翻修术。

(六) 脱位和半脱位

术后髋关节脱位是全髋置换术常见的并发症之一，可随手术技术的改进而明显减少。若无过度的人工关节位置失当，一般不造成长期的影响。此术后并发症发生率为0.5%～3.0%。原因包括同一髋关节既往有手术史，特别是人工髋关节置换术，既往手术引起的髋关节广泛软组织松解和术侧肢体长度恢复不当可能是造成这一现象的主要原因。常用手术入路有3种，即后侧、外侧和前方切口，三者各有利弊。前入路易引起前脱位，后入路易引起后脱位，外侧入路脱位率较低。手术技术错误是导致术后关节不稳的重要环节，主要为假体位置不当。髋关节周围肌肉萎缩，关节囊松弛，以往多次髋关节手术造成周围大量瘢痕组织，这些都会增加髋关节的不稳定性，容易引起术后脱位。外伤或术后下肢放置在两个不稳定位（过度的屈曲、内收和内旋可引起关节后脱位，通常见于患者坐在低凳，试图站立时；伸直位过度内收和外旋引起前脱位，多见于前方入路，或假体位置过于前倾者）也可引起关节脱位。

对髋关节活动性疼痛，关节主被动运动受限，下肢异常内旋、外旋或缩短，即应怀疑髋关节半脱位或脱位的可能。X线检查可以得到确诊。术后4～5周发生的脱位称为早期脱位。早期脱位多因髋关节周围肌肉、关节囊的力量还没恢复到正常，而患者又将下肢放置在容易发生关节脱位的危险体位所致，晚期脱位较少，也有少数患者可在术后2～3年发生，常因剧烈暴力（如摔倒或车撞伤）引起。个别患者可伴有股骨骨折。预防术后髋关节脱位的关键是准确的手术操作和稳定的假体位置。术后髋关节不稳，适当延长外制动。

对术中髋关节稳定性欠佳的患者，术后立即予以外展支架固定，防止患者在随后的搬动或麻醉苏醒过程中躁动引起髋关节脱位。术后一经发现髋关节脱位，即应立刻整复。脱位超过数小时后，由于组织肿胀、肌肉紧张等原因复位变得较为困难。多数早期脱位患者，可在麻醉、使用肌松剂下手法复位。有时甚至不需麻醉，只将下肢牵引外展内旋后即可复位。复位前后均应摄X线片，以帮助了解脱位原因。复位后将髋关节人字石膏固定在屈曲20°，外展10°～20°，4～6周。如果整复失败，或虽能整复但反复脱位，或假体位置明显错误，可考虑手术治疗。

(七) 下肢静脉血栓形成

深静脉血栓（DVT）是THR术后最常见的并发症，发生率40.0%～70.0%，DVT继发的肺栓塞发生率在4.6%～19.7%，如不采取积极的防治措施，0.5%～2.0%的肺栓塞患者有致死的危险。虽然DVT的各种监测手段和防治方法都有了很大进展，但DVT并发的静脉功能不全及可能并发肺栓塞，仍然严重地影响着患者的术后疗效及其生命安全，因而人工关节置换术后的DVT防治一直受到重视。静脉血栓形成的三大因素是血流滞缓、静脉壁损伤和高凝状态。大部分DVT发生在小腿腓肠肌静脉丛，部分通过繁衍扩展而向上侵犯股静脉。但也有直接发生在盆腔静脉、股静脉血栓的报道。一般认为，THR术后深静脉血栓发生的高峰在术后1～4天，术后17～24天后DVT很少发生。

大部分患者症状轻微，少数患者可有疼痛、腓肠肌或大腿肌肉的压痛、患侧小腿水肿、低热、脉搏加快等，但这些轻微的症状，容易被手术创伤性反应或伤口疼痛所掩盖，所以常常漏诊。有的经过吸收消散或者机化，始终未被发现；有的一直到血栓侵犯主干静脉，产生血流回流障碍的典型症状，或者并发肺栓塞，才被发现。Homans征阳性有助于DVT诊断。将踝关节急剧背屈，使腓肠肌及比目鱼肌迅速伸长，可以激发血栓所引起的炎症性疼痛，主要用于检查深静脉。静脉造影是确诊DVT最有效、最可靠的方法。其他方法还有核素静脉造影、多普勒超声和放射性核素检查等。

在预防性治疗的问题上,目前有两种处理意见。一种认为,由于THR术后深静脉血栓发生率较高,而一旦血栓形成,再行处理多较为困难,效果也不确定,故所有THR术后患者均应作预防性的抗血栓治疗。另一种认为,因为抗血栓治疗本身有引起多种并发症如出血、血肿等的可能,预防性抗血栓治疗只限于有DVT高危因素的患者。但随着药物性能的改善和临床经验的不断积累,目前逐渐倾向于将预防性抗血栓治疗视作常规方法。预防性药物主要是干扰血小板活性和凝血因子的产生,对抗血液的高凝状态。如右旋糖酐-40、华法林、普通肝素、低相对分子质量肝素、阿司匹林。

治疗第一步首先抬高患肢,卧床休息10天。对下肢静脉血栓形成的急性期,往往还需应用镇静止痛药,以缓解疼痛。有血管痉挛者,可应用交感神经阻滞药物,来改善肢体的血液循环。其次进行抗凝治疗,抗凝治疗是治疗DVT的关键所在,虽不能溶解已经形成的血栓,但可通过延长凝血时间,来预防血栓的滋长、繁衍和再发,有利于促进早期血栓的自体消除。常用的抗凝药物为肝素和华法林。再次可考虑应用溶栓治疗、辅助祛聚疗法(辅助祛聚疗法有阿司匹林、丹参等,常作为辅助治疗而不单独应用)。手术治疗主要是静脉血栓取出术,但其适应范围局限,只适用在病期不超过48小时的原发性髂股静脉血栓,必要时需行下腔静脉滤网成形术,以预防致命的肺栓塞发生。

(八)骨折

骨折作为人工髋关节置换术后的一个并发症,不是十分常见,由于其延长术后康复过程、影响假体固定效果,因此应尽量予以避免。骨折部位以股骨最为好发,其次为髋臼。骨折可发生在术中,也可见于术后;前者与手术操作有关,后者多因外伤、假体松动引起。术中最容易造成骨折的环节是在手法将髋关节脱位时、股骨髓腔准备和股骨柄假体的插入时、髋关节复位时这3个过程。术中彻底的软组织松解十分重要。另外,扩大股骨髓腔不当,也可引起股骨骨折。在击入髓腔锉、试模或假体遇到阻力时,必须仔细检查,切忌强行锤入。对近端假体周围骨折患者,股骨柄在远、近两个骨折块的髓腔内,起着良好的内固定作用,这类骨折一般无错位,稳定性良好,因此不用下肢牵引,可卧床休息,早期下地,避免负重,一般8～12周后骨折自行愈合。对不稳定型的远、近端假体周围骨折,用钛合金捆绑带将骨折端束紧后,用长柄假体固定。术后骨折多在术后数月至数年内发生。原因大致为术后肢体活动量增加引起的应力性骨折;皮质骨缺陷如术中皮质穿透、螺钉孔道等,或骨水泥填塞不匀,导致股骨干某些部位应力集中;足以导致正常肢体骨折的外力;广泛的异位骨化;假体松动和假体周围骨溶解;感染因素;病理性因素,如代谢性骨病、肿瘤、放疗术后等。术后骨折大多发生在股骨柄远端附近,处理有些困难,术后效果欠理想。治疗方法包括牵引、切开复位、保留假体的内固定、假体翻修术等。

(九)假体松动

假体松动是人工髋关节置换术后最常见的并发症,直接影响假体的使用寿命,并成为术后翻修术的主要原因。当假体固定界面承受的载荷超过其界面结合强度时,即可引起松动。研究表明,周围骨组织完整性受到破坏是造成假体松动最重要的原因。金属、聚乙烯和骨水泥磨损碎屑在假体远期松动的发生中起着十分关键的作用。应力遮挡也是引起假体松动的可能原因之一。如果出现假体移位或下沉、固定螺钉断裂、股骨柄变形断裂、多孔层脱落等情况,诊断假体松动并不困难。毫无疑问,只要能够获得假体-骨水泥-骨组织或假体-骨组织界面间的最大结合力,同时减少作用在界面上的应力强度,有些假体松动是可以避免的。非骨水泥假体要求安置时与骨髓腔紧密配合,达到最大的初始界面固定强度。通过选择合适的假体和假体的正确植入,可以减少假体撞击现象的发生。控制体重、减少大运动量活动也有利于延长假体的使用寿命。

三、术后康复

随着人工全髋关节置换术(THR)的广泛应用,术后康复日益受到重视,精湛的手术技术只有结合完美的术后康复治疗,才能获得最理想的效果。THR术后康复是很复杂的问题,它不但与疾病本身有关,也与手术操作技术、患者的信心、精神状态及对康复治疗配合程度密切相关。THR术后康复治疗的目的在于促进患者恢复体力,增强肌力,增大关节活动度,恢复日常生活动作的协调性。康复计划的制订必须遵循个体化、渐进性、全面性三大原则。

(一)康复前的评价

由于手术本身直接影响术后康复计划,康复人员必须了解手术的详细情况。假体应按正常解剖位置放入,只有了解假体位置的优劣,才能很好地指导患者活动,因而能避免训练时发生脱位等并发症。手术入路对关节稳定性影响:后入路很少出现髋关节伸展内收外旋位的不稳。前入路较少引起髋关节屈曲时不稳。正侧方入路特别是关节囊完整者,在髋关节屈伸活动时最为稳定。

(二)康复过程

1.术后当天晚上

在术侧肢体外下方垫入适当厚度的软垫,使髋、膝关节稍屈曲,穿防旋鞋避免下肢外旋,并减轻疼痛。

2.术后第1天

撤除软垫,尽量伸直术侧下肢,以防屈髋畸形。

3.术后第2天

术后第2天即可开始功能锻炼。早期锻炼的主要目的是保持关节稳定性和肌肉的张力,防止出现关节僵硬和肌肉萎缩,具体方法如下。①踝关节主动屈伸练习,促进下肢血液回流,减少深部静脉血栓发生机会;②股四头肌、腘绳肌和臀大肌、臀中肌的等长收缩练习,保持肌肉张力;③深呼吸练习。

4.术后第3天

拔除引流管,拍摄X线片,判断假体的位置。如无特殊问题,开始下列练习:①髋、膝关节屈伸练习,并逐渐由起初的被动,向主动加辅助、到完全主动练习过渡。②髋关节旋转练习,包括伸直位和屈髋位两种练习。屈髋位练习时双手拉住床上支架,作上身左右摇摆,注意臀部不能离床。③髋关节伸直练习,屈曲对侧髋、膝关节,做术侧髋关节主动伸直动作,充分伸展屈髋肌及关节囊前部。④股四头肌的等张练习,上肢肌力练习,目的是恢复上肢力量,使患者术后能较好地使用拐杖。

在术后早期康复过程中,应注意下列几点:避免术侧髋关节置于外旋伸直位,为防止患者向对侧翻身,床头柜应放在手术侧;抬高对侧床脚,或保持术侧肢体的外展,或在双腿间垫入三角垫,但须防止下肢外旋;术后早期进行关节的活动度锻炼,否则6～8周后关节囊血肿机化后就非常困难;如有术侧髋关节中度屈曲位不稳定,在坐位行髋关节旋转练习时,应避免上身向术侧倾斜。

5.术后1周

患者体力有所恢复,使用骨水泥型假体的患者已可以下地进行功能康复练习。因此,该阶段的主要目的是恢复关节的活动度,同时进一步提高肌力。康复锻炼必须在医师的直接指导下进行,结合术前髋关节病变程度、假体类型、手术过程和患者全身情况,有选择性地制订各自的康复计划。锻炼方法如下。

(1)床上练习:锻炼屈髋肌力量的最好办法是做髋关节半屈位的主动或主动抗阻力屈髋练习。术后早期进行主动直腿抬高练习,不仅对屈髋肌锻炼的意义不大;相反,却经常引起髋臼承受过高压力,不利于非骨水泥固定的髋臼假体的骨组织长入,同时术侧腹股沟区疼痛,影响患者的康复。术后7天,如无特殊情况,可允许患者翻身。正确的翻身姿势应是伸直术侧髋关节,保持旋转中立位,伸直同侧上肢,手掌垫在大粗隆后面,向术侧翻身,防止患肢外旋。俯卧位,有利于被动伸展髋关节。具体练习方法包括如下。①吊带辅助练习:通过床架上的滑轮装置,依靠绳索和大腿吊带的向上牵引力量,同时做主动辅助屈髋练习、抗阻力伸髋练习、主动伸膝练习和髋关节外展、内收练习;②仰卧、俯卧位髋关节内外旋练习:锻炼时,需保持双下肢外展。如术中有髋关节伸直外旋位不稳定,则避免外旋髋关节练习。

(2)坐位练习:除非特殊需要,术后一般不宜久坐,否则容易使髋关节疲劳,髋关节屈曲畸形也不能得到很好的矫正。术后6～8周内,患者以躺、站或行走为主,坐的时间尽量缩短。值得强调的是与站立、平卧位相比,坐位是髋关节最容易出现脱位、半脱位的体位,如果患者术中关节稳定性欠佳,应放弃坐位功能练习。有下列几项练习内容。①伸髋练习:坐于床边,双手上撑,主动伸直髋、膝关节;②屈髋练习:注意髋关节适当外展,并置于旋转中立位;③屈髋位旋转练习:双足分开,双膝合拢,用于练习髋关节内旋;反之,则为髋关节外旋练习。

(3)立位练习适用于开始下地活动的患者,练习内容如下。①髋关节伸展练习:后伸术侧下肢,对侧髋、膝关节半屈,抬头挺胸,做骨盆前移动作,拉伸髋关节前关节囊和挛缩的屈髋肌群。②骨盆左右摇摆练习:可用来练习髋关节的内收、外展,伸直下肢,左右摇摆骨盆,使双侧髋关节交替外展、内收,如患者靠墙固定双肩、双足,那么练习的效果会更佳。常见的畸形为髋关节的内收位挛缩,因此,应针对性地多练习髋关节的外展动作。③髋内外翻畸形矫正练习:伸直健侧下肢,适当垫高,而患肢直接踩在地上。这样可以保持患肢处于外展位。多用于术前有髋关节内收畸形的患者。④屈髋练习:抬高患肢,搁在一定高度的凳子上,上身用力前倾,加大髋关节屈曲。通过调节凳子高度来控制患侧髋关节的屈曲程度。⑤旋转练习:固定术侧下肢,通过对侧下肢前后移动,练习术侧髋关节的内、外旋。

(4)步行练习:术后何时开始下地行走受手术假体类型、手术操作和患者体力恢复情况等影响。如使用的是骨水泥型假体,又是初次髋关节置换术,术中也没有植骨、骨折等情况,患者在术后第3天即可步行练习。如果属生物型假体,则至少术后6周才能开始步行练习。有大粗隆截骨、术中股骨骨折的患者,行走练习更应根据X线片情况,推迟到术后至少2个月。先用步行器辅助行走,待重心稳定、信心充足后,改用双侧腋杖。步行练习时,术侧下肢至少负重20～30 kg。

(5)踏车练习:踏车练习开始时间多在患者步行练习之后,一般术后2～3周开始。也可根据患者的具体情况进行适当调整。开始时,稍用力,保持车速20 km/h,术后6～8周,逐渐加快,以骑车10～15分钟后出现疲劳感为宜。上车有两种方法:第一种是一手握车把中央,一手支撑座垫,术侧下肢部分负重,健腿跨横档踩住车踏板。上车坐稳后,将另一侧车踏板放置在最低点,方便患肢踩踏。第二种是先坐于床边,健侧下肢跨车横档,以后步骤同上。后种方法适用于双髋置换术者或对侧髋、膝关节同时活动受限者。双足踩住车踏板后,尽可能升高车座垫,能骑满圈后,逐渐调低座垫以增加髋关节屈曲度。先练后蹬,熟练后改练前蹬。身体前倾,可增加髋关节屈曲,双膝并拢或分开可使髋关节内、外旋。

住院期间患者一般能在医师的指导下,按针对不同患者制定的康复程序,得到有步骤的康复治疗。然而多数患者住院时间是十分有限的,人工髋膝关节置换术病例术后住院时间一般在2～3周。对初次人工髋关节置换术患者,要求出院时达到:①扶双拐能自己行走,能独立坐起,这两个动作能否完成直接影响患者出院后的生活自理能力;②没有任何术后早期并发症迹象;③患者、家属已经掌握或了解出院后的康复计划,并能较好地实行。

6. 术后6～8周

第一次随访,根据复查的髋关节正侧位片结果及体检情况,提出下一步的康复计划。此阶段功能锻炼重点是在提高肌肉的整体力量,指导患者恢复日常活动能力。对髋关节某些活动仍受限者,应加强针对性的功能练习。除翻修术或个别有特殊问题患者外,一般患者可进入下列康复内容。

(1) 髋关节伸展练习:俯卧位,后伸髋关节。如膝关节保持伸直,则可同时训练臀大肌与腘绳肌肌力。

(2) 髋关节外展练习:侧俯卧,身体向腹侧倾斜,与床面成60°,以充分锻炼臀中、小肌外展髋关节。侧俯卧时如身体朝背侧偏斜,外展下肢时更多锻炼的是阔筋膜张肌。

(3) 直腿抬高:锻炼屈髋肌群的力量。

(4) 残余屈髋挛缩拉伸练习:对侧髋、膝关节尽量屈曲贴向胸部,主动伸直术侧髋关节,牵拉屈髋肌和关节囊。

(5) 单腿平衡练习:术侧单腿站立,对侧上肢支撑桌面,保持平衡。逐渐减少手指用力,最终完全离开桌面。每天10～15次,每次练习1～2分钟,直至术侧下肢能单腿站立。

对是否继续使用支具,视假体的固定形式、大粗隆截骨和手术复杂性而定。一般来说,使用骨水泥型假体者,恢复最快,特别是术中没有施行大粗隆截骨术者,术后持续使用双拐6周,然后改用单拐或单手杖4周。如有粗隆截骨,可适当延长双拐使用时间,一般为8周,具体延长时间要根据X线片复查的粗隆愈合情况来决定。使用非骨水泥型假体者,假体依靠生物固定,假体更是需要骨组织的长入才能获得最终固定。如果早期活动,会影响假体的固定效果。因此,对表面多孔型假体术后不易早期负重。双拐使用时间一般为12周,再改用单拐或单手杖4周。对使用紧压配合型假体的患者,处理方法上可类同骨水泥固定者。使用羟基磷灰石喷涂型假体一般术后扶双拐6周,再改为单拐或单手杖4周即可。翻修术患者,骨质、软组织条件差,大部分患者存在不同程度的骨缺损,需要自体或异体骨移植,手术难度较大。同时许多医师在翻修术中,喜欢使用非骨水泥固定型假体。为保证骨组织的良好愈合,要求患者术后更长时间内使用双拐,多为6个月。如果翻修术时,仅置换了髋臼的聚乙烯内衬,或者只是对失败的髋关节表面置换术进行翻修,改为常规带髓内柄髋关节假体置换术,对这些翻修患者的康复进程可按常规处理。

除特殊功能锻炼外,患者可以参加一些户外活动,如游泳、打球等。但须注意:控制活动量,不易过大;保持术侧髋关节外展位,特别是髋臼假体过于垂直,股骨柄假体外翻位安置者;屈髋不应超过90°。功能锻炼时应注意运动量的控制,一般认为功能锻炼后如局部出现疼痛、肌肉僵硬,经休息30分钟或服用消炎镇痛药仍不能缓解,应考虑活动过量。

7. 术后4个月

复查,需髋关节X线片,检查患者关节活动度、肌力及Trendelenburg征。评定的内容包括:

肌力是否恢复正常;患者能否独立行走而无需支具辅助,且无跛行,能行走较长距离;关节活动范围是否能够满足日常的生活需要,如无疼痛、跛行,可弃拐。这一阶段功能锻炼重点在于提高肌肉的耐力。方法包括抗阻力的直腿抬高练习、侧卧髋关节外展和俯卧伸髋练习等。在逐渐提高患者抗阻力强度同时,延长锻炼时间,提高肌肉耐力。

(三)康复治疗中的注意事项

(1)必须使用拐杖至无疼痛及跛行时,方可弃拐。外出旅行或长距离行走时建议使用单手杖,减少术侧关节的磨损。

(2)注意预防并及时控制感染。对拔牙、扁桃体摘除、插尿管等有可能造成感染的任何手术或治疗措施,都应及时预防,防止细菌血运传播造成关节感染。

(3)术后6~8周内避免性生活。性生活时要防止术侧下肢极度外展,并避免受压。

(4)避免重体力活动以及参加诸如奔跑、跳远等需要髋关节大范围剧烈活动的运动项目,以减少发生术后关节脱位、半脱位、骨折、假体松动等问题。

(5)避免将髋关节放置在易脱位的体位。这些体位包括:①髋关节内收、内旋、半屈位,此时最易出现假体撞击脱位,日常生活中应避免在髋关节内收内旋位时自坐位站起的动作,避免在双膝并拢双足分开情况下,身体向术侧倾斜去取东西、接电话等。②髋关节过度屈曲、内收、内旋位也是假体易于撞击脱位的姿势,这种体位多出现在翘"二郎腿"或女性的穿鞋动作。因此,要培养患者术后正确的穿鞋姿势。另外,厕所坐桶不宜过低,防止出现身体前倾、双足分开、双膝并拢的不良姿势。③容易出现假体撞击脱位的第三种姿势,是术侧髋关节处于伸直、内收外旋位。因此患者向健侧翻身时务必小心。

(6)避免在不平整、光滑路面行走。

(7)保持下肢经常处于外展位或中立位,6~8周内屈髋不要超过90°。

(8)出现术侧髋关节任何异常情况,均应及时与手术医师联系。

(9)第三次复查在术后一年时,以后可每年复查一次,复查内容包括髋关节正侧位、人工髋关节功能评分等。

(孙仁义)

第二节 人工膝关节置换术

人工全膝关节置换术(total knee replacement,TKR)即用人工膝关节假体取代已严重损坏而不能行使正常功能的膝关节表面,从而达到消除疼痛、矫正畸形、恢复其稳定性和活动度、提高生活质量的目的。

一、手术目的

通过全膝关节置换,不仅可以解除关节疼痛、矫正关节畸形,同时还能改善膝关节的活动范围,恢复膝关节的运动功能和稳定性,保持关节活动的稳定,提高患者的生活质量。

二、适应证

由于假体的长期耐用问题尚未完全解决,因此人工膝关节置换术主要用于年龄较大、活动较少的患者。年轻患者应慎用,限于多关节病变,或因某种原因日常活动量小的患者。

(一)绝对手术指征

膝关节骨关节炎、类风湿关节炎、创伤性关节炎、骨缺血坏死或肿瘤等病变所致的严重疼痛和/或功能障碍。

(二)相对指征

膝关节不稳、僵硬或畸形及日常生活严重障碍,经保守治疗无效或效果不显著的患者。

三、禁忌证

(一)绝对禁忌证

(1)活动性感染。
(2)屈肌功能障碍,不能主动屈膝。
(3)无症状的膝关节强直。
(4)多数医师认为神经性关节炎亦属禁忌证。

(二)相对禁忌证

(1)既往股骨、胫骨有骨髓炎病史。
(2)膝关节明显血供不足。
(3)患者有过高的生理或职业要求。
(4)一般情况差,严重骨质疏松,过度肥胖。

四、固定方法

假体的固定方法有骨水泥、多孔表面和压配合三种。临床资料显示,至少在短时间内,三种固定方法在老年人和活动少的年轻人中均能获得满意效果。许多医师选用多孔表面假体时,胫骨假体仍用骨水泥固定,而股骨和髌骨假体不用骨水泥。这是因为胫骨多孔表面假体常发生松动。一般认为,用骨水泥固定的假体适用于老年患者,而不用骨水泥固定的假体主要适用于相对年轻的患者。

五、手术原则和基本步骤

膝关节假体品种繁多,目前在临床上应用者即有数十种,每种均有其独特的设计和专用安装器械,因此只能介绍膝关节置换术中的一些原则和共有的问题等。以下以全膝关节置换术为例,介绍基本操作程序。

(一)麻醉

手术采用硬脊膜外阻滞麻醉,也可根据需要做全身麻醉。

(二)显露

(1)膝前正中纵行切口,起于髌骨近侧 7.5 cm,向下经髌骨前方,止于胫骨结节内侧缘。
(2)依次切开皮肤、皮下组织和筋膜,沿股四头肌肌腱中线,切开肌腱至髌骨上极,然后转沿髌骨内侧缘切开,继续向下沿髌韧带内侧缘止于胫骨结节内侧。

(3)将髌骨向外翻开,从关节内侧面切除脂肪垫,完全显露膝关节前部。屈膝 90°,沿附着部锐性剥离关节囊,从而广泛显露膝关节内部(图 4-1)。

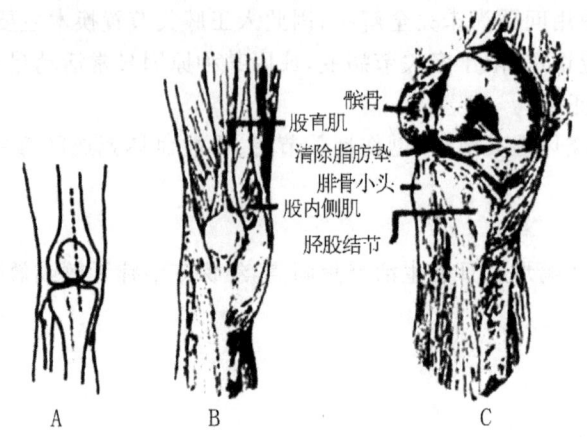

图 4-1 膝前入路

A.皮肤切口:股前正中,经髌骨前方中内 1/3,达胫骨粗隆内侧;B.股直肌、髌骨内缘和髌韧带内缘切口;C.屈膝 90°,外翻髌骨

(4)清理关节腔,切除半月板、增生的骨赘,以及可能影响人工膝关节活动的过度增生的滑膜。

(三)股骨截骨

(1)屈膝 90°,于股骨髁间窝处钻一通向股骨髓腔的骨洞(图 4-2)。

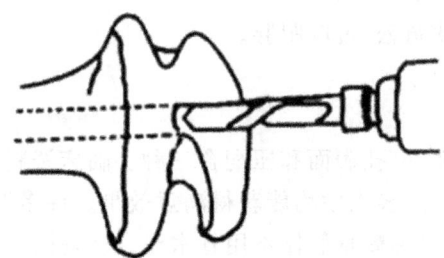

图 4-2 股骨开髓的位置

(2)将股骨切割导引杆通过该骨洞插入股骨髓腔,并将其适当外旋,使其后缘恰好与上胫骨关节面平行。然后将股骨切割导引杆固定于股骨远端。将股骨前面切割导引器装在股骨切割导引杆上,以股骨前面切割导引器为依托,用摆动锯截除股骨前面骨质(图 4-3、图 4-4)。

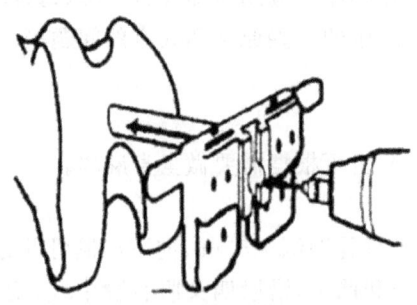

图 4-3 安装股骨切割导引器

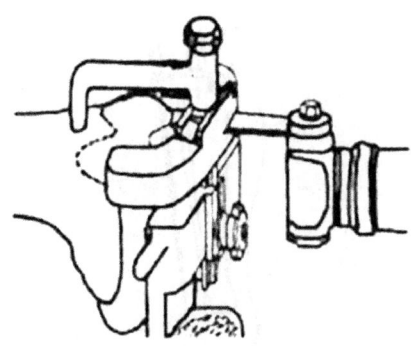

图 4-4　截除股骨前面骨质

(3)将股骨远端切割导引器(注意有左、右之分)装在股骨切割导引杆上后,用钉固定于股骨上,移去股骨切割导引杆,以股骨远端切割导引器为依托,截除股骨髁远端骨质(图 4-5)。

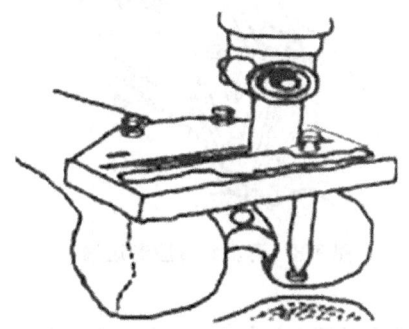

图 4-5　截除股骨远端骨质

(4)将 A/P 测量器紧贴于股骨髁远端截骨面上,使其后足突紧贴于股骨后髁关节观察标尺的刻度即可确定股骨假体大小(如标尺位于两刻度之间,应选较小规格的股骨假体)。用钉将股骨 A/P 切割导引器固定于股骨髁远端截骨面上,用摆动锯截除股骨髁前、后骨质。将股骨髁楔形切割导引器放在股骨远端截骨面上,以其为引导,截除股骨髁前、后两个楔形骨块(图 4-6)。

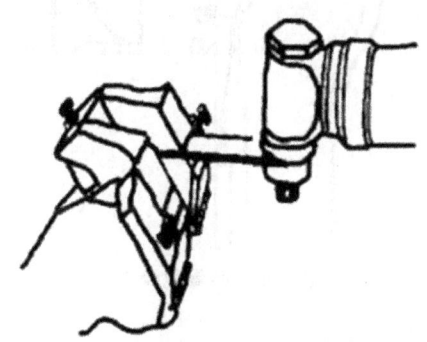

图 4-6　截除股骨髁前后的骨质

(5)屈膝 90°,先将最薄的间隙填充器插入膝关节间隙,将对线杆插入间隙填充器柄上的小孔内,以观察胫骨近端截骨面与胫骨干是否在一直角平面上,然后将最厚的间隙填充器插入膝关节间隙,伸直膝关节,以检查膝关节周围软组织的张力是否合适。如果需要,可再次修整股骨远端截骨面(图 4-7、图 4-8)。

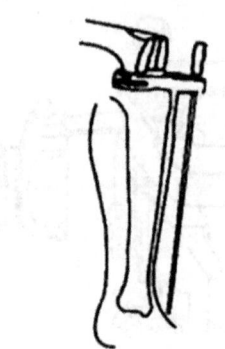

图 4-7　安装间隙填充器

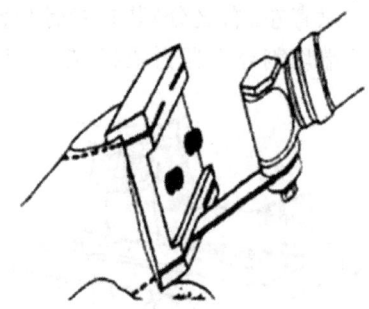

图 4-8　再次修整股骨远端

(四) 胫骨截骨

屈膝 90°或以上,将胫骨切割导引器(注意有左、右之分)连接到股骨对线杆上,保持对线杆的外缘恰好在胫骨结节中心的外侧,使对线杆与胫骨纵轴成直线。调整胫骨切割导引器,使其位于胫骨近端关节面下方 5 mm 处,然后用钉将其固定于胫骨上。以胫骨切割导引器为依托,用摆动锯截除胫骨近端关节面(图 4-9)。

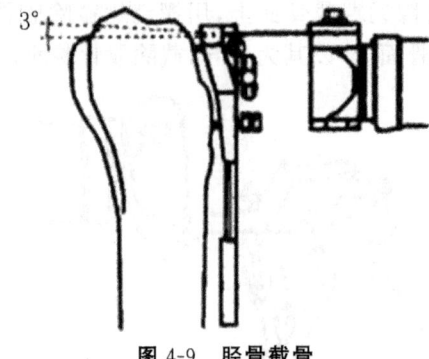

图 4-9　胫骨截骨

(五) 股骨、胫骨假体的安装

将已备好的骨水泥揉搓至团粒状,拧捏成长团状,塞入股骨及胫骨的骨髓腔内,将膝关节尽量屈曲,再插入股骨部件长柄及胫骨部件长柄于骨髓腔内,然后将膝关节伸直,将多余的骨水泥刮掉,5~10 分钟后骨水泥干固,人工关节与骨之间牢固黏合(图 4-10)。

(六) 髌股关节重建

(1) 软组织松解,髌骨假体在膝关节屈伸运动时,应始终位于股、胫骨假体中线上。如患者术前膝关节有外翻或外旋畸形,常导致髌骨向外半脱位,此时可采取以下措施纠正:①松解髌骨外侧支持带;②分离胫骨近端的软组织以消除旋转畸形。

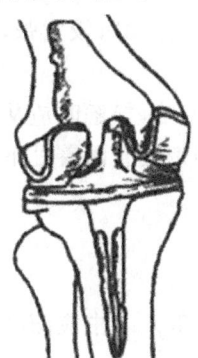

图 4-10 股骨、胫骨假体安装完毕

(2)准备髌骨关节面,用骨锯去除关节面,切割面应平坦,留下的髌骨厚度不能太薄。在髌骨切割面中央依假体的锚固脚开出相应的孔槽。安放假体试样,观察屈伸运动时各假体的配合情况、肢体的轴心线和膝关节稳定性。如髌骨假体不在正确的轨迹上,应施行外侧支持带松解,获得满意的对线后,去除假体试样。

(3)髌骨假体植入,冲洗髌骨切骨面,用少量骨水泥固定髌骨假体,稍加压迫,使假体与髌骨紧密对合。

(七)关闭切口

去除多余骨水泥,并将膝关节伸直,维持股骨和胫骨假体上压力。彻底冲洗伤口,移除所有碎骨片和游离骨水泥碎片,安放负压吸引管,逐层关闭伤口。

六、手术注意事项

(一)切口选择与显露

应首先考虑选择经过髌骨内 1/3 的前方纵行直切口,切口应直达髌上囊,避免过多的皮下分离。做前内侧关节囊切开术,屈膝 90°,翻开髌骨。术中应仔细辨认后交叉韧带在股骨的止点,股骨对线导引器插入髓腔处应恰在该止点之前。

(二)下肢对线

要求下肢的对线情况通常用胫股角来描述。关节成形术后的正确胫股对线应为 5°~10°外翻。下肢的力学轴为股骨头中心到距小腿关节中心的连线,全膝关节置换术后下肢的力学轴线应通过膝关节中心。

(三)假体组件的方向

术中应注意观察假体各组件在三维空间的方向,假体植入方向不正确将导致严重后果。

(四)软组织平衡

在人工膝关节运动的过程中,软组织应始终保持平衡。软组织不平衡可造成假体的过度磨损、松动及不稳。

1.基本原则

(1)股骨远端切骨范围决定伸膝时软组织张力。

(2)股骨后侧切骨范围决定屈膝时软组织张力。

(3)胫骨切骨范围决定屈膝和伸膝时软组织张力。

如胫骨假体在屈伸运动时均较紧,则应切除更多的胫骨。如屈伸运动时膝关节均较松,则应选择较厚的胫骨侧假体,如屈膝时正常,伸膝时较紧张,则应再行股骨远端切骨。

2.内翻畸形

长期的内翻畸形造成内侧软组织挛缩,松解时应从胫骨近端开始,顺序如下。

(1)切除胫骨平台内侧和内侧副韧带股骨附着处下方的骨赘。

(2)内侧副韧带深层(关节囊韧带)。

(3)内侧副韧带表层。

(4)Pesanserine 腱(鹅足)。

(5)半膜肌在胫骨平台后侧的附着部。术中应随时判断软组织的松解情况,以防软组织的过度松解。

3.外翻畸形

外侧挛缩组织的松解从股骨开始,步骤如下。

(1)关节线近侧 10 cm 处的髂胫束。

(2)腘肌腱。

(3)腓侧副韧带。

(4)腓肠肌外侧头。

(5)股二头肌。股二头肌松解后应仔细修复,否则将导致晚期膝关节不稳。长期的膝关节屈曲畸形通常需切除短缩的后交叉韧带,20°以内的屈曲畸形可依次通过切除股骨后方骨赘、后关节囊横断和切除 2 mm 以上股骨远端来解决。

4.前移术

有时需行软组织前移术,通常与对侧软组织松解术同时施行。软组织前移术在理论上具有防止广泛软组织松解引起的关节不稳的作用,但实际操作时有许多困难,如软组织的愈合和韧带的固定,特别是伴有骨质疏松时更显困难。

(五)骨储备的利用

最大限度地利用骨储备有利于载荷从假体向骨的传导,保留骨储备为再手术提供条件。利用骨储备时应注意使植入物最大限度覆盖骨端,并尽量减少骨的切除。股骨的力学强度高于胫骨,胫骨的力学强度随骨切除的增加而减小,因此,胫骨切骨时应十分谨慎。

七、术后处理

(一)抗生素

术日早晨使用广谱抗生素,术后应持续应用 24~48 小时。如有明显应用指征,如留置导尿管,可继续使用。

(二)引流管

引流管于术后 48 小时拔除。

(三)持续被动活动(CPM)

持续被动活动一般于术后即刻开始,但推迟至术后 1~2 天使用并不影响效果。患者卧床时应持续被动活动,除非患者处于俯卧位。最初活动幅度从完全伸直到屈曲 30°,屈曲活动幅度逐日增加到 90°。

(四)主动活动及下床时间

术后第 1 天即可开始股四头肌锻炼和距小腿关节纵向叩击,术后第 2～3 天即可离床坐轮椅。如患者能自如地进行直腿高举活动,即可扶腋杖行走。用骨水泥固定的患者可早期部分负重,多数患者术后 6 周可弃杖行走。不用骨水泥的患者,术后 6 周扶拐下地活动。

(五)预防性抗凝药物

术后可以常规使用抗凝药物,并且鼓励患者早期活动。

八、并发症及其防治

(一)感染

全膝关节成形术最严重的局部并发症为感染,可分急性手术后伤口感染和细菌血行播散性晚期感染。

(二)关节不稳

关节不稳发生率为 1%～6%,多数因假体选择不当所致,如不纠正,最后将致假体松动或过度磨损。处理应根据不稳程度,选用行走辅助支架、膝-踝-足支架直至再手术更换假体。

(三)骨折

骨折可发生于骨干,也可发生于髁部,前者多为使用有髓腔柄的假体置换患者。骨折常发生在髓腔柄尖端周围,多发生在非制约性或半制约性表面置换假体病例,骨折线常穿越骨结构薄弱部位。假体植入手术中纠正一些技术上的错误可防止某些骨折发生,多数患者通过保守治疗获得骨折愈合,切开复位内固定仅适用于保守治疗失败的患者。

(四)血栓形成和栓塞

敏感的诊断技术显示,全膝关节成形术后深静脉栓塞和肺栓塞的发生率较高,虽然多数患者并不表现有临床症状。对高危者应行术前预防性抗凝治疗,如采用低于治疗剂量的肝素或水杨酸类药物。预防用药应在手术前 1 天晚上开始,直至患者可下床活动为止。

(五)髌韧带断裂

髌韧带断裂的发生率不到 1%,断裂部位通常在胫骨结节止点附近。断裂原因不清,但几乎都发生在使用制约性假体和翻修术的病例。典型病例于术后数天发生自发性断裂,患者自述疼痛,局部压痛,偶可扪及断裂的凹陷部位,伸膝功能丧失。中度或轻度伸膝功能障碍可行保守治疗,严重伸膝困难,影响患者行走时,应行手术修补。

(六)腓总神经损伤

腓总神经损伤发生率为 1%～5%,多为畸形矫正过程中过度牵拉所致。术后一旦出现症状,应立刻完全解除所有敷料,屈膝 20°,以减少对神经的牵拉和压迫。多数患者为暂时性,经上述处理后可逐渐恢复。

(七)髌骨并发症

髌骨并发症发生率为 8%～35%,包括髌骨半脱位、脱位、关节面侵蚀骨折、假体松动或无明显原因的疼痛。改进假体设计、提高手术技术是防止髌骨并发症的关键,应特别注意髌骨轴线是否恢复及股四头肌对防止髌骨脱位的重要作用。

(八)假体松动

假体松动目前的发生率为 3%～5%。非制约性和半制约性假体出现胫骨聚乙烯假体松动是手术失败的最常见原因之一,而金属股骨假体很少发生松动。在制约性假体,胫骨和股骨假体松动发生率大致相等。假体松动时,明显的临床表现是负重时出现疼痛,X线平片表现为假体周围出现宽度超过 2 mm 的透亮区,在追踪回顾分析 X 线平片时,可见 X 线平片透亮区进行性增宽。放射性核素^{99m}Tc 扫描可见松动假体周围放射性核素密集区。

(九)其他

假体断裂的报道仍时有出现,断裂可发生在假体任何部位,发生后应行翻修术。假体的磨损与变形也是膝关节翻修术的原因之一,目前日益受到重视。

(孙仁义)

第五章 肩部及上臂损伤

第一节 肩锁关节脱位

一、病因

肩锁关节脱位通常由暴力自上而下作用于肩峰所致。坠落物直接砸在肩顶部后,锁骨下移,由于第1肋骨阻止了锁骨的进一步下移,如果锁骨未骨折,则肩锁、喙锁韧带断裂,同时可伴有三角肌和斜方肌锁骨附着点的撕裂,肩峰、锁骨和喙突的骨折,肩锁纤维软骨盘的断裂和肩锁关节的关节软骨骨折。锁骨的移位程度取决于肩锁和喙锁韧带、肩锁关节囊及斜方肌和三角肌的损伤程度。

二、分型

Urist 根据关节面解剖形态和排列方向,把肩锁关节分为3种形态(图5-1)。①Ⅰ型:冠状面关节间隙的排列方向自外上向内下,即锁骨端关节面斜形覆盖肩峰端关节面;②Ⅱ型:关节间隙呈垂直型排列,两个关节面相互平行;③Ⅲ型:关节间隙由内上向外下,即肩峰端关节面斜形覆盖锁骨端关节面。Ⅲ型的结构属于稳定型,Ⅰ型属于不稳定型。在水平面上,肩锁关节的轴线方向由前外指向后内。

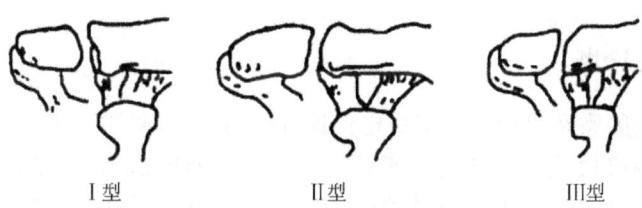

图 5-1　肩锁关节3种形态

三、分类

Rockwood 等将肩锁关节脱位分为Ⅰ～Ⅵ型(图5-2)。

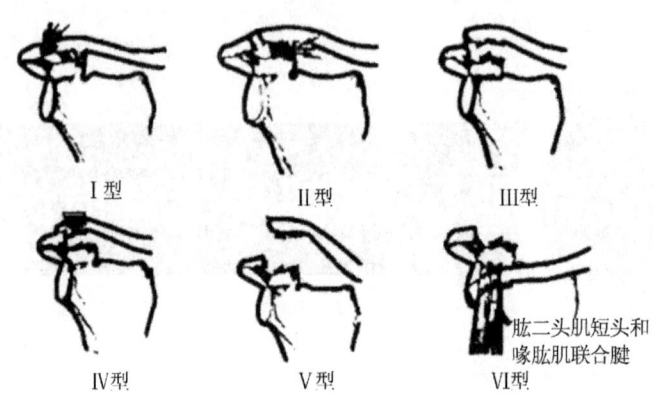

图 5-2 肩锁关节损伤分 6 型

(一) Ⅰ 型

指肩锁关节的挫伤,并无韧带断裂和关节脱位,肩锁关节稳定,疼痛轻微,早期 X 线平片阴性,后期可见锁骨远端骨膜的钙化。

(二) Ⅱ 型

由更大的外力引起,肩锁韧带和关节囊破裂,但喙锁韧带完好,肩锁关节不稳定,尤其是在前后平面上不稳定。X 线平片上可看到锁骨外侧端高于肩峰,但高出的程度小于锁骨的厚度,肩锁关节出现明显的疼痛和触痛,但必须拍摄应力下的 X 线平片来确定关节不稳定的程度。

(三) Ⅲ 型

损伤肩锁韧带和喙锁韧带及锁骨远端三角肌附着点的撕裂。锁骨远端高于肩峰至少一个锁骨厚度的高度。

(四) Ⅳ 型

损伤的结构与 Ⅲ 型损伤相同,但锁骨远端向后移位进入或穿过斜方肌。

(五) Ⅴ 型

损伤三角肌与斜方肌在锁骨远端上的附着部均从锁骨上分离,肩锁关节的移位程度为 100%～300%,同时在锁骨和肩峰之间出现明显的分离。

(六) Ⅵ 型

损伤较少见,由过度外展使肩锁韧带和喙锁韧带撕裂所致,锁骨远端移位至喙突下、肱二头肌和喙肱肌联合腱后。

四、临床表现及诊断

查体有局部疼痛、肿胀及肩锁关节不稳定伴锁骨远端移位,X 线平片可以帮助评价损伤的程度。患者直立,摄双侧肩锁关节的前后位平片,然后进行两侧比较。必要时可在患者腕部悬挂 4.5～6.8 kg 的重物,可以观察到肩锁关节的不稳定,重物最好系在患者腕部,避免让患者用手握,以使上肢肌肉能够完全放松。

五、治疗

(一)非手术治疗

Ⅰ 型损伤通常采用吊带制动,配合局部冰敷、止痛药物治疗。Ⅱ 型损伤的治疗方法与 Ⅰ 型相似，如果锁骨远端移位的距离不超过锁骨厚度的1/2，可应用绑扎、夹板或吊带制动2～3周，但必须在6周以后才能恢复举重物或参加体育运动。

(二)手术治疗

对于Ⅲ、Ⅳ、Ⅴ、Ⅵ型损伤应行手术治疗，手术方法有许多种，可以分为5个主要类型：①肩锁关节复位和固定。②肩锁关节复位、喙锁韧带修复和喙锁关节固定。③前两种类型的联合应用。④锁骨远端切除。⑤肌肉转移。常用的手术方法如下所述。

1.喙锁韧带缝合、肩锁关节克氏针内固定术（改良Phemister法）

通过肩部前内侧的Thompson和Henry入路，显露肩锁关节、锁骨外侧端及喙突。探查肩锁关节，去除关节盘或其他妨碍复位的结构，然后褥式缝合肩锁韧带，暂不要打结，接着逆行穿出克氏针，整复脱位的肩锁关节后顺行穿入，使其进入锁骨2.5～4.0 cm。通过前后位和侧位（腋部）X线平片检查克氏针的位置和复位的情况。如二者均满意，于肩峰外侧边缘将克氏针折弯90°并剪断，保留0.6 cm的钩状末端以防止其向内侧移位，旋转克氏针，将末端埋于肩峰下软组织内，修复肩锁关节囊和韧带，并将预先缝合喙锁韧带的线收紧打结，修复斜方肌和三角肌止点的损伤。术后处理用肩胸悬吊绷带保护，术后2周去除绷带并拆线，开始主动活动，8周在局麻下拔除克氏针。克氏针的折断和移位是常见的并发症。

2.喙锁关节的缝线固定术

做一个弧形切口显露肩锁关节、锁骨的远端和喙突，显露肩锁关节，彻底清除关节盘或其他碎屑，褥式缝合断裂的喙锁韧带，暂不打结。用直径约为0.7 cm的钻头在喙突上方的锁骨上前后位钻两个孔，在喙突基底的下方穿过1根不吸收缝线，并向上穿过锁骨的两个孔，复位肩锁关节，打紧缝线，这样缝线就可绕住整个锁骨，以避免缝线割断锁骨。如果仍有前后向不稳定，可按Phemister法用1枚克氏针固定肩锁关节，最后收紧打结喙锁韧带的缝线，修复肩锁关节囊，缝合撕裂的三角肌和斜方肌。术后处理同改良Phemister法。

3.喙锁关节螺钉内固定及喙锁韧带缝合术（改良Bosworth法）

通过前内侧弧形切口显露肩锁关节和锁骨末端，向远外侧牵开三角肌以暴露喙突尖和喙锁韧带（图5-3）。同Phemister法一样，检查肩锁关节，去除关节盘或其他妨碍复位的结构，缝合喙锁韧带，暂不要打结，用直径为4.8 mm的钻头在锁骨上垂直钻一个孔，此孔在锁骨复位后应同喙突基底在同一直线上。复位锁骨，用另外一个直径为3.6 mm的钻头通过先前在锁骨上钻好的孔在喙突上再钻一个孔，选择一个合适长度的Bosworth螺钉穿过两孔，拧紧螺钉使锁骨上表面与肩峰上表面平齐，收紧打结喙锁韧带缝线，修复撕裂的斜方肌和三角肌止点。术后用悬吊带制动，1周后去除悬吊，开始轻微的主动功能锻炼，2周拆线，术后6～8周取出螺钉，10周内避免超过90°的外展运动和举重物。

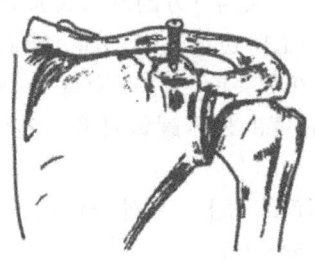

图5-3　改良Bosworth法

4.锁骨远端切除术(Stewart法)

通过前方弧形切口显露肩锁关节、锁骨外侧端及喙突,沿锁骨长轴切开关节囊和肩锁上韧带,骨膜下剥离显露锁骨,然后修复关节囊和韧带,用咬骨剪或摆动锯在骨膜下自下外方斜向内上方截除1 cm长的锁骨外侧端,挫平上缘残端。褥式缝合损伤的喙锁韧带,暂不打结,交叉穿入2枚克氏针,将锁骨外侧端维持在正常位置。术后悬吊制动1周,进行轻微的主动环绕运动,2周拆线,增加活动量,4周内避免抬举重物,8周内避免体育活动。

5.喙肩韧带移位加强肩锁关节术(Neviaser法)

通过前内侧弧形切口显露肩锁关节、锁骨外侧端及喙突,切断喙肩韧带在喙突前外侧缘的起点,向下推压锁骨外侧段,复位肩锁关节,用克氏针1~2枚,贯穿固定肩锁关节,将喙肩韧带向前上翻转,固定缝合于锁骨外侧端前方,修复肩锁韧带和喙锁韧带。术后处理同Stewart法。

6.喙肩韧带移位重建喙锁韧带术(Weaver法)

同Neviaser法显露肩锁关节、锁骨外侧端及喙突,切断喙肩韧带在肩峰前内侧缘的起点(图5-4)。在锁骨外侧端相当于喙突尖的上方行锁骨切骨术,切骨线由内下向外上倾斜,切除锁骨外侧端约2 cm。在切骨端近侧1 cm处,于锁骨前壁钻两个骨孔,以细钢丝或粗丝线在喙肩韧带的肩峰端做褥式缝合,两线端分别经髓腔,从锁骨的骨孔引出。下压锁骨,恢复正常喙锁间距,抽紧缝线,结扎固定,使喙肩韧带移入锁骨断端的髓腔内。

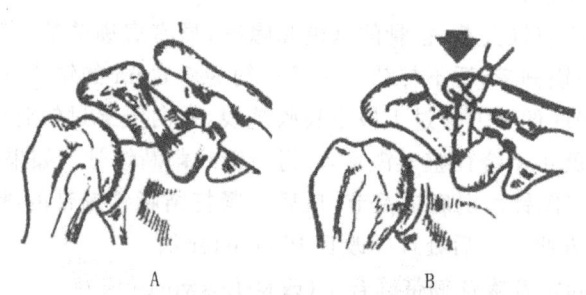

图5-4 Weaver法喙肩韧带移位重建喙锁韧带术
A.切除锁骨外侧端,切断喙肩韧带;B.喙肩韧带移入锁骨断端的髓腔内

术后用Velpeau绷带固定患肩4周,之后改用三角巾悬吊4周,术后8周去除悬吊,进行康复训练。

7.Dewar手术

显露肩峰、肩锁关节及锁骨外侧端,自肩峰和锁骨外侧端前方切断三角肌附着点,行骨膜下剥离,显露肩锁关节。切除破碎的肩锁关节囊、软骨盘,显露锁骨外侧端并切除1.0 cm。切开喙突上方的锁骨前方骨膜,将锁骨前面1.5~2.0 cm的皮质骨制成粗糙面,于骨粗糙面中央由前向后钻孔备用。切开胸肌筋膜,显露喙突及其下方的肱二头肌短头、喙肱肌和胸小肌。在肱二头肌短头、喙肱肌和胸小肌之间做由下而上的逆行分离,至喙突前、中1/3交界处,环形切开骨膜,在喙突角部由前向后钻备用。以骨刀在喙突前、中1/3处截骨,使喙突骨块连同肱二头肌短头腱和喙肱肌一起向下翻转,以1枚适当长度的加压螺钉贯穿固定喙突骨块于锁骨前方原钻孔部位。将三角肌前部重新缝合。

术后三角巾悬吊患臂3周,3周后练习上举及外展活动,6~8周后即可负重功能训练。

8.锁骨钩钢板内固定、喙锁韧带缝合术

近年我们采用锁骨钩钢板内固定,喙锁、肩锁韧带缝合治疗肩锁关节脱位(图5-5)取得满意疗效。该方法固定牢靠,并可早期行肩关节功能锻炼,又无克氏针内固定断裂后游走的危险。

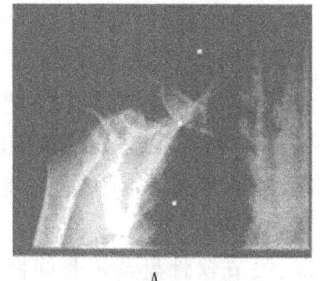 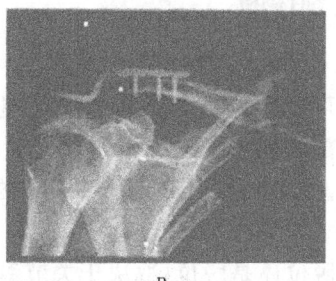

图 5-5　肩锁关节脱位锁骨钩钢板内固定、喙锁韧带缝合术
A.术前 X 线平片;B.术后 X 线平片

（郭金泉）

第二节　胸锁关节脱位

一、解剖与损伤机制

胸锁关节是由锁骨内侧端与胸骨柄切迹构成的关节,锁骨关节面较胸骨关节面大,锁骨内侧关节面仅有 50% 与向外倾的胸骨关节面相对,其间借一个软骨盘补偿。胸锁关节由关节囊、前后胸锁韧带、锁骨间韧带和肋锁韧带维持其稳定性(图 5-6)。正常状态下胸锁关节约有 40° 的活动范围。上肢外展时肩前方受到暴力可导致锁骨内端向前移位,胸锁关节发生前脱位。暴力作用于肩部后外侧,可导致锁骨移位到胸骨后方,发生胸锁关节后脱位。胸锁关节脱位也可以是先天性的,还可在发育、退变及炎症过程中发生。

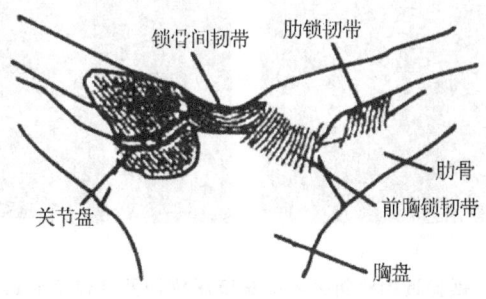

图 5-6　胸锁关节解剖

二、临床表现

当创伤导致前脱位时,会产生剧烈疼痛,脱位关节处有明显的肿胀和前突畸形,锁骨内端相对于胸骨向前隆起,而在靠近第 1 肋骨处出现凹陷,程度取决于韧带损伤的程度。胸锁关节后脱位很少见,但锁骨内端向后移位,可导致气管、食管、胸导管或纵隔内大血管的损伤,故可能会出现严重的损伤。

三、诊断及鉴别诊断

(一)诊断

对症状和体征可疑有胸锁关节脱位者,可进一步行前后位 X 线平片检查和 CT 扫描。以胸骨为中心的胸腔上部的顶前凸位 X 线平片具有诊断意义,阳性表现是锁骨内端位于对侧正常锁骨内端前方或后方。CT 扫描可显示胸锁关节的结构变化,明确诊断胸锁关节脱位。

(二)鉴别诊断

胸锁关节是半脱位还是脱位,取决于关节囊韧带、关节软骨盘及锁骨间韧带和肋锁韧带的损伤程度。20 岁以下患者的锁骨内端骨骺损伤与胸锁关节脱位表现相似,应加以鉴别。

四、治疗

(一)手法复位外固定

胸锁关节后脱位的闭合复位方法有两种:一种为患者取仰卧位,在肩胛骨间垫大沙袋,肩内收位牵引患侧上肢,由前向后用力下压肩和锁骨远端;另一种为外展位牵引伤肢,用手指夹住锁骨,用力向前牵引以帮助复位,如仍不能复位,消毒皮肤,用无菌巾钳夹住锁骨,向前牵引复位,大多数后脱位复位后是稳定的,复位后以 8 字绷带、商品化的锁骨固定带或 8 字石膏固定 4 周,限制活动 6 周。如果在全麻状态下仍无法使后脱位闭合复位,应行手术复位,因为使其处于脱位状态是危险的。手术复位时应找有胸外科经验的医师会诊。

(二)切开复位内固定

1.前脱位者

如不易复位或有小片骨折,整复不易维持关节的对合关系,且有疼痛者,可考虑行开放复位,用 2 枚克氏钢针经过关节固定,合并有骨折者也可用 2 枚空心拉力螺钉内固定(图 5-7),用克氏针时需将克氏针尾端弯成钩状,以防克氏针移位;缝合修复撕破或断裂的胸锁前韧带,术后用前 8 字石膏绷带固定 4 周,6 周左右拔除克氏针,活动关节。

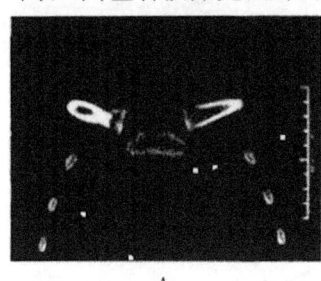 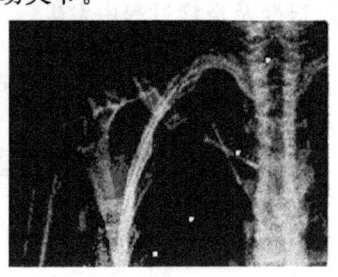

A   B

图 5-7 锁骨近端骨折并胸锁关节脱位切开复位空心钉内固定
A.术前 CT 表现;B.术后 X 线表现

2.后脱位者

不能用手法复位,或有气管或纵隔血管压迫症状者,沿锁骨内侧段切口,暴露胸锁关节及锁骨内侧段,在直视下向外牵引上臂,用巾钳夹住锁骨内端向外前方牵拉,使脱位整复,并用 2 枚克氏针经过关节固定,尾端弯成钩状,术后用后 8 字石膏固定 5 周,6 周左右拔除克氏针。

3.陈旧性未复位的胸锁关节前脱位

一般认为造成的功能丧失即使有,也是程度较轻的。这种疾病手术治疗的指征是患者主诉在用力或者在体育运动时上臂乏力和疲劳。常用的手术方法有在锁骨和第1肋骨周围使用阔筋膜稳定,在锁骨和胸骨之间行阔筋膜稳定术,锁骨下肌腱移植重建术,锁骨内侧端切除术。

(郭金泉)

第三节 锁骨骨折

锁骨骨折是临床常见的骨折之一,占全身骨折的6%左右,各种年龄均可发生,但青壮年及儿童多见。发病部位以中1/3处最多见。

一、病因、病机

(一)间接暴力

间接暴力是引起锁骨骨折最常见的暴力,如跌倒时,手掌、肘部或肩部触地,传导暴力冲击锁骨发生骨折,多为横形或斜形骨折。骨折内侧因胸锁乳突肌的牵拉作用向后上移位,外侧因上肢的重力作用和胸大肌的牵拉作用向前下方移位(图5-8)。

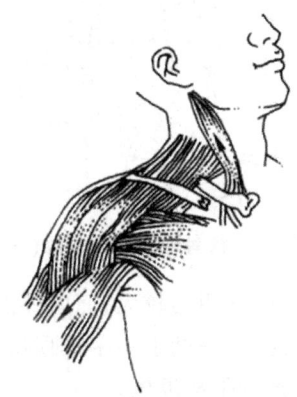

图5-8 锁骨骨折移位图

(二)直接暴力

暴力从前方或上方作用于锁骨,可发生锁骨的横形或粉碎性骨折,幼儿多为横形或青枝骨折。骨折移位严重时可伤及锁骨下方的臂丛神经,锁骨下动、静脉。

二、临床表现

锁骨全长均位于皮下,骨折后局部有肿胀和压痛,触诊可摸到移位的骨折端,可闻及骨擦音和触到异常活动,患肩下沉,并向前、内倾斜。患者常用健侧手掌托起患肢肘部,以减轻因上肢的重量牵引所引起的疼痛;同时头部向患侧偏斜,使胸锁乳突肌松弛而减轻疼痛。患肢活动功能障碍。幼儿因不能自述疼痛部位,且锁骨处皮下脂肪丰满,畸形不甚明显。但若不愿活动上肢,且于穿衣伸手入袖或上提患肢有啼哭等症状时,应仔细检查是否有锁骨骨折。锁骨骨折刺破皮肤或损伤臂丛神经及锁骨下血管者较少见。

三、诊断与鉴别诊断

锁骨骨折的患者通过外伤史,临床的症状、体征及X线检查诊断并不困难。锁骨外侧1/3骨折需与肩锁关节脱位相鉴别。骨折患者一般疼痛、肿胀更加明显,有骨折的特有症状、骨擦音和异常活动等。X线片可以明确诊断。

四、治疗

(一)儿童青枝骨折及成人无明显移位的骨折

用三角巾或颈腕吊带悬吊2～3周即可痊愈。

(二)锁骨有移位骨折复位法

骨折端局部血肿内麻醉。患者坐在凳子上,两手叉腰挺胸。首先进行牵引。

(1)一助手立于患者背后,用两手反握两肩前下腋侧,两侧向外后上扳提,同时用一个膝部顶住患者背部胸椎棘突,使骨折远侧端在挺胸的作用及助手两手向后上扳提的作用下,使两骨折端被牵引拉开,两骨折端的轴线在一直线上,多数可自行复位(图5-9)。

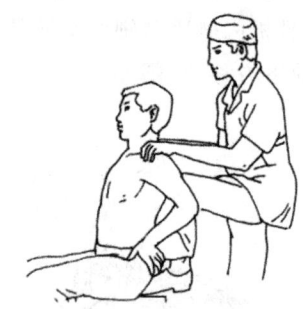

图5-9 锁骨骨折手法复位(一)

(2)上述的牵引方法,向后上扳提的作用力较大,而向外的牵引力则较弱,常因远侧骨折端向外的牵引力不够,影响手法复位。因此,另一助手一手推顶伤侧胸壁,另一手向外牵拉伤肢上臂,协助第一助手缓缓将远侧骨折牵开,再行手法复位。

(3)手法复位,在助手牵引的情况下,术者立于患者面前,用两拇指及示指摸清并捏住两骨折端向前牵拉,即可使骨折复位。或用两拇指摸清两骨折端,并以一拇指及示指捏住近侧骨折端向前下侧牵拉,同时另一手拇指及示指捏住远侧骨折端向后上方推顶,也可使骨折端复位(图5-10)。

手法复位后,将向外的牵引力稍放松一些,使对位的两骨折端互相嵌紧,然后进行外固定。

(三)外固定方法

1.8字形绷带固定

将棉垫或纸压垫放置于两骨折端的两侧,并用胶布固定;两侧腋窝放置棉垫,用绷带行8字形缠绕固定,绷带经患侧肩部腋下,绕过肩前上方,横过背部至对侧腋下,再绕过对侧肩前上方,经背部至患侧腋下,包绕8～12层,缠绕绷带时应使绷带的两侧腋部松紧合适,以免引起血管或神经受压(图5-11)。

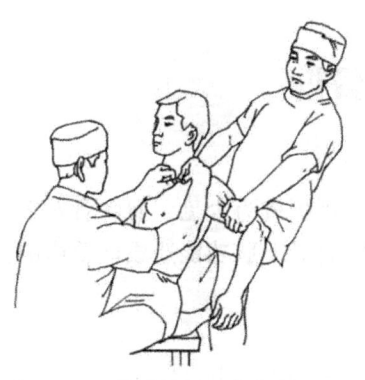
图 5-10　锁骨骨折手法复位(二)

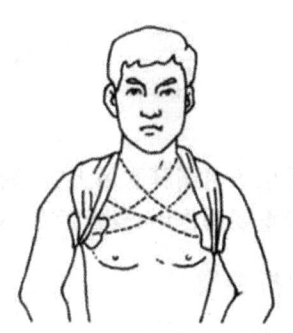
图 5-11　锁骨骨折 8 字绷带固定法

2.双圈固定

用绷带缠绕棉花制作好大小合适的绷带圈两只,于手法复位前套于两侧腋部,待骨折复位后,用棉垫或纸垫将两骨折端上下方垫压合适,并用胶布固定。从患者背侧拉紧此两布圈,在其上下各用一布带扎牢,维持两肩向外、向上后伸;另用一布带将两绷带圈于胸前侧扎牢,以免双圈滑脱(图 5-12)。

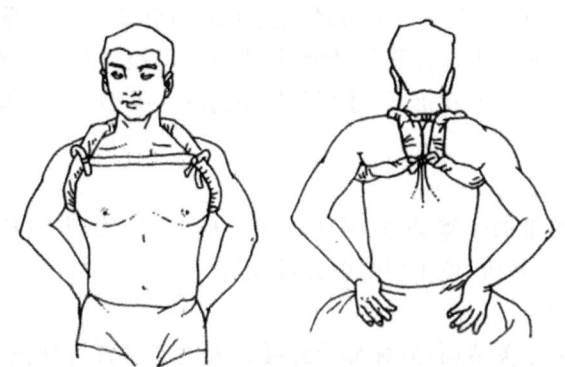
图 5-12　锁骨骨折双圈固定法

用以上两种固定方法固定后,如出现手及前臂麻木感或桡动脉搏动摸不清,表示固定过紧,有压迫血管或神经的情况,应立即给予固定适当放松,直至症状完全解除为止。

(四)手术治疗

手法治疗难获满意疗效者或多发性骨折等情况,可行手术治疗。

五、预防与调护

骨折整复固定后,平时应挺胸抬头,睡觉时应平卧位,肩胛骨间稍垫高,保持双肩后仰,有利于骨折复位。固定初期可做腕、肘关节的屈伸活动。中、后期逐渐做肩关节功能练习,尤其是肩关节的外展和内、外旋运动。肩部长时间固定,易出现肩关节功能受限,所以早期功能锻炼十分必要。

(李　德)

第四节 肩胛骨骨折

肩胛骨位于两侧胸廓后上方,周围有丰厚的肌肉覆盖,骨折较为少见。肩胛骨对上肢的稳定和功能起着重要的作用,骨折后如不能得到正确治疗,可能会对上肢功能造成严重影响。

一、骨折分类

(一)按部位分类

肩胛骨骨折按解剖部位可分为肩胛体骨折、肩胛冈骨折、肩胛颈骨折、肩胛盂骨折、喙突骨折和肩峰骨折等。肩胛体和肩胛冈骨折最为常见,其次为肩胛颈骨折,然后是肩胛盂骨折、肩峰骨折、喙突骨折,不少骨折属于上述各类的联合骨折。另外,还有肌肉和韧带附着点的撕脱骨折、疲劳或应力骨折。

1.肩胛盂关节内骨折

此类骨折可进一步分为6型。①Ⅰ型盂缘骨折:通常合并肩关节脱位。②Ⅱ型骨折:是经肩胛盂窝的横形或斜形骨折,可有肩胛盂下方的三角形游离骨块。③Ⅲ型骨折:累及肩胛盂的上1/3,骨折线延伸至肩胛骨的中上部并累及喙突,经常合并肩锁关节脱位或骨折。④Ⅳ型骨折:骨折线延伸至肩胛骨内侧。⑤Ⅴ型骨折:是Ⅱ型和Ⅳ型的联合类型。⑥Ⅵ型骨折:是肩胛盂的严重粉碎性骨折。

2.喙突骨折

根据骨折线与喙锁韧带的位置关系,可进一步分成两型。①Ⅰ型骨折:位于韧带附着点后方,有不稳定倾向。②Ⅱ型骨折:位于韧带前方,稳定。

(二)按关节内外分类

根据骨折是否累及肩盂关节面,肩胛骨骨折可分为关节内骨折和关节外骨折。关节外骨折根据稳定性,又可进一步分为稳定的关节外骨折和不稳定的关节外骨折两种。

1.关节内骨折

此类骨折为涉及肩胛盂关节面的骨折,常合并肱骨头脱位或半脱位。肩胛盂骨折中只有10%有明显的骨折移位。

2.稳定的关节外骨折

此类骨折包括肩胛体骨折、肩胛冈骨折和一些肩胛骨骨突部位的骨折。单独的肩胛颈骨折一般较稳定,也属稳定的关节外骨折。

3.不稳定的关节外骨折

此类骨折主要指合并锁骨中段移位骨折的肩胛颈骨折,即"漂浮肩"(图5-13)损伤,该损伤常由严重暴力引起,此种骨折造成整个肩胛带不稳定。由于上臂的重力作用,它有向尾侧旋转的趋势。常合并同侧肋骨骨折,也可损伤神经血管束,包括臂丛神经。

二、临床表现及诊断

肩胛骨骨折根据外伤史、症状、体征及X线检查,可明确诊断。

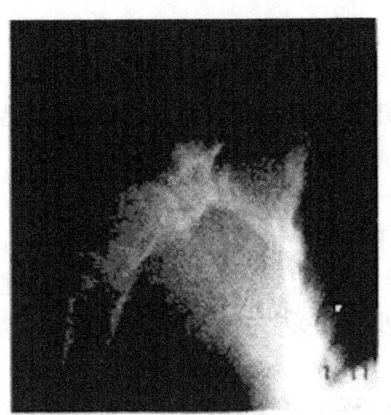

图 5-13 "漂浮肩"损伤

(一)病史

1.体部骨折

常为直接暴力引起，受伤局部常有明显肿胀，皮肤常有擦伤或挫伤，压痛也很明显，由于血肿的刺激可引起肩袖肌肉的痉挛，使肩部运动障碍，表现为假性肩袖损伤的体征。但当血肿吸收后，肌肉痉挛消除，肩部主动外展功能即恢复。喙突骨折或肩胛体骨折时，当深吸气时，由于胸小肌和前锯肌带动骨折部位活动可使疼痛加剧。

2.肩胛盂和肩胛颈骨折

多由间接暴力引起，即跌倒时肩部外侧着地，或手掌撑地，暴力经肱骨传导冲击肩胛盂或颈造成骨折。多无明显畸形，易于漏诊。但肩部及腋窝部肿胀、压痛，活动肩关节时疼痛加重，骨折严重移位者可有肩部塌陷，肩峰相对隆起呈方肩畸形，犹如肩关节脱位的外形，但伤肢无外展、内收、弹性固定情况。

3.肩峰骨折

肩峰突出于肩部，多为自上而下的直接暴力打击，或由肱骨突然强烈的杠杆作用引起，多为横断面或短斜面骨折。肩峰远端骨折，骨折块较小，移位不大；肩峰基底部骨折，远侧骨折块受上肢重量的作用及三角肌的牵拉，向前下方移位，影响肩关节的外展活动。

(二)X 线检查

多发损伤患者或怀疑有肩胛骨骨折时，应常规拍摄肩胛骨 X 线平片，常用的有肩胛骨正位、侧位、腋窝位和穿胸位 X 线平片。注意肩胛骨在普通胸部正位片上显示不清，因为肩胛骨与胸廓冠状面相互重叠。此外，还可根据需要加拍一些特殊体位平片，如向头侧倾斜 45°的前后位平片可显示喙突骨折。CT 检查能帮助辨认和确定关节内骨折的程度和移位，以及肱骨头的移位程度。因为胸部合并损伤的发生率高，胸部 X 线片应作为基本检查方法的一部分。

(三)合并损伤

诊断骨折的同时，应注意检查肋骨、脊柱及胸部脏器的损伤。肩胛骨周围有肌肉和胸壁保护，所以只有高能量创伤才会引起骨折。由于肩胛骨骨折多由高能量直接外力引起，因此合并损伤发生率高达 35%～98%。合并损伤常很严重，甚至危及生命。然而，在初诊时却常常漏诊。最常见的合并损伤是同侧肋骨骨折并发血气胸，其次是锁骨骨折、颅脑闭合性损伤、头面部损伤、臂丛损伤。肩胛骨合并第 1 肋骨骨折时，因可伤及肺和神经血管，故特别严重。

三、治疗

绝大多数肩胛骨骨折可采用非手术方法治疗,只有少数患者需行手术治疗。由于肩胛骨周围肌肉覆盖多,血液循环丰富,骨折愈合快,骨折不愈合很少见。

(一)肩胛体和肩胛冈骨折

肩胛体和肩胛冈骨折一般采用非手术治疗,可用三角巾或吊带悬吊制动患肢,早期局部辅以冷敷,以减轻出血及肿胀。伤后1周内,争取早日开始肩关节钟摆样功能锻炼,以防止关节粘连。随着骨折愈合,疼痛减轻,应逐步锻炼关节的活动范围和肌肉力量。

(二)肩峰骨折

如肩峰骨折移位不大,或位于肩锁关节以外,用三角巾或吊带悬吊患肢,避免做三角肌的抗阻力功能训练。如骨折块移位明显,或移位到肩峰下间隙,影响肩关节运动功能,则应早期手术切开复位内固定。手术取常规肩部切口,内固定可采用克氏针张力带钢丝,骨块较大时也可选用拉力螺钉内固定。如合并深层肩袖损伤,应同时行相应治疗。

(三)喙突骨折

对不稳定的Ⅰ型骨折应行手术治疗。对单纯喙突骨折可以保守治疗,因为喙突是否解剖复位对骨折愈合及局部功能没有影响。但如合并有肩锁分离、严重的骨折移位、臂丛受压、肩胛上神经麻痹等情况,则需考虑手术复位,松质骨螺钉固定治疗。

(四)肩胛颈骨折

对无移位或轻度移位的肩胛颈骨折,可采用非手术方法治疗。用三角巾制动患肢2~3周,4周后开始肩关节功能锻炼。

肩胛颈骨折在冠状面和横截面成角超过40°或移位超过1 cm时,需要手术治疗。根据骨折片的大小和骨折的类型,内固定物是在单纯的拉力螺钉和支撑接骨板之间选择。使用后入路,单个螺钉可从后方拧入盂下结节。骨折片很大时,应在后方使用1/3管状接骨板支撑固定,使带有关节面的骨片紧贴于肩胛骨近端的外缘。接骨板与直径为3.5 mm的皮质骨拉力螺钉的结合使用,增加了固定的稳定程度。合并同侧锁骨骨折的肩胛颈骨折,即"漂浮肩"损伤,由于肩胛骨很不稳定,移位明显,应采用手术治疗。通常先复位固定锁骨,锁骨骨折复位固定后,肩胛颈骨折常常也可得到大致的复位,如肩胛骨稳定就不需切开内固定肩胛颈骨折;如锁骨复位固定后肩胛颈骨折仍不能有效复位,或仍不稳定,就需进一步手术治疗肩胛颈骨折。

(五)肩胛盂骨折

肩胛盂骨折只占肩胛骨骨折的10%,而其中有明显骨折移位者占肩胛盂骨折的10%。对大多数轻度移位的骨折可用三角巾或吊带保护,早期开始肩关节活动范围的练习。一般制动6周,去除吊带后,继续进行关节活动范围及逐步开始肌肉力量的锻炼。

1. Ⅰ型盂缘骨折

如骨折块面积占肩盂面积的25%(前方)或33%(后方),或移位>10 mm将会影响肱骨头的稳定并引起半脱位现象,应考虑手术切开解剖复位和内固定。目的在于重建骨性稳定,以防止慢性肩关节不稳。以松质骨螺钉或以皮质骨螺钉采用骨块间加压固定(图5-14)。如肩盂骨块粉碎,则应切除骨碎片,取髂骨植骨固定于缺损处。小片的撕脱骨折,一般是肱骨头脱位时由关节囊、唇撕脱所致。前脱位时发生在盂前缘,后脱位时见于盂后缘。肱骨头复位后,采用三角巾或吊带保护3~4周。

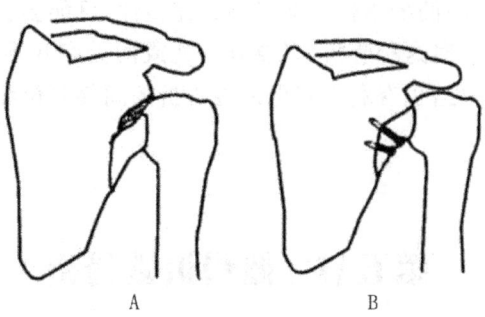

图 5-14　盂缘骨折松质骨螺钉内固定
A.盂缘骨折；B.松质骨螺钉内固定

2.Ⅱ型骨折

如果出现台阶移位 5 mm 时，或骨块向下移位伴有肱骨头向下半脱位，应行手术复位固定。可采用后方入路，复位盂下缘骨折块，以拉力螺钉向肩胛颈上方固定。也可采用易调整外形的重建钢板，置于颈的后方或肩胛体的外缘固定。

3.Ⅲ～Ⅴ型骨折的手术指征

骨折块较大合并肱骨头半脱位，采用肩后方入路，复位盂下缘骨折块，以拉力螺钉向肩胛颈上方固定。也可采用易调整外形的重建钢板，置于肩胛颈的后方或肩胛体的外缘固定（图 5-15）；关节面台阶≥5 mm，上方骨块向侧方移位或合并喙突、喙锁韧带、锁骨、肩锁关节、肩峰等所谓肩上部悬吊复合体（SSSC）损伤时，可采用后上方入路复位骨折块，采用拉力螺钉，将上方骨折块固定于肩胛颈下方主骨上。手术目的是防止肩关节的创伤性骨关节炎、慢性肩关节不稳定和骨不愈合。

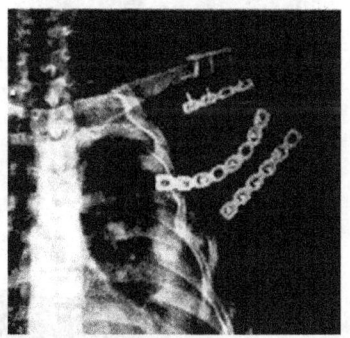

图 5-15　肩胛骨骨折合并肩锁关节脱位，切开部位重建钢板、锁骨钩钢板内固定术后

4.Ⅵ型骨折

较少见，也缺乏大宗病例或对照研究结果指导治疗。由于盂窝严重粉碎，不论骨块移位与否或有无肱骨头半脱位的表现，一般都不行切开复位。可采用三角巾悬吊制动，或用外展支架制动，也可采用尺骨鹰嘴牵引，早期活动锻炼肩关节。如果肩上方悬吊复合体有严重损伤，可行手术复位、固定，如此可间接改善盂窝关节面的解剖关系。

（六）上肩部悬吊复合体损伤

上肩部悬吊复合体（SSSC）是在锁骨中段和肩胛体的外侧缘间组成的一个骨和软组织环，由肩盂、喙突、喙锁韧带、锁骨远端、肩锁关节和肩峰组成。SSSC 的单处损伤，不会影响其完整性，骨折移位较小，只需保守治疗；两处损伤则会影响其完整性，可能会引起一处或两处明显移位，对骨折愈合不利，影响其功能。对这种骨折，只要有一处或两处存在不能接受的移位，就应行切开复位内固定。即使只固定一处，也有利于其他部位骨折的间接复位和稳定。

（李　德）

第五节　肱骨近端骨折

一、解剖特点

肱骨近端包括肱骨头、小结节、大结节及外科颈。肱骨头关节面呈半圆形，朝向上、内、后方。在肱骨头关节面边缘与大小结节上方连线之间为解剖颈，骨折少见，但骨折后对肱骨头血运破坏明显，极易发生坏死；大、小结节下方的外科颈，相当于圆形的骨干与两结节交接处，此处骨皮质突然变薄，骨折好发于此处。大结节位于肱骨近端外上后方，为冈上肌、冈下肌和小圆肌提供止点，向下移行为大结节嵴，有胸大肌附着。小结节居前，相当于肱骨头的中心，有肩胛下肌附着，向下移行为小结节嵴，有背阔肌及大圆肌附着。结节间沟内有肱二头肌长头腱经过（图5-16、图5-17）。

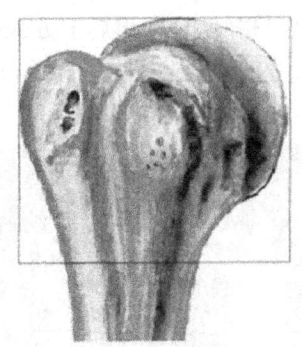

图 5-16　肱骨近端

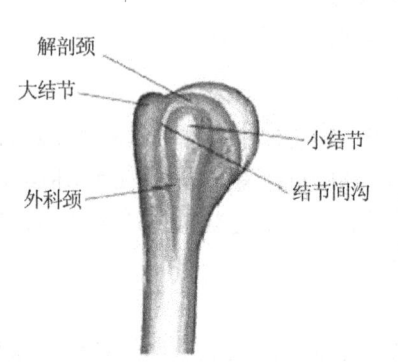

图 5-17　肱骨近端解剖特点

二、损伤机制

肱骨近端骨折多为间接暴力所致。对于老年患者,与骨质疏松有一定关系,轻或中度暴力即可造成骨折。常见于在站立位摔伤,即患肢外展时身体向患侧摔倒,患肢远端着地,暴力向上传导,导致肱骨近端骨折。对于年轻患者,其受伤暴力较大,多为直接暴力。大结节骨折时,在冈上肌、冈下肌和小圆肌的牵拉下向后上方移位;小结节骨折时,在肩胛下肌的牵拉下向内侧移位。外科颈骨折时三角肌牵拉使骨折端短缩移位,胸大肌使远折端向内侧移位。

三、骨折分类

(一)骨折分类法的发展

肱骨近端骨折的分类不但能充分区别和体现肱骨近端骨折的特点,并能对临床治疗有指导意义。1986年,Koher根据骨折线的位置进行了骨折的解剖分类,分为解剖颈、结节部和外科颈,但没有考虑骨折的移位,对临床治疗的意义不大。Watson-Jones根据受伤机制将肱骨近端骨折分为内收型和外展型,有向前成角的肱骨近端骨折,肩内旋时表现为外展型,而肩外旋时表现为内收型损伤。所以临床诊断有时会引起混乱。1934年,Codman描述了肱骨近端的四个解剖部分,即以骺线为基础,将肱骨近端分为肱骨头、大结节、小结节和干骺端四个部分。1970年Neer发展Codman理念,基于肱骨近端的四个解剖部分,将骨折分为一、二、三、四部分骨折。四个解剖部分之间,如骨折块分离超过1 cm或两骨折块成角>45°,均称为移位骨折。如果两部分之间发生移位,即称为两部分骨折;三个部分之间或四个部分之间发生骨折移位,分别称为三部分或四部分骨折(图5-18)。任何达不到此标准的骨折,即使粉碎性骨折也被称为一部分骨折。Neer分类法对临床骨折有指导意义,所以至今广为使用。肱骨近端骨折除Neer分类法外,AO分类法在临床应用也较多。

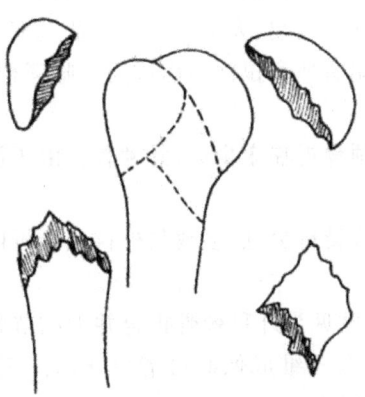

图 5-18　肱骨近端四个解剖结构

(二)Neer分类

Neer(1970)在Codman的四部分骨块分类基础上提出的Neer分类(图5-19)包括因不同创伤机制引起的骨折的解剖位置、移位程度、不同骨折类型的肱骨血运的影响及因为不同肌肉的牵拉而造成的骨折的移位方向,为临床治疗方法的选择提供可靠的参考。

Neer分类法骨折移位的标准为相邻骨折块彼此移位>1 cm或成角>45°。

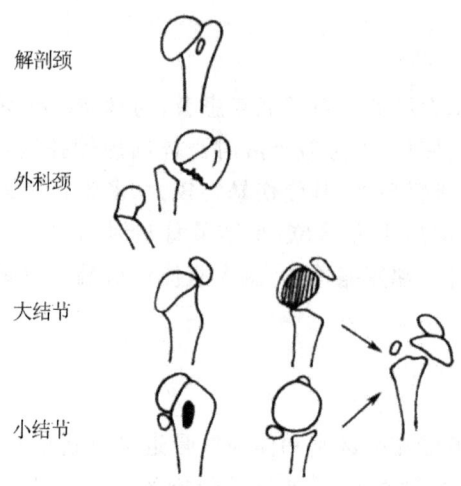

图 5-19　肱骨近端骨折 Neer 分型

1.一部分骨折（包括无移位和轻度移位骨折）

轻度移位骨折是指未达到骨折分类标准的骨折，无移位和轻度移位骨折占肱骨近端骨折的85%左右，又常见于60岁以上老年人。骨折块因有软组织相连，骨折稳定，常采用非手术治疗，前臂三角巾悬吊或石膏托悬吊治疗即可。

2.二部分骨折

二部分骨折指肱骨近端四部分中，某一部分移位，临床常见外科颈骨折和大结节撕脱骨折，为二部分骨折。小结节撕脱或单纯解剖颈骨折少见。

（1）大结节骨折：多种暴力可引起大结节骨折，如肩猛烈外展、直接暴力和肩关节脱位等。骨折后，主要由于冈上肌的牵拉可出现大结节向上、向后移位，骨折后往往合并肩袖肌腱或肩袖间隙的纵形撕裂。大结节撕脱骨折可以被认为是特殊类型的肩袖撕裂。

（2）外科颈骨折：发生于肱骨干骺端、大结节与小结节基底部。多见，占肩部骨折的11%，外科颈骨折由于远端胸大肌和近端肩袖牵拉而向前成角。临床根据移位情况而分为内收型和外展型骨折。

（3）解剖颈骨折：单纯解剖颈骨折临床少见，此种骨折由于肱骨头血运破坏，造成骨折愈合困难、肱骨头坏死率高的特点。

（4）小结节骨折：单纯小结节骨折少见，多数与外科颈骨折同时发生。

3.三部分骨折

三个主要结构骨折和移位，常见为外科颈骨折合并大结节骨折并移位，肱骨头可因肩胛下肌的牵引而有内旋移位。CT 扫描及三维成像时可清楚显示。三部分骨折时，肱骨头仍保留较好的血运供给，故主张切开复位内固定。

4.四部分骨折

四个解剖部位均有骨折和移位，是肱骨近端骨折中最严重的一种，约占肱骨近端骨折的3%，软组织损伤严重，肱骨头的解剖颈骨折使肱骨头血供系统破坏，肱骨头坏死率高。若行内固定手术，应尽可能保留附着的软组织结构。四部分骨折因内固定手术后并发症多，功能恢复缓慢，对60岁以上老年人，人工肱骨头置换是手术适应证。

5.骨折脱位

在严重暴力时,肱骨近端骨折可合并肱骨头的脱位,脱位方向依暴力性质和方向而定,可出现前后上下甚至胸腔内的脱位,临床二部分骨折合并脱位常见,如大结节骨折并脱位。

6.肱骨头劈裂骨折

严重暴力时,除引起肱骨近端骨折、移位和肱骨头脱位外,还可造成肱骨头骨折或肩盂关节面的塌陷。肱骨头关节面塌陷骨折如达到或超过关节面的40%,应考虑人工肱骨头置换;肱骨头劈裂伴肩盂关节面塌陷时,应考虑盂肱关节置换术。

(三)AO分类法

A型骨折是关节外的一处骨折。肱骨头血循环正常,因此不会发生肱骨头缺血坏死。B型骨折是更为严重的关节外骨折。骨折发生在两处,波及肱骨上端的三个部分。一部分骨折线可延及到关节内。肱骨头血循环部分受到影响,有一定的肱骨头缺血坏死发生率。B_2型骨折是干骺端骨折无嵌插,骨折不稳定,难以复位,常需手术复位内固定。C型骨折是关节内骨折,波及肱骨解剖颈,肱骨头血液供应常受损伤,易造成肱骨头缺血坏死。

AO分类较复杂,临床使用显得烦琐,但分类法包括了骨折的位置和移位的方向,还注重了骨折块的形态结构,同时各亚型间有相互比较和参照,对临床治疗更有指导意义。而Neer分类法容易操作,但同一类型骨折中缺少进一步的分类。对同一骨折不同的影像照片,不同医师的诊断会有不同的结果。

四、临床表现及诊断

肩部的直接暴力和肱骨的传导暴力均可造成肱骨近端骨折,骨折患者肩部疼痛明显,主、被动活动均受限,肩部肿胀、压痛,活动上肢时有骨擦感。患肢紧贴胸壁,需用健手托住肘部,且怕别人接触伤部。诊断时还需注意有无病理性骨折的存在。肱骨近端骨折可能合并肩关节脱位,此时局部症状很明显,肩部损伤后,由于关节内积血和积液,压力增高,可能会造成盂肱关节半脱位,待消肿后半脱位能自行恢复。单纯肱骨近端骨折合并神经、血管损伤的机会较少,如合并肩关节脱位,在检查时应注意有无合并神经血管损伤。

骨折的确诊和准确分型依赖于影像学检查,而影像学检查的质量直接影响对骨折的判断。虽然投照中骨折患者伤肢摆放位置上不方便,会增加痛苦,但应尽可能帮助患者将伤肢摆放在标准体位上。肱骨近端骨折检查通常采用创伤系列投照方法,包括肩胛骨标准前后位,肩胛骨标准侧位及腋位等体位。通过三种体位投照,可以从不同角度显示骨折移位情况。

肩胛骨平面与胸廓的冠状面之间有一夹角,通常肩胛骨向前倾斜35°~40°,因此盂肱关节面既不在冠状面,也不在矢状面上。通常的肩关节正位片实际是盂肱关节的轻度斜位片,肱骨头与肩盂有一定的重叠,不利于对骨折线的观察,拍摄肩胛骨标准正位片,需把患侧肩胛骨平面贴向胶片盒,对侧肩向前旋转40°,X线球管垂直于胶片(图5-20)。正位片上颈干角平均为143°,是垂直于解剖颈的轴线与平行肱骨干纵轴轴线的交角,此角随肱骨外旋而减小,随内旋而增大,可有30°的变化范围。肩胛骨侧位片也称肩胛骨切线位或Y形位片。所拍得的照片影像类似英文大写字母Y(图5-21)。其垂直一竖是肩胛体的切线位投影,上方两个分叉分别为喙突和肩峰的投影,三者相交处为肩盂所在,影像片上如果肱骨头没有与肩盂重叠,需考虑肩关节脱位的可能性。腋位X线片上能确定盂肱关节的前后脱位,为确定肱骨近端骨折的前后移位及成角畸形提供诊断依据(图5-22、图5-23)。

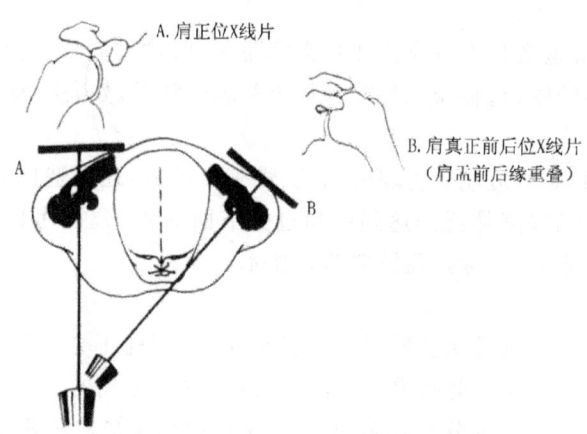

图 5-20 肩真正前后位 X 线片拍摄法及其投影

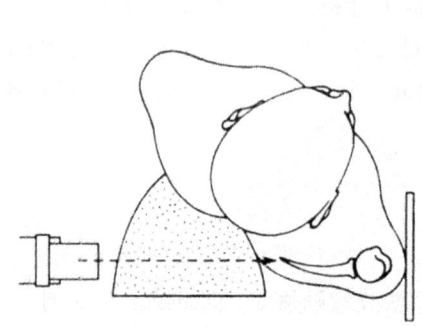

图 5-21 肩真正侧位 X 线片拍摄法

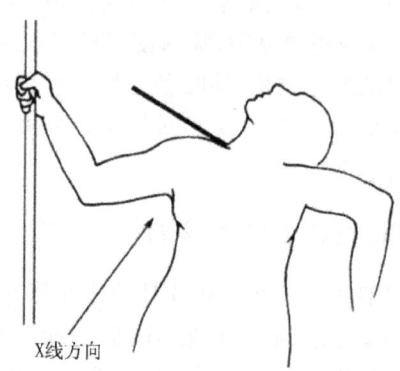

图 5-22 标准腋位投照

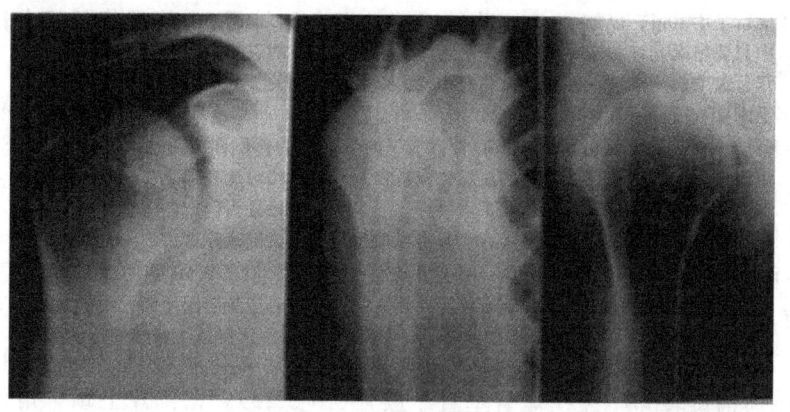

A. 正位　　　　　　　B. 侧位　　　　　　　C. 腋位

图 5-23 肩关节 X 线投照

对新鲜创伤患者,由于疼痛往往难于获得满意的各种照像,此时 CT 扫描及三维重建有很大的帮助,通过 CT 扫描可以了解肱骨近端各骨性结构的形态,骨块移位及旋转的大小和游离移位骨块的直径。CT 扫描三维重建更能提供肱骨近端骨折的立体形态,为诊断提供可靠的依据(图 5-24)。MRI 对急性损伤后骨折及软组织损伤程度的判断帮助不大。

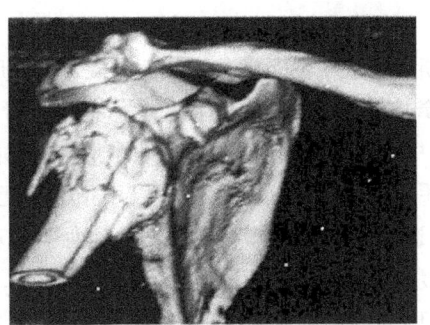

图 5-24 肱骨近端骨折的三维重建

五、治疗

肱骨近端骨折的治疗效果直接影响肩关节的功能,治疗原则是争取骨折早期解剖复位,保留肱骨头血运,合理可靠的骨折固定,早期功能锻炼,减少关节僵硬和肱骨头坏死的发生。肩关节是全身活动最大的关节,关节一定程度的僵硬或畸形愈合,由于代偿的功能,一般不会造成明显的关节功能障碍。治疗骨折方法的选择需综合考虑骨折类型、骨质量条件、患者的年龄、功能要求和自身的医疗条件。

肱骨近端骨折中有 80%～85% 为轻度移位骨折,Neer 分型中为一部分骨折,常采取保守治疗;二部分骨折中,部分外科颈骨折可以保守治疗,大结节骨折明显移位者尽可能行手术复位,以免骨折愈合后,引起肩峰下撞击和影响肩袖功能。而三、四部分骨折中只要情况允许,应尽可能行手术治疗。肩关节脱位的患者,无论有无骨折,有学者主张行关节镜内清理,撕脱盂唇缝合修复,以免引起肩关节的再脱位;肱骨头劈裂多需要手术探查或固定或切除。

(一)一部分骨折

肱骨近端虽有骨折线,但骨折块的移位和成角均不明显。骨折的软组织合页均有保留,肱骨头的血运也保持良好。骨折相对比较稳定,一般不需再闭合复位或切开复位,尽可能采取非手术治疗。通过制动维持骨折稳定,减少局部疼痛和骨折再移位的可能,早期功能锻炼,一般可以取得较为满意的治疗效果。

常用颈腕吊带或三角巾悬吊,可把患肢固定于胸前,肘关节 90°屈曲位,腋窝垫一棉垫,保护皮肤,如上肢未与胸壁固定,患者仰卧休息时避免肘部支撑。固定 3 周左右即可开始做上臂摆动和小角度的上举锻炼,定期行 X 线检查观察是否有继发性的移位,4 周后可以练习爬墙,3 个月后可以部分持重。

(二)二部分骨折

1.外科颈骨折

外科颈骨折原则上首选闭合复位,克氏针固定或用外固定治疗。闭合复位需在麻醉下进行。全麻效果好,肌间沟麻醉不完全。肌肉松弛有利于操作,复位操作手法应轻柔,复位前认真阅片和分析暴力机制,根据受伤机制及骨折移位方向,按一定的手法程度复位,切忌粗暴盲目地反复复位。这样不但难以成功,反而增加损伤,复位时尽可能以 X 线透视辅助。骨折断端间成角＞45°时,不论有无嵌插均应矫正,外科颈骨折侧位片上多有向前成角畸形,正位有内收畸形。整复时,先行牵引以松开断端间的嵌插,然后前屈和轻度外展骨干,以矫正成角畸形,整复时牵引力不要过大,避免骨折端间的嵌插完全解脱,以免影响骨折间的稳定。复位后三角巾悬吊固定或石膏托固定。

骨折端间完全移位的骨折,近骨折块因大、小结节完整,旋转肌力平衡,因此肱骨头没有旋转移位。远骨折端因胸大肌的牵拉向前,故有内侧移位,整复时上臂向远侧牵引,当骨折近端达到同一水平时,轻度内收上臂以中和胸大肌牵拉的力量,同时逐渐屈曲上臂,以使骨折复位,正位片呈轻度外展关系。整复时助手需在腋部行反牵引,并以手指固定近骨折块,同时帮助推挤骨折远端配合术者进行复位,复位后适当活动肩关节,可以感觉到骨折的稳定性,如果稳定,可用三角巾悬吊或石膏固定。如果骨折复位后不稳定,可行经皮克氏针固定。克氏针固定一般需3根克氏针。自三角肌点处向肱骨头打入两枚克氏针,再从大结节向内下干骺端打入第3枚克氏针。克氏针需在透视下打入,注意不要损伤内侧的旋肱血管。旋转上臂观察克氏针位置满意、固定牢固,再处理克氏针尾端,可以埋于皮下,也可留在皮外,三角巾悬吊,早期锻炼,6周左右拔除克氏针。

如骨折端有软组织嵌入,影响骨折的复位,二头肌长头腱卡于骨折块之间是常见的原因。此时需采取切开复位内固定治疗。手术操作应减少软组织的剥离,可以依据具体情况选择松质骨螺钉、克氏针、细线缝合固定或以钢板螺钉固定。

总之,外科颈骨折时,不管移位及粉碎程度如何,断端间血运比较丰富,只要复位比较满意、内、外固定适当,骨折基本能按时愈合。

2.大结节骨折

移位>1 cm的结节骨折,由于肩袖的牵拉,骨块常向上方移位,此时会产生肩峰下撞击和卡压,影响肩关节上举活动,且肩袖肌肉松弛、肌力减弱,往往需切开复位内固定。

肩关节前脱位合并大结节撕脱骨折。一般先行复位肱骨头,然后观察大结节的复位情况,如无明显移位可用三角巾悬吊,如有移位>1 cm,则手术切开内固定为宜。现有学者主张肱骨头脱位时,应当修复损伤的盂唇和关节囊,以免关节脱位复发。

3.解剖颈骨折

单纯解剖颈骨折少见。由于骨折时肱骨头血运遭到破坏,因此肱骨头易发生缺血性坏死,对于年轻患者,如有肱骨头移位建议早期行切开复位内固定。术中操作应力求减少软组织的剥离,减少进一步损伤肱骨头的血运。尤其是头的边缘如有干骺端骨质相连或软组织连接时,肱骨头有可能由后内侧动脉得到部分供血而免于坏死,内固定方式可用简单的克氏针张力带固定,也可用螺钉或可吸收钉固定。

4.小结节骨折

单独小结节骨折极少见,常合并肩关节后脱位。骨块较小不影响肩关节内旋时,可行悬吊保守治疗。如骨块较大,且有明显移位时,会影响肩关节的内旋,则应切开复位螺丝钉内固定术。

(三)三部分骨折

三部分骨折中常见类型是外科颈骨折合并大结节骨折,由于损伤严重,骨折块数量较多,手法复位常难以成功,原则上需手术切开复位;三部分同时骨折时由于肱骨头血运常受到破坏,肱骨头坏死有一定的发生率,有报道为3%~25%。手术治疗的目的是将移位骨折复位,重新建立血供系统,尽量减少软组织剥离,可用钢丝克氏针张力带固定,临床也常用解剖型钢板螺钉内固定,这样可以早期功能锻炼。对有骨质疏松的老年患者,临床使用AO的LCP系统锁定型钢板取得了较好的效果,对骨缺损患者可以同时植骨,但对骨质疏松非常严重,估计内固定可能失败的患者,可一期行人工肱骨头置换术。

(四)四部分骨折

四部分骨折常发生于老年人,骨质疏松患者。比三部分骨折有更高的肱骨头坏死发生率,有的报道高达13%~34%,目前一般均行人工肱骨头置换术(图5-25)。对有些患者,由于各种原因,不能行人工肱骨头置换术,也可切开复位,克氏针张力带内固定术,基本能保证骨折愈合,但关节功能较差,肩关节评分不高。但这些患者,对无痛的肩关节也很满足。但年轻患者,四部分骨折,一般主张切开复位内固定术。

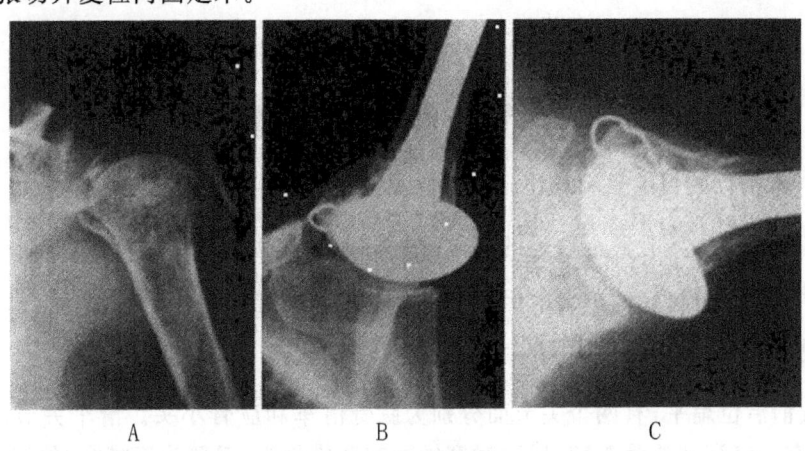

图5-25 肱骨上端粉碎性骨折,人工关节置换

人工肱骨头置换术首先由Neer在1953年报道,在此之前,肱骨近端的严重粉碎性骨折只能采用肱骨头切除术或肩关节融合术治疗。人工关节的应用为肱骨近端骨折的治疗提供了更多的选择,对某些特殊骨折患者有着内固定无法达到的效果。1973年Neer重新设计出新型人工肱骨头(NeetⅡ)型,经过几十年的应用和改进,目前人工肱骨头置换术治疗肱骨近端骨折已达到83%以上的优良效果。

(五)骨折合并脱位

1.二部分骨折合并脱位

此类以大结节骨折最常见,此时应先急诊复位,复位后大结节骨折往往达到同时复位,如大结节仍有明显移位,则应切开复位内固定。

肱骨头脱位合并解剖颈骨折时,此时肱骨头血管破坏严重,宜考虑行人工肱骨头置换术。肱骨头脱位合并外科颈骨折时,可先试行闭合复位脱位的肱骨头,然后再行外科颈骨折复位。如闭合复位不能成功,则需手术切开复位,同时复位和固定骨折的外科颈。

2.三部分骨折脱位

一般均需切开复位肱骨头及移位的骨折,选择克氏针、钢板螺钉均可,尽可能减少软组织的剥离。

3.四部分骨折脱位

由于肱骨头解剖颈骨折失去血循环,应首先考虑人工肱骨置换术。手术复位肱骨头时,应常规探查关节囊及盂唇,应缝合修补因脱位引起的盂唇撕裂,可用锚钉或直接用丝线缝合,防止肱骨头再次脱位。

(1)肱骨头压缩骨折:肱骨头压缩骨折一般是关节脱位的合并损伤,肱骨头压缩面积<20%的新鲜损伤,可进行保守治疗;后脱位常发生较大面积的骨折,如肱骨头压缩面积达20%~45%

时,可造成肩关节不稳定,引起复发性肩关节脱位,需将肩胛下肌及小结节移位于骨缺损处,以螺钉固定;压缩面积>40%时,需行人工肱骨头置换术。

(2)肱骨头劈裂骨折或粉碎性骨折:临床不多见,此种骨折因肱骨头关节面破坏,血运破坏严重,加之关节面内固定困难,所以一般需行人工肱骨头置换术。年轻患者尽可能行切开复位内固定,尽可能保留肱骨头。

(李 德)

第六节 肱骨远端骨折

肱骨远端骨折是指肱骨髁上以远的部位的骨折。肱骨远端骨折包括肱骨髁上骨折、肱骨髁间骨折、肱骨内外髁骨折及肱骨小头骨折等,下面分别叙述。

一、解剖特点

肱骨远端前后位扁平,有两个关节面分别为肱骨滑车和肱骨小头。滑车关节面的上方有三个凹陷,前侧有冠突窝和桡骨头窝,屈肘时容纳冠突和桡骨头;后侧为鹰嘴窝,伸肘时容纳鹰嘴。

外上髁前外缘粗糙,是前臂浅层伸肌的起点;内上髁比外上髁要大,是前臂屈肌的起点,其后面光滑,以容纳尺神经通过肘部。外髁肱骨小头凸出的关节面与桡骨头凹状关节面相对合,组成了肱桡关节。内髁滑车的中心为中央沟,与尺骨近端的滑车切迹(半月切迹)相吻合,前方起自冠突窝,后方终止于鹰嘴窝,几乎环绕整个滑车。在滑车的后面,滑车中央沟向外侧轻度倾斜,使伸肘时产生提携角又称外翻角。肱骨远端骨折后复位不良可致提携角减小或增大,形成肘内翻或肘外翻畸形。

二、肱骨髁上骨折

此类骨折为 AO 分类的 A 型骨折,最常见于 5~8 岁的儿童,占全部肘部骨折的 50%~60%。属关节外骨折,及时治疗后功能恢复较好。

(一)骨折类型
根据暴力来源及方向可分为伸直、屈曲和粉碎型三类。
1.伸直型
该型最多见,占 90% 以上。跌倒时肘关节在半屈曲或伸直位,手心触地,暴力经前臂传达至肱骨下端,将肱骨髁推向后方。由于重力将肱骨干推向前方,造成肱骨髁上骨折。骨折线由前下斜向后上方。骨折近段常刺破肱前肌,损伤正中神经和肱动脉。骨折时,肱骨下端除接受前后暴力外,还可伴有侧方暴力,按移位情况又分尺偏型和桡偏型。

(1)尺偏型:骨折暴力来自肱骨前外方,骨折时肱骨髁被推向后内方。内侧骨皮质受挤压,产生一定塌陷。前外侧骨膜破裂,内侧骨膜完整,骨折远端向尺侧移位。因此,复位后远端容易向尺侧再移位。即使达到解剖复位,而因内侧皮质挤压缺损而会向内偏斜,尺偏型骨折后肘内翻发生率最高。

(2)桡偏型:与尺偏型相反。骨折断端桡侧骨皮质因压挤而塌陷,外侧骨膜保持连续。尺侧骨膜断裂,骨折远端向桡侧移位。此型骨折不完全复位也不会产生严重肘外翻,但解剖复位或矫正过度时,亦可形成肘内翻畸形。

2.屈曲型

该型较少见。肘关节在屈曲位跌倒,暴力由后下方向前上方撞击尺骨鹰嘴,髁上骨折后远端向前移位,骨折线常为后下斜向前上方,与伸直型相反。很少发生血管、神经损伤。

3.粉碎型

该型多见于成年人。本型骨折多属肱骨髁间骨折,按骨折线形状可分 T 形和 Y 形或粉碎型骨折。

(二)临床表现与诊断

伤后肘部肿胀,偶有开放伤口。伤后马上就医者,肿胀轻,可触及骨性标志;多数病例肿胀严重,已不能触及骨性标志。远折端向后移位,可与肘后脱位相混淆,但肘后三角关系正常,据此可鉴别。伤后或复位后应注意是否有肱动脉急性损伤和前臂掌侧骨筋膜室综合征,是否出现 5P 征,即:①疼痛(pain);②桡动脉搏动消失(pulselessness);③苍白(pallor);④麻痹(paralysis);⑤肌肉无力或瘫痪(paralysis);正中神经、尺神经、桡神经都有可能被累及,但以正中神经和桡神经损伤多见。X 线检查可明确骨折的类型和移位程度。

(三)治疗

治疗主要取决于合并同侧肢体骨与软组织损伤的情况,特别是神经血管是否有损伤。所有骨折均可考虑首先试行闭合复位,但若血循环受到影响,则应行急诊手术。

1.非手术治疗

无移位或轻度移位可用石膏后托制动 1~2 周,然后开始轻柔的功能活动。6 周后骨折基本愈合,再彻底去除石膏固定。闭合复位尺骨鹰嘴牵引:在某些患者中,行鹰嘴骨牵引也是一种可选方法。Smith 提出的行鹰嘴骨牵引的指征为以下几点。

(1)用其他闭合方法不能获得骨折复位。

(2)闭合复位有可能获得成功,但单纯依靠屈肘不能维持复位。

(3)肿胀明显,血循环受影响,或可能出现 Volkmans 缺血挛缩。

(4)有污染严重的开放损伤,不能进行外固定。侧方牵引和过头牵引都可采用。应用过头牵引容易消肿和方便敷料更换,在重力的帮助下还可以早期进行肘关节屈曲活动。

2.手术治疗

(1)闭合复位、经皮穿针固定:臂丛神经阻滞麻醉无菌操作下行整复,待复位满意后,维持复位,一助手取 1 枚 2.0 mm 克氏针自肱骨外上髁最高点穿入皮肤,触及骨质后在冠状面上与肱骨纵轴成 45°,在矢状面上与肱骨纵轴成 15°进针,直至穿透肱骨近折端的对侧骨皮质。再取 1 枚 2.0 mm 克氏针在上进针点前 0.5 cm 处穿入皮肤,向近折端尺侧穿针至透过对侧骨皮质。C 形臂 X 线机透视复位、固定满意后,将针尾屈曲 90°剪断,残端留于皮外。无菌纱布包扎针尾,石膏托固定于屈肘 90°前臂旋前位(图 5-26)。

术后常规服用抗生素 3 天以预防感染。当日麻醉恢复后即可行腕关节的屈伸及握拳活动,4 周后拔除克氏针,解除外固定,加强肩、肘关节的功能锻炼。此外,对于较严重的粉碎性骨折,可行外固定架固定(图 5-27)。

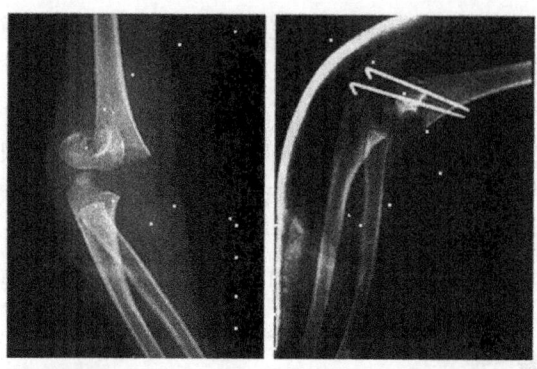

图 5-26 肱骨髁上骨折闭合复位经皮穿针内固定，石膏托外固定

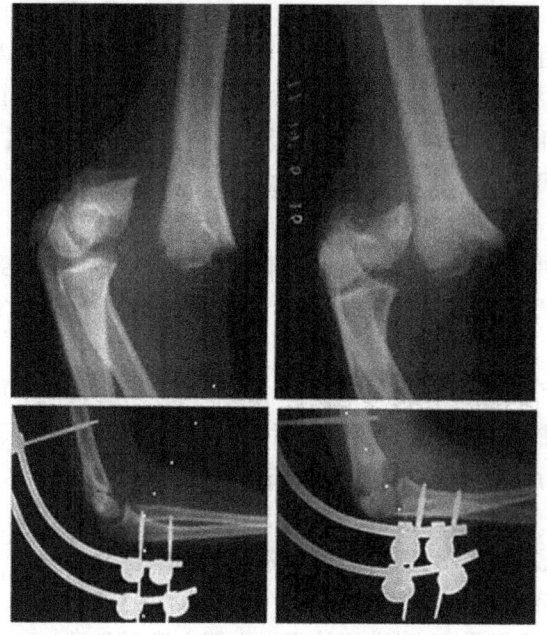

图 5-27 儿童肱骨髁上骨折外固定架固定

(2)切开复位内固定(ORIF)：成人常需采用此种方法。手术指征包括：①骨折不稳定，闭合复位后不能维持满意的复位。②骨折合并血管损伤。③合并同侧肱骨干或前臂骨折。

另外，对老年患者应尽量选择切开复位内固定，以利于早期功能锻炼。若合并血管损伤需进行修补，更应同时稳定骨折端，可通过前方的 Henry 入路来完成。若未合并血管损伤，则可以采取内、外侧联合切口或后正中切口。多数认为后正中切口显露清楚，能够直视下复位骨折，也方便进行内固定。可使用 AO 半管状钢板、重建钢板或特制的 Y 形钢板，尽可能用拉力螺钉增加骨折端稳定。Heffet 和 Hotchkiss 已证实两块钢板成 90°分别固定内、外侧柱，其抗疲劳性能优于后方单用一块 Y 形钢板或双髁螺丝钉固定。Home 认为，如果因骨折粉碎不能获得良好的稳定，可采取非手术疗法，但此观点并不适用于所有移位的粉碎性骨折。粉碎性骨折内固定同时应一期植骨。如内固定不稳定，则需延长石膏制动时间以维持复位，将导致疗效欠佳，故应尽可能获得稳定固定，手术后不用外固定，以便进行早期功能锻炼。开放骨折应及时行清创术，污染严重者可考虑延期闭合伤口，彻底清创后可用内固定或外固定稳定骨折端。

(四)并发症

肱骨髁上骨折的并发症较多,有以下几种。

1.Volkmanns 缺血挛缩

Volkmanns 缺血挛缩为髁上骨折最严重的并发症,发病常与处理不当有关,出血和组织肿胀可使筋膜间室压力升高,外固定包扎过紧和屈肘角度太大使间室容积减小或无法扩张是诱发本病的重要因素。

早期:伤肢突然剧痛,部位在前臂掌侧,进行性灼痛,当手主动或被动活动时疼痛加剧,手指常处于半屈曲状态,屈指无力。同时,感觉麻木、异样感,继之出现感觉减退或消失,肢端肿胀、苍白、发凉、发绀。受累前臂掌侧皮肤红肿,张力大且有严重压痛。桡动脉搏动减弱或消失,全身可有体温升高,脉快。晚期:肢体出现典型的 Volkmanns 缺血挛缩畸形,呈爪形手,即前臂肌肉萎缩、旋前、腕及手指屈曲、拇内收、掌指关节过伸。这种畸形被动活动不能纠正,桡动脉搏动消失。

一旦诊断明确,应紧急处理。早期:应争取时间改善患肢血运,尽早去除外固定物或敷料,适当伸直屈曲的关节,毫不顾惜骨折对位。如仍不能改善血运时,则应即刻行减压及探查手术(应力争在本症发生6~8小时前行)。术中敞开伤口不缝合,等肢体消肿后,再做伤口二期或延期缝合。全身应用抗生素预防感染,注意坏死物质吸收可引起的酸中毒、高血钾、中毒性休克和急性肾衰竭,给予相应的治疗。严禁抬高患肢和热敷。晚期:以手术治疗为主,应根据损害时间、范围和程度而定。6 个月以前挛缩畸形尚未稳定,此时可做功能锻炼和功能支架固定。待畸形稳定后(至少半年至 1 年后),可行矫形及功能重建手术。酌情选择尺桡骨短缩、腕关节固定、腕骨切除、瘢痕切除及肌腱延长和肌腱转位等。还有神经松解,如正中神经和尺神经同时无功能存在,可用尺神经修复正中神经。

2.神经损伤

肱骨髁上骨折并发神经损伤比较多见,发生率为 5%~19%。大多数损伤为神经传导功能障碍或轴索中断,数天或数月内可自然恢复,神经断裂很少见,偶发生于桡神经。正中神经损伤引起运动障碍常局限于掌侧骨间神经支配的肌肉,主要表现为拇指与示指末节屈曲无力,其他分支支配肌肉不受影响。

神经损伤的早期处理主要为支持疗法,被动活动关节保持功能位置。伤后 2~3 个月后临床与肌电检查皆无恢复迹象时,应考虑手术松解。

3.肘内翻

肘内翻为髁上骨折最常见的并发症,尺偏型骨折发生率高达 50%。由于内侧皮质压缩和未断骨膜的牵拉,闭合整复很难恢复正常对线;其次,悬吊式石膏外固定或牵引治疗均不能防止远骨折段内倾和旋转移位;再有是骨折愈合过程成骨能力不平衡,内侧骨痂多,连接早,外侧情况相反,内、外侧愈合速度悬殊使远段内倾进一步加大。

预防措施主要有以下几方面。

(1)闭合复位后肢体应固定于有利骨折稳定位置,伸展尺偏型骨折应固定在前臂充分旋前和锐角屈肘位。

(2)通过手法过度复位骨折使内侧骨膜断裂,消除不利复位因素。

(3)骨折复位 7~10 天换伸肘位石膏管型,最大限度伸肘,同时手法矫正远段内倾。

(4)不稳定骨折或肢肿严重不容许锐角屈肘固定者,骨折复位后应经皮穿针固定,否则牵引治疗。

(5)切开复位务必恢复骨折正常对线,提携角宁可过矫,莫取不足。内固定要稳固可靠。

轻度肘内翻无须处理,肘内翻>15°畸形明显者可行髁上截骨矫形。通常闭合式楔形截骨方法,从外侧切除一楔形骨块。术前先摄患肘伸直位正位 X 线片,测量出肘内翻的角度,然后算出应予矫正的角度。先画出肱骨轴线 AB,另沿尺桡骨之间画一轴线 CD,于其相交点 E,再划一直线 EF,使∠FEB=10°(提携角),则∠DEF 即为需切骨矫正的内翻角。然后于肱骨鹰嘴窝上 1.5～2.0 cm 处画一与肱骨干垂直的横线 HO,并于 O 点向肱骨桡侧划一斜线 GO,使∠HOG 等于∠DEF,楔形 GHO 即为设计矫正肘内翻应切除的骨块,其底边在桡侧。

手术取外侧入路,在上臂下 1/3 外侧,沿肱骨外髁嵴做一长约 6 cm 的纵形切口。判明肱三头肌与肱桡肌的间隙,分开并向前拉开肱桡肌与桡神经,将肱三头肌向后拉,沿外上髁纵形切开骨膜,在骨膜下剥离肱骨下 1/3 至鹰嘴窝上缘为止,以显露肱骨的前、后、外侧骨面,无须剥离其内侧的骨膜,也不可损伤关节囊。按设计在鹰嘴窝上 1.5～2.0 cm 处,和肱骨干垂直的横切面(HO)上,先用手摇钻钻一排 3～4 个穿透前后骨皮质的小孔,再在与测量切骨相同角度的另一斜面(GO)上,钻一排小孔,用锐利骨刀由外向内切骨,至对侧骨皮质时不要完全凿断,以免切骨端不稳定而易发生移位,取下所切掉的楔形骨块。切骨后将前臂伸直,手掌朝上,固定切骨近段,将前臂逐渐外展,使切骨面对合,矫正达到要求后,即可用两根克氏针,分别自肱骨内外上髁钻入,通过切骨断面,达到并恰好穿透对侧骨皮质为止,折弯尾端于骨外;亦可用 U 形钉内固定。彻底止血,需要时,可摄 X 线片复查,了解畸形矫正是否满意,否则重新复位与内固定。克氏针尾端埋在皮肤下,分层缝合切口。术毕,用前后长臂石膏托外固定肘关节于功能位。

三、肱骨髁间骨折

肱骨髁间骨折至今仍是比较常见的复杂骨折,多见于青壮年严重的肘部损伤,常为粉碎性。严重的肱骨髁间骨折常伴有移位、滑车关节面损伤,内髁和外髁常分离为独立的骨块,呈 T 形或 Y 形,与肱骨干之间失去联系,并且有旋转移位,为 AO 分类的 C 型,治疗较困难,且对肘关节的功能影响较大,采用非手术治疗往往不能取得满意的骨折复位。

(一)骨折类型

肱骨髁间骨折的分型较多,现就临床上应用广泛且对骨折治疗的指导意义较大的 Mehne 分型叙述如图 5-28。

(二)临床表现与诊断

局部肿胀、疼痛。因髁间移位、分离致肱骨髁变宽,尺骨向近端移位使前臂变短。可出现骨擦音,肘后三角关系改变。明显移位者,肘部在所有方向均呈现不稳定。摄肘关节正侧位 X 线片可明确骨折的类型和移位程度,需注意的是,骨折真实情况常比 X 线片的表现还要严重和粉碎。判断骨折粉碎程度还可行多方向拍片或重建 CT 检查。

(三)治疗

肱骨髁间骨折是一种关节内骨折,由于骨折块粉碎,不但整复困难,而且固定不稳,严重影响关节功能的恢复,故而对髁间骨折要求复位正确,固定稳妥,并早期进行功能锻炼,以争取获得满意的效果。治疗时必须根据骨折类型、移位程度、患者年龄、职业等情况来选择恰当的方法。

1.非手术治疗

对于内、外髁较为完整及轻度分离无明显旋转者,可于透视下手法复位长臂石膏前后托固定,2 周后再换一次石膏,肘部的屈曲程度不能单纯依靠是屈曲型还是伸直型来定,而要在透视下观察在何种位置最稳定。制动时间为4~5周,去除石膏后再逐渐练习肘关节的屈伸活动。无移位的骨折仅维持骨折不再移位即可,可用石膏托制动4周。

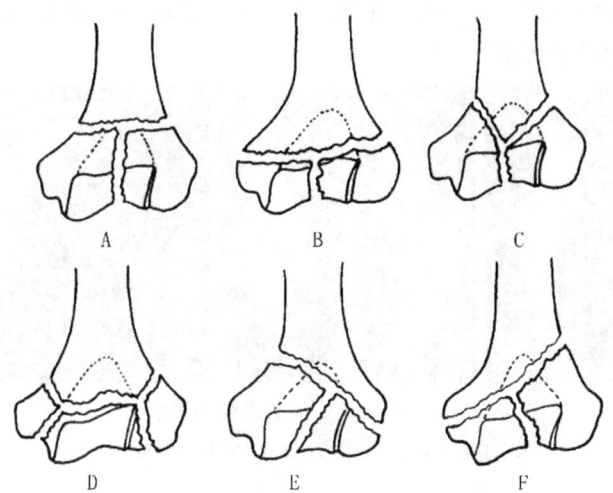

图 5-28　肱骨髁间骨折的 Mehne 分型
A.高 T 形;B.低 T 形;C.Y 形;D.H 形;E.内 λ 形;F.外 λ 形

尺骨鹰嘴牵引:对于伤后未能及时就诊或经闭合复位失败者,因局部肿胀严重,不宜再次手法复位及应用外固定,许多学者主张采用此方法,它能够使骨折块达到比较理想的对线。在过头位,能迅速使肿胀消退,一旦患者能够耐受疼痛就开始活动。但单纯采用纵向牵引并不能解决骨折块的轴向旋转。可待局部肿胀消退,肱骨髁和骨折近端的重叠牵开后,做两髁的手法闭合复位。

2.手术治疗

大多数骨折均需手术切开复位内固定。过去多采用肘后正中纵形切口,将肱三头肌做 A 形切断并向远端翻转,以显露骨折。但该手术入路的缺点是术后外固定至少需 3 周,使患肘不能早期屈伸锻炼,关节僵直发生率高。目前多数学者认为采用鹰嘴旁肘后轻度弧形正中切口,尖端向下的 V 形尺骨鹰嘴截骨是显露骨折并行牢固内固定的最佳方式。因其保持肱三头肌的完整性,减少损伤和术后粘连,同时髁间显露充分,复位精确,固定稳妥,常不需用外固定,术后可早期功能锻炼。术中可将尺神经分离显露,并由内上髁区域移开。原则是首先复位和固定髁间骨折,然后再处理髁上骨折。但如果存在大块骨折块与肱骨干对合关系明显,则无论其涉及关节面的大小,都应先将其与肱骨干复位和固定。髁间部位骨折处理重点是维持髁间关节面的平整,肱骨滑车的大小、宽度,特别对于 C_3 型骨折,可以考虑去除那些影响复位、影响固定的小的关节内骨折块,有骨缺损时一定要做植骨固定,争取骨折一期愈合和骨折固定早期的稳定性。通常,在复位满意后先临时用克氏针固定,然后再选用合适的永久性的内固定物。

肱骨髁间骨折手术时必须采用坚强的内固定,才能早期进行关节功能锻炼,避免肘关节僵硬。对 C_2、C_3 型骨折采用双钢板固定于肱骨髁外侧及内侧,内侧也可采用 1/3 管形钢板。合并肱骨髁上骨折常需加用重建钢板,一般需使用两块接骨板才可达到牢固的固定效果,接骨板相互垂直放置可增加固定的强度。日常功能锻炼可使无辅助保护的螺钉固定发生松动。要达到牢固的固定,外侧接骨板的位置应下至关节间隙水平。内侧接骨板应置于较窄的肱骨髁上嵴部位,此处可能需要轻度向前的弧线。3.5 mm 的重建接骨板是较好的选择。髁部手术后,对截下的尺骨鹰嘴复位后使用的固定为1～2枚直径为6.5 mm、长度不短于6.5 cm的松质骨螺钉髓内固定+张力带钢丝,或2枚平行克氏针髓内固定+张力带钢丝(图5-29,图5-30)。需要特别指出的一点是:在做尺骨鹰嘴截骨时应尽量避免使用电锯,因其可造成骨量的丢失,从而导致尺骨鹰嘴的短缩或复位不良,而影响手术效果。

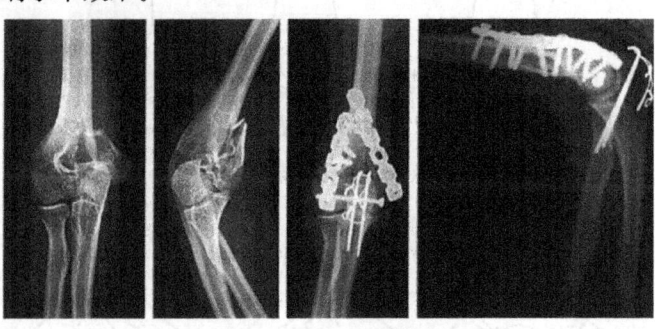

图5-29 低T形肱骨髁间骨折
采用尺骨鹰嘴截骨入路,AO双重建钛板螺钉内固定

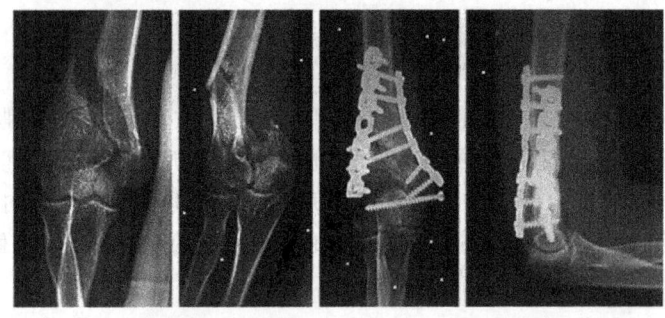

图5-30 外λ形肱骨髁间骨折,采用AO双重建钛板螺钉内固定

内固定结束后,如果尺神经距内固定物很近,则将尺神经前置,放置引流条,术后24～48小时内拔除。早期有效的肘关节功能锻炼,对于肘关节功能的恢复至关重要,肘关节制动时间一旦过长,必将导致关节纤维化和僵硬。骨折坚强固定的患者,患肢不做石膏固定,术后3天内开始活动肘关节。内固定不确实的,均石膏托屈肘固定3周左右,去除石膏后无痛性主动活动肘关节,辅以被动活动。

早期利用CPM进行功能锻炼,有利于肘关节周围骨与软组织血液供应恢复,肿胀消退,能加快关节内滑液的循环和消除血肿,减少关节粘连,可刺激多种间质细胞分化成关节软骨,促进关节软组织的再生和修复,可抑制关节周围炎性反应。

3.肱骨远端置换与全肘关节置换

近年来,随着人工关节材料的改进和医疗技术的进步,人工关节越来越广泛地应用于髋关节、膝关节等全身大关节严重疾病的治疗,但因人工肘关节研制和应用在国内起步较晚,临床应用尚不多见。对于关节面破坏严重,无法修复或经内固定术后,内固定物松动将严重影响肘关节功能者可行人工关节置换。手术采用肘关节后侧正中切口,游离并保护尺神经,显露肱骨远端、尺骨近端及桡骨小头。锯除肱骨中段滑车,扩大肱骨远段髓腔,参照试件,切除滑车及肱骨小头,直至假体试件的边缘恰能嵌至肱骨内外上髁的切骨断面间隙中。钻开尺骨近端髓腔,扩大髓腔,凿除冠状突周围的软骨下骨。插入试件,检查肘关节屈、伸及旋转活动范围。如桡骨小头内侧关节面有骨折,可切除桡骨小头。冲洗髓腔后置入骨水泥,安装假体。尺神经前置于皮下软组织层,修复肱三头肌腱、韧带及关节囊,放置引流,加压包扎。

术后不做外固定,引流1~2天,1周内做肌肉收缩锻炼,1周后开始做肘关节屈伸及旋转活动,3周后逐渐加大幅度行功能锻炼。

四、肱骨内髁骨折

肱骨内髁骨折是一种少见的肘关节损伤,仅占肘关节骨折的1%~2%,在任何年龄组均少见,儿童相对要多一些。骨折块通常包括肱骨滑车内侧1/2以上和/或肱骨内上髁,骨折块因受前臂屈肌群的牵拉多发生旋转移位,属关节内骨骺损伤。治疗上要求解剖复位,若复位不良不仅妨碍关节功能恢复,而且可能引起肢体发育障碍,继而发生肢体畸形及创伤性关节炎。

(一)骨折类型

肱骨内髁骨折分为三型。

1. Ⅰ损伤

骨折无移位,骨折自滑车关节面斜形向内上方,至内上髁上方。

2. Ⅱ型损伤

骨折块轻度向尺侧或内上方移位,无旋转。

3. Ⅲ型损伤

骨折块明显旋转移位,常为冠状面旋转,也可同时伴有矢状面的旋转,结果骨折面向后,滑车关节面向前。

(二)临床表现与诊断

外伤后肘关节处于部分屈曲位,活动明显受限,肘关节肿胀、疼痛,尤以内侧明显。局部明显压痛,可触及内髁有异常活动。

儿童肱骨滑车内侧骨骺出现时间为9~14岁。对骨化中心出现后的肱骨内髁骨折,临床诊断一般比较容易。而在肱骨内上髁骨骺骨化中心出现之前发生的肱骨内髁骨折诊断则较困难,因为骨骺尚未骨化,其软骨于X线片上不显影,通过软骨部分的骨折线也不能直接显示,此类损伤于X线片上不显示任何阳性体征(既无骨折又无脱位影像)。因此,临床上必须详细检查,以防漏诊、误诊。细致的临床检查,熟悉不同部位骨骺出现的时间、形态及其与干骺端正常的位置关系是避免漏诊、误诊的关键。对于诊断确有困难的患者,可拍健侧相同位置的X线片加以鉴别,必要时可行CT或MRI检查以明确诊断。

(三)治疗

肱骨内髁骨折既是关节内骨折,又是骨骺损伤,故治疗应遵循关节内骨折及骨骺损伤的治疗原则。无论采取何种治疗方法,应力求使骨折达解剖复位或近似解剖复位(骨折移位<2 mm)。复位不满意不仅妨碍关节功能恢复,而且可能引起生长发育障碍,继而发生肢体畸形及创伤性关节炎。

Ⅰ型骨折和移位不大的Ⅱ型骨折可行长臂石膏后托固定伤肢于屈肘90°,前臂旋前位。石膏托于肘部应加宽,固定范围应完全包括肘内侧,且应仔细塑形,以防骨折发生移位。1周后应摄X线片,如石膏托松动,则更换石膏托;如骨折移位,则应采取其他措施,一般4周后去除石膏托行肘关节功能练习。

对于移位>2 mm的Ⅱ型骨折及Ⅲ型骨折,因骨折移位大,关节囊等软组织损伤较重,而且肱骨下端髁间窝骨质较薄,骨折断端间的接触面较窄,加之前臂屈肌的牵拉,使骨折复位困难或复位后骨折不稳定,则应采取手术治疗。

手术方法:取肘关节内侧切口,显露并注意保护尺神经,显露骨折后,清除局部血肿或肉芽组织,将骨折复位后以2枚克氏针交叉固定或松质骨螺钉内固定。术中注意保护尺神经,必要时做尺神经前移;不可过多地剥离骨折块内侧附着的肌腱等软组织,以防影响骨折块的血液供应;术中尽量使滑车关节面及尺神经沟保持光滑。对于骨骺未闭合的儿童骨折,内固定物宜采用2枚克氏针交叉固定,因克氏针固定操作简单、牢固,对骨骺损伤小且便于日后取出;丝线缝合固定不易操作且固定不牢固;螺丝钉内固定固然牢固,但对骨骺损伤较大,且不便日后取出。外固定时间一般为4~6周,较肘部其他骨折固定时间稍长,因为肱骨内髁骨折软骨成分较多,愈合时间较长。固定期满后拆除石膏,拍X线片示骨折愈合后拔除克氏针,行肘关节早期、主动功能练习。对于骨骺已闭合的或成人的肱骨内髁骨折,可采用切开复位AO重建板内固定术(图5-31)。

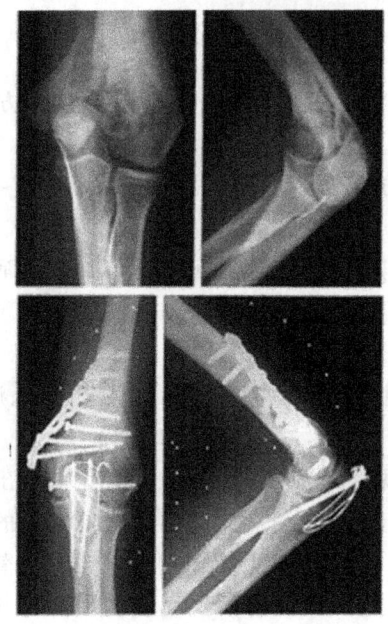

图 5-31 成人肱骨内髁骨折
采用尺骨鹰嘴截骨入路,AO重建板内固定

五、肱骨外髁骨折

肱骨外髁骨折是儿童肘部常见损伤,发病多在2~18岁,以6~10岁最为常见,亦有成人发生此类损伤。骨折块通常包括肱骨小头骨骺、滑囊外侧部分及干骺端骨质,故亦称为骨骺骨折。此类骨折多为关节内骨折,且肱骨小头与桡骨小头关节面对应。骨骺部分与骨的生长发育密切相关,如治疗不当,将留有肘部畸形,导致功能障碍及远期其他类型并发症。

(一)骨折类型

小儿肱骨外髁骨折的Wadsworth分类如下。

(1)Ⅰ型:无移位。

(2)Ⅱ型:有移位,但不旋转。

(3)Ⅲ型:外髁骨折块向外侧同时向后下反转移位。

(4) Ⅳ型：与通常骨折不同，多见于13～14岁儿童，肱骨小头与桡骨头碰撞发生，有骨软骨的改变。

（二）临床表现与诊断

肱骨外髁骨折的伤因多由间接复合外力造成，当儿童摔倒时手掌着地，前臂多处于旋前，肘关节稍屈曲位，大部分暴力由桡骨传至桡骨头，再撞击肱骨外髁骨骺而发生骨折。骨折后，肘部外侧肿胀并逐渐扩散，以致达整个关节。局部肿胀程度与骨折类型有明显关系，骨折脱位型肿胀最严重。肘外侧出现皮下瘀斑，逐渐向周围扩散，可达腕部。肘部外侧明显压痛，若为Ⅳ型骨折，则内侧也可有明显压痛，甚至发生肱骨下端周围性压痛。肘关节活动功能丧失，患儿常将肘关节保持在稍屈曲位，被动活动肘关节时出现疼痛，但前臂旋转功能多无受限。

肱骨外髁骨折线常呈斜形，由小头-滑车间沟或滑车外侧缘斜向髁上嵴。根据骨折类型不同，可出现尺骨相对于肱骨干的外侧移位。伸肌附着点的牵拉可使骨块发生移位。应与肱骨小头骨折相鉴别：外髁骨折包括关节面和非关节面两个部位，并常带有滑车的桡侧部分，而肱骨小头骨折只累及关节面及其支撑骨。

X线摄片时因骨片移位及投照方向造成多种表现，在同一骨折类型不同X线片中表现常不一致；加之儿童时期肘部的骨化中心出现和闭合时间相差甚大，部分X线表现仅是外髁的骨化中心移位。另外因肱骨外髁骨化中心太小，放射或临床医师常因缺乏经验而造成漏诊或误诊。有些病例X线片肱骨外髁干骺部未显示骨折裂痕，但有肘后脂肪垫征（八字征），在诊断是应加以注意。肘外伤后，肱骨远段干骺部外侧薄骨片和三角形骨片是诊断肱骨外髁骨折的主要依据，肘后脂肪垫征（八字征）是提示肘部潜隐性骨折的主要X线征象，要特别予以注意。诊断确有困难的病例可拍健侧相同位置的X线片加以鉴别，必要时可行CT或MRI检查以明确诊断。

（三）治疗

早期无损伤的闭合复位是治疗本病的首选方法。肱骨外髁骨折的固定方法是屈肘60°～90°前臂旋后位，颈腕带悬吊胸前，可使腕关节自然背伸，此时前臂伸肌群松弛，对骨折块的牵拉小；同时屈肘位肱三头肌紧张，有利于防止骨折块向后移位，又由于桡骨小头顶住肱骨小头防止其向前移位，因此，骨折较稳定。另外，从前臂伸肌群的止点在肱骨外上髁的角度来看，屈曲90°以上，前臂伸肌群的力臂减少，牵拉肱骨外髁的力变小，骨折将更稳定。但由于骨折后血肿的形成及手法复位时的损伤，可造成关节明显肿胀，屈肘角度太小会影响血液循环，所以不主张固定在小于屈肘60°的体位，以屈肘60°～90°固定为宜。

对于Ⅰ型和移位轻的Ⅱ型骨折（骨折移位<2 mm），因其无翻转，仅用手法复位后小夹板或石膏托固定即可；但Ⅲ、Ⅳ型骨折，因骨折处有明显的旋转和翻转移位，由于前臂伸肌腱的牵拉，手法往往难以使骨折达到满意的复位，即使在透视下复位很好，外固定也很难保持满意的位置。可用手捏翻转、屈伸收展手法闭合复位，插钢针固定，或切开复位内固定。

手术方法：取肘后外侧切口，显露骨折后清除局部血肿或肉芽组织。可使用克氏针或AO接骨板内固定（图5-32）。与肱骨内髁骨折一样，对于骨骺未闭合的儿童，内固定物宜选用2枚克氏针交叉固定，螺丝钉固定比较稳固，但由于儿童肱骨外髁的结构特点，螺丝钉如使用不当易损伤骨骺而影响生长发育。术后外用长臂石膏托外固定4～6周，摄X线片证实骨折愈合后，去除石膏托，行肘关节功能练习。

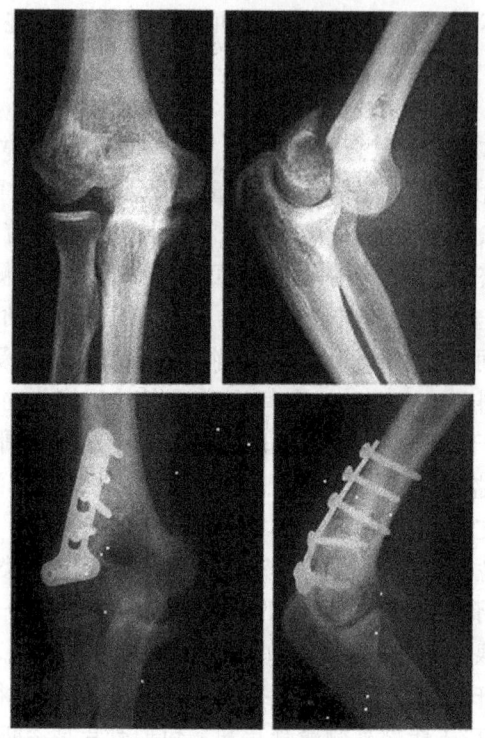

图 5-32　肱骨外髁骨折
AO 斜 T 形解剖板内固定

(四)预后

肱骨外髁骨折是儿童肘关节创伤中最多见、最重要的骨折类型,常引起畸形愈合,会发生不同程度的骺间骨缺损,即鱼尾状畸形,无论复位好坏都可能发生这种畸形。它的发生是因骨折线经过骺板全层,愈合时局部产生骨桥。骨折同时也损伤了骺软骨的营养血管,使骨折面的软骨细胞坏死、吸收,使骨折间隙增大。骨折愈合后,肱骨内、外髁骨骺继续发育,而骨桥处生长缓慢以致停滞,最终发生鱼尾状畸形。所以,损伤年龄越小,骨折复位越不满意者,畸形就越明显。肱骨外髁骨折延迟愈合或不愈合及鱼尾状畸形是造成肘外翻的原因。延迟手术治疗(伤后 3 周),也可导致骨折块的坏死和肘外翻畸形。此外,还可以引起肱骨外髁增大、肱骨小头骨骺早闭、肱骨小头骨骺缺血性坏死、肱骨外上髁骨骺提前骨化等后遗症。

六、肱骨小头骨折

Hahn 在 1853 年第一次提出,Kocher 自 1896 年起对此骨折倾注了许多精力进行研究,又称之为 Kocher 骨折。肱骨小头骨折是一种不太常见的肘部损伤,各种年龄组均可发生。单纯肱骨小头骨折以成年人多见,合并部分外髁的肱骨小头骨折多发生在儿童。本骨折是关节内骨折,常因有些骨折较轻,骨折片较小且隐蔽而容易漏诊或误诊,从而导致延误治疗。

(一)骨折分类

Kocher 和 Lorenz 将肱骨小头骨折分为两类。

1. Ⅰ 型

完全骨折又称 Hahn-Steinthal 型,骨折发生在肱骨小头基底部,骨折线位于冠状面,包含一个较大块骨质的小头,亦可累及相邻的滑车桡侧部。

2. Ⅱ型

部分骨折又称 Kocher-Lorenz 型,主要累及关节软骨,几乎不包含骨组织。

Wilson 又提出了第Ⅲ型,即关节面向近侧移位,且嵌入骨组织,也有人将其称为肱骨小头关节软骨挫伤,是致伤外力不足以导致发生完全或部分骨折,早期行普通 X 线检查多不能明确诊断。

(二)临床表现与诊断

肱骨小头骨折常由桡骨头传导的应力所致,故有时可合并桡骨头骨折。最为常见的致伤方式是跌倒后手掌撑地,外力沿桡骨传导至肘部;或跌倒时处于完全屈肘位,外力经鹰嘴冠状突传导撞击肱骨小头所致。急诊患者除了肘关节积血肿胀、活动受限以外,局部症状不突出,多于拍照 X 线片时发现,前臂旋转不受限制是其特点。临床上应注意将肱骨小头骨折与外髁骨折进行鉴别。外髁的一部分即关节内部分是肱骨小头骨折,不包括外上髁和干骺端;而外髁骨折除包括肱骨小头外,还包括非关节面部分,常累及外上髁。

其典型 X 线表现:侧位片常常可以看到肱骨下端前面,相当于滑车平面有一薄片骨块影,因骨折块包含有较大的关节软骨,故实际的骨折片要比 X 线片所显示的影像大得多。值得注意的是侧位片上一般很难发现骨折块的来源,需要观察其正位 X 线片究其来源。正位片由于肱骨小头骨折块大都移位于肱骨下端前方,与肱骨远端重叠,故在肘关节正位片上一般都看不到骨折块影而易致漏诊。但如仔细观察其正位 X 线片,可以发现其肱桡关节间隙增宽,肱骨侧关节面毛糙,失去正常关节面的光滑结构。如出现此典型改变,再加上侧位片肱骨前下端有骨折块影出现,一般不难做出肱骨小头骨折的诊断。

(三)治疗

治疗争议颇多,包括非手术方法(进行或不进行闭合复位)、骨块切除及假体置换。不论是采取闭合或切开复位,都应争取获得解剖复位,因为即使轻度移位亦可影响关节活动。若不考虑骨折类型,要想获得良好疗效,术后康复至关重要。

1.非手术治疗

对无移位骨折可行石膏后托固定 3 周。对成人移位骨折,并不建议闭合复位;儿童和青少年移位骨折,可首选闭合复位,可望获得快速而完全的骨愈合。

如有可能,可对Ⅰ型骨折试行闭合复位,伸肘位对前臂进行牵引,直接对骨折处进行施压以获得复位。对肘部施加内翻应力,可使外侧开口加大,有利于骨折复位。一旦复位满意,应保持屈肘,由桡骨头的挤压作用来维持骨折块的复位。尽管有人强调应在最大屈肘位固定以维持复位,但应注意对严重肿胀者应减少屈肘,以防出现缺血性挛缩。前臂旋前有助于桡骨头对骨折块的稳定作用。完全复位后,应将肘部制动 3～4 周。

2.手术治疗

手术难度较大,因为即使获得了解剖复位,也做到了术后早期活动,仍可能发生部分或完全性的肘关节僵硬。

因骨折块位于关节囊内,并且常旋转 90°,充分的手术显露很有必要。可采取后外侧入路,在肘肌前方进入关节,注意保护桡神经深支。此切口稍偏前方,优点是术中可以避开后方的肱尺韧带,减少发生后外侧旋转不稳定的危险,且不易损伤桡神经深支。若术中或原始损伤累及了后外侧韧带复合体,应在术中行一期修补,并可将其与骨骼进行锚式固定,术后将前臂置于旋后位短期制动,以维护这种修补术的效果。

术中固定可采用松质骨螺钉、克氏针及可吸收螺丝钉固定骨折块,其中以松质骨螺钉的固定效果最好,螺丝钉可自后方向前旋入固定。手术目的是恢复关节面解剖,并给予稳定固定,以允许术后早期活动。若骨折块不甚粉碎,复位满意后用松质骨螺钉固定稳定可靠,术后则不必进行制动,可立即进行屈伸功能锻炼,临床疗效较为满意。对粉碎严重的骨折,普通螺钉或克氏针固定常很难达到理想效果,则可采用外固定架固定。若骨折块太小或严重粉碎,则可考虑行碎骨块切除。对移位骨折,Smith认为骨折块切除的疗效优于进行闭合或切开复位,并建议早期行切除术,而不是伤后4~5天血肿和渗出开始机化时手术。术后只用夹板或石膏制动2~3天即可开始进行关节活动。骨折块切除术后发生桡骨向近端移位和下尺桡关节的异常并不多见。如果确实因骨折块太小,无法进行复位及固定,遗留在关节内又将成为游离体,进行早期切除有助于功能恢复;但对完全骨折,尤其是骨折累及滑车桡侧时,早期进行骨折块的切除显然不合适,将造成关节活动受限和外翻不稳定。

Jakobsson建议用金属假肢来重建肱骨远端关节面,以避免发生肱骨小头骨折块的无菌性坏死和维持肘关节稳定性,但此种治疗没有得到普遍开展。

对陈旧性骨折伴明显移位而影响肘关节功能时,无论受伤时间长短,都应将骨折块切除。通过手术包括软组织松解、理疗和功能锻炼,肘关节功能将得到明显改善。反之,如行切开复位内固定,即使达到解剖复位,效果也不理想。

七、肱骨内外上髁骨折

每一个上髁都有自己的骨化中心,这在儿童肘部损伤中有其特殊的意义,因为相对于富有张力的侧副韧带,骨骺生长板本身是一个薄弱点。由于撕脱应力的作用,在儿童发生的内上髁骨折常常是一个骨骺分离。在成人,原发的、单纯的上髁骨折比较少见,大多与其他损伤一起发生。

(一)肱骨内上髁骨折

内上髁的骨化中心直到20岁才发生融合,是一个闭合比较晚的骨骺,也有人终生不发生融合,应与内上髁骨折相鉴别。儿童或青少年发生肘脱位时,可合并内上髁撕脱骨折,骨折块可向关节内移位,并停留在关节内,影响肘脱位的复位。20岁后再作为一个单独的骨折出现或合并肘脱位则比较少见。若内上髁骨化中心与肱骨远端发生了融合,成人就不大可能因撕脱应力导致骨折。成人内上髁骨折并不局限于骨化中心的原始区域,可向内髁部位延伸。因内上髁在肘内侧突出,易受到直接暴力,故成人比较多见的是直接暴力作用于内上髁所致的单纯内上髁骨折,这也是成人内上髁骨折的特点之一。尺神经走行于内上髁后方的尺神经沟,发生骨折时可使其受到牵拉、捻挫,甚至连同骨折块一起嵌入关节间隙,导致尺神经损伤。

1.肱骨内上髁骨折的分类

(1)Ⅰ型:内上髁骨折,轻度移位。

(2)Ⅱ型:内上髁骨折块向下、向前旋转移位,可达肘关节间隙水平。

(3)Ⅲ型:内上髁骨折块嵌夹在肘内侧关节间隙,肘关节实际上处于半脱位状态。

(4)Ⅳ型:肘向后或后外侧脱位,撕脱的内上髁骨块嵌夹在关节间隙内。

2.临床表现与诊断

前臂屈肌的牵拉可使骨折块向前、向远端移位。内上髁区域肿胀、甚至皮下淤血,并存在触痛和骨擦音等特点。腕、肘关节主动屈曲及前臂旋前时可诱发或加重疼痛。应仔细检查尺神经功能。

对青少年患者,应将正常的骨化中心与内上髁骨折进行鉴别,拍摄健侧肘部 X 线片有助于诊断。

3.治疗

对轻度移位骨折或骨折块嵌顿于关节间隙内的治疗已达成共识。若骨折无移位或轻度移位,可将患肢制动于屈肘、屈腕、前臂旋前位 7～10 天即可。如果骨折块嵌顿于关节内,则应尽早争取手法复位,可在伸肘、伸腕、伸指、前臂旋后位,使肘关节强力外翻,重复创伤机制,利用屈肌群的紧张将骨折块从关节间隙拉出,变为Ⅱ型损伤,然后用手指向后上方推挤内上髁完成复位,以 X 线片证实骨折复位满意后,用石膏或夹板制动 2～3 周。

中度或重度移位骨折的治疗至今仍存争议,有三种方法可供选择:①手法复位,短期石膏制动。②切开复位内固定。③骨折块切除。

Smith 认为,对患者来说获得纤维愈合与获得骨性愈合的最终结果是一样的。支持手术治疗者认为,移位的内上髁骨块可导致出现晚期尺神经症状及屈腕肌力弱和骨折不愈合,行外翻应力试验检查时会产生肘关节不稳定,并把上述并发症作为手术治疗的理由。但对于骨折块移位超过 1 cm 者,笔者认为应行手术切开复位内固定,可选用两枚克氏针交叉固定或螺钉内固定(图 5-33)。

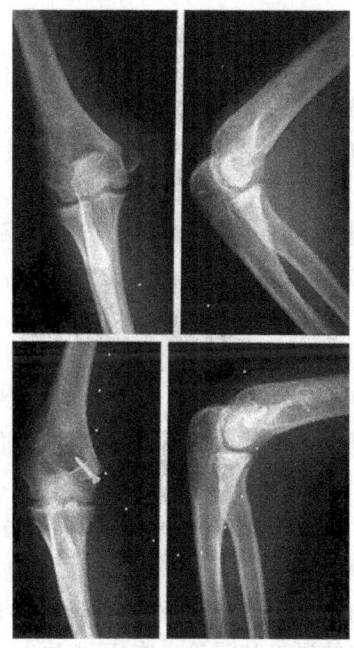

图 5-33　肱骨内髁骨折螺钉内固定

(二)肱骨外上髁骨折

临床上非常少见,实际上,有很多学者怀疑它在成人是否是一个单独存在的骨折。外髁的骨化中心较小,在 12 岁左右出现,一旦骨化中心与主要部分的骨骼融合,撕脱骨折更为少见。外上髁与肱骨外髁平坦的外侧缘几乎在一个水平,遭受直接暴力的机会很少。治疗原则类似于无移位的肱骨外髁的治疗,包括对肘部进行制动,直至疼痛消失,然后开始功能活动。

八、肱骨远端全骨骺分离

肱骨远端骨骺包括外上髁、肱骨小头、滑车和内上髁四个骨骺，借助软骨连成一体。肱骨远端全骺分离是指包括肱骨下端骨骺线水平、肱骨小头和滑车骨骺与肱骨干在水平轴上的分离，婴幼儿童时期肱骨远端为一大片较为扁平薄弱的软骨，在解剖学上不能属于肱骨髁的范围，其实质是一种关节内的骨骺损伤，虽然其损伤机制与髁上骨折相同，但在部位上不同于髁上 2 cm 的骨折。儿童肱骨远端全骨骺分离骨折是儿童肘部损伤中较少见的一种类型，多发生于 1~6 岁学龄前儿童，因肱骨远端四块骨骺尚未完全骨化，或分离四块骨骺中仅见肱骨小头骨骺，X 线检查不能显示其全貌，常因此发生误诊。

(一)骨折分类

根据 Salter-Harris 对骨骺损伤分类方法，肱骨远端全骨骺分离可分为Ⅰ型及Ⅱ型损伤。

1.Ⅰ型损伤

Ⅰ型损伤多见于 2 岁以下的婴幼儿，骨折线自外侧缘经过生长板与干骺端相连接的部位达到内侧，造成了生长板以下骨骺的分离移位。

2.Ⅱ型损伤

Ⅱ型损伤多见于 3 岁以上的儿童。根据肱骨干骺骨折块的位置和全骨骺分离移位方向，Ⅱ型损伤又可分为两种亚型。

3.Ⅱa 亚型

Ⅱa 亚型为骨折线自外侧缘横形至鹰嘴窝内侧部分转向上方，造成干骺端内侧有骨块伴随内移位，其骨块多呈三角形，称为角征，此亚型常见，是肱骨远端全骨骺分离典型 X 线表现。

4.Ⅱb 亚型

骨折线自内侧缘横形至鹰嘴窝外侧转向上方，在干骺端外侧有薄饼样骨折片，称为板征。肱骨小头骨骺与尺桡骨近端一起向外侧移位，移位程度较Ⅱa 型轻，侧位片显示肱骨小头骺和骨片有移位。

(二)临床表现及诊断

有明显肘外伤史，伤后肘部肿胀，肱骨远端压痛。典型 X 线片表现为分离的肱骨远端骨骺与尺桡骨近端一起向同一方向移位，桡骨近段纵轴线总是通过肱骨小头骨骺中心，常伴有肱骨干骺端骨块游离。由于这一时期肱骨远端 4 块骨骺中，只有肱骨小头骨骺发生骨化，在 X 线片上不能见到其他 3 块骨骺核。因此，肱骨远端全骨骺分离，常以肱骨小头骨骺的位置作为 X 线诊断的主要依据。判定肱骨小头骨骺与桡骨近段纵轴线的关系，肱骨小头骨骺与肱骨干骺端的对应关系，尺桡骨近端与肱骨干骺端对应关系，从 X 线片上可见的影像去分析判定不显影部分的损伤，就可减少对肱骨远端全骺分离的误诊和漏诊。在 X 线片上，除正常肘关节外，如果见到桡骨近段纵轴线通过肱骨小头骨骺中心，则应考虑为肱骨髁上骨折或是肱骨远端全骨骺分离。但髁上骨折在肱骨干骺端可见骨折线。在肱骨干骺端有分离的骨折块伴随移位，就是Ⅱ型骨骺损伤，否则就是Ⅰ型骨骺损伤。

(三)治疗

肱骨远端全骨骺分离骨折属关节内骨折，复位不佳对关节功能多有影响及出现外观畸形，且涉及多个骨化中心，故应尽可能解剖复位。应该采用闭合复位还是手术切开复位，尚有争论。许多学者推崇闭合复位外固定，但具体还是应根据具体情况决定。若局部肿胀不明显，且闭合复位后骨折对位稳定,则可仅做外固定。但如局部肿胀明显,由于骨折断面处为软骨,断端多较光整,仅靠单纯外固定很难维持断端的稳定,复位后若再移位则难免出现畸形,故应尽早行手术切开复位内固定。术中宜采用克氏针内固定,尽量减少损伤次数,若用1枚克氏针固定较稳定,则不必用交叉双克氏针。因小儿的生理特点,其愈合相当快,常在受伤1周后就有骨痂生长,故学者主张宜早期复位。一般在3周以内均可考虑手术,但在3周左右,骨折实际上已基本上愈合,周围骨痂亦生长多时,切开复位意义不大,可待以后出现后遗畸形再矫形。

(李 德)

第六章 肘部及前臂损伤

第一节 肘关节扭挫伤

肘关节扭挫伤是常见的肘部闭合性损伤,凡使肘关节发生超过正常活动范围的运动,均可导致肘部筋的损伤。

肘关节是复合关节,由肱尺关节、肱桡关节、桡尺近侧关节组成,有共同的关节囊包绕。肘关节的关节囊前后壁薄而松弛,尤以后壁为甚。两侧壁增厚并有桡侧副韧带和尺侧副韧带加强,桡骨头有桡骨环状韧带包绕。肘关节前后的肌肉相当强大,屈伸运动有力,屈伸运动范围约为140°,屈曲时主要受到上臂和前臂的限制,伸直时主要受关节前部的关节囊和肌肉的限制。肘关节做旋转运动时,桡尺近侧关节必须与桡尺远侧关节联动,旋前和旋后运动的范围为140°～150°。由于肘关节活动较多,所以扭挫伤的机会亦多见。

一、病因病理

直接暴力的打击可造成肘关节挫伤。间接暴力致伤较多见,如跌仆、由高坠下、失足滑倒,手掌着地,肘关节处于过度外展、伸直位置,迫使肘关节过度扭转,即可致肘关节扭伤。此外,在日常工作和生活中做前臂过度拧扭动作,以及做投掷运动时姿势不正确,均有可能造成肘关节扭伤。临床上以关节囊、侧副韧带和肌腱等损伤多见。受伤后可因滑膜、关节囊、韧带等组织的扭挫或撕裂,引起局部充血、水肿,严重者关节内出血、渗出,影响肘关节的功能。

二、临床表现与诊断

有明显的外伤史,肘关节处于半屈位,肘部呈弥散性肿胀疼痛,功能障碍,有时出现青紫瘀斑,多以桡后侧较明显,压痛点往往在肘关节的内后方和内侧副韧带附着部。

初起时肘部疼痛,活动无力,肿胀常因关节内积液、鹰嘴窝脂肪垫炎,或肱桡关节后滑液囊肿胀而加重,伸肘时鹰嘴窝消失。

部分肘部扭挫伤患者,有可能是肘关节半脱位或脱位后已自动复位,只有关节明显肿胀,而无半脱位或脱位征象,易误认为单纯扭挫伤。

若肿胀消失,疼痛较轻,但肘关节的伸屈功能不见好转,压痛点仍在肘后内侧,局部的肌肉皮肤较硬,可通过 X 线检查,确定是否合并骨化性肌炎。

严重的扭挫伤要与骨折相区别,环状韧带的断裂常使桡骨头脱位合并尺骨上段骨折,在成人,可通过 X 线片确定有无合并骨折,在儿童骨骺损伤时较难区别,可与健侧同时拍片对比检查,以免漏诊。

三、治疗

肘关节扭挫伤早期施行手法矫正筋骨细微的错缝,外敷和内服中药,局部有效的制动;中后期提倡主动的功能锻炼,配合手法理筋按摩,中药熏洗剂外洗,或搽擦药涂搽,内服温经散寒、养血舒筋、活血通络药物,以及理疗等,均可取得良好的效果。

肘关节扭挫伤的早期,首要给予患肘固定,局部外敷消瘀退肿止痛类中药,轻伤一般用三角巾悬吊,肘关节置于 90°功能位 1～2 周即可。有侧副韧带或关节囊撕裂时,必须予以良好的固定,可用上肢屈曲型杉树皮托板或石膏托固定患肢 2～3 周,固定期间仅行手指和腕关节屈伸和肩部的功能锻炼,严格限制肘关节屈伸活动。外固定过久,会影响关节功能恢复,常可造成肌肉萎缩、关节粘连,甚至出现关节强直,主要还是得靠患者积极主动的功能锻炼逐步恢复,不能使用粗暴的被动锻炼方法。肘关节损伤后功能的恢复不能操之过急,否则会适得其反。

(一)手法治疗

手法治疗的目的在于整复可能存在的关节微细错缝,拽出嵌入关节内的软组织,理顺撕裂的筋肉。对伤后短时间内即来就诊者,可施以整理手法,调整关节错缝和撕裂的筋肉,仅 1～2 次即可,不宜反复实施。常用的手法如下。

1.据挺法

术者将患侧腕部夹于腋下,掌心朝上,肘尖朝下,术者双手掌环握肘部,轻轻地向肘外上侧摇摆,同时灵活地做肘部向上据挺 1～2 次,稍有错落处,可听到调整的响声。

2.伸挺法

术者左手托患侧肘部,右手握患侧腕,先做适当范围的肘关节屈伸活动 1 次,使肌肉放松,待患肘处于半伸直位时,握患侧腕部的手放松并顺势将前臂伸直,配合左手掌将患肘向上一挺伸,亦可听到响声,此时术者的手仍应扶持腕部,以防摆动(图 6-1)。

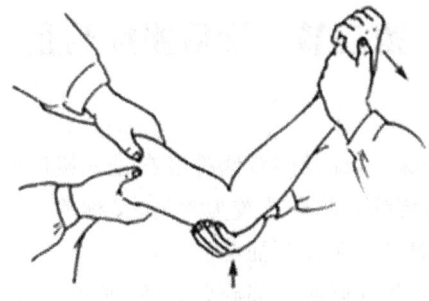

图 6-1 伸挺法

关节微细错缝矫正后,术者以两手掌环抱肘部,轻轻按压 1～2 分钟,有减轻疼痛的作用。然后将肘关节内外两侧的筋肉轻轻地拿捏平整,但不宜反复操作。

固定期间由于肿胀较明显,一般不用手法按摩。2～3 周后,为了防止肘关节粘连,可应用轻柔的手法进行按摩,给予点穴、揉按、分筋、肘关节屈伸活动等手法,每次 15～20 分钟,每天 1 次,以达到舒筋活血通络、消肿止痛、滑利关节的作用。施行手法治疗时,动作要轻柔,切忌粗暴、过多的反复推拿和强力屈伸关节。

(二)药物治疗

中药内服外用是治疗肘关节扭挫伤常用的一种内外兼治的方法,具有散瘀消肿、活血止痛、舒筋活络的功效。应用时宜根据扭挫伤的轻重、缓急、久暂、虚实辨证用药。

1.外用药

急性扭挫伤局部瘀肿者,可选用消瘀止痛膏、双柏散或消炎散等外敷;肿痛消退后,可用上肢损伤洗方,海桐皮汤煎水熏洗。

2.内服药

可按损伤早期和后期临床证候的不同辨证用药。

(1)瘀滞证:损伤早期,肘部疼痛,弥漫性肿胀、瘀斑。局部压痛,肘关节功能活动受限。舌暗红或有斑点,脉弦紧。治宜散瘀消肿,方用活血止痛汤。肿痛甚者,可加服田三七粉或七厘散;肘部肿痛灼热、口干苦者,可加金银花、蒲公英、天花粉。

(2)虚寒证:多见于后期,肘部酸胀疼痛,劳累后疼痛加重,畏寒喜温。舌质淡,苔薄白,脉沉细。治宜温经散寒、养血通络,方用当归四逆汤加减。气虚者,可加黄芪、人参、白术;关节活动不利者,可加伸筋草、海风藤、威灵仙。

(三)手术治疗

肘关节侧副韧带的损伤多见于尺侧副韧带的损伤,当尺侧副韧带完全断裂时,两断端之间存在裂隙,被动活动时肘外翻畸形明显,有时可见异常的侧向运动,甚至有小片撕脱骨折,此种情况宜采用手术治疗。如不行手术,必将形成瘢痕以维持肘关节侧向稳定性,常常会减慢肘关节功能恢复。手术修复侧副韧带取肘关节内侧切口,手术常需切断前臂屈肌抵止点,将屈肌翻开显露尺侧副韧带进行修补或重建。亦有学者主张从内上髁至尺骨结节1 cm之间劈开肌肉,显露尺侧副韧带进行修补。术后屈肘石膏托固定2周后,改用颈腕带悬吊1~2周。

(郭金泉)

第二节 旋后肌综合征

旋后肌综合征系指桡神经深支,即骨间背侧神经在进入旋后肌处被卡压,产生部分神经支配肌肉肌力减弱及麻痹等为主的疾病。临床上较为常见,又称前臂骨间背侧神经卡压综合征、桡神经卡压旋后肌综合征、旋后肌腱弓卡压综合征等。

旋后肌起于肱骨外上髁、尺骨外侧缘上部旋后肌嵴,肌束向外下,止于桡骨前面的上1/3,肌束分浅、深两层,深层近侧缘为腱性组织,呈弓状,称旋后肌腱弓,又称Frohse腱弓(图6-2)。桡神经在肱骨中下1/3段紧贴肱骨,在肘关节上约3 cm处分为浅支和深支。浅支主要为感觉纤维,分布在前臂远端桡侧及桡背侧,常有分支发出支配桡侧腕短伸肌。深支进入旋后肌腱弓,即骨间背侧神经,均为肌支,支配的肌肉有旋后肌、指总伸肌、小指固有伸肌、尺侧腕伸肌、拇长展肌、拇短伸肌、拇长伸肌及示指固有伸肌。

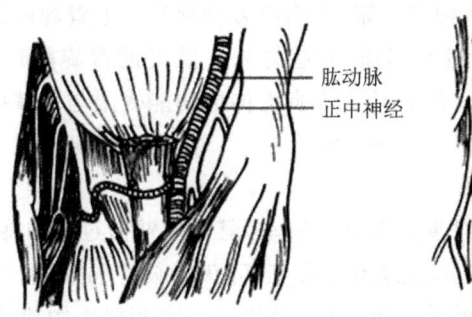
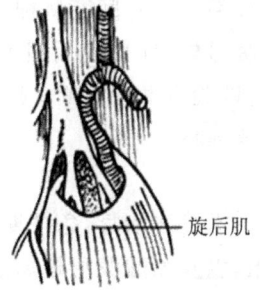

图 6-2 旋后肌腱弓

一、病因病理

常见的病因是在日常生活和劳动中肘关节旋转活动过多,特别多见于运用前臂反复做旋转动作的职业人员,如举重、木工、理发等,因反复牵拉旋后肌而致肌肉损伤变性,旋后肌腱弓增生肥厚,直接压迫骨间背侧神经产生症状。此处如发生脂肪瘤、血管瘤、腱鞘囊肿等占位性病变,亦可造成骨间背侧神经功能障碍。肘关节病变或损伤,如类风湿关节炎、炎性肿胀、孟氏骨折、桡骨头骨折或脱位,以及局部软组织损伤,使其旋后肌腱弓口处形成的瘢痕粘连或压迫等,皆可引起本病。

旋后肌腱弓容纳神经间隙有限,前臂骨间背侧神经在此只有很少的活动余地。由于慢性劳损旋后肌腱弓增厚,或局部肿物的压迫,使前臂骨间背侧神经在变窄小的旋后肌腱弓处受压,神经近端粗大,呈假性神经瘤变化,受压神经苍白、变扁、有压痛,腱弓处遗有压迹,腱弓以下神经外膜水肿和纤维变性,轴束一般无变化,一般切开腱弓松解神经后,病变可逆转,神经功能可恢复。

中医认为本病多因外伤劳损,瘀滞肘部,经络受阻,掣引肢节,以致疼痛麻木;或因冒雨涉水,居所潮湿,风寒湿邪侵袭,客于肘部为病。

二、临床表现与诊断

骨间背侧神经麻痹发病多缓慢,主要表现为该神经所支配的肌肉肌力减弱或麻痹。本病的特征是:垂指而不垂腕,肌肉麻痹而感觉正常。早期为前臂背侧近端局部持续疼痛,无放射感,在前臂活动时疼痛稍有缓解,静息时反而加重,常有夜间痛醒史。伸拇指、伸其余各指或外展拇指减弱或无力,手指呈垂指状,掌指关节不能伸直呈最后的45°。尺侧腕伸肌和桡侧腕伸肌受累时,伸腕力弱且桡偏。压痛点可在桡骨小头背外侧明显地被找到,即相当于旋后肌腱弓压迫骨间背侧神经的体表投影处,重压可引起远端疼痛加剧,或可触到条索状肿物。在伸肘位作伸中指抵抗试验或前臂旋后抵抗试验时,可诱发肱骨外髁内下方疼痛加剧。晚期可见前臂伸肌群萎缩,前臂骨间背侧神经所辖肌肉部分或全部肌肉的不完全性瘫痪或完全性瘫痪。

肌电图检查示伸拇、伸指肌有不同程度震颤,神经传导速度减慢。X线检查则难以确定肘关节附近及软组织损伤。

三、鉴别诊断

肱骨外上髁炎:由于以往对前臂骨间背侧神经卡压症缺乏认识,常易将其混淆为肱骨外上髁炎进行治疗,其治疗缺乏针对性,疗效常不明显。肱骨外上髁炎疼痛和压痛在肱骨外上髁,比较局限。旋后肌综合征系前臂骨间背侧神经受累,疼痛沿着桡神经向上臂和前臂放射,压痛位于前臂近端背侧旋后肌腱弓处,前臂旋后时肘部痛,而肱骨外上髁炎前臂旋前时肘部疼痛明显。此外,伸肘中指抗阻力试验有助于诊断。肱骨外上髁炎无伸拇功能受限与各掌指关节功能障碍。

四、治疗

早期宜采用非手术疗法治疗,急性期患肢适当制动,避免前臂做过度的旋转动作。中医手法理筋、中药内服外用,以及醋酸泼尼松局部封闭等治疗,可获得较好的疗效。晚期已出现明显的神经麻痹症状,经非手术疗法治疗症状改善不明显,经临床检查和肌电图检查,确有前臂骨间背侧神经卡压者,宜早期手术治疗。

(一)手法治疗

1.痛点分筋法

于疼痛部位,术者将拇指置筋结之上,深压着骨,稳力分筋2~3次,可重复1次。

2.屈肘旋转法

术者左掌托患肘,右手握患腕,屈肘旋前、旋后各20次,可重复1次。

3.捏拿伸肌法

术者双手拇指置患臂掌侧,四指置患臂桡骨掌面,依次自上而下捏拿旋后肌、指总伸肌、小指固有伸肌、拇长伸肌、拇短伸肌、拇长展肌等伸肌群,手法用力要均匀,使患臂感到轻松自如。

4.捋顺法

术者一手握患肢手部,另一手以手掌着力于患肢,作上下方向来回捋顺,以透热为度,起到捋顺筋脉、通经活血、缓解软组织痉挛的功效。

(二)药物治疗

1.内服药

(1)瘀滞证:有急性损伤史,肘外侧及前臂近端伸肌群处疼痛、肿胀、灼热、活动痛甚,压痛或触及有肿物。舌红,苔薄黄,脉弦滑或弦细。治宜活血化瘀、消肿止痛,方用和营止痛汤、正骨紫金丹等。

(2)虚寒证:有反复多次劳损史,肘外侧及前臂近端伸肌群处轻度肿胀、疼痛、压痛,劳累后疼痛加重,休息后减轻。手背麻木,手指无力。舌淡,苔薄白,脉沉细。治宜活血止痛、温经通络,方用当归四逆汤加减。

2.外用药

有瘀肿者,可外敷消肿止痛膏,后期用海桐皮汤熏洗。

(三)封闭疗法

用醋酸泼尼松12.5~25.0 mg,加1%~2%利多卡因2~4 mL,在肱桡关节下外侧压痛点明显并产生向前臂外侧放射痛处,将注射针头快速刺入,直达桡骨骨面后稍退针,注射药液3~5 mL,注药时出现局部胀痛和前臂外侧放射痛。

(四)练功疗法

(1)可用旋转屈伸、翻掌运臂等练功方法。

(2)屈肘前后:运用于肘、腕、腰、腿部,先左弓箭步,左臂屈肘上提,拳停于眼前,右拳屈肘向后,停于髋关节后,眼看左拳心,换右弓箭步。左右同姿(图6-3)。

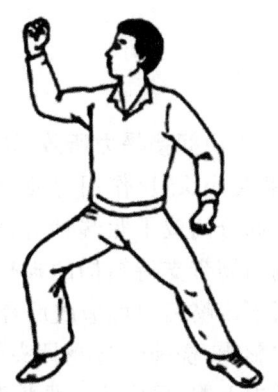

图 6-3　屈肘前后

（3）屈肘上下：适用于肘部颈部。正位，右手掌上举过头，掌心朝天，指尖向左，左手掌下按，掌心向下，指尖朝前。左手移背后下按，指尖朝后，右肘屈曲，手抱枕颈，头向后抬，手向前按，二力相争，背后五指翻转摸背。左右同姿（图 6-4）。

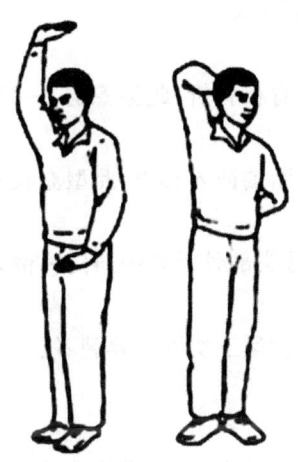

图 6-4　屈肘上下

（五）手术疗法

有明显的神经卡压症状，出现神经麻痹症状较重，经非手术治疗症状无改善，或局部可触及明显包块者，应考虑手术治疗。手术主要是将旋后肌腱弓卡压骨间背侧神经处切开，使神经充分解压。若探查发现有占位性病变，应同时予以切除。

（王浩汀）

第三节　桡骨头颈部骨折

桡骨头颈部骨折是临床常见的骨折类型之一，约占全身骨折的 0.8%，属于关节内骨折。由于其解剖结构复杂，比一般骨折难以处理，治疗结果关系到肘关节的稳定性和前臂的功能，因此正确的临床治疗尤显重要。

一、病因、病机

桡骨头颈部骨折多见于青壮年。多由间接暴力所致,如跌倒时手掌着地,暴力沿桡骨向上传达,引起肘过度外翻,使桡骨头撞击肱骨小头,反作用力使桡骨头受到挤压而发生骨折。儿童由于桡骨近端薄弱,暴力作用可造成头骺分离或干骺端骨折,即桡骨颈骨折。如暴力继续作用,肘关节进一步外翻,则造成肘关节内侧副韧带支持结构的损伤——内侧副韧带损伤或肱骨内上髁撕脱骨折;而伸肘位时尺骨鹰嘴紧嵌于鹰嘴窝内可造成尺骨鹰嘴骨折;桡骨结节对尺骨的顶压可导致尺骨上段骨折;由于外翻暴力的影响,桡神经与桡骨头关系又极为密切,故容易受到挤压或牵拉而致伤;本病伤后还常合并肱骨内上髁、尺骨鹰嘴骨折及桡神经正中神经、尺神经损伤。

二、临床表现

桡骨头处有明显疼痛感、压痛及前臂旋转痛。桡骨头处局限性肿胀,并可伴有皮下淤血。肘关节屈伸、前臂旋转活动明显障碍。还可伴有桡神经损伤。

依据影像学所见,一般分为以下四型。

(一)无移位型

无移位型指桡骨颈部的裂缝及青枝骨折,此型稳定,一般无须复位。多见于儿童。

(二)嵌顿型

嵌顿型多是桡骨颈骨折时远侧断端嵌入其中,此型亦较稳定。

(三)歪戴帽型

歪戴帽型即桡骨颈骨折后,桡骨头部骨折块偏斜向一侧,犹如头戴法兰西帽姿势。

(四)粉碎型

粉碎型指桡骨、颈和/或头部骨折呈三块以上碎裂者。

三、诊断与鉴别诊断

患者有明显的外伤史,局部疼痛、肿胀、前臂屈伸功能障碍,前臂旋转功能受限,以旋后运动受限明显。如合并伴有肘关节脱位,肘部明显畸形,肘窝部饱满,前臂外观变短,尺骨鹰嘴后突,肘后部空虚和凹陷,出现肘后三角关系破坏的表现。一般 X 线检查,可以确诊。

四、治疗

对于无移位或轻度移位骨折采用非手术保守治疗为主,移位明显者用切开复位内固定术。

(一)无移位及嵌入型

仅在肘关节用上肢石膏托或石膏功能位固定 3~4 周。

(二)轻度移位者

施以手法复位,在局麻下,在助手的持续的牵引条件下,由术者一手拇指置于桡骨头处,另一手持住患者腕部在略施牵引情况下快速向内、外两个方向旋转运动数次,一般多可复位。

(三)移位明显者

先复位不佳者,可行桡骨头切开复位,必要时同时行内固定术。在桡骨头严重粉碎性骨折,无法重建修复桡骨头时,可行桡骨头切除术,也可在切除后内置人工桡骨头。14 岁以下儿童不宜做桡骨头切除术。

五、预防与调护

复位成功后即可进行简单的手指及腕关节的屈伸活动，2～3周后，可以开始肘关节屈伸功能训练。合理的功能锻炼有助于功能最大限度恢复，采取循序渐进的原则，早期以被动活动为主，晚期则改为主动活动为主，并根据骨痂生长情况，给予适当的负荷锻炼，促进功能康复。

（王浩汀）

第四节　桡骨干骨折

桡骨干单骨折比较少见，患者多为青、少年。桡骨的主要功能是参与前臂的旋转活动和支持前臂。桡骨干上1/3骨质较坚固，具有丰厚的肌肉包裹，不易发生骨折，中、下1/3段肌肉逐渐变为肌腱，容易受直接暴力打击而骨折。在桡骨中、下1/3交界处，为桡骨生理弯曲最大之处，是应力上的弱点，故骨折多发生于此处。

一、病因病理

直接暴力和间接暴力均可造成桡骨干骨折，但多由间接暴力所致。直接暴力多为重物打击于前臂桡侧所造成，以横形或粉碎性骨折较常见。间接暴力多为跌倒时手掌撑地，因暴力向上冲击，作用于桡骨干所致，以横形或短斜形骨折较常见。桡骨干骨折，因有尺骨支持，骨折端重叠移位不多，而主要是肌肉造成的旋转移位。在幼儿多为不全或青枝骨折。成人桡骨干上1/3骨折时，附着于桡骨结节的肱二头肌及附着于桡骨上1/3的旋后肌，拉骨折近段向后旋移位；而附着于桡骨中部及下部的旋前圆肌和旋前方肌，拉骨折远段向前旋转移位。桡骨干中1/3或中下1/3骨折时，骨折位于旋前圆肌终止点以下，因肱二头肌与旋后肌的旋后倾向，被旋前圆肌的旋前力量相抵消，骨折近段就处于中立位，而骨折远段被附着于桡骨下端的旋前方肌的影响而向前旋转移位。

二、临床表现与诊断

骨折后局部疼痛、肿胀、压痛和纵向叩击痛。完全性骨折时，可有骨擦音，较表浅的骨段骨折，可触及骨折端。不完全性骨折症状较轻，尚有部分旋转功能。前臂X线正侧位片可明确骨折部位和移位情况，拍摄X线片时，应包括上、下尺桡关节，注意检查是否有尺桡关节脱位。

三、治疗

无移位的骨折，先将肘关节屈曲至90°，矫正成角畸形，再将前臂置于中立位，用前臂夹板或长臂管型石膏固定4～6周。对有移位的骨折应以手法整复夹板固定为主。

（一）手法复位夹板固定法

1.手法复位

患者平卧，麻醉下，患肩外展，屈肘90°。一助手握住肘上部，另一助手握住腕部。两助手作对抗牵引，骨折在中或下1/3时，前臂置中立位，在上1/3置稍旋后位，牵引3～5分钟，待骨折重叠移位矫正后,进行夹挤分骨。在牵引分骨下,术者一手固定近侧断端,另一手的拇指及示、中、环三指,捏住向尺侧倾斜移位远侧断端,并向桡侧提拉,矫正向尺侧移位。若有掌背侧移位可用折顶提按法,加大骨折断端的成角。术者一手将向掌侧移位的骨折端向背侧提拉,另一手拇指将向背侧移位的骨折端向掌侧按捺,一般都可复位成功。

手法整复要领:桡骨骨折后可出现重叠、成角、旋转、侧方移位等4种畸形,其中断端的短缩、成角和侧方移位是在暴力作用时发生,而旋转移位则是在骨折以后发生的。由于前臂的主要功能是旋转活动,故如何纠正旋转移位就成为整个治疗的关键。由于有尺骨的支撑,桡骨骨折的短缩重叠移位甚少,但常有桡骨骨折端之间的旋转畸形存在。因此,在整复时,只有恰当地处理好这个主要移位,才能为纠正其他移位创造条件。如上 1/3 骨折,为旋前圆肌止点以上的骨折,则骨折端是介于两旋转肌群之间,近侧断端只有旋后肌附着,则近折端处于旋后位,远折端只有旋前肌附着,则远折端相对旋前,按照骨折远端对近端的原则,首先应将前臂牵引纠正至稍旋后位,以纠正远折端的旋前移位。如桡骨中、下 1/3 骨折,近折端有旋后肌与旋前肌附着,其拮抗作用的结果使近折段仍处于中立位,远折端则受旋前方肌的作用而相对旋前,故应首先纠正远折端的旋前移位至中立位。对于桡骨中、下 1/3 骨折整复侧方移位较容易,而桡骨上 1/3 骨折因局部肌肉丰满则较难整复,但如果能以前臂创伤解剖为基础,使用推挤旋转复位亦较易成功。即整复时将肘关节屈曲纵行牵引,前臂由中立位渐至旋后位,术者两手分别握远近骨折端,将旋后而向桡背侧移位的骨折近端向尺掌侧推挤,同时将旋前而向尺掌侧移位的骨折远端向桡背侧推,使骨折断端相互接触,握远端的助手在牵引下小幅度向后旋转并做轻微的摇晃,使骨折完全对位。

2.固定方法

骨折复位后,用前臂夹板固定,尺侧夹板和桡侧夹板等长,不超过腕关节。在维持牵引下,先放置掌、背侧分骨垫各一个,再放置其他压垫。桡骨上 1/3 骨折须在骨折近端的桡侧再放一个小压垫,以防向桡侧移位。然后放置掌、背侧夹板,用手捏住,再放桡、尺侧夹板。桡骨中 1/3 骨折及下 1/3 骨折,桡侧夹板下端超腕关节,将腕部固定于尺偏位,借紧张的腕桡侧副韧带限制骨折远端向尺侧偏移。两骨折端如有向掌、背侧移位,可用两点加压法放置压垫。夹板用4条布带缚扎固定,患肢屈肘90°。桡骨上 1/3 骨折者,前臂固定于稍旋后位;中、下 1/3 骨折者,应将前臂固定于中立位。用三角带悬吊前臂于胸前,一般固定4~6周。

固定要领:无论是手法复位或夹板固定,均应注意恢复和保持桡骨旋转弓的形态,复和保持骨间隙的正常宽度。桡骨旋前弓、旋后弓的减少或消失,骨间隙的变窄,不仅影响前臂旋转力量,也将影响前臂的旋转范围。为了保持桡骨旋转弓的形态和骨间隙的正常宽度,在选择前臂夹板固定时,掌背侧夹板应有足够的宽度,使扎带的约束力主要作用于掌背侧夹板上,尺桡侧夹板宜窄,尺侧夹板下端不宜超过腕关节,强调腕关节应固定于尺偏位以抵消拇长肌及伸拇短肌对骨折端的挤压。

(二)切开复位内固定

不稳定骨折和骨折断端间嵌有软组织手法整复困难者,应行切开复位,以钢板螺丝钉固定,必要时同时植以松质骨干于骨折周围。手术途径在桡骨中下段以采用前臂前外侧切口为宜,经桡侧腕伸肌、肱桡肌与指浅屈肌之间进入,此部位桡骨掌面较平坦,宜将钢板置入掌面。桡骨上 1/3 则宜选用背侧切口,经伸指总肌与桡侧腕短伸肌之间进入,钢板置于背侧。术后仍以长臂石膏固定较稳妥。

(王浩汀)

第五节 桡骨远端骨折

桡骨远端骨折是指桡骨远端 3 cm 范围内的骨折,又称桡骨下端骨折。

一、病因、病机

桡骨下端骨折临床较为常见,多见于老年人及青壮年人。直接暴力和间接暴力均可造成骨折。但多为间接暴力引起。根据受伤的机制不同,可发生伸直型骨折、屈曲型骨折两种类型(图 6-5)。

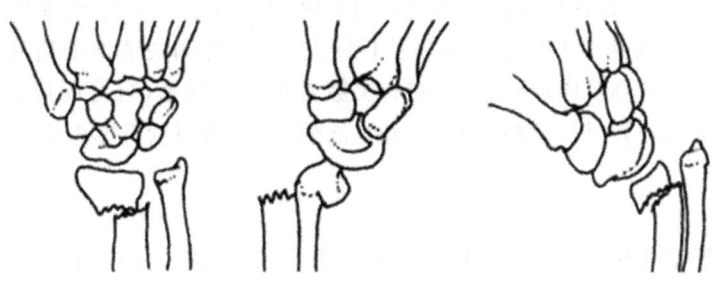

图 6-5 桡骨远端骨折类型

(一)伸直型骨折

伸直型桡骨远端骨折又称科利斯(Colles)骨折,临床多见。跌倒时,患肢腕关节呈背伸位,手掌部着地,躯干向下的重力与地面向上的反作用力交集于桡骨下端而发生骨折。骨折的远端向背侧和桡侧移位,腕及手部形成"餐叉样"畸形。桡骨远端关节面改向背侧倾斜,向尺侧倾斜减少或完全消失,甚至形成相反的倾斜。常合并有下尺桡关节脱位及尺骨茎端彬突骨折。老年人骨质疏松骨折常呈粉碎并可波及关节面,此类骨折若畸形愈合可对腕关节的功能产生严重障碍。

(二)屈曲型骨折

屈曲型桡骨远端骨折又称史密斯(Smith)骨折,临床少见。跌倒时,腕关节呈掌屈位,手背先着地,传达暴力作用于桡骨远端而造成屈曲型骨折,骨折的远端向掌侧和桡侧移位,手腕部形成"锅铲样"畸形。桡骨远端的背侧被外力直接打击、骑摩托车跌倒时亦可造成此型骨折。

二、临床表现

患者多为跌倒受伤,少数病例由外力直接打击腕部所致。临床以伸直型常见,约占桡骨远端骨折的 90%。多发生于中老年,女性多于男性。伤后腕关节局部疼痛肿胀,腕关节活动障碍,手指作握拳动作时疼痛加重,桡骨下端压痛明显,有纵向叩击痛,部分患者可触及骨擦感;有移位骨折常有典型畸形,伸直型骨折远端向背侧移位时,从侧面可见典型"餐叉样"畸形,向桡侧明显移位时,呈"枪上刺刀状"畸形,缩短移位时,可扪及桡骨茎突上移。屈曲型骨折远端向掌侧移位并有重叠时,可见"锅铲状"畸形。巴尔通、反巴尔通骨折基本上与伸直型和屈曲型骨折相似。腕关节正位与侧位照片可明确骨折类型和移位情况。但无移位骨折畸形不明显,应注意不可漏诊。

三、诊断与鉴别诊断

根据受伤史,临床症状、体征及 X 线检查可作出诊断。

无移位骨折或不完全骨折时,肿胀多不明显,患者仅感局部轻微疼痛,也可有环形压痛和纵向叩击痛,腕和指运动不便,须注意与腕部软组织扭伤相鉴别,腕部软组织扭伤多无环形压痛。伸直型桡骨远端骨折与巴通骨折、屈曲型桡骨远端骨折与反巴通骨折的临床表现相似,主要依靠 X 线进行鉴别诊断。

X 线片要注意观察:骨折线位置、走向、骨折移位的方向和程度、骨折线是否涉及关节面、是否合并尺骨茎突骨折等。典型的伸直型骨折可见骨折远端向背、桡侧移位;骨折处向掌侧成角,骨折端重叠,骨折处背侧骨质嵌入或粉碎性骨折。远端骨折块有时呈现旋后移位,掌倾角及尺偏角减小或呈负角。X 线片上常见合并有尺骨茎突骨折及不同程度的分离,严重者向桡侧移位。如无尺骨茎突骨折,而桡骨远折端向桡侧移位明显时,说明有三角纤维软骨盘的撕裂。

屈曲型骨折在 X 线片上的典型征象是骨折线斜行,自背侧关节面的边缘斜向近侧和掌侧,骨折远端连同腕骨向掌侧及向近侧移位;亦有少数骨折线呈横形,自背侧通达掌侧,未波及关节面。掌侧骨皮质常见碎裂,屈曲型骨折较少发生嵌插,尺骨茎突骨折亦少见。

四、治疗

伤后紧急处理用夹板初步固定并用三角巾悬于胸前,再进一步检查治疗。无移位骨折或不全骨折,仅用夹板固定即可。移位骨折须根据骨折类型采用相应的方法整复固定。陈旧性骨折畸形愈合者,可切开复位内固定。

(一)手法复位

1.伸直型骨折

(1)三人复位法:复位时患者取坐位或卧位,肩外展 90°,肘屈 90°,前臂中立位。①第 1 步:采用拔伸牵引手法纠正重叠移位。令近端助手握住患肢前臂上端,远端助手双手握住患肢手掌部,先沿畸形方向然后沿前臂纵轴方向进行拔伸牵引。②第 2 步:横挤、尺偏腕关节,纠正侧方移位。术者一手置于骨折远端的桡侧,另一手置于骨折近端的尺侧相对横挤,同时令远端助手将患肢腕关节极度尺偏,以纠正桡侧移位,恢复尺偏角。③第 3 步:端提、屈曲(或伸直)腕关节,纠正骨折的掌背侧移位,恢复掌倾角。术者双手拇指置于骨折远端的背侧,余指置于骨折近端的掌侧,相对用力挤压端提,同时令远端助手将腕关节极度屈曲,以纠正骨折的背侧移位和恢复掌倾角。注意保持腕部在旋前及轻度掌屈尺偏位,直至应用外固定。

(2)二人复位法:患者坐位,老年人则平卧,屈肘 90°,前臂中立位,一助手双手握住前臂对抗拔伸,术者双手握远端,扣紧大小鱼际,先顺势拔伸牵引 3~4 分钟,待重叠移位完全矫正后,将前臂旋前位,两手拇指并列置背侧压在骨折远端,余指置腕部掌侧,示指顶在骨折近端,并利用牵引力骤然猛抖,拇指将向背侧移位的远端推向掌侧,示指将向掌侧移位的骨折近端远端推向背侧,同时迅速尺偏掌屈,以恢复掌倾角和尺偏角,骨折即可复位。

2.屈曲型骨折

坐位或卧位,屈肘 90°,前臂旋后位,助手握前臂,术者握手腕,两手拇指置于骨折远端的掌侧,余指置于骨折近端背侧,拔伸牵引后,相对用力挤压端提,将腕关节迅速背伸,即将远端向背侧推挤,将近端向掌侧按压,再尺偏,骨折即可复位。

(二)手术治疗

闭合整复失败者、陈旧性骨折畸形愈合且影响功能者可切开复位内固定,骨缺损及粉碎区域应以自身松质骨植骨填充。

(三)固定方法

维持牵引下局部外敷药物后,用夹板超腕关节固定。伸直型骨折在骨折远端背侧和近端掌侧各放一平垫,其桡侧及背侧夹板应超腕关节,限制手腕背伸桡偏活动,关节置于轻度屈曲位固定;屈曲型骨折压垫置于远端的鳖俩和近端的鸳够桡侧夹板和掌侧夹板腕关节,限制桡偏和掌屈活动,关节置于轻度背伸位固定。压垫夹板置妥后用3~4条布带扎固定,松紧度可上下活动1 cm,用三角巾将前臂悬吊于胸前,保持固定4~6周(图6-6、图6-7)。

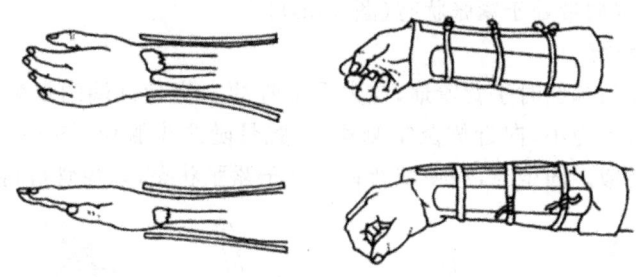

图6-6　伸直型桡骨远端骨折夹板固定方法

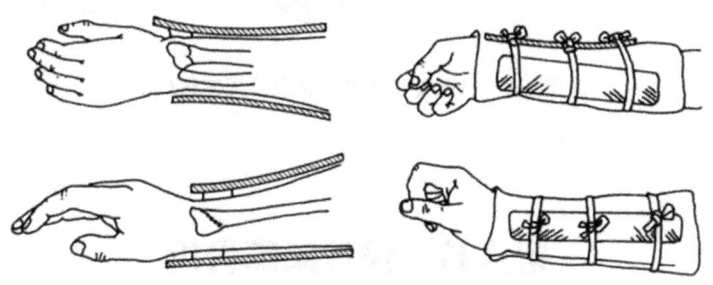

图6-7　屈曲型桡骨远端骨折夹板固定方法

(四)练功疗法

固定期间积极做握拳、指间关节、掌指关节屈伸锻炼及肩关节活动,伸直型骨折多做掌屈、尺偏活动,屈曲型骨折多做背伸、尺偏活动,粉碎型骨折由于关节面遭破坏,应早期进行腕关节功能锻炼,使关节面得到模造,改善关节功能,预防后遗创伤性关节炎。解除固定后,配合外洗药做腕关节屈伸旋转等活动。

五、预防与调护

桡骨远端骨折是老年人骨质疏松症常见的并发症,中老年人应注意合理膳食,多在户外锻炼预防骨质疏松;青年人运动、工作时注意防护,避免跌伤。

早期应进行积极的掌指关节及指间关节屈伸活动,如握拳肌肉静力收缩等。同时必须十分重视肩、肘关节的活动,尤其是老年患者更应积极地进行肩关节的功能活动,以防止并发肩周炎及其他并发症。解除外固定后,在外用熏洗药物的配合下作腕关节屈伸和前臂旋转功能活动。桡骨远端骨折只要早期及时、准确进行手法整复,绝大多数患者均可获得满意的功能,对于老年人的陈旧性骨折,即使稍有畸形,但不影响功能者,亦不必去强求解剖对位。

六、巴顿(Barton)骨折

巴顿骨折很少见,分为前缘(掌侧缘)、后缘(背侧缘)两种类型。

(一)巴顿背侧缘骨折

巴顿背侧缘骨折多为间接暴力引起,常见于跌倒时腕背伸而前臂旋前,腕骨冲击桡骨远端关节面之背侧缘,造成骨折。侧位X线片上骨折更易见到。骨折位于桡骨远端背侧缘,骨折块呈楔形,包括了关节面的1/3,多向背侧及近侧移位,呈腕关节半脱位状。复位方法:牵引下将移位的骨折块向掌侧及远侧推挤,即可复位。通常以短臂石膏托将腕关节固定于中立位(图6-8A)。为防止再移位,应使腕掌韧带处于紧张状态(图6-8B)。

(二)巴顿掌侧缘骨折

巴顿掌侧缘骨折多为摔倒时手背着地,应力沿腕骨冲击桡骨远端的掌侧缘造成骨折。其骨折块较巴通背侧缘骨折者为小,向近侧及掌侧移位,腕骨随之半脱位(图6-8C)。其治疗方法与屈曲型桡骨远端骨折类似。固定时,应使腕背韧带处于紧张状态,以免骨折再移位(图6-8D)。

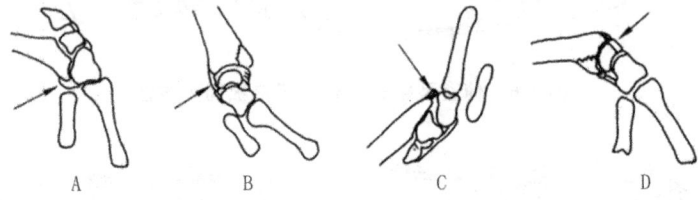

图6-8 巴通骨折的移位特点及固定体位

(王浩汀)

第六节 尺骨鹰嘴骨折

尺骨鹰嘴骨折多发生于成年人,是肘部常见损伤之一,占全身骨折的1.17%。尺骨近端后方位于皮下的突起为鹰嘴。尺骨鹰嘴是肱三头肌的附着点,尺骨半月切迹关节面与肱骨滑车关节面共同构成肱尺关节。尺骨鹰嘴骨折是波及半月切迹的关节内骨折。

一、病因、病机

尺骨鹰嘴骨折是肘关节常见损伤之一,多发生于成年人,少年儿童亦可发生,除少数鹰嘴尖端撕脱骨折外,大多数患者是骨折线涉及半月状关节面的关节内骨折。尺骨鹰嘴骨折多由直接暴力引起,低能量的直接暴力可致简单骨折。当高能量损伤的直接暴力作用于肘关节后侧,可造成尺骨鹰嘴粉碎性骨折。同时,强大的外力使尺桡骨同时向前移位,常发生"鹰嘴骨折合并肘关节前脱位"现象。间接暴力使肘关节突然地强力屈曲,鹰嘴被猛烈收缩的肱三头肌撕裂。

二、临床表现

尺骨鹰嘴部有局限性肿胀和疼痛,明显压痛,肘关节屈曲活动疼痛加重,主动伸直活动障碍。

骨折有分离移位时,可触及骨折裂隙或骨擦音。临床上将骨折分为3种。

(一)无移位骨折

无移位骨折多由直接暴力造成,骨折块无移位。

(二)移位骨折

移位骨折多由间接暴力造成,骨折块有明显移位,骨折线为横形或斜形。

(三)粉碎性骨折

粉碎性骨折多由严重的直接暴力造成,骨折碎片多无明显移位。

三、诊断与鉴别诊断

受伤后尺骨鹰嘴部疼痛、压痛明显,局限性肿胀,活动肘痛加剧。分离移位时,主动伸肘功能丧失,可在局部扪及鹰嘴骨折片上移和明显的骨折间隙或骨擦感。肘关节正侧位X线片可明确骨折类型和移位程度。一般根据受伤史、临床表现和X线片结果可以确诊。

四、治疗

无移位的尺骨鹰嘴骨折一般不需手法整复,有分离移位者需要手法整复;手法整复效果不佳,可行切开复位。

(一)非手术治疗

1.整复方法

无移位的尺骨鹰嘴骨折一般不需手法整复,有分离移位者需要手法整复。患者取坐位或仰卧位。若局部肿胀明显,则先在伤肢肘后局部皮肤消毒用注射器做关节穿刺,抽出关节内血肿块。伸直肘关节,令助手维持此位置不变。术者站立于患者伤肢外侧,一手固定骨折远端,如果是粉碎性骨折,则可用固定于远端之手的示、中指指腹放于碎骨块后方按压碎骨块,另一手的拇、示指将尺骨鹰嘴近折端骨折块向远折端推挤,使其复位。同时助手将其伤肢肘关节做轻度反复伸屈活动,以矫正骨折端残余错位,促进关节面平整光滑。

2.固定方法

无移位的尺骨鹰嘴骨折,因伸肘装置多未损伤,屈肘至功能位不会导致骨折端分离,一般采取功能位固定3周,亦可固定肘关节于屈曲20°~60°位3周。有移位骨折手法整复后,在尺骨鹰嘴上端置一块有半圆形缺口朝下的抱骨垫,用以顶住尺骨鹰嘴的上端,不使骨折块再向上移位,并用前、后侧超肘夹板固定肘关节0°~20°位3周,以后再逐渐改为固定在屈肘90°位1~2周。亦有人用石膏托、树脂绷带外固定。

3.药物治疗

内服药按骨折分期给药。去掉夹板后肘关节局部配合活血通络、理气舒筋药物熏洗或外敷。

(二)手术治疗

手法整复效果不佳,可行切开复位。骨折移位明显或属粉碎性骨折,应切开做碎骨片清除,内固定治疗。尺骨鹰嘴骨折合并血管神经损伤者,应考虑手术探查并进行复位内固定。

五、预防与调护

自复位固定3~5天后即指导患者进行握拳、腕关节活动功能锻炼,并禁止肘关节屈伸活动。第4周后,逐渐开始肘关节的自主屈伸运动,严禁暴力被动功能锻炼。

保持肘关节处于伸直位固定,逐渐屈曲肘关节,正确合理的功能锻炼。绑缚应适宜,过松则达不到稳定固定的目的,过紧则易影响血液在肢体远端的供应,应注意观察肢体远端皮肤颜色、温度。

尺骨鹰嘴骨折并发症包括运动丧失、不愈合、尺神经麻痹、畸形愈合、创伤后关节炎等。尽量做好初次固定,稳定固定,治疗后积极功能锻炼,必要时的尺神经前置术可以减少后遗症的发生。

(王浩汀)

第七节 尺骨冠突骨折

尺骨冠突是尺骨半月关节面的一部分,它可阻止尺骨向后脱位,阻止肱骨向前移位,防止肘关节过度屈曲对维持肘关节的稳定性起重要作用。冠突边缘有肘关节囊附着,前面为肱肌附着部,尺骨冠突骨折常合并肘关节脱位及肘部骨折,临床上并不少见,常见报道15%肘关节后脱位患者可合并尺骨冠突骨折。而单纯的尺骨冠突骨折较少,多为肱肌猛烈收缩牵拉造成的撕脱性骨折。冠突骨折常并发肘关节的后脱位,如处理不当,可产生创伤性关节炎、疼痛和功能障碍。

一、应用解剖和损伤机制

尺骨冠突在尺骨鹰嘴切迹前方,与鹰嘴共同构成切迹,冠突在切迹之前方与肱骨滑车形成关节,并与外侧桡骨头一起构成肘关节,借助环状韧带,尺桡骨紧密相合,并互成尺桡上关节。尺骨冠突不仅是肱尺关节的主要组成部分,而且也是肘关节内侧副韧带前束,前关节束和肱肌的附着点,起阻止肱二头肌、肱肌和肱三头肌牵拉尺骨向肘后移位的作用,是维持肘关节稳定的主要结构。

冠突有3个关节面,与滑车关节面相合,关节面互相移行。冠状高度是指尺骨冠突尖到滑车切迹的最低点的垂直距离,高的为1.5 cm,低的0.9 cm,儿童的发育4岁时最快,14~16岁大致长成。

当暴力撞击手掌,冠突受到传导应力,与肱骨滑车相撞。若暴力足以大到引起冠突骨折时,会造成冠突不同程度的骨折,进而发生肘关节后脱位。研究表明,冠突的损伤会对肘关节的稳定性产生影响;与此同时,附着于冠突前下的肱肌强力收缩还引起间接暴力的冠突撕脱骨折。

二、临床分类

Regan 和 Marry 将冠突骨折分3种类型(图6-9)。

(一)Ⅰ型骨折

冠突尖小骨片骨折(又称撕脱骨折),骨块常游离关节腔内或附着于关节囊壁上。

(二)Ⅱ型骨折

50%的冠突骨折,伴肘关节不稳定,临床上往往行手法石膏外固定,必要时行切开复位内固定。

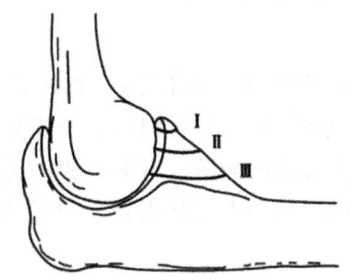

A. 尺骨冠突骨折的Regan-Morrey分类

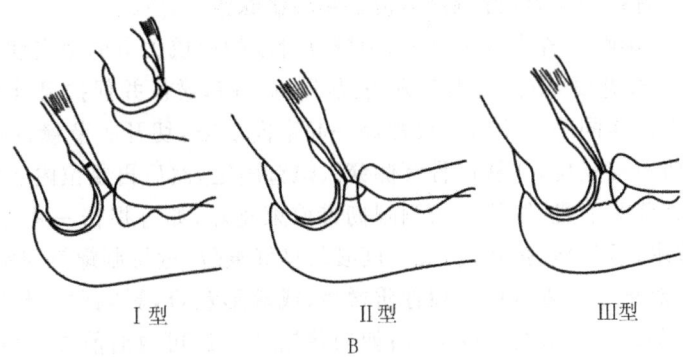

Ⅰ型　　　　　Ⅱ型　　　　　Ⅲ型
B

图6-9　尺骨冠突骨折的分类分型

(三)Ⅲ型骨折

冠突基底部骨折,如有移位常伴肘关节后脱位。如冠突骨折无移位者,可单纯石膏固定。临床上偶见冠突纵形骨折合并尺骨鹰嘴骨折,治疗方法同尺骨鹰嘴。

根据解剖及临床文献报道,尺骨冠突内侧缘高度1/2处为尺侧副韧带前束的附着部,冠突骨折常合并该韧带的损伤,而尺侧副韧带前束是肘关节内侧副韧带的主要结构,对肘关节内侧稳定具有重要作用。因此,尺骨冠突骨折的分型应考虑尺侧副韧带前束损伤情况。

此外,还按骨折形态分类,斜形抑或横形骨折,通过冠突骨折与否各有异同,其预后亦有不同。O'Driscoll从冠突关节面做了骨折分类。

三、诊断

临床上出现的关节肿胀、出血和肘关节的功能障碍情况,仅能提示可疑骨折,而借以确诊的唯一依据是做X线检查,可见冠突残缺和骨折线,骨片上移,偶可进入肱尺关节囊内,影响功能。从X线片上观察半月切迹是否圆滑,若不圆滑而出现阶梯样,则提示发生骨折,可作为诊断的一个重要指标。骨片进入关节内,以CT扫描最形象地描记出部位、骨片大小,必要时亦可行CT三维重建检查。

四、治疗

(一)非手术治疗

非手术治疗适用于冠突骨折骨块小或没有移位的患者。仅用石膏托固定,肘关节于屈曲80°~90°位。2周解除石膏托,开始活动肘关节,并继续做颈腕带悬吊,间歇行主动肘关节功能锻炼。对骨折块较大,可行手法复位,石膏外固定方法。

(二)手术治疗

O'Driscoll认为维持尺关节的稳定须具备3个条件:完整的关节面、完整的内侧副韧带前束和桡侧副韧带复合体。所以对尺骨冠突骨折的手术治疗,首先恢复骨性解剖结构,其次应重视内侧副韧带的修复和重建,以期获得一个稳定的关节。对关节腔内游离骨块或骨块较大,手法复位失败的患者,均可考虑手术治疗。避免因非手术治疗因神经或肌肉损伤的忽视而造成后期预后不良、活动度降低等现象。

(1)关节腔内的游离骨切摘除术(Ⅰ型):对较小的冠突骨折,游离于关节腔内,影响肘关节的活动,应行骨块摘除。有条件者,可行肘关节镜下骨块摘除术。

(2)大块冠突骨折,影响尺骨半月关节面,为恢复滑车的屈戌关节的稳定性,应进行切开复位与内固定。AO提出开放整复,螺钉内固定方法,从尺侧入路,辨认并保护尺神经,用一薄凿将肱骨内上髁截骨,将内上髁连同附着肌肉和尺神经一起牵向前方,切开关节囊,即可充分显露骨折部,此时可在直视下将冠突复位,并从尺骨背侧穿入螺钉固定,然后再复位内上髁,用预先准备好的螺钉固定,同时检查前关节囊、肱肌和内侧副韧带前束止点,如有损伤一并缝合。最后将尺神经放回原位或行前置术。冠突骨折超过1/2高度必须良好复位,近特制螺钉固定尤为推崇。

(3)冠突切除术:对于冠突骨折愈合和骨质增生,或畸形愈合,影响肘关节正常屈曲时,应手术切除冠突。一般以不超1/2冠突高度为限;如切除超过1/2,可致肘前方不稳定。

对于尺骨冠突粉碎性骨折,由于碎片多少和大小不等,有的与关节囊相连,有的游离于关节腔内影响关节屈曲功能,所以应手术摘除。Ⅲ型骨折患者往往合并尺侧副韧带前束断裂。在冠突骨折的切开内固定时,一定要修复或重建前束。

目前根据骨折类型及肘部合并伤等情况,多数学者采用肘前入路,肘前入路可避开尺神经,直接行冠突骨折的复位内固定术。但采用肘前入路时,注意适当向远侧游离穿过旋前圆肌深浅头的正中神经,防止术中过度牵拉,产生神经症状或损伤正中神经支配前臂屈肌及旋前圆肌的分支。内固定物可选用螺钉包括小的可吸收螺钉或克氏针加张力带及钢丝固定为主,不主张克氏针、钢丝或缝线单一固定。要求尽量牢固固定,争取早期肘关节的功能锻炼。

儿童冠突骨折少见,常合并肘关节后脱位。儿童尺骨冠突骨折在X线片上显示骨块虽小,但周围有软骨,因此实际上骨块比X线片所显示的要大。对于儿童冠突骨折的治疗同成人相同。由于儿童冠突骨折大都较易愈合,预后良好。

手术时应注意以下几点:①因尺神经穿过内侧副韧带前束于尺骨的止点外,先游离尺神经并牵开加以保护,避免损伤之。术终根据手中情况,可将尺神经放置原位或行尺神经前置术。②内固定尽量留于背侧,以利肘关节功能练习。③注意尺侧副韧带及关节囊等软组织的修复,尤其是尺侧副韧带前束的修复,以防产生肘外翻不稳定。④术中注意微创操作,不要剥离附着于骨块的关节囊等软组织,以防发生骨化性肌炎。⑤冠突骨折多为复杂骨折的一部分,应重视合并症,尤其是肘部合并伤,也是影响预后的重要因素。⑥内固定要加强,争取早期行肘关节的主、被动功能练习,提高治疗效果。

当冠突骨折合并桡骨小头骨折和肘关节脱位为肘部"恐怖三联征"时,应引起重视,诊断时有时须借助X线检查和CT三维重建,采用特别螺钉,后期采用人工桡骨小头替代切除桡骨小头,有些则不得不采取人工肘关节置换。

五、并发症

(一)早期并发症
可因肘关节屈曲固定时间过长,影响肘关节的活动功能或在锻炼中引起疼痛。

(二)后期并发症
在冠突骨折合并肘关节脱位和臂部软组织有广泛撕裂时,偶可发生肘关节的纤维性僵直。当冠突骨折块落入关节腔内,较难退出,而形成关节内的游离体,游离骨块对关节面造成损伤或发生交锁。因此,关节内骨块一经确认,就需尽早切除。当晚期骨折处骨质增生,形成骨化性肌炎骨突,严重妨碍肘关节活动。

部分冠突骨折术后关节活动范围稍差,但肘关节稳定性良好。关节活动范围减少的常见的原因为关节粘连,另外可能与重建骨无软骨而致术后发生创伤性关节炎有关。因此,在今后的临床中可考虑采用带软骨面且有血供的骨块或人工冠突假体重建,以期术后肘关节功能良好恢复,减少肘关节退变和发生骨性关节炎的可能,提高冠突骨折治疗的效果。

(王浩汀)

第八节 尺桡骨干双骨折

一、受伤机制

(一)直接暴力
直接致伤因素,作用于前臂,骨折通常基本在同一水平。

(二)间接暴力
由于跌倒致伤,经暴力传导,骨折水平多为桡高尺低,常为短斜形。

(三)其他致伤因素
如暴力碾压、扭曲等,多为多段骨折,不规则,且伴不同程度软组织损伤。

二、分型

常用的 AO 分型如图 6-10 所示。

三、治疗原则

闭合复位外固定:用于移位不明显的稳定性前臂双骨折。传统的复位标准,桡骨近端旋后畸形小于 30°,尺骨远端的旋转畸形小于 10°,尺、桡骨成角畸形小于 10°。桡骨的旋转弓应恢复。不稳定的前臂双骨折或稳定性的骨折,闭合复位失败,骨折再移位及伴有其他血管神经并发症的,应行切开复位内固定。

(一)钢板螺钉内固定
钢板螺钉内固定主要是根据 AO 内固定原则发展的内固定系统,用于前臂双骨折的治疗,明确提高了骨折的治疗水平,提高了愈合率,达到早期功能锻炼及恢复的目的。

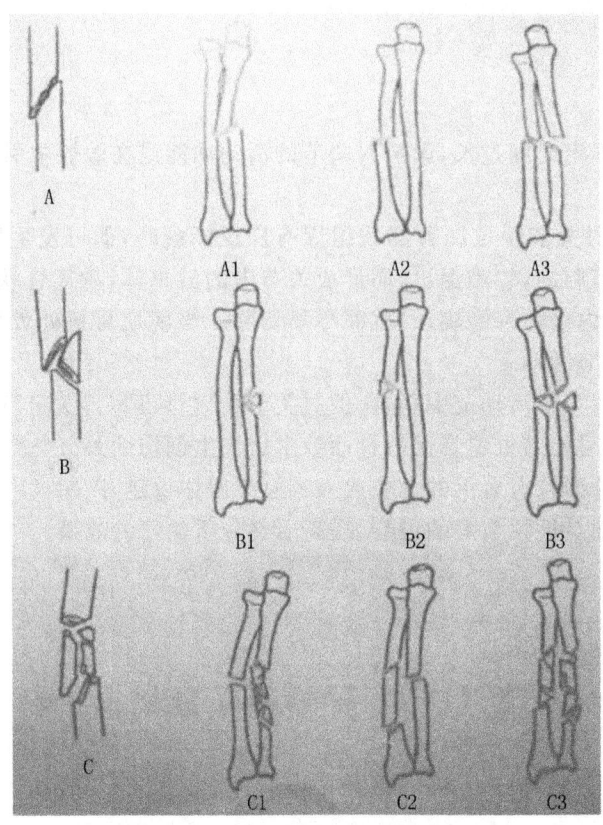

图 6-10 骨折的 AO 分型
A 型:简单骨折;B 型:楔形骨折;C 型:粉碎性骨折

(二)髓内固定系统

髓内固定系统用于前臂双骨折的治疗,最初应用是 20 世纪 30 年代的克氏针内固定,20 世纪 40 年代以后,较广泛流行的有 Sage 设计的髓内系统,至目前发展到较成熟的带锁髓内钉固定系统。虽然目前带锁髓内钉固定系统用于前臂骨折,意见仍不统一,特别是对于桡骨的髓内固定,但对于尺骨的髓内固定效果目前是比较肯定的。

满意有效的内固定必须能牢固地固定骨折,尽可能地完全消除成角和旋转活动。临床认为用牢固的带锁髓内钉或 AO 加压钢板均可达到此目的。而较薄的钢板,如 1/3 环钢板及单纯圆形可预弯的髓内钉效果欠佳。手术时选用髓内钉或钢板,主要根据各种具体情况来确定。每种器械均有其优点和缺点,在某些骨折中使用其中一种可能比另一种更易成功。在许多尺、桡骨骨折中,用钢板或髓内钉均能得到满意的效果,究竟选用哪一种则主要根据外科医师的训练和经验。

AO 加压钢板内固定系统已应用多年,业内比较熟悉,这里不再赘述。而髓内钉固定,特别是前臂髓内钉固定系统,近几年有重新流行的趋势。使用髓内钉固定时,其长度或直径的选择、手术方法和术后处理的不慎都可导致不良的后果,这里着重讨论一下。

根据文献,最早广泛使用的前臂髓内钉系统是由 Sage 于 1959 年研制成功的,他曾对 120 具尸体桡骨做解剖,并对 555 例使用髓内固定治疗的骨折做了详细回顾。根据他的设计,预弯的桡骨髓内钉可以保持桡骨的弧度,三角形的横断面可以防止旋转不稳定。桡骨和尺骨 Sage 髓内钉的直径足以充满髓腔,能够做到牢固地固定。虽然在某些医疗机构传统的 Sage 髓内钉仍在应用,但根据 Sage 的研究和临床经验,目前又有更新的髓内钉系统设计应用于临床。

(三)前臂骨折应用髓内钉固定

1.适应证

适应证:①多段骨折;②皮肤软组织条件较差(如烧伤);③某些不愈合或加压钢板固定失败的病例;④多发性损伤;⑤骨质疏松患者的骨干骨折;⑥某些Ⅰ型和Ⅱ型开放性骨干骨折病例(使用不扩髓髓内钉);⑦大范围的复合伤在治疗广泛的软组织缺损时,可使用不扩髓的尺骨髓内钉作为内部支架,用以保持前臂的长度。

几乎所有前臂的骨干骨折均可应用髓内钉治疗(图 6-11)。这些骨折都可使用闭合髓内穿钉技术,同样的方法目前在其他长骨干骨折应用已很成熟。

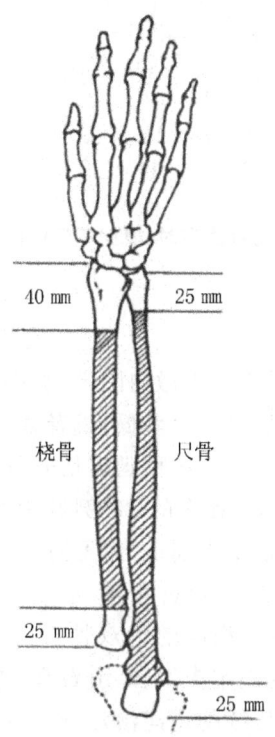

图 6-11　尺、桡骨骨折适用髓内钉的骨折部位

2.禁忌证

禁忌证:①活动性感染;②髓腔小于 3 mm;③骨骺未闭者。

包括 Sage 髓内钉在内,有多种不同的前臂髓内钉固定系统,这些器械均可用于闭合性骨折的内固定。髓内钉优于加压钢板之处:①根据使用的开放或闭合穿钉技术,只需要少量剥离或不剥离骨膜。②即使采用开放穿钉技术,也只需要一个较小的手术创口。③使用闭合穿钉技术,一般不需要进行骨移植。④如果需要去除髓内钉,不会出现骨干应力集中所造成的再骨折。同加压钢板和螺丝钉固定不一样,髓内钉固定的可屈曲性足以形成骨旁骨痂。正如 Sage 所推荐的那样,所有需要切开复位的骨干骨折都应做骨移植,通常使用钻和扩髓器时即能获得足够的用于移植的骨材料,因此不需另外采取移植骨。无论使用哪一种髓内钉系统,尺骨钉的入口都是在尺骨近端鹰嘴处。桡骨的钉入口根据钉的不同设计有所不同,其原则是根据钉设计的弧度、预弯等情况加以调整。如 Sage(C)桡骨内钉在桡侧腕长伸肌腱和拇短伸肌腱之间的桡骨茎突插入。Fore Sight(B)桡骨髓内钉则在 Lister 结节的桡侧腕伸肌腱下插入。Ture-Flex 和 SST(A)桡骨髓内钉的插入口是在 Lister 结节的尺侧拇长伸肌腱下(图 6-12)。所有桡骨髓内钉均应正确插入,并将钉尾埋于骨内,防止发生肌腱磨损和可能的断裂。

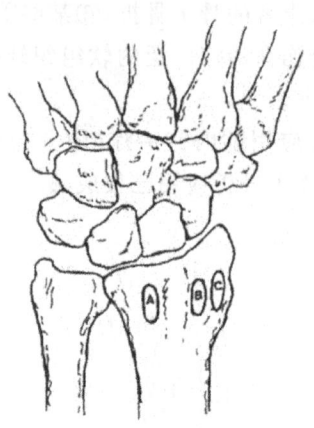

图 6-12　桡骨骨折采用髓内钉固定时,根据不同钉设计的进针点(A、B、C)调整

四、前臂开放骨折

对前臂开放性骨折的治疗原则是不首先做内固定,临床认为以创口冲洗和清创为最初治疗时,并发症较少。这样做能使创口的感染显著降低,或者愈合。如果创口在 10～14 天愈合,即可做适当的内固定。Anderson 曾报道过采用这种延迟切开复位和加压钢板做内固定的方法治疗开放性骨折的经验。在采用这个方法治疗的 38 例开放性骨折中,没有发生感染。在许多 Gustilo Ⅰ型、Ⅱ型创口中,能够在早期做内固定,而无创口愈合问题。但临床认为延迟固定会更安全。对于单骨骨折,由于延迟内固定骨折重叠所造成的挛缩畸形一般切开后即可复位(图 6-13、图 6-14)。对有广泛软组织损伤的前臂双骨折,为了避免短缩畸形,并方便软组织处理,需要进行植皮等治疗时,可采用外固定支架、牵引石膏,进行整复和骨折的固定,如果软组织损伤范围较大,必须进行皮肤移植和后续的重建治疗,而这些治疗措施又不能通过外固定支架、牵引石膏的窗口完成时,可采用髓内钉来固定前臂。只有通过外固定或内固定方法,使前臂稳定后,才能进行皮肤移植和其他软组织手术。

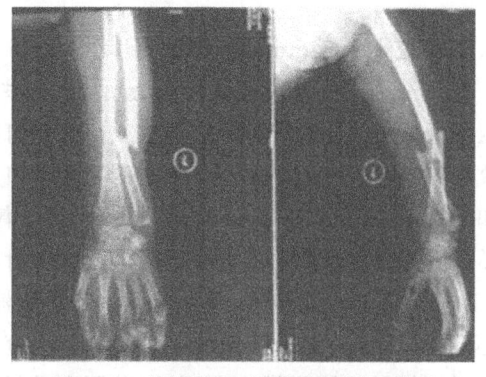

图 6-13　外伤致尺、桡骨中远端双骨折

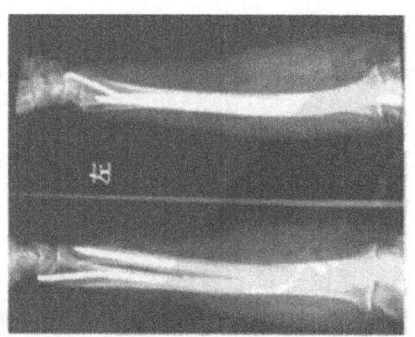

图 6-14　尺、桡骨骨折髓内钉复位及固定情况

目前,对开放性前臂骨折的治疗趋势为立即清创、切开复位和内固定。有人曾报道,对 103 例 Gustilo Ⅰ 型、Ⅱ 或 Ⅲ A 型前臂开放性骨干骨折,采用立即清创和加压钢板及螺丝钉固定治疗,其中 90% 效果满意。但 Ⅲ B 型和 Ⅲ C 型损伤采用此法治疗,疗效不佳,一般用外固定治疗。

（王浩汀）

第九节　尺桡骨茎突骨折

一、桡骨茎突骨折

单纯桡骨茎突骨折临床上较为少见,在 20 世纪初,也被称为 Hutchinson 骨折。

(一)损伤机制

直接暴力或间接暴力均可引起此类骨折,但以间接暴力引起为多见。直接暴力常由汽车摇柄直接打击而骨折。间接暴力常为跌倒时手掌着地,暴力沿腕舟骨冲击桡骨下端而致骨折。

(二)分类

按桡骨茎突骨折的受伤机制划分:①横形骨折,常为间接暴力手掌着地所致,骨折线为横形,从外侧斜向关节面(图 6-15)。②桡骨茎突撕脱性骨折,此类骨折块甚小,并向远侧移位,损伤机制为受伤时腕关节强力尺偏,桡侧副韧带牵拉桡骨茎突而造成。

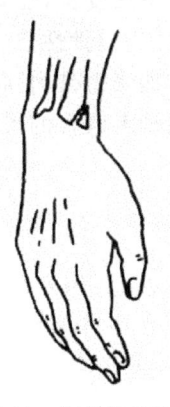

图 6-15　桡骨茎突骨折

(三)临床表现

伤后桡骨茎突处出现肿胀,疼痛。桡骨茎突处压痛明显,并有较明显的骨擦音。

(四)影像学检查

侧位X线片不易见到骨折。正位X线片,可见一横形骨折线,骨折线从外侧斜向关节面,骨折块常为三角形。很少有移位,如有移位,常向背侧桡侧移位。

(五)治疗

大部分桡骨茎突骨折均可通过手法复位石膏外固定而治愈。手法复位的方法为术者一手握着患者之手略尺偏,纵向牵引,另一手持腕部,其拇指于骨折片近侧向下并向尺侧推压即可得到满意的复位。复位后采用短臂石膏固定于腕中立位,轻度尺偏位5～6周(图6-16)。

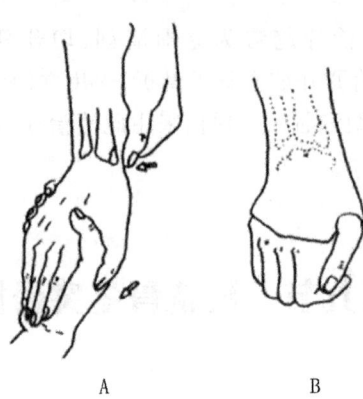

图6-16 手法治疗
A.手法复位;B.石膏外固定

通过手法复位如骨折块不稳定或再移位,可行经皮克氏针内固定或行切开复位克氏针或加压松质骨螺钉内固定。

二、尺骨茎突骨折

单纯尺骨茎突骨折极为少见,临床上常与Colles骨折并发损伤。单纯尺骨茎突骨折常为跌倒时手旋前尺偏着地而造成。尺骨茎突骨折处局部轻度肿胀、疼痛,常与扭伤不易区别,但通过腕部X线拍片即可得到准确的诊断。

治疗:单纯尺骨茎突骨折可行牵引下手法复位,短臂石膏托固定前臂于中立位,腕关节尺偏位4周即可。但大部分尺骨茎突骨折很难达到骨性愈合。近几年,有许多学者主张对不稳定性的尺骨茎突骨折应早期行切开复位,螺钉加张力带内固定。如尺骨茎突骨折发生骨不愈合,局部疼痛较重,压痛明显时可考虑行手术切除骨不愈合的尺骨茎突。

(王浩汀)

第七章 腕部及手部损伤

第一节 腕骨脱位

腕骨脱位或骨折脱位是继发于腕骨或韧带损伤后引起的。摔倒后以手撑地是腕骨脱位的常见损伤方式,在跌倒时腕部损伤的机制依靠如下因素:①伤力的大小和特征。②撞击手的位置。③腕骨和韧带的相对强度。患者常有较为典型的手过伸位或过屈位外伤史,表现为腕部疼痛,活动严重受限。在X线片上有3个特征应在正位片上检查:腕弓、关节间的对称性和单个腕骨的形状,尤其是舟骨和月骨。

一、月骨周围脱位

月骨周围脱位是月骨周围的腕骨相对于桡骨远端的背向或掌向移位,周围的腕骨与月骨及桡骨远端的正常关节丧失,而月骨与桡骨的解剖关系正常。月骨周围脱位多为背侧脱位,而且常合并有腕骨或尺、桡骨远端的骨折,如舟骨骨折、头状骨骨折和桡骨茎突骨折。并发舟骨骨折的月骨周围脱位通常称为经舟骨月骨周围脱位,以此来表明损伤的程度与单纯的月骨周围脱位有所不同。如果骨折发生于其他骨骼,名称可依此类推,如经头状骨月骨周围脱位、经三角骨月骨周围脱位、经桡骨茎突月骨周围脱位等。如果为多发骨折,诊断时可将受累骨骼的名称序次列出,如同时并发舟骨和头状骨骨折的月骨周围脱位可称之为经舟骨、头状骨月骨周围脱位。与月骨周围脱位并发的骨折,其近端与月骨、桡骨远端的解剖关系保持不变,而远端则向背侧或掌侧脱位。

(一)损伤机制

月骨周围背侧脱位为月骨周围进行性不稳定Ⅲ期表现,是舟月骨分离后背伸、尺偏暴力向关节尺侧延伸的结果。暴力使桡舟头韧带、头月骨间韧带、头三角韧带、月三角韧带和月三角骨间韧带逐一断裂,或导致头状骨、钩骨和三角骨骨折,头状骨、钩骨和三角骨与月骨分离并与舟骨一起向背侧脱位。头状骨背侧脱位,除了与维持其稳定的桡舟头韧带断裂及其本身的骨折有联系外,也可继发于桡骨茎突骨折(桡舟头韧带附着于此)。头状骨骨折多为腕关节过度背伸时桡骨远端背侧缘与之撞击的结果。

经舟骨月骨周围脱位虽然也为月骨周围进行性不稳定Ⅲ期表现,但损伤机制与上述略有不同,它发生于舟骨骨折之后,为背伸、桡偏暴力作用的延续,骨折近侧段与月骨、桡骨远端的解剖关系不变,而远侧段则与其他腕骨一起向背侧脱位。月骨周围掌侧脱位少见,多为作用于手背侧的掌屈暴力所致。

(二)临床表现与诊断

(1)腕关节有明确的背伸外伤史。关节疼痛、肿胀及压痛的范围较单独骨折广泛,晚期可局限于一较小区域。运动幅度及握力明显下降。

(2)X线正位片可见腕骨弧线中断,头状骨与月骨、桡骨与舟骨影像重叠域加大,腕中关节间隙消失,舟月骨间关节间隙变宽,脱位复位后尤为明显,月骨周围的腕骨及桡、尺骨远端可有骨折线存在。侧位片可见舟骨掌屈,纵轴与桡骨纵轴近乎垂直,近极位于桡骨远端背侧缘或掌侧缘,月骨与桡骨远端解剖关系正常,桡月关节间隙无明显的不对称,其余腕骨向背侧或掌侧脱位,其中头状骨最显著。月骨周围的腕骨如有骨折,远侧段常脱向背侧或掌侧,而近侧段仍滞留在原位,与月骨的解剖关系保持正常。

(三)治疗

首先要矫正脱位及恢复桡骨远端、月骨与周围腕骨间的正常解剖关系;然后矫正骨折移位、舟月骨或月三角骨分离。脱位矫正后,舟月骨分离或月三角骨分离可依然存在并可能变得更加明显,需加以整复,彻底消除妨碍关节功能恢复的不利因素。

1.月骨周围背侧脱位

(1)闭合复位外固定:闭合复位在关节明显肿胀之前容易获得成功。

(2)闭合复位经皮穿针固定:由于外固定不能彻底消除舟月骨分离及骨折移位复发的可能性,因此,在闭合复位成功后可先经皮穿针固定舟头骨和舟月骨及远、近侧骨折段,然后再用石膏托作外固定,以阻止分离及移位的复发。6~8周拔针进行功能锻炼。

(3)切开复位克氏针内固定:适用于复位失败者或陈旧性的脱位、移位骨折和舟月骨分离。月骨周围脱位,通常采用背侧S形或纵向弧形切口,如复位困难或修复韧带还需做掌侧切口。在牵引下矫正脱位、舟月骨分离、DISI和移位骨折,然后穿针于舟月骨、舟头骨及月三角骨做固定,修复切开和撕裂的背侧关节囊及韧带。术后,用长臂石膏托将腕关节固定于屈曲位或中立位,2周后拆线,6~8周拔针开始功能锻炼。经桡骨茎突月骨周围脱位,多采用横形或S形切口。茎突骨折多为粉碎性骨折,但无须特殊处理。如骨折块较大并有移位,可在复位后做克氏针内固定。经舟月骨周围脱位,脱位与骨折移位并存者可用背侧入路,如脱位已矫正,仅存移位骨折,可采用掌侧入路。植骨与否,可根据掌侧骨质缺损程度及损伤时限而定。术后固定同闭合复位。就陈旧性脱位/骨折脱位的切开复位而言,复位前彻底清除关节腔内肉芽组织,松解背侧关节囊及瘢痕组织,复位后仔细地修复背侧关节囊(韧带)和腕背伸肌支持带,是获得成功的关键。

(4)腕中关节融合:适用于陈旧性脱位或软骨损伤严重者。术后关节运动幅度虽有所降低,但疼痛消失,腕关节仍可保持原有的高度。

(5)近排腕骨切除:适应证与腕中关节融合相同,术后虽也可保留部分运动度,但关节高度有所减少,手的握力明显降低。此术所需的固定时间较短,因而不能耐受长期固定的老年人宜选用此法。

(6)全腕关节融合:当腕骨或关节软骨广泛破坏时可做全腕关节融合,用牺牲运动来换取疼痛症状的缓解和消失。

2.月骨周围掌侧脱位

闭合复位的难度大于背侧,通常需要做切开复位。

二、月骨脱位

月骨脱位一般分为掌侧和背侧脱位两种,后者较为少见。

(一)损伤机制

月骨外形比较规则,正面观为四方形,侧面观为半月形。近侧凸面与桡骨下面组成关节;远侧凹面与舟骨共同对应头状骨,组成腕中关节的一部分,并有小部分与钩骨构成关节。月骨桡侧与舟骨以前上及后下两关节面接触。月骨与舟骨、桡骨间有坚强的桡舟月间韧带相连,在月骨的掌侧及背侧各有韧带连接于桡骨及周围的腕骨。月骨是腕骨中唯一掌侧宽而背侧窄的腕骨,并且月骨位于腕部的中心,加之桡骨远端关节面具有掌倾的特点,因而在桡腕关节极度背伸暴力作用下,月骨受到头状骨和桡骨的挤压,被迫沿腕的冠状轴急剧向掌侧旋转脱位,脱位时月骨背侧韧带、舟月韧带及三角韧带同时断裂。Bialy 将月骨的掌侧脱位根据月骨旋转情况分成 3 个阶段:第一阶段月骨的远侧凹面向背侧向;第二阶段远侧凹面向掌侧向,月骨旋转 90°;第三阶段远侧凹面向近侧向,旋转 180°。按照 Mayfield 的观点,月骨掌侧脱位为腕关节背伸型损伤发展的最终阶段,即月骨周围进行性不稳定Ⅳ期表现。

月骨脱位机制的分期:①1 期仅限于舟月韧带。②2 期发展至桡舟头韧带腕中部分,或者表现为舟(头状)骨骨折等大弧损伤。③3 期发展至月三角骨间韧带和尺三角骨间韧带断裂。④4 期发展至桡舟月三角韧带断裂,月骨掌侧脱位。

(二)临床表现与诊断

(1)有明确的外伤史。

(2)腕部肿胀,腕关节前后径增粗,局部压痛,有空虚感或腕部活动受限。由于月骨向掌侧脱位,压迫屈指肌腱使之张力增大,手指不能完全伸直,被动伸展或主动屈曲手指均可引发剧烈疼痛。

(3)腕关节掌侧饱满,触诊可感觉到皮下有隆起物体。

(4)脱位的月骨还可能压迫正中神经,出现腕管综合征,正中神经支配的桡侧 3 个半手指感觉麻木,拇对掌功能障碍。

(5)X 线摄片可清楚显示月骨脱位。正位片上月骨由四边形变成三角形,周围的关节间隙不平行或宽窄不等。侧位片上桡骨、月骨、头状骨三者轴线关系发生改变,月骨向掌侧脱离原位,月骨凹形面向掌侧倾斜,呈倾倒的茶杯状或者仍位于桡骨远端的凹面内,但掌屈度加大,桡月关节背侧间隙明显变宽。头状骨已不在月骨凹形面上,而位于月骨的背侧,但头状骨和桡骨的轴线关系正常。

(三)治疗

月骨脱位,即使旋转 180°也未必一定发生缺血性坏死。因为位于掌侧韧带内的滋养血管多保持连续性,月骨仍由此获得血液供应。因此,复位是治疗月骨脱位的首选方案。其治疗原则应先完成复位,恢复月骨与桡骨及周围腕骨的正常解剖关系,然后再矫正腕骨分离和移位骨折。

(1)闭合复位外固定:臂丛麻醉下,助手分别握持患者手指和前臂,使腕关节背伸,同时向远端牵引。术者用双手握其腕部,以拇指用力挤压腕位的月骨凹面的远侧使其复位。如不易将月骨推挤复位,可用细克氏针在无菌操作及 X 线透视下,自掌侧把针刺入月骨凹面的远端,在牵引下向背侧压迫协助复位。

（2）闭合复位经皮穿针固定。

（3）切开复位克氏针内固定。适用于：①闭合复位失败。②陈旧性脱位。③正中神经卡压、肌腱断裂。手术多选掌侧切口，切开屈肌支持带，牵开指屈肌腱，然后将月骨复位。手术过程中，应注意保护附着在月骨掌侧的软组织结构，以免损伤血管导致月骨坏死。对复位有困难的陈旧性脱位，可于背侧再做一切口，以松解腕骨间挛缩的软组织、清除占据月骨原有位置的肉芽组织。

月骨一经复位便需矫正舟月骨分离及移位骨折。正中神经充血、变硬严重者，需做外膜或束间松解。复位后用克氏针做内固定，并修复关节囊及韧带。术后再用石膏托外固定 4~6 周。

（4）月骨切除和肌腱充填：对于掌背侧韧带均断裂、与周围骨骼完全失去连接的月骨脱位及切开也无法复位的月骨脱位，如果桡骨远端关节软骨无明显的损伤，可行月骨切除和带蒂头状骨移位替代月骨，亦可应用豌豆骨或其他假体替代。关节若有不稳定，应加做舟大小多角骨间关节融合，以矫正舟骨旋转半脱位，恢复正常的负荷传导和运动功能。术后用石膏托于腕关节中立位或掌屈位固定 6~8 周。

（5）近排腕骨切除、腕关节融合：用于关节软骨损伤严重的脱位。

三、舟骨脱位

(一)病因及损伤机制

舟骨脱位较为少见，分为旋转半脱位和完全脱位，前者多见。其常由腕关节背伸、桡偏暴力导致舟月骨间韧带断裂引起，一般合并其他的腕关节骨折与脱位。

(二)临床表现与诊断

(1)外伤史。

(2)腕关节肿胀、疼痛、活动受限及握力减低。

(3)X 线表现：旋转半脱位可见舟骨远端向掌侧旋转，近端向桡背侧旋转脱位；舟月间隙大于 3 mm；皮质环征阳性；舟月角加大，桡骨和舟骨掌侧边缘呈 V 字形。完全脱位则可见舟骨近端从桡骨远端关节面舟骨窝中完全向掌侧脱出。

(三)治疗原则

(1)早期可行手法复位，经皮克氏针固定。

(2)手法复位失败或晚期者行切开复位，韧带修复或重建。

(3)如发生腕关节炎，则需行关节融合术。

四、桡腕关节脱位

(一)病因及损伤机制

桡腕关节脱位多合并其他部位的骨折或脱位，往往由直接暴力引起。根据暴力引起桡腕掌侧韧带损伤或背侧韧带损伤的不同，可导致掌侧或背侧桡腕关节脱位。

(二)临床表现与诊断

(1)外伤史。

(2)腕部畸形、肿胀、疼痛、活动受限及握力减低。可伴有正中神经损伤或尺神经损伤。

(3)X 线片显示腕关节结构紊乱。相对于桡骨，近排腕骨以远的腕骨向背侧或掌侧移位，可伴发其他骨折或脱位。

(三)治疗原则

(1)新鲜闭合脱位可行手法复位石膏托外固定。

(2)开放性损伤可行切开复位克氏针内固定,同时可修复损伤的韧带。陈旧性损伤可行切开复位畸形矫正。如有神经受压症状,可同时探查神经,并予以松解。

(郭金泉)

第二节 拇指腕掌关节脱位

拇指腕掌关节由第一掌骨底与大多角骨构成。第一掌骨基底的关节面为鞍状,前后为凹面,在桡尺方向是个凸面。与其相对应的大多角骨关节面为前后凸的关节面,而桡尺方向为凹面,构成鞍状关节。第1腕掌关节囊肥厚,较松弛,但关节周围有多条韧带附着。脱位后如治疗不当易造成复发性脱位。

单纯脱位少见。多合并第1掌骨基底掌尺侧撕脱骨折,即Bennett骨折-脱位。

一、病因病理与分类

拇指在强力作用下外展,使掌骨间韧带、前斜韧带和背桡韧带均断裂,导致第1腕掌关节脱位。如果外力继续作用,则第1腕掌关节的其他韧带也将发生断裂。由于前斜韧带在第1腕掌关节过度外展和背伸时紧张,在功能上可防止关节背侧脱位,故其断裂是第1腕掌关节脱位的重要因素。拇指腕掌关节脱位分为单纯性拇指腕掌关节脱位和Bennett骨折-脱位。

二、临床表现与诊断

拇指有外伤史,主要表现为局部隆起畸形,第1腕掌关节活动受限,肿胀、压痛不明显。如合并第1掌骨骨折,可见第1掌骨基底部向桡侧突出,局部肿胀、疼痛明显,畸形不一定明显。查体可见拇指活动受限。X线检查可明确诊断。

三、治疗

拇指腕掌关节脱位治疗方法多样,目前尚不统一。其治疗关键为保持复位位置,维持拇指功能。保守治疗功能恢复好,但不易外固定;手术治疗则存在术后功能恢复的问题。脱位类型不同,具体治疗方法也不一样。

(一)单纯拇指腕掌关节脱位治疗方法

1.手法复位夹板外固定

以右侧为例。复位前术者左手握患者右手拇指,术者右手拇指抵于脱位的掌骨基底背侧,其余四指触及掌骨掌侧大鱼际处。复位时,术者左手牵引,右手拇指挤压脱位掌骨基底使其还纳,局部高凸复平,即示复位成功。将"L"形夹板与掌骨头处及前臂桡侧粘固,并以绷带缠绕固定。固定6周后拆除夹板。

2.手法复位经皮钢针内固定

单纯新鲜关节脱位,复位很容易,但维持位置很难。即便用不锈钢针做内固定,6周后去除钢针时,有时仍复发脱位。手法复位后应将关节置于充分旋前位,同时用钢针经皮做内固定,外用石膏管型制动6周。

3.桡侧腕长伸肌腱部分移位修复第1腕掌关节脱位

采用桡侧腕长伸肌腱部分移位修复断裂的桡尺远侧关节韧带,以坚固关节,防止再脱位。术式是将桡侧腕长伸肌腱做外侧半纵切,远端保留,行腕掌关节远端固定。手术方法:以第1腕掌关节为中心,于腕背桡侧做"S"形切口,约长10 cm,依次切开皮肤、皮下组织和深筋膜,向两侧牵开拇长、短伸肌腱(注意保护切口外侧的桡神经浅支及桡动脉背侧支),显露出第1腕掌关节背侧及内外侧,纵向切开关节囊,探查第1腕掌关节。继续显露桡侧腕长伸肌腱,并纵形劈开肌腱,在距止点6.5～8.0 cm处切断肌腱桡侧半,向远端翻转备用。在第1腕掌关节止点附近,于第1掌骨基底横行钻一骨性隧道,将肌腱条自外向内穿过隧道。将第1腕掌关节复位,调整腱条的松紧度,用可吸收2/0无创伤缝线,重叠紧缩缝合桡背侧关节囊和腱条重叠交叉处,腱条的游离端穿过拇长展肌腱深面,缝合固定于大多角骨结节附近的关节囊上。并用1根细克氏针将第1腕掌关节固定于拇指外展对掌位,针尾留在皮外。术后石膏托固定4～6周。在去除外固定的同时拔除克氏针,进行功能锻炼。

本法具有以下优点:桡侧伸腕长肌腱位置表浅,解剖容易,取材、转位方便,操作简单,创口小,切取的部分肌腱有足够的长度和强度,可重建、加强背侧和桡侧韧带,坚固稳定脱位的关节。

4.部分桡侧腕屈肌腱瓣修复陈旧性第1腕掌关节脱位手术方法

于前臂腕掌桡侧做"S"形切口,自腕掌横纹向近端延伸,长约10 cm,切开皮肤、皮下及前臂深筋膜,找出桡侧腕屈肌腱,将肌腱一半在腱腹交界处,纵形劈开直至第2掌骨基底近端止点处。距止点8 cm处切断肌腱尺侧半,向远端翻转形成腱瓣备用。于第1掌骨基底横行钻一骨性隧道,将腱瓣由外向内穿进此隧道,将第1腕掌关节复位,拉紧腱瓣,重叠缝合,其游离端缝于大多角骨附近关节囊上,拇指垂直外展位用石膏固定,6周后拆除行功能锻炼。

本法以桡侧腕屈肌腱的腱性部分内侧半转位,重建第1腕掌关节,方法简便可靠。其主要优点:有血供的腱办日后可形成韧带样组织,修复效果可靠;切取的腱办有足够的长度和强度,且不影响腕部力量。

5.掌长肌腱移位重建韧带治疗拇腕掌关节脱位

手术方法:以拇腕掌关节背侧为中心做"S"形切口,从背侧第2掌骨基底向桡侧绕过拇腕掌关节桡背侧直达腕掌横纹。充分显露拇腕掌关节合桡侧腕长伸肌腱远端附着点,于前臂掌侧中下1/3段做横切口,显露掌长肌腱腹交界处并切断之。向远端游离掌长肌腱,通过皮下隧道将其从拇腕掌关节桡背侧切口引出。从第1掌骨基底相当于桡侧韧带止点远端0.5 cm处向掌骨"鼻状突"尺侧,沿着关节面平行线钻孔做骨隧道,将断裂的桡侧韧带和背侧韧带游离,切除瘢痕组织,将拇腕掌关节复位后,修复关节囊。将掌长肌腱从第1掌骨桡侧向尺侧穿过骨隧道,将其向尺侧牵引调整张力后从桡侧腕伸肌腱深面通过,后绕过桡侧腕伸肌腱浅面返折向桡侧达第1掌骨背侧与背侧韧带止点缝合,最后将掌长肌腱断端缝合到背侧韧带在大多角骨的起点处。缝合肌腱后试行拇内收、屈曲及对掌运动,并沿第1掌骨加压,证明韧带重建后牢固,关节无脱位,活动功能无障碍。依次缝合切口,石膏托固定腕关节于功能位4周后进行康复治疗。

(二)第1腕掌关节骨折与脱位(Bennett骨折-脱位)的治疗

1.非手术治疗

对于新鲜的、闭合性的Bennett骨折,在早期可采用手法复位。即向远端纵向牵拉拇指,同时从掌骨基底部的侧方压迫,通常能较容易复位,复位后用前臂拇"人"字石膏固定6~8周。或用直径1.5 mm的铁丝弯成鸭形铁丝夹板固定,"鸭嘴"钩住第1掌骨基底背侧(图7-1),维持复位状态优于拇"人"字石膏,简易方便,效果良好。待骨折愈合后可去除固定,开始功能练习。

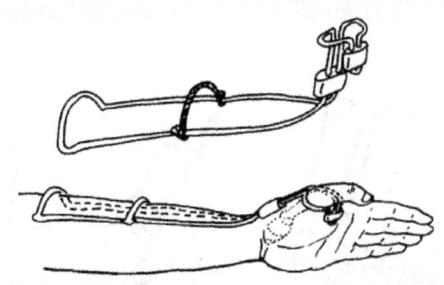

图7-1　第1掌骨基底部骨折复位后鸭形铁丝夹板固定

另可用石膏加拇指皮肤牵引治疗Bennett骨折。先手法复位,后用长25 cm、宽2 cm的胶布条,将中间制成蝶形,两端沿正中剪开,分别贴于拇指及第1掌骨侧缘,于第1掌骨基底部桡背侧及第1掌骨头掌侧各置一棉花垫,以胶布固定。将长40 cm、直径2 mm的铁丝制成牵引弓形,末端弯成钩状。维持复位后的位置,将10层石膏绷带分成两片,远端至指间关节,近端至前臂中下段,在温水中浸泡后固定于前臂下端及腕掌的桡侧,铁丝弓置于两片中间,其末端的钩自外层中穿出,以防滑脱,维持第1掌骨于30°外展背伸位塑形,待石膏硬固后以3~4根橡皮筋连于皮牵引胶布蝶形部与铁丝弓之间,行牵引固定。

2.手术治疗

对于手法复位失败、关节内有骨折片、关节囊嵌入、开放性或陈旧性第1腕掌关节骨折,可在臂丛麻醉下,采取切开复位内固定术。

(1)Wagner法:在第1掌骨桡侧沿手掌与手背皮肤交界处做一"L"形切口,近端弯至腕横纹,暴露第1腕掌关节及第1掌骨骨折处,然后在直视下对好关节面,用克氏针固定。将第1掌骨基底部骨片与内侧小骨片固定在一起,如1枚克氏针固定不牢固,可加用第2枚克氏针固定第1掌骨与大多角骨,石膏固定拇指外展位。术后4周拔除克氏针,石膏再固定2周(图7-2)。

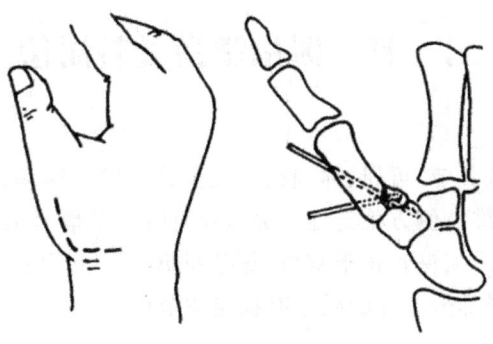

图7-2　Wagner法整复第1掌骨骨折示意图

(2)Moberg-Gedda法:在鱼际跟部弧形切开,将鱼际部诸肌的附着点向远侧剥离,暴露第1腕掌关节及第1掌骨骨折处,接着将1枚克氏针经手掌部皮肤刺入内侧骨折片,克氏针的尖端露出骨折部,并挂上不锈钢丝后,克氏针继续前行至外侧骨折断端,用克氏针和不锈钢丝进行撬拨操作,直至两骨折端复位。然后继续穿入克氏针至第1掌骨的背侧,将骨折处进行正确的固定,并把克氏针从手背侧引出。如果固定不牢固,再用第2枚克氏针经第1掌骨的桡背侧穿入骨折断端。上述各项完成后,从一端抽出钢丝。在手背侧切断克氏针,包埋于皮下。术后前臂石膏固定,4周后拔除克氏针,6周拆除石膏(图7-3)。

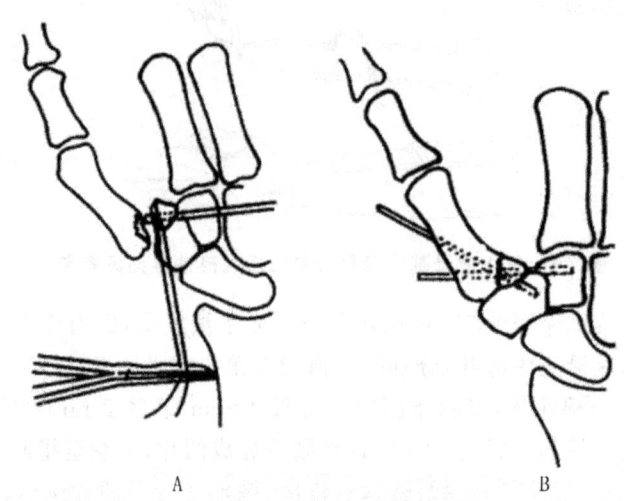

图7-3　Moberg-Gedda法整复第1掌骨骨折
A.用钢丝复位;B.克氏针内固定

四、合并症

拇指腕掌关节是拇指功能活动的关键关节,其脱位后可引起手部功能丧失较多。其关节囊松弛,不易固定,如失治误治可导致预后不良。常见并发症有疼痛、复发性脱位、晚期畸形和腕部及手的功能障碍。

(郭金泉)

第三节　拇指掌指关节脱位

拇指掌指关节近似髁状关节,可屈、伸、收、展及少许旋转。活动范围因人而异,正常变异很大。关节两侧有侧副韧带,维持侧方稳定性。关节伸直时韧带呈紧张状态,屈曲时松弛。在关节尺侧,拇收肌止点部分经过尺侧籽骨止于掌板,部分肌腱直接止于近节指骨基底尺侧,还有些纤维参加背侧腱膜的尺侧扩展部分。此腱膜也有稳定关节作用。

一、病因病理

掌指关节背伸时受伤,近节指骨可脱向背侧,关节囊掌侧软骨板多从掌骨颈处膜状部分撕裂,软骨板可夹在掌骨头和脱位的近节指骨基底之间,导致复合性脱位,使复位非常困难,常使闭合复位不可能。桡尺侧侧副韧带常不断裂,但随掌骨基底滑向掌骨颈背侧,如损伤时外力偏向一边,可致一侧韧带断裂。

二、临床表现与诊断

患处疼痛、肿胀,拇指明显畸形,背侧掌骨头突出,可触及。手指呈屈曲弹性固定。如为掌侧脱位,可见掌侧隆起,在掌横纹皮下可触摸到脱位的掌骨头,手指变短,活动障碍。X线片示指骨呈过伸位并向上、向背侧移位,指骨基底位于掌骨头的后上方。

三、治疗

单纯掌指关节脱位,闭合复位容易。复合性脱位,在充分麻醉下仍可试行闭合复位。腕屈曲位,拇指末节掌屈,以放松屈肌腱,从脱位的近节指骨基底背侧向远侧推移,同时屈掌指关节,有时可得到复位。如果开始时即牵拉掌指关节,可使单纯脱位变为复合性脱位,同时越牵拉越使穿破的关节囊、拇短屈肌腱及拇长屈肌腱等夹紧掌骨颈,而阻挡复位。复位后石膏制动3周。

手法复位方法:拇长屈肌腱缠绕的复位方法。采用臂丛麻醉或局部麻醉。术者右手握住脱位拇指使其内、外旋转,左手拇指放在第1掌骨桡侧赤白肉际处,四指托患手背处,轻轻用力往尺侧反复推挤,意在使拇长屈肌腱从掌骨头髁部回到掌侧。当拇长屈肌腱复位时,手下往往有滑动感,但很轻微。掌骨头嵌夹于拇长屈肌腱和拇短屈肌腱之间或拇长屈肌腱和拇收肌之间的复位方法关键在于加大向掌侧成角的指骨的度数,使其与掌骨接近直角。方法是术者右手握住患指,在稍加牵引下,尽量使其背伸,左手四指握患手大鱼际处,拇指顶住患指第1节指骨基底部用力向掌骨头推,待肌腱从掌骨颈部解脱,即可自然复位。

若闭合复位失败,需立即行手术切开复位,在直视下将撕破脱位的掌侧腱移位到掌骨头的掌侧,关节即可复位。

四、合并症

拇指掌指关节脱位复位后多遗留骨节肥大、关节僵硬,影响手部的活动功能。主要由关节囊破坏和固定时间过长所致,可用中药外洗,加强功能锻炼。

(郭金泉)

第四节 掌指关节及指间关节脱位

一、功能解剖

(一)手指掌指关节

手指的掌指关节的解剖已如前述,掌指关节的脱位多发生在示指。示指掌指关节,在其掌侧有较厚韧的纤维软骨即掌板结构,有稳定关节的作用。掌板远端附着在近节指骨基底,其近端为膜部,较薄且较松弛,附着在掌骨颈掌侧。关节屈、伸活动时,主要是通过膜部的滑动。掌板掌侧是屈指肌腱腱鞘后壁。再向掌侧是掌腱膜,它是从腕到手指的纵形纤维结构。掌腱膜在掌指关节处形成两组横形纤维,即掌浅横韧带。

正常的屈指肌腱由腕至手指呈放射状,示指的屈指肌腱,在掌指关节部位稍偏尺侧。掌指关节脱位后,屈指肌腱、腱鞘及其相连的掌腱膜纵形纤维被推向掌骨头尺侧。第1蚓状肌脱向桡侧,关节囊纤维软骨板移至掌骨头背面,夹在掌骨头及指骨基底之间;掌骨颈掌面被掌浅横韧带卡住。当用手法整复牵引手指时,掌骨头四周的软组织更加紧张,卡住掌骨颈难以复位(图7-4)。

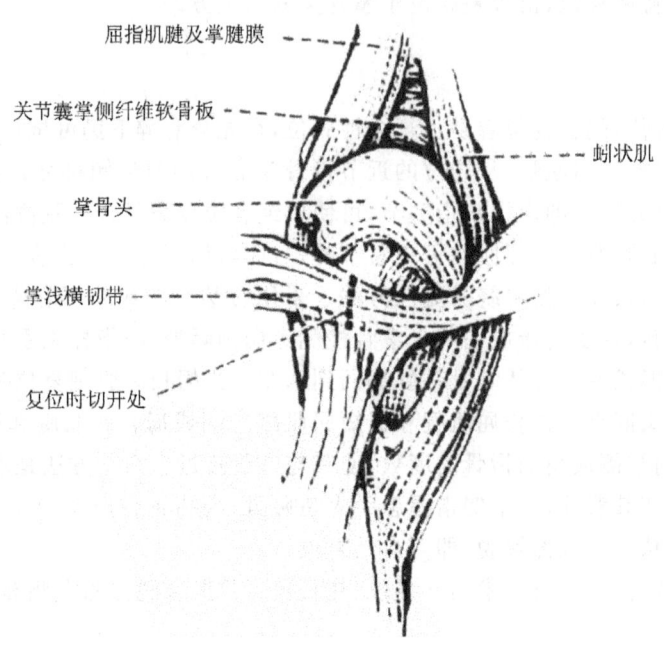

图 7-4　示指掌指关节脱位

(二)手指指间关节

由于手指指间关节只能做屈伸活动,来自手指掌侧的暴力常常造成关节过伸,从而使掌侧关节囊及掌板撕裂。此时,侧副韧带也多有损伤。远节指骨失去稳定而移向背侧,由于伸指肌腱止于中节指骨基底,侧束止于末节指骨基底,肌腱力量的牵拉使之向近端移位,造成两节指骨的重叠。

还有侧方外力的作用,可以造成一侧手指的侧副韧带断裂,手指向一侧偏斜。有时,手指可向一侧偏成90°。

二、损伤机制

(一)手指掌指关节脱位

示指在伸直位时,暴力自手指掌侧向背侧推压使掌指关节过度背伸,此时掌骨头突破掌侧关节囊薄弱部分,向掌侧穿出达于皮下,近节指骨基底向掌骨头背侧脱位。

(二)手指指间关节脱位

手指指间关节脱位多由于手指过度伸展损伤所致,因过度屈曲所致伤者极少,多是远位指骨向近位指骨背侧脱位,同时向侧方偏移。临床上近侧指间关节脱位比远侧指间关节脱位者常见。可能是由于加在指端的暴力到近侧指间关节的距离比远侧指间关节更远,力臂长,破坏力量大。其次是受侧方外力造成,加在手指侧方的力量使一侧的侧副韧带断裂,关节囊撕裂,然后手指向另一侧偏斜、脱位。

三、症状及体征

(一) 手指掌指关节

脱位后,近节指骨基底移向掌骨头背侧,掌指关节呈现过伸畸形。因屈指肌腱被掌骨头推向尺侧,由于屈指肌腱紧张的牵拉,指间关节呈半屈曲状,示指向尺侧稍偏斜。由于掌指关节处掌腱膜与皮下组织有纤维相连,脱位后皮下组织被牵拉下陷,因而局部皮肤出现橘皮样皱纹(图7-5)。

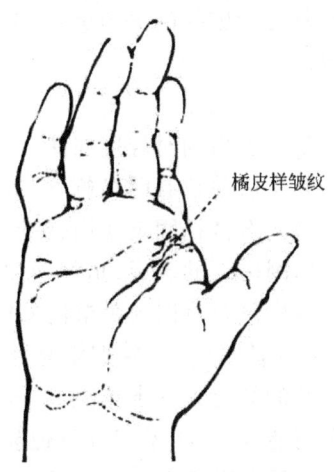

图7-5 掌指关节掌侧皮肤出现橘皮样皱纹

受伤后,示指及手掌肿胀、疼痛,局部压痛。由于关节脱位,掌骨头被卡住,关节不能活动。掌指关节主、被动活动时疼痛剧烈。

X线片可见示指近节指骨移向掌骨头背侧。

(二) 指间关节脱位

可根据外伤史,伤指的畸形,局部症状及X线片,很容易做出诊断。指间关节可以有掌背侧及侧方脱位。但应注意,很多患者在手指脱位后,往往自行牵拉复位,来院时手指已经复位。此时也应按关节脱位处理(图7-6、图7-7)。

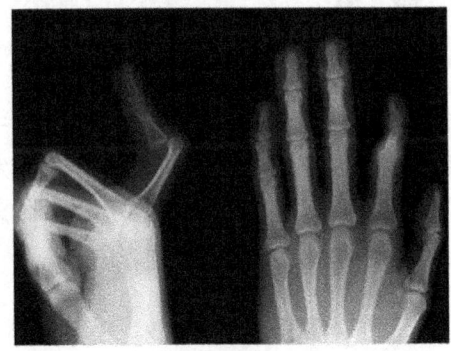

图7-6 示指近侧指间关节掌背侧脱位

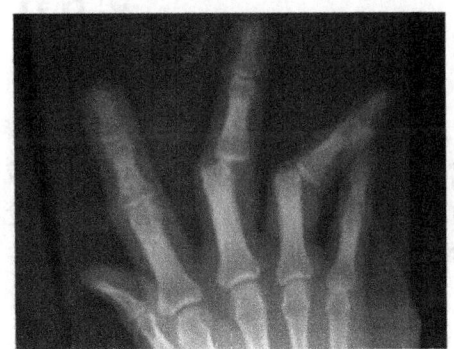

图7-7 中环指近侧指间关节侧方脱位

四、治疗

(一)手指掌指关节脱位

可先试行手法复位,将患指屈曲,掌指关节稍做被动屈伸及左右摇摆,使软组织从掌骨头周围得到松弛。术者一手拇指抵于掌骨头,并向背侧轻轻按压,另一手将患指向掌侧牵引,同时向两侧摇摆,待听到关节滑动响声时,即达复位。如术者放松伤指后关节又脱出,则可能由于关节囊壁嵌入脱位关节尚未解脱,可反复使用上述手法试行复位。手法复位如不能成功,应立即做切开复位。在示指掌指关节掌侧,沿远侧掌横纹做横切口,将掌指关节纤维软骨板及掌浅横韧带纵向切开。此时掌骨头很容易复位,复位后破裂的关节囊和切断的韧带可不做缝合。术后功能位制动3周,然后开始主动功能练习。

(二)手指指间关节脱位

可在指根麻醉或不用麻醉下,牵引手指同时轻度屈曲,脱位的指骨很容易复位。部分患者在就诊时已自行复位。但应注意,如复位后关节有明显侧方不稳者,应及时手术修复侧副韧带。

手法复位或手术修复后的手指,用石膏托固定4周,然后进行关节活动。

也有的指间关节脱位很难整复,因破裂的掌板、指深屈肌腱、侧副韧带及伸肌腱等结构可嵌入其中,应早期行手术切开复位。术中只要将嵌入关节内的组织拉出,关节即可顺利复位。

脱位后的关节,由于有韧带、关节囊的撕裂,后期恢复往往比较缓慢。关节遗留有肿胀、疼痛、活动受限。常常要4~5个月,有的甚至长达半年。

陈旧性关节脱位,手法整复多不能成功,手术切开复位易造成关节僵直及疼痛。因此,陈旧性指间关节脱位,若无明显症状,且不太影响工作和生活时,可不做特殊处理。若关节疼痛、无力,应作关节融合。

对已僵硬、疼痛的关节,还可行人工关节置换。由于关节脱位造成韧带的损伤,可选用连接式人工关节。还可用足趾的遮趾或趾间关节游离移植,以恢复指间关节的活动,但仍不能达到正常手指的功能。

(郭金泉)

第五节 腕骨骨折

腕骨骨折是腕部损伤中最为常见的一种形式,它可发生于某一单独腕骨,也可同时发生于多块腕骨,甚至合并有腕部关节的脱位或韧带等软组织的损伤。虽然国内外学者对腕骨骨折发生率的统计不甚一致,但普遍认为舟骨骨折发生率最高,其次依次为三角骨、大多角骨、月骨、头状骨、钩骨、豌豆骨和小多角骨。

一、舟骨骨折

在腕骨骨折中,以舟骨骨折最为多见,占全身骨折的2%~7%,占腕骨骨折的70%左右。由于舟骨血供特点和在腕骨排列中独特的解剖位置与功能,以及目前诊断技术、治疗方法的不规范,在临床诊断和治疗上国内尚存在很多问题,如新鲜舟骨骨折的漏诊率高和晚期舟骨骨不连、骨坏死及多并发腕关节不稳定等,导致临床治疗的困难和治疗时间过长,常遗留腕关节的疼痛和不同程度的腕关节功能丧失,甚至发生创伤性关节炎,是临床亟待解决的重要课题。

(一)损伤机制

舟骨是近排腕骨之一,但排列于远、近两排腕骨间,在功能解剖上发挥桥接作用,控制和协调桡腕和腕中关节的运动。因此,在腕关节外伤时易发生骨折。舟骨骨折多为间接暴力所致,因体育运动或交通事故等造成腕关节的非生理性过伸及内收(尺偏),舟骨背伸,舟月间韧带断裂,舟骨呈水平位嵌于桡骨茎突与大、小多角骨之间,受嵌压应力和桡骨茎突背侧缘的挤压应力而发生骨折。由于舟骨中部细小,对暴力抗折性小,所以舟骨骨折以腰部最为多见,占70%,结节部及近端骨折相对少见,分别占15%。

(二)分类

舟骨骨折的分类应以治疗为目的,从而决定不同的手术适应证。一般根据部位、时间、骨折线的走行和骨折的稳定性进行分类,而目前国外的Herbert分类法则是依据以上因素制定而成,更具有临床的实用性。

(1)按部位分为结节部、腰部和近端骨折。

(2)按时间分为新鲜、陈旧性骨折和骨不连。

(3)按骨折线分为水平型、横形、垂直型、撕脱性和粉碎性骨折。

(4)按骨折的稳定性分为稳定型和不稳定型骨折。稳定型骨折:包括舟骨结节部、腰部和近端的横形骨折,并且无移位,可保守治疗。不稳定型骨折:①4种不同体位的X线片(腕关节正位、侧位、旋前45°位和舟骨轴位)示有骨皮质的不连续,且骨折端移位大于或等于1 mm。②近1/3部的骨折。③伴有DISI的骨折,在侧位X线片上桡月角大于健侧10°。④腕高指数较健侧降低0.03以上的骨折。⑤舟骨长度较健侧缩短1 mm以上的骨折。⑥有游离骨折块或粉碎性骨折。⑦纵形骨折。⑧骨不连。⑨伴有月骨周围脱位的骨折。这些骨折有移位或骨不连,稳定性差,难以手法整复和外固定,必须手术治疗。

(三)诊断

早期正确的诊断,取决于以下几个方面:①理学检查方法的改善和开发。②X线摄影方法的改进和计测等的进展。③CT、MRI、骨扫描、腕关节镜和关节造影等先进诊断技术的应用。

1.临床表现

(1)鼻烟窝的肿胀、疼痛和压痛是新鲜舟骨骨折最典型的症状和体征。由于鼻烟窝的底为舟骨腰部,此体征较特异,可同时伴有舟骨结节的压痛。但在陈旧性骨折病例中,该体征往往不典型,新鲜骨折亦有体征轻微者,应行双侧对比检查,以免漏诊。

(2)舟骨的纵向叩击痛:沿第1、2掌骨的纵向叩击痛是诊断新鲜舟骨骨折的又一特有体征。其优点是在腕关节石膏托外固定后仍可检查,但陈旧性骨折多表现阴性。

(3)腕关节功能障碍:以桡偏和掌屈受限为主,是新鲜舟骨骨折的非特异体征。

(4)舟骨漂浮实验(Watson试验):用于诊断不稳定型舟骨骨折和舟月分离。将患者腕关节被动尺偏,检查者用一只手握住患者手掌被动使腕关节桡偏。正常时检查者拇指可明显感觉到舟骨结节向掌侧突出,似有压迫拇指的感觉;异常时无此感觉,而产生剧烈的疼痛或弹响。

2.辅助检查

(1)X线检查:现常规采用4个体位摄影,即腕关节正位、侧位、旋前45°斜位和舟骨轴位像。为了提高腕关节X线片的再现性和诊断的准确率,应采用由帕尔默(Palmer)和埃普纳(Epner)

所提倡的标准正侧位像,即在肩外展 90°、肘关节屈曲 90°、腕伸直、手掌触片时进行正位拍摄,在肩关节 0°位、肘屈 90°位、前臂中立位拍摄侧位片。旋前 45°斜位像和舟骨轴位像,可最大限度显示舟骨轴长,便于观察有无骨折,判断其与周围腕骨的关系。①正位:两侧对比判断舟骨的形状是否有短缩,有无骨折线、骨吸收、骨硬化,舟月间隙的大小和近排腕骨弧形连线有无异常。舟骨骨折可见骨折线和舟骨的短缩。舟月骨分离时,可见舟月间隙超过 3 mm 和舟、月骨近端连线出现段差。②侧位:观察舟骨有无骨折、移位、驼背畸形(humpback deformity)和 DISI。在侧位像,舟骨与月骨、三角骨和头状骨相重叠,判断舟骨骨折较困难,应在熟悉正常 X 线片后两侧对比阅读。在合并 DISI 时,可见月骨与舟骨近侧骨折背伸,舟骨结节则掌屈,向背侧成角畸形,测量桡月角在 0°以下,舟月角在 70°以上。③旋前 45°斜位像:矫正了舟骨生理性的向掌侧 45°、向桡侧 30°的倾斜角,最大限度地展现了舟骨全长,可清除重叠所致的骨折线不清。④舟骨轴位像:通过腕关节背伸和尺偏,以矫正舟骨在正位像向下、前、外的倾斜角,较大程度显示舟骨的轴长,同时可避免腕骨的重叠,以利观察骨折线及判断有无移位。

在 X 线诊断上,只要能正确而熟练地阅片,则上述 4 种体位可诊断 97% 的舟骨骨折。对疑有而 X 线片不明确的,应在 3 周后重复拍片,可因骨折端骨质坏死吸收、骨萎缩而间距增大,从而显示清晰的骨折线,以明确诊断。

(2)腕关节造影:通过腕关节造影,可直接观察舟骨骨折的骨折线及有无连接,软骨有无损伤,舟骨与其他腕骨间韧带是否断裂,是否有滑膜炎及其程度与范围等。

(3)腕关节镜:在镜下可直接观察舟骨的骨折线,是否有移位和缺损,关节软骨及骨间韧带有无损伤等,是一种有价值的诊断方法。

(4)CT:由于 CT 能得到腕关节的不同横断面图像,对于舟骨骨折、移位和骨不连是一种有决定意义的诊断方法,在国外已作为常规进行的术前、术后检查。CT 的最大优点是可在横断面观察舟骨,观察范围广,1 mm 的骨折线或骨分离均可有良好的图像显示,并可沿舟骨长轴做横断像观察。

(5)MRI:MRI 对腕骨的缺血性变化显示了非常敏感的反应,这种性质对舟骨骨折、骨坏死的临床诊断是非常有用的。在 T_1 加权像骨折线表现为低信号区,舟骨的缺血性改变亦为低信号区。而在 T_2 加权像远位骨折端表现为高信号时,表示为骨折的愈合期;近位骨折端的低信号表示骨的缺血性改变;点状信号存在于等信号区域表示缺血性改变有明显恢复。这些变化突破了 X 线诊断的界限,对舟骨骨折的早期诊断和骨折的转归判定有重要意义。

虽然目前在舟骨骨折的辅助诊断上主要依据 X 线片,但应用腕关节镜、CT、MRI 等先进的诊断技术,可提高舟骨骨折的早期诊断率,对判定预后、防止漏诊和并发症的发生有重要意义。

(四)治疗

1.新鲜无移位的舟骨骨折的治疗

对于新鲜无移位的舟骨骨折,采取石膏外固定的治疗。只要固定可靠、时间充足,骨折基本都可以愈合。对此,国内外学者达成了共识,但对于石膏外固定的类型、固定的长度与时间、体位及有无必要固定腕关节以外的其他关节的意见不一。

2.不稳定型舟骨骨折的治疗

新鲜舟骨骨折保守治疗发生骨不连的概率是比较高的,Dias 对 82 例患者随访,骨不连的发生率是 12.3%;Herbert 报道骨不连发生率是 50.0%,其主要原因是骨折的移位、DISI 等不稳定骨折的存在。因此,对舟骨不稳定型骨折、晚期的骨不连和骨坏死均采用手术治疗。治疗方法大致有以下几种。

(1) 单纯切开复位内固定:如克氏针、螺钉、骨栓内固定等,适用于新鲜的不稳定型骨折。

(2) 内固定加游离骨移植技术:适用于治疗骨不连。

(3) 带蒂骨瓣移植术:适用于晚期的骨延迟愈合、骨不连和近侧骨折端的缺血性坏死。

(4) 桡骨茎突切除术:适用于腰部骨折,切除桡骨茎突的 1/4 左右,以消除腰部的剪力。

(5) 加压螺栓 (Herbert 螺钉) 内固定术:由 Herbert 和 Fisher 首次报道,螺栓前后带有螺纹,材料选用钛合金。头端螺纹的螺距较宽,而尾端螺纹的螺距较窄。此方法具有内固定确切可靠、对骨折端有加压作用、可矫正舟骨骨折的畸形和移位等优点,从而可以促进骨折愈合、缩短治疗时间,有利于早期恢复功能和工作,临床治愈率达 90% 以上。

二、月骨骨折

月骨骨折在腕骨中较为少见,这与月骨的解剖特点、位置、功能密切相关。月骨位于由桡骨、月骨和头状骨组成的关节链的中央,在协调腕关节运动和维持腕关节稳定上均起到重要的作用,其活动度及所承受的剪力均很大。由于约有 20% 的月骨是单一由掌侧或背侧供血的,这类单侧主干型供血的月骨,易发生骨折后的缺血坏死。

(一) 损伤机制

月骨骨折可来自外力的直接打击,造成月骨的纵形劈裂、碎裂或部分骨小梁断裂。但多数患者为间接外力所致,均有腕关节过度背伸的外伤史,如滑倒坠落时以手掌支撑地面等。在腕关节过度背伸的过程中,头状骨与月骨发生撞击,从而发生月骨冠状面横形骨折,骨折线多位于月骨体的掌侧。在尺骨负向变异时,月骨内、外侧面因受力不均匀而出现矢状面骨折。腕关节过度屈伸时,起止于月骨的韧带受到紧张牵拉,易发生月骨的掌、背侧极撕脱骨折。月骨背侧极骨折,亦可因桡骨远端背侧关节缘的撞击所致。同时,月骨在轻微外力的长期作用下,受到桡骨与头状骨的不断挤压,亦可发生月骨疲劳性骨折及骨内微血管网损伤。由于症状轻微,易被忽视,进而发生月骨的缺血性坏死。

(二) 临床表现

患者均有明显的腕部外伤史。腕部疼痛,月骨区有明显的肿胀、压痛,腕关节屈伸运动受限,甚至影响手指的屈伸运动。疲劳性骨折多无外伤史,而且症状轻微。

(三) 辅助检查

1. X 线片

正、侧位像均可见断裂的骨小梁和骨折线。侧位像因月骨和其他腕骨的重叠,有时难以诊断,需要加摄断层片。

2. CT

尤其是三维重建 CT,可以观察到月骨的 3 个断面,有利于明确诊断。

3. MRI

MRI 对月骨骨折后发生的缺血性坏死可早期诊断。

(四) 治疗

月骨骨折可用短拇人字管形石膏外固定 4~6 周,掌侧极骨折固定腕关节于屈曲位,背侧极骨折固定在腕背伸位,无移位的月骨体骨折固定在功能位。有移位的月骨体骨折应行切开复位克氏针内固定,在骨折固定期间应定期复查断层 X 线片或 CT,判断有无缺血性坏死的发生,以便及时更改治疗方案。月骨背侧极骨折可发生骨折不愈合,出现持续性腕部疼痛,将骨折片切除后,可缓解症状。

三、三角骨骨折

三角骨骨折是继舟骨骨折之后最常见的腕骨骨折,多合并有其他腕关节损伤。三角骨是腕关节中韧带附着最多的腕骨,在维持腕关节稳定与功能及传递轴向外力时具有重要作用。

(一)损伤机制

三角骨骨折多由腕关节过度背伸、尺偏和旋前位时遭受暴力所致,为月骨周围进行性不稳定的Ⅰ期表现。远侧骨折段与月骨周围的腕骨一起向背侧移位,近侧段与月骨的对应关系不变,称经三角骨月骨周围脱位。在腕关节过伸和尺偏时,可发生钩骨或尺骨茎突与三角骨撞击,导致三角骨背侧部骨折,或因韧带牵拉导致三角骨掌、背侧的撕脱骨折。直接暴力亦可导致三角骨体部的骨折。

(二)临床表现与诊断

(1)临床上患者多表现为腕关节尺侧半肿胀、疼痛、压痛,伴有挤压痛,腕关节运动明显障碍。

(2)X线片:腕关节正位像可清晰见到三角骨的骨折线和其与周围腕骨的关系;侧位像可明确背侧皮质骨折;旋后30°斜位像可观察到三角骨掌侧面骨折线及与豌豆骨的对应关系,以及有无脱位。

(3)CT:临床症状明显、疑有三角骨骨折而普通X线片无异常时,可行CT或断层检查,以消除其他腕骨遮盖效应的影响,进一步明确诊断。

(三)治疗

无移位的横形骨折,可采用短拇人字管形石膏外固定4~6周即可。并发移位或脱位的骨折,先行手法复位、石膏外固定,手法复位失败者可行切开复位内固定。撕脱骨折虽常有骨折不愈合的发生,但只要无不适可不需特殊处理;如有症状可行撕脱骨折片切除术,同时修补损伤的韧带。

四、豌豆骨骨折

豌豆骨是8块腕骨中最小的一块,多被认为是一个籽骨,骨折的发生率并不多见。豌豆骨位于三角骨的掌侧,与三角骨构成豆三角关节,也是尺侧腕屈肌的止点,参与腕关节的屈伸运动。同时豌豆骨又与远排腕骨的钩骨钩构成腕尺管,是尺神经和尺动、静脉的通道。

(一)损伤机制

直接暴力是骨折的主要原因,由滑倒、坠落时腕关节呈背伸位,豌豆骨直接接触地面所致,分为线状和粉碎性骨折。多有腕部复合性损伤,如腕关节的突然强力背伸,尺侧腕屈肌会剧烈收缩以抗衡暴力作用,维持关节稳定,这种间接暴力可致豌豆骨的撕脱骨折。直接或间接暴力均可致豆三角关节发生脱位或半脱位。

(二)临床表现与诊断

1.临床表现

腕尺侧部疼痛、肿胀,豌豆骨处压痛明显,伴有屈腕功能障碍和牵拉痛。有时出现尺神经卡压症状,如环、小指的刺痛及感觉过敏等。

2.辅助检查

旋后30°斜位像和腕管切位像可清晰显示骨折线,亦可判断豌豆骨与三角骨的对应关系。同时腕关节正、侧位像可明确腕关节有无并发损伤。腕关节中立位时,豆三角关节间隙正常宽2～4 mm,豌豆骨与三角骨关节面近乎平行,其夹角小于15°。若怀疑豆三角关节半脱位,应做双腕对比检查,患侧可见豆三角间隙大于4 mm;豆三角关节面不平行,夹角大于20°;豌豆骨远侧部或近侧部与三角骨重叠区超过关节面的15%。

(三)治疗

用石膏托将腕关节固定在微屈曲位4～5周,以减少尺侧腕屈肌对骨折端的牵拉,直至骨折愈合。对少数骨折未愈合,遗留有局部疼痛和压痛,影响腕关节功能或骨折畸形愈合,合并有尺神经刺激症状者,可切除豌豆骨,但必须仔细修复软组织结构,重建尺侧腕屈肌腱的止点。4周后开始功能练习。

五、大多角骨骨折

大多角骨介于舟骨与第1掌骨之间,在轴向压力的传导上具有重要作用,分别与舟骨、小多角骨构成关节,尤以第1腕掌关节的鞍状关节至关重要,具有双轴运动,为完善拇指的重要功能奠定了解剖学基础。

(一)损伤机制

拇指遭受外力时,轴向暴力经第1掌骨向近侧直接撞击大多角骨而发生体部骨折。间接暴力亦可迫使腕关节背伸和桡偏,大多角骨在第1掌骨和桡骨茎突下发生骨折。结节部骨折既可来自直接暴力,如腕背伸滑倒、大多角骨与地面直接撞击;又可来自间接暴力,如腕屈肌支持带的强力牵拉等。

(二)临床表现与诊断

1.临床表现

临床上多表现为腕桡侧疼痛和压痛,纵向挤压拇指可诱发骨折处疼痛。

2.辅助检查

(1)X线片:腕关节正位、斜位、腕管位平片检查可见骨折线存在。

(2)CT:对结节部骨折可明确诊断。

(三)治疗

对无移位的体部和结节部骨折,用短拇人字管形石膏外固定4～6周;对移位的体部骨折,可行切开复位克氏针内固定,以恢复鞍状关节面的光滑和平整;对有明显移位的结节部骨折,应做骨折块切除,以避免诱发腕管综合征。

六、小多角骨骨折

小多角骨体积小,四周有其他骨骼保护,内外介于大多角骨和头状骨之间,远近介于舟骨与第2掌骨之间。又因其位置隐蔽,与其他腕骨相比,鲜有骨折发生。并且小多角骨是远排腕骨中唯一与单一掌骨底形成关节的腕骨,由第2掌骨传递的轴向压力经小多角骨传向舟骨。由于其掌侧面狭窄、背侧面宽阔,轴向压力下易发生背侧脱位。

(一)损伤机制

小多角骨骨折极少发生,多并发第2、3掌骨基底骨折或脱位。在轴向暴力作用下,第2掌骨向近侧移位并与小多角骨相互撞击,导致骨折或小多角骨背侧脱位。陈旧性小多角骨脱位,因合并附着韧带及滋养动脉的撕裂,易发生缺血性坏死。

(二)临床表现与诊断

1.临床表现

临床上患者多有腕背小多角骨处的肿胀、疼痛和压痛,腕关节运动有轻度障碍,伴有活动痛。如骨折块向掌侧移位,可诱发腕管综合征。

2.辅助检查

X线片上通常可显示骨折线的存在,对可疑的骨折可通过CT明确诊断。

(三)治疗

无移位的小多角骨骨折采用石膏外固定4~6周。对有骨折移位或并发第2、3掌骨底骨折及脱位的小多角骨骨折,需切开复位克氏针内固定,必要时做植骨、第2腕掌关节融合,以求得到一个稳定和无症状的第2腕掌关节。

七、头状骨骨折

头状骨骨折可单独发生,亦可与其他结构损伤同时存在。头状骨头部无滋养动脉进入,其血供来源与舟骨近端相似,由该骨体部的滋养动脉逆行分支供血。因此,头状骨头部和颈部的骨折易损伤此逆行供血系统,一旦治疗不当,可造成头状骨骨折不愈合或头部的缺血性坏死,进而导致腕关节运动障碍。

(一)损伤机制

腕关节在掌屈位时,外力直接作用于头状骨,可造成头状骨体部的横折或粉碎性骨折。间接暴力多发生在腕关节桡侧损伤、舟月骨分离或舟骨骨折后,是腕关节过度背伸、头状骨与桡骨远端关节面背侧缘相互撞击的结果,多见于颈部骨折。骨折后的腕关节继续背伸,可导致骨折远、近侧段分离,无韧带附着的近侧段相对于远侧段约呈90°的旋转移位。暴力作用消失后,腕关节由过度背伸恢复到自然状态下的屈、伸体位,会加剧近侧端的旋转,使之呈180°旋转移位。因此,间接暴力所致的头状骨颈部骨折为不稳定型骨折,且移位的近侧端(头部)易发生缺血性坏死。

(二)临床表现与诊断

(1)临床上表现为头状骨背侧疼痛、肿胀及压痛,腕关节功能受限,伴有活动痛、畸形、异常活动,骨擦音不明显。

(2)常规腕关节正、侧位X线片上可清晰显示骨折线和骨折端的移位。少数无移位的骨折X线平片难以显示,需通过CT确诊。

(三)治疗

治疗单纯无移位的骨折可采用石膏外固定6周。有移位的新鲜骨折,需行切开复位克氏针内固定;有移位的陈旧性骨折,在切开复位的同时,需切取桡骨瓣游离植骨。骨折近侧端(头部)发生缺血性坏死或创伤性关节炎时,可切除头部,做腕中关节融合术。

八、钩骨骨折

钩骨呈楔形,介于头状骨与三角骨之间,分别与其构成有关,有坚强的骨间韧带相连。钩骨钩介于腕管与腕尺管之间,分别有屈肌支持带、豆钩韧带及小鱼际肌附着,钩的桡侧是屈肌腱,尺侧是尺神经血管束,尺神经深支绕过钩的底部进入掌深间隙,因此钩骨钩一旦骨折、移位,易造成屈肌腱断裂和尺神经卡压。由于钩骨供血来源多样、供血充分、骨内供血多极化,故不易发生缺血性坏死。

(一)损伤机制

钩骨体部骨折多见间接暴力,偶尔由直接暴力所致,可分为远侧部和近侧部骨折两类,以远侧部骨折较多见。钩骨钩骨折多见于运动性损伤,直接暴力可发生于球拍对钩骨钩的撞击,从而导致钩骨钩基底的骨折。间接暴力为腕关节过度背伸时,屈肌支持带和豆钩韧带对钩骨钩的牵拉所致钩骨钩尖端的骨折。

(二)临床表现与诊断

1.临床表现

腕掌尺侧肿痛,握拳时加重,局部压痛明显,将小指外展时疼痛加重。钩骨钩骨折时压痛明显,并有轻度异常活动。有50%以上患者可出现腕尺管综合征。陈旧性钩骨钩骨折,亦可出现环、小指屈肌腱自发性断裂。移位骨折及环、小指腕掌关节背侧脱位可导致腕关节尺背侧隆凸畸形、局部肿胀和压痛。

2.X线片

钩骨体部骨折拍摄腕关节正位平片即可明确诊断,但钩骨钩骨折在腕关节正、侧位X线片上难于诊断,需采用特殊体位摄影。

3.CT

通过观察腕骨的不同横截面,可直接显示出钩骨钩骨折的部位及移位程度。因此,在临床上怀疑钩骨钩骨折而单纯X线片不能明确诊断时,应常规做CT检查。特别是三维CT可消除重叠腕骨的影响,从立体上判断移位骨折的方向性,因而具有很高的诊断价值。

(三)治疗

(1)无移位的钩骨体部骨折,因其较稳定,也无并发症,采用石膏托外固定4~6周即可。

(2)体部骨折有移位或并发腕掌关节脱位,早期可行切开复位克氏针内固定,晚期则在复位后做腕掌关节融合术,以消除持续存在的疼痛等症状。钩骨钩骨折对手的功能影响较大,并发症多,骨折片较小并且垂直于手掌,很难复位和外固定,因此一旦确诊,即应手术治疗,可行切开复位克氏针内固定或钩骨钩切除术。前者因内固定较困难,易并发尺神经卡压和屈肌腱损伤,而较少应用;后者手术操作简单,不破坏腕关节的稳定,术后无并发症,腕关节功能得以迅速恢复。术中应修复钩骨钩骨折断面、豆钩韧带,将屈肌支持带的止点与骨膜一起缝合。合并尺神经卡压时应同时行尺神经松解术,屈肌肌腱断裂时也应修复。

(孙海军)

第六节　掌骨骨折

一、损伤机制

掌骨骨折多为直接暴力造成,暴力多种多样,如重物压砸伤、机器绞伤、压面机挤伤、车辆撞击伤和压轧伤等。这种力量往往比较大，常造成皮肤、神经、肌腱等组织的复合性损伤。骨折也比较严重，多是粉碎性骨折，有明显的移位、成角、旋转畸形。此类骨折不但骨折难处理，同时还会有皮肤、神经、肌腱等组织缺损，有的还会有血液供应障碍，可能造成手指或整个肢体坏死。

也有的损伤相对简单，如第5掌骨颈骨折，又称拳击者骨折，是发生在第5掌骨颈的骨折。当握拳作拳击动作时，暴力纵向施加掌指关节上，传达到掌骨颈部造成骨折。其次，掌骨颈骨折也可发生在第2掌骨(图7-8)。其他掌骨颈骨折较少见。

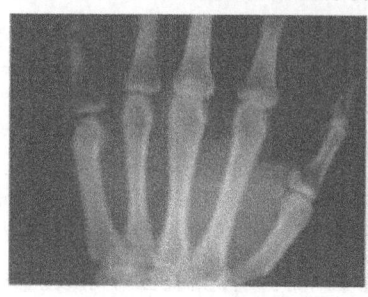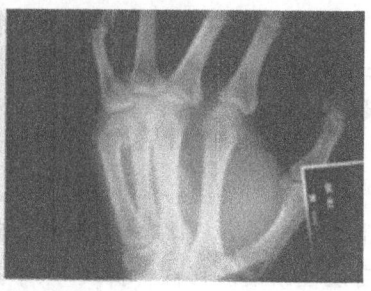

图7-8　第5掌骨颈骨折

在掌骨头骨折则是由于手在握拳位，掌骨头受直接打击所致。也可发生于机器的压轧伤。掌骨头的骨折是在关节内，故骨折常影响到关节面的平整及晚期关节的活动。

发生在掌骨基底的骨折是为腕掌关节内的骨折，多由于纵向撞击力量作用在掌骨，传达至腕掌关节处，造成腕掌关节骨折脱位。虽然骨折移位不多，但如治疗不当，常会遗留局部隆起、疼痛以及因屈、伸肌腱张力失衡使手指活动受限。

二、损伤分类

(一)掌骨头骨折

(1)单纯掌骨头骨折，发生在掌骨头的骨折可有斜形、横形、纵形，损伤多为闭合性。骨折愈合后，如关节面不平，可影响关节活动。晚期，由于关节面反复磨损，还会造成创伤性关节炎。

(2)关节软骨骨折，此种损伤多由于紧握拳时拳击锐利性的物体，如牙齿、玻璃等，致使关节内软骨破碎。损伤多为开放性，可从伤口看到破碎的软骨面。

(3)掌骨头粉碎性骨折，多发生于较大暴力的损伤，常合并有相邻的掌、指骨骨折及严重的软组织损伤(图7-9)。

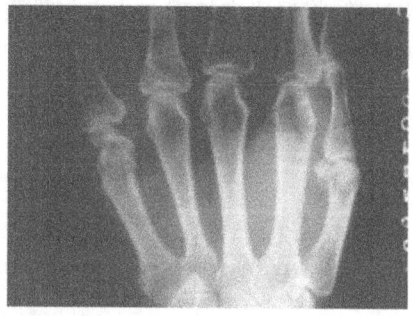

图7-9　第5掌骨头骨折

(二)掌骨颈骨折

正常掌骨颈向背侧轻度成角，称颈干角，在斜位X线片上，第5掌骨的颈干角约为25°。有人认为,此角超过 30°,即为手术或整复的适应证。在 30°以内者,对手的外观及功能都没有明显影响。

(三)掌骨干骨折

掌骨干骨折发生在第 3、4 掌骨者较多。作用在手或手指上的旋转暴力,常致成斜形或螺旋形骨折;由纵轴方向的暴力传达致掌骨上时,多造成横形骨折。一般横形骨折是稳定性骨折,而斜形或螺旋形骨折为不稳定性骨折(图 7-10)。

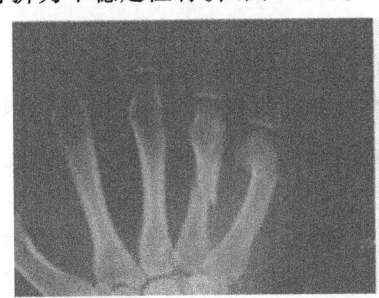
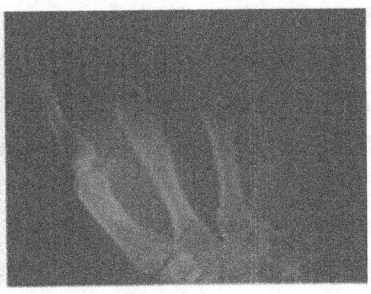

图 7-10　第 4 掌骨干及第 5 掌骨颈骨折

(四)掌骨基底骨折

掌骨基底骨折多为腕掌关节的骨折脱位,常发生在第 1、4、5 腕掌关节。第一腕掌关节已单有论述,第 4、5 腕掌关节也有较大的活动,它们分别可屈、伸 15°和 20°,位于尺侧边缘,故易受伤(图 7-11)。

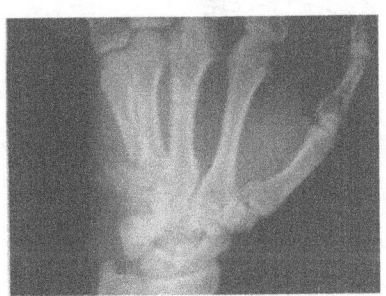

图 7-11　第 4、5 掌骨基底骨折

三、治疗

(一)掌骨头骨折

要根据骨折移位的情况,如骨折稳定,横形或斜形骨折,但无明显移位,而且关节面平整的,可用石膏托固定掌指关节于屈曲位。3 周后解除制动做主动功能锻炼。

有移位的骨折,因骨折块在关节内,又无韧带或肌腱的牵拉,复位比较容易。要使关节在屈曲位,轻轻牵拉该指,使手指侧偏,并轻轻挤压掌骨头,可使向两侧移位的骨块复位。屈曲掌指关节,向背侧推顶掌骨头,可使向掌侧移位的骨折块复位。

如手法复位失败,可行切开复位及克氏针内固定手术。但应注意,掌骨头为松质骨,骨折复位后,钢针应准确打入,争取一次成功。否则,钢针反复穿入,会使钢针松动,固定不牢或失败。钢针可保留 4 周左右,然后去除固定,开始活动。

对关节软骨骨折,应彻底清创,脱入关节内的小骨折片应摘除,较大的骨折可复位后以石膏托作短时间固定,然后开始活动。

若为掌骨头粉碎性骨折,对骨折移位不明显,关节面尚平整者,可做石膏托固定3~4周后开始功能练习。有移位的骨折治疗比较困难,可行切开复位,以多根细钢针分别将骨折块固定。若骨折块小,钢针粗,贯穿骨折块时容易碎裂。固定后,一旦骨折初步愈合,即可开始活动以防关节僵直。如掌骨头严重粉碎、短缩、已无法使用内固定时,可用骨牵引3~4周,然后开始主动功能练习。

(二)掌骨颈骨折

对稳定性骨折,且成角在30°以内者,对手的外观及功能都没有明显的影响。可作整复或不做整复直接用石膏托固定腕关节于轻度背伸,掌指关节屈曲50°~60°,指间关节在休息位,6~8周,拆除石膏鼓励患者活动患手。有的患者可能有15°~20°的掌指关节伸展受限,一般锻炼2~3个月后即可恢复正常。

掌骨颈不稳定性骨折,常有较大的成角畸形及移位,可行手法整复。因为掌指关节侧副韧带附着于掌骨头两侧偏背部,掌骨颈骨折后,若将掌指关节伸直位牵引,则可使侧副韧带以掌骨头的止点处为轴,使掌骨头向掌侧旋转,反而加重掌屈畸形。整复时,必须将掌指关节屈曲90°,使掌指关节侧副韧带处于紧张状态,使近节指骨基底托住掌骨头,再沿近节指骨纵轴向背侧推顶。同时再在骨折背部向掌侧加压,畸形即可矫正(图7-12)。

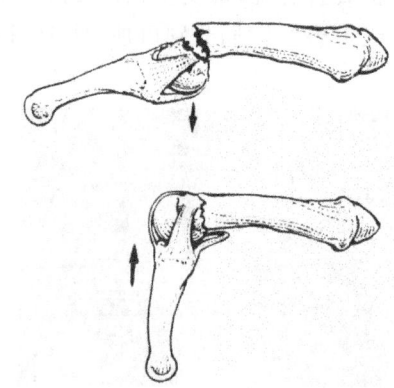

图7-12 掌指关节屈曲90°,以近节指骨推顶掌骨头,使骨折复位

整复后,用背侧石膏托将掌指关节制动于屈曲90°及握拳位。4周后,拆除石膏,开始活动。还可用经皮克氏针固定。先将骨折复位,然后经皮在远骨折段横形穿入不锈钢针。用相邻的正常掌骨头固定。如第5掌骨颈骨折,可固定在第4掌骨上;第2掌骨颈骨折,可固定在第3掌骨颈上。钢针应从掌骨头侧副韧带止点处穿出,若穿过韧带中部时,则限制掌指关节屈伸活动。

如掌骨颈有较多的骨质,还可使用微型钢板固定。使用T或Y型钢板固定骨折,可达到坚强的固定。术后可使用短时间制动或在固定非常牢固情况下不使用制动,早期开始功能锻炼。但应注意,活动时要空手,不能负重或用力。

(三)掌骨干骨折

由于相邻骨间肌及掌骨间韧带的作用,一般骨折比较稳定。

对稳定性骨折,可使用石膏托将患手固定在腕轻度背伸,掌指关节屈曲,指间关节休息位,6~8周后去除石膏,练习手部活动。

骨折端有短缩或旋转时为不稳定性骨折，可行手法复位后用石膏托或石膏管型固定。但很多斜形或螺旋形骨折复位后，用石膏固定很难防止畸形重新出现，应行切开复位内固定。

斜形或螺旋形骨折可用不锈钢针垂直骨折线固定。为控制骨折块旋转，常需用2～3根钢针做内固定。

不稳定性骨折，也可经皮用钢针横形穿过远、近骨折块固定在相邻完整的掌骨上。为使术后早期开始活动，目前应用较多的是微型钢板。由于掌骨较长，可以使用5孔或6孔钢板。固定后骨折稳定，可以早期开始活动。但应注意，开始时一定要空手活动，不能负重及用力（图7-13）。

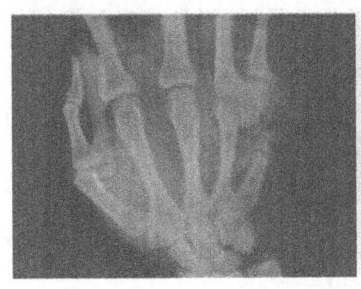 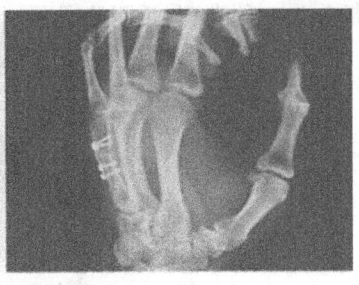

图7-13　第5掌骨干骨折，使用微型钢板固定

（四）掌骨基底骨折

掌骨基底骨折常合并有腕掌关节脱位，但在早期，复位容易。手法整复后，以短臂石膏托固定。第2、3腕掌关节因活动度小，骨折后移位少，复位后比较稳定，容易固定。而第4、5腕掌关节活动度大，复位容易，固定困难，因而可行经皮或切开复位。

经手术复位固定后预后大多较好，由于掌骨基底为松质骨，因而愈合快，很少有不愈合者。骨折愈合后对手的功能影响不大（图7-14、图7-15）。

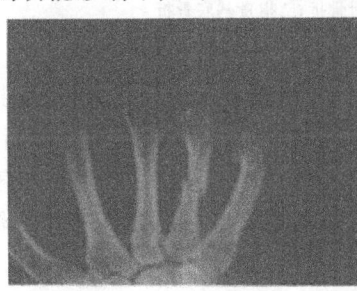 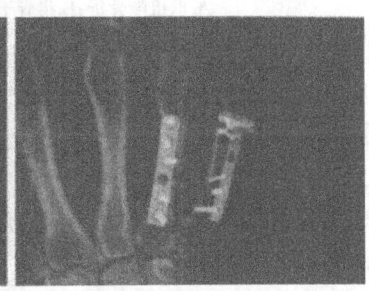

图7-14　掌骨干及掌骨颈骨折，使用钢板内固定

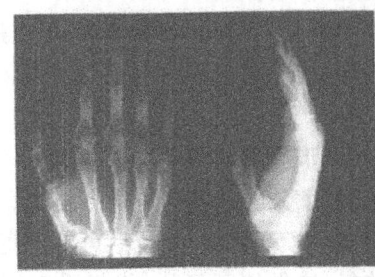 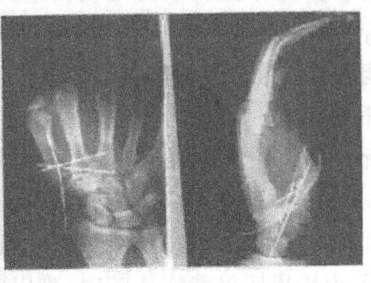

图7-15　拇指掌骨基底骨折，切开复位以克氏针内固定

（孙海军）

第七节 指骨骨折

一、远节指骨骨折

远节指骨骨折分为3种类型：爪粗隆骨折、指骨干骨折、指骨基底骨折（图7-16）。

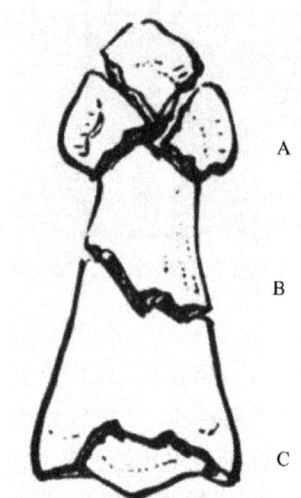

图7-16 远节指骨骨折
A.爪粗隆骨折；B.指骨干骨折；C.指骨基底骨折

（一）爪粗隆骨折

骨折分为简单及复杂型。简单骨折移位较少，常伴有软组织损伤，对这种损伤的处理，软组织的修复及术后预防伤口感染应放在比治疗骨折更重要的位置。原因是骨折块由于连接于皮肤、骨膜间的纵向韧带及指甲的支持而移位较少且比较稳定。相反，由于暴力直接压砸造成的损伤，常使之碎裂，软组织损伤严重，伤口不整齐，有时手指末节血液循环破坏比较厉害，还会造成部分指腹或指端的坏死。

爪粗隆骨折因为有指甲作为支托，骨折一般不需要制动。但有时手指肿胀、疼痛剧烈时，可用一单指石膏托制动以减轻疼痛，并对伤指起到保护作用。

复杂型骨折为粉碎开放性骨折。清创时应将小块的、分离的骨块切除，但应避免去掉过多的骨质。否则可能造成不愈合及甲床基底的缺失，而间接影响指甲的生长及功能。

（二）指骨干骨折

指骨干骨折多由压砸伤造成，可有横形、斜形、纵形及粉碎性骨折。此处由于没有肌肉或韧带的牵拉而移位较少。但无论哪种类型的骨折，任何意义的移位都应进行复位。

手法整复时需用骨折远端去对接近端，一般复位并不困难。复位后可将手指固定在屈曲位，有些开放性骨折，由于甲床可能嵌入其中、难以整复，应做切开复位，修复甲床，并用克氏针纵向穿入固定。但不要穿过远侧指间关节，以免损伤关节面，也不要损伤指甲根，以免生长畸形指甲（图7-17）。

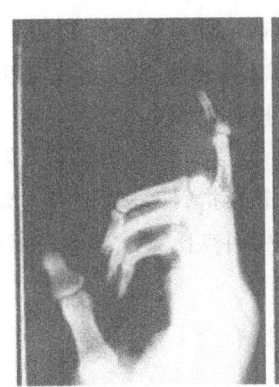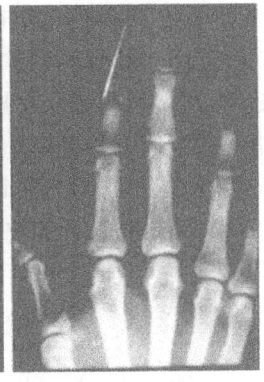

图 7-17　指骨干骨折切开复位克氏针内固定

(三)指骨基底骨折

指骨基底骨折均为关节内骨折,骨折可发生在指骨基底的掌侧、背侧或侧方,大多数为撕脱伤造成的(图 7-18)。伸指肌腱撕脱骨折最常见。伸指肌腱两侧束汇合后,止于末节指骨基底背侧。在暴力强烈屈曲远节手指时,可发生撕脱骨折。骨折片大小不一,可以从针尖大小到包括大部分关节面。新鲜损伤(1 周以内)可用石膏或支具将近侧指间关节屈曲,远侧指间关节过伸位固定 6 周。屈曲近侧指间关节,可以使近侧指间关节至远侧指间关节的一段伸指肌腱侧束松弛,远侧指间关节过伸,则可使骨折对合,以利愈合。撕脱的骨折块如不超过关节面的 1/3,可用上述外固定方法治疗。如骨折片超过关节面的 1/3,且伴有远侧指间关节脱位者,可行切开复位,用钢丝或不锈钢针内固定(图 7-19)。也可行闭合复位后,用不锈钢针固定。

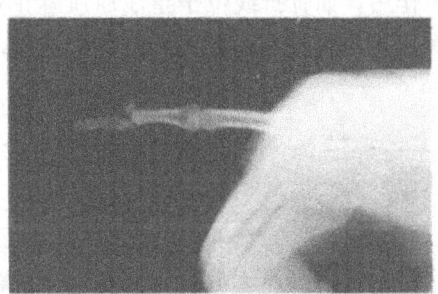

图 7-18　指骨基底骨折

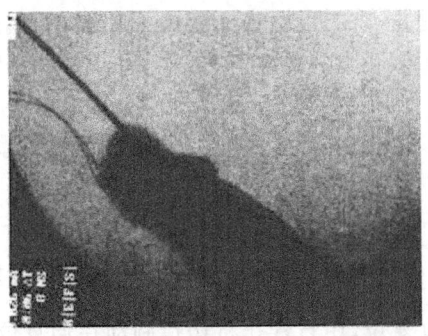

图 7-19　克氏针固定关节在伸展位并用钢丝固定骨折

如骨折片很小,可将其切除,然后将肌腱缝合固定在原止点处。

掌侧的撕脱骨折,为指深屈肌腱附着在远节指骨基底处受暴力造成,常合并有远侧指间关节掌板的破裂。在 X 线片上，可见到手指掌侧的骨折片。骨折片的部位，视撕脱肌腱回缩多少而不同。如骨折块小于关节面的 1/3，可将其切除，并使用钢丝将撕脱的肌腱重新固定在其止点部；骨折块超过关节面 1/3 者，可做切开复位及骨折内固定。

侧方撕脱骨折，多由指间关节侧方受直接外力或旋转暴力造成，常伴随关节囊或韧带撕裂。骨折片比较小，移位不多。可在关节伸直位固定患指，3 周后进行主动功能练习。如骨折块较大、移位较多、关节有侧方不稳，可进行切开复位，用克氏针或螺丝钉做内固定（图 7-20）。

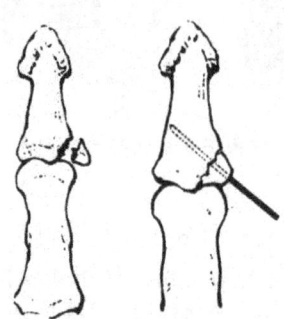

图 7-20　远节指骨基底骨折侧方骨折，用不锈钢针内固定

二、中节指骨骨折

中节指骨骨折多发生于直接暴力，如机器伤、压砸伤等。骨折的移位是受两种力量的影响，即损伤的外力和手指肌腱牵拉作用。如骨折线位于指浅屈肌腱止点远端，由于指浅屈肌腱的牵拉，使近端骨折块屈曲，同时由于指伸肌腱在远节止点的牵拉，使远端骨折块背伸，则骨折向掌侧成角（图 7-21）。

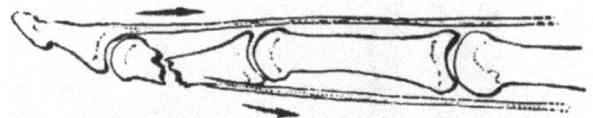

图 7-21　骨折线位于指浅屈肌腱止点远端，骨折向掌侧成角

治疗可采用手法整复，将骨折远端屈曲复位，用石膏或绷带卷在屈曲位制动。

若骨折线位于指浅屈肌腱止点的近端，由于指浅屈肌腱的牵拉，使远端骨折块屈曲；指伸肌腱中央腱束在中节指骨基底背侧止点的牵拉，使近端骨折块背伸，则骨折向背侧成角（图 7-22）。

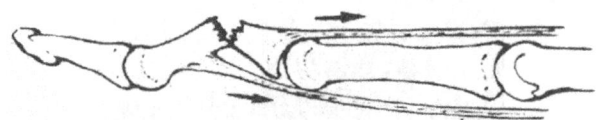

图 7-22　骨折线位于指浅屈肌腱止点近端，骨折向背侧成角

整复时需将骨折远段伸直复位，用石膏托将伤指制动在伸直位。

上述两种骨折在整复时牵拉手指力量不要太大，要与骨折成角的相反方向屈曲或伸展手指，同时按压移位的骨折块使之复位。因为在骨折成角的凹面一般有骨膜相连，相连的骨膜可起到张力带作用，有利于骨折复位及愈合，不应在骨折复位过程中将其破坏。

为了避免手指在伸直位外固定过久而影响关节功能,或开放性骨折需做清创术时,均可采用不锈钢针做内固定,再用石膏托进行功能位制动。中节指骨骨折,还可使用微型钢板固定。目前,由于在材料及设计上的改进,钢板比以前更薄、更小,但坚固性仍然很好。因此,在中节指骨的背面及侧面放置钢板都对肌腱的活动影响不大,术后可以早期活动,有利于手部功能的恢复。当然,使用微型钢板要有适应证,如靠近关节的骨折就无法使用。

　指骨侧方钢板及指骨背侧钢板(图7-23、图7-24):对靠近关节处的骨折以及粉碎性骨折,无法使用钢板,使用克氏针也会损伤关节,另外也无法用钢针固定那些小的骨折块。此时,可用外固定架,先用手法复位骨折,再将骨折线远、近端正常骨质横向穿针,上外固定架、旋转螺丝拉长支架,同时还可用手法复位。外固定架可以保持粉碎的骨折块大致复位,还可保持关节间隙,便于将来功能恢复(图7-25)。

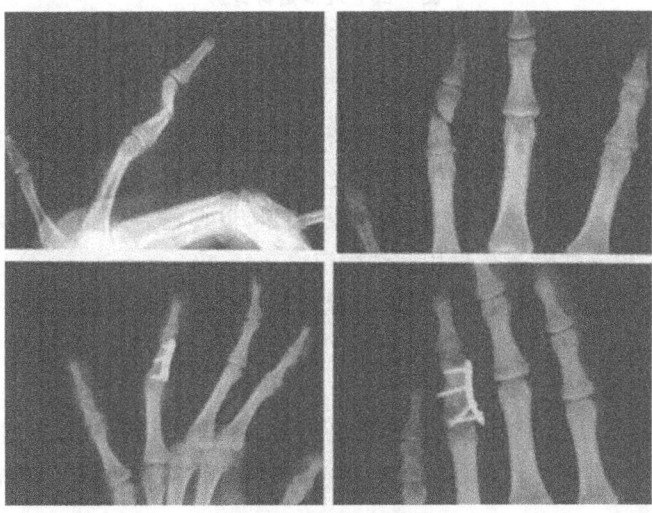

图7-23　指骨侧方钢板

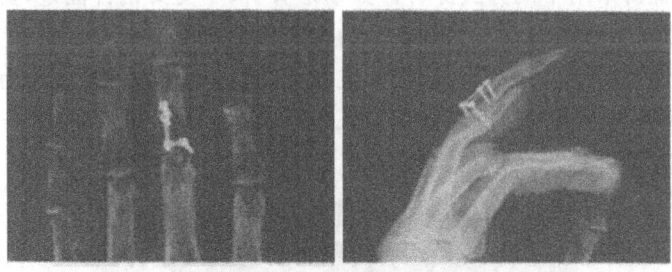

图7-24　指骨背侧钢板

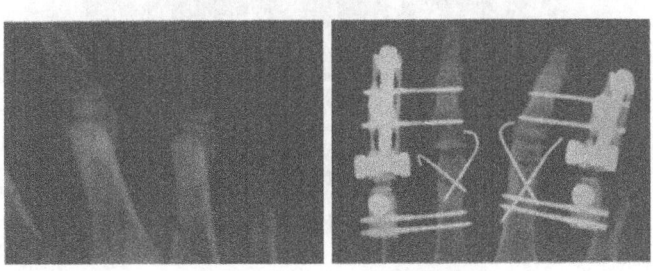

图7-25　使用外固定架固定骨折

三、近节指骨骨折

在指骨骨折中最常见，常为直接暴力所造成，如压砸、挤压、打击等。

骨折线可有横形、斜形、螺旋形、纵形。近端骨折块由于骨间肌的牵拉而呈屈曲位，远端骨折块由于伸肌腱中央腱束在中节指骨止点的牵拉作用呈背伸位，使骨折向掌侧成角（图7-26）。

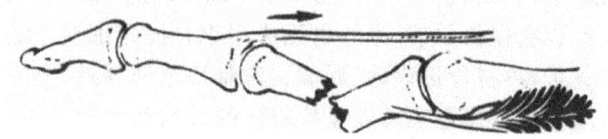

图7-26 近节指骨骨折
由于肌腱的牵拉作用，骨折向掌侧成角

治疗可用手法整复外固定。对某些闭合性、稳定性骨折，可闭合复位。将伤指轻轻牵拉，使骨折断端分开，术者用另一手指从掌侧向背侧按压，矫正成角。然后在牵引的情况下逐渐屈曲，掌指关节屈曲45°，近侧指间关节屈曲90°，指尖对着舟骨结节，由前臂至患指末节，用石膏托制动。还可用绷带卷制动，卷的粗细，可因手的大小而定，以握住后掌指关节及指间关节符合上述角度为合适。对有些粉碎性骨折也可用此法固定。

手法整复外固定失败者、斜形骨折不稳定者或开放性骨折需做清创者，可考虑做切开复位内固定。

（一）不锈钢针内固定

用钢针做内固定时，逆行穿针比顺行穿针更容易。即先将钢针从骨折远端穿入远端骨折段，从皮肤穿出，复位骨折，再将针打入近端骨折段，针尾留在远端骨折段皮肤外。一般要用两根针固定以防止骨折旋转。

根据不同类型骨折采用不同方式穿针。如横形骨折，用交叉钢针固定，要尽量避免钢针穿过关节面，以使关节活动不受影响。有的学者认为交叉钢针通过手指中心轴的背侧，其固定强度要大于从中心轴掌侧穿过者。另外，钢针的交叉点在近段骨折段时，其抵抗应力的作用更大。斜形骨折，复位后可使钢针与骨折线呈垂直方向穿入（图7-27）。对一些小的骨折块，如撕脱骨折，可在复位后用克氏针直接将骨块穿钉在原骨折处。

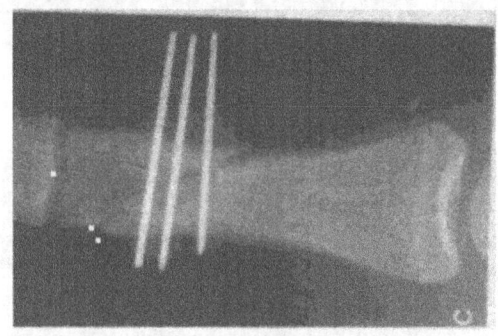

图7-27 斜形骨折用克氏针固定

克氏针作为异物，在内固定器材中是比较小的。另外，手术中不需要广泛剥离软组织，不妨碍关节活动，也不需要再次手术取出内固定物。但不锈钢针没有加压作用，骨折间有间隙等使其固定作用不够理想。虽然不锈钢针有诸多缺点,但由于其操作简单、费用低,有些特殊情况还需要它来固定,因此克氏针目前在临床上仍在广泛应用。

对于不锈钢针固定法,如应用不当,不容易维持精确的解剖复位;也不能产生骨折块间的加压作用,而且,可能使两骨折块间出现缝隙,不利愈合。针尾留在皮肤外,虽然便于取出,但也可能成为感染源。

(二)切开复位钢丝内固定

为了克服克氏针的缺点,以求更稳定的制动。Robertson 提出用钢丝做内固定的方法。即利用两根平行或互相交叉成 90°的钢丝,垂直于骨折线做环绕固定骨折(图 7-28)。此法对横形骨折较为适用,而长斜形或螺旋形及粉碎性骨折不宜用此法。

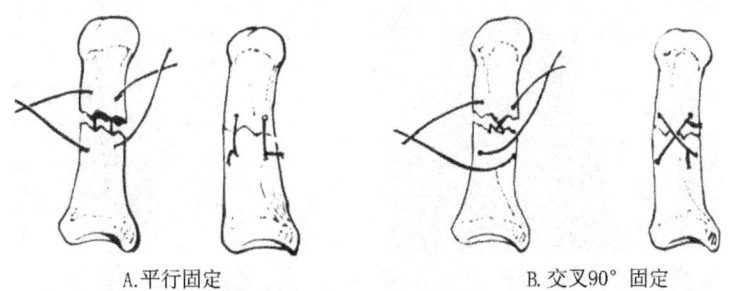

A.平行固定　　　　　　B.交叉90°固定

图 7-28　应用钢丝固定骨折

对横形骨折可用钢丝固定,在早期由于钢丝拧紧时,可有一定的加压作用,对骨折有稳定的固定。但晚期,由于钻孔拧钢丝处骨质的吸收,会出现钢丝的松动,造成骨折固定不牢,甚至有移位、成角畸形出现。因此,目前基本不再使用钢丝来做骨折的固定。一般钢丝常用在撕脱骨折时,用钢丝贯穿肌腱与骨折块间兜住骨折块,拉向骨折处,从骨折相对面穿出拧紧,使撕脱骨折复位、固定。

再有,在纵形、粉碎性骨折时,钢丝可横形捆绑骨折条,使骨折稳定。

(三)切开复位

对斜形或螺旋形骨折用螺丝钉做垂直于骨折线固定,固定效果较好(图 7-29)。术后可用石膏托短时间固定,或不做外固定而使手指做有限制的早期活动。其缺点是螺丝钉可能干扰肌腱的滑动,或皮下有异物突起,横形或粉碎性骨折不宜使用。螺丝钉大多需要二次手术取出。

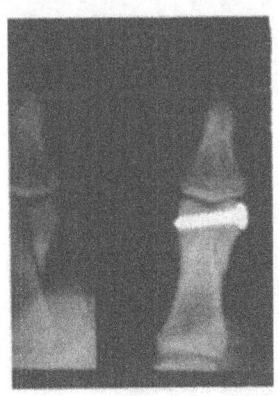

图 7-29　用螺丝钉固定斜形骨折

微型钢板内固定,可控制骨折块间的旋转,适用于术后早期活动患手。对横形、短斜形的骨干骨折可选用(图7-30)。但接近关节的骨折,由于在关节侧无法容纳钢板而不宜使用。

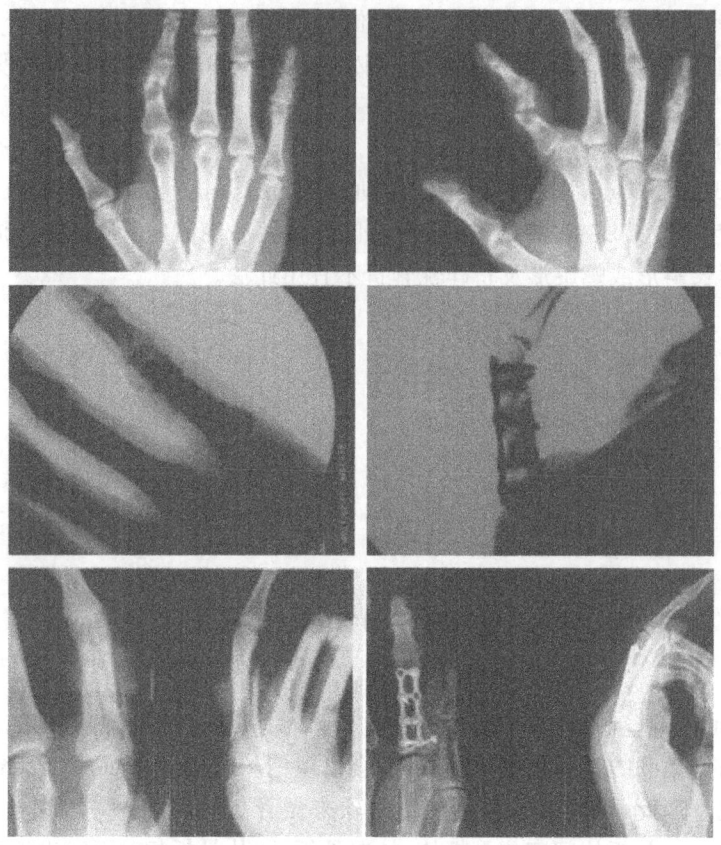

图7-30　手指中、近节骨折,使用微型钢板固定

(孙海军)

第八章　髋部及大腿损伤

第一节　髋关节脱位

髋关节是最完善的球凹关节。髋臼边缘附有关节盂软骨,以加深关节窝。髋臼窝可容纳股骨头的2/3,加上坚强的关节囊及圆韧带,更增加了髋关节的稳定性。分布于髋关节的韧带,可限制关节过度活动。髂股韧带限制过伸及内收,坐股韧带限制过伸、外展及内旋,耻股韧带限制外展和外旋。髋关节脱位由强大暴力引起,常见于青壮年男性。

一、病因病理

(一)病因

1.屈曲位受伤

当髋关节处于屈曲90°位时,外力使大腿急剧内收内旋,股骨颈前缘与髋臼前缘形成支点,股骨头受杠杆作用冲破关节囊后壁,形成后上方脱位。

2.外展位受伤

外力使股骨干急骤外展、外旋,大转子与髋臼上缘相顶撞,迫使股骨头由髋关节囊前下方薄弱处脱出,形成前脱位。

(二)病理

1.类型

(1)后脱位:股骨头移位至髋臼后方,可位于髂骨或坐骨结节处。

(2)前脱位:股骨头移位至髋臼前方,可位于耻骨或闭孔处。

(3)中心性脱位:股骨头向髋臼底移位,致髋臼底骨折。甚者向骨盆内移位,较少见。

2.特点

(1)后脱位可合并髋臼后缘骨折或坐骨神经损伤。

(2)前脱位可引起股神经及股动、静脉损伤。

(3)中心性脱位可形成盆腔内血肿,引起大小便功能障碍。

二、诊断

(一)病史
有强大暴力致伤的病史。

(二)症状
患侧髋部疼痛、肿胀、功能障碍。

(三)体征

1.后脱位

内收内旋、屈膝屈髋畸形,髋臼后方可扪及移位的股骨头。

2.前脱位

外展外旋、屈膝屈髋畸形,髋臼前方可扪及移位的股骨头。

3.中心性脱位

患肢短缩、外旋畸形,大粗隆叩击痛、足跟纵向叩击痛试验阳性。

(四)X线检查
可明确脱位类型及股骨头移位情况。

三、治疗

(一)原则

1.麻醉下整复

可减轻整复时的损伤,减少股骨头缺血坏死的发生。

2.充分牵引及摇晃

缓解组织痉挛,减少整复损伤。

(二)方案
(1)年老或体弱患者,宜采用屈髋拔伸法整复。
(2)青壮年患者,采用回旋法整复。
(3)中心性脱位,采用持续牵引法整复。

(三)前脱位

1.整复手法

(1)屈髋拔伸法。①牵引:患者仰卧。近端助手固定骨盆,远端助手骑跨于患侧小腿上,前臂穿过腘窝,做顺势牵引。②摇晃:略放松牵引,内、外旋转摇晃患髋,以松解痉挛组织。③按压术:术者双手环抱大腿根部,用力向外侧按压,促使股骨头纳入髋臼。

(2)回旋法。①牵引:患者仰卧。近端助手固定骨盆,远端助于骑跨于患小腿上,前臂绕过腘窝,做顺势牵引。②摇晃:同屈髋拔伸法。③回旋:术者在持续牵引下,做外展外旋、屈髋屈膝、内收内旋、伸直患髋等手法。如出现入臼声,或患髋能顺利伸直,则提示整复成功。

2.固定

患肢皮牵引固定2~3周,牵引重量4~5 kg。固定期间可行股四头肌锻炼,踝关节伸屈功能锻炼。患肢不宜过早负重,以免诱发股骨头缺血坏死。

(四)后脱位

1.整复手法

(1)手牵足蹬法。适用于髋关节后上脱位,患者肌肉丰厚者。①牵引:患者仰卧。术者一足蹬于患者会阴部,双手握患踝,行顺势牵引;②摇晃:略放松牵引力量,内、外旋转,摇晃患髋;③内收:牵引下,内收患肢,利用杠杆力量,使股骨头滑入髋臼。

(2)回旋法。①牵引:详见前脱位;②摇晃:详见前脱位;③回旋:持续牵引下,做内收内旋、屈髋屈膝、外展外旋、伸直患髋等手法。如出现入臼声或双下肢等长,则提示复位成功。

2.固定

详见前脱位。

(五)中心性脱位

1.拔伸扳拉法

适用于移位较轻的患者。

(1)整复:患者仰卧,近端助手固定骨盆,远端助手握踝部行对抗牵引。术者双手环抱大腿根部,向外扳拉,矫正股骨头向髋臼底的移位。

(2)固定:皮牵引或胫骨结节骨牵引固定。牵引重量4~6 kg,维持4~6周。

2.双向牵引法

适用于移位较严重的患者。

(1)大粗隆牵引:于大粗隆处,由前向后穿骨圆针,施行向外侧方向的骨牵引,或以宽布带于大腿根部向外侧牵引。牵引重量5~7 kg,可矫正股骨头陷入髋臼底的移位。

(2)股骨髁上牵引:患肢外展30°,牵引重量6~8 kg,复位后减为4~5 kg维持牵引,5~6周后去除牵引。

(六)髋关节脱位合并髋臼缘骨折

髋关节脱位合并髋臼缘骨折,随着脱位的整复,骨折片一般多能自行复位。如骨折片未能完全复位,只要不影响关节的稳定性,可任其愈合。牵引固定时间应延长至8周,待骨折牢固愈合后,才可下床活动锻炼。

(七)髋关节脱位合并同侧股骨干骨折

应先整复脱位,骨折在持续骨牵引下采用逐步复位法整复。脱位复位后股骨骨折还可以选择手术如钢板内固定治疗。

1.后脱位合并股骨干骨折

(1)侧卧位复位法。①牵引:患者侧卧,患侧在上,近端助手以宽布带绕过患者会阴部向上牵引,远端助手环抱小腿做对抗牵引,持续牵引2~3分钟;②推挤:术者双掌叠放,以掌根部推大转子向前下方,持续用力;③屈髋:远端助手配合屈髋屈膝,协助整复。

(2)大粗隆牵引法:侧卧位复位法不能复位时,可在大粗隆处由前向后穿一骨圆针,套上牵引弓。在远、近端助手牵引下,术者推股骨头向前下方,第三助手握牵引弓向远端牵引,多可复位。

脱位整复后,患肢行股骨髁上牵引,重量8~10 kg。骨折用小夹板加纸压垫固定。待重叠充分牵开后,调整压垫厚度,矫正侧方移位,牵引重量改为6 kg,维持牵引至骨折愈合。

2.前脱位合并股骨干骨折

脱位整复可采用拔伸扳拉法,如不成功,可改用大粗隆牵引法。远、近端助手牵引下,术者握大粗隆牵引弓向外牵拉,即可复位,骨折处理同后脱位合并股骨干骨折。

(八)髋关节后脱位合并股骨头或股骨颈骨折

髋关节后脱位合并股骨头骨折,一般采用闭合复位骨牵引治疗,如骨折片在髋臼内无旋转,股骨头复位后往往能和骨折片很好对合。若拍片证实复位良好,则应维持牵引6周,待骨折愈合后再负重行走。如果骨折片不能与股骨头很好对合,应立即切开复位。

髋关节后脱位合并股骨颈骨折是非常少见的严重损伤。治疗方法一般用闭合复位及三刃钉内固定,也可用加压螺纹钉固定,如果患者在60岁以上,并考虑到其后发生股骨头缺血坏死等并发症,可行人工股骨头置换术。

(九)陈旧性髋关节脱位

时间在半年以内,不合并髋臼缘或股骨头、股骨颈骨折者,可试行手法复位。术前先做胫骨结节骨牵引。重量为体重的1/6~1/5,牵引7~10天。并积极配合推拿治疗,摇扳关节,松解粘连。整复应在良好麻醉下进行,多用回旋法复位。牵引及摇晃患髋的时间应延长,回旋时速度应缓慢,力量平稳,避免引起骨折。

(李 德)

第二节 髋臼骨折

髋臼骨折可由骨盆骨折时耻骨、坐骨或髂骨骨折而波及髋臼,也可由髋关节中心性脱位所致。

一、损伤机制

引起髋臼骨折的最常见机制为人体自高处坠落时一侧股骨大粗隆撞击地面,此时股骨头撞击髋臼可造成髋臼无移位骨折或髋臼内壁骨折块向盆腔内移位。而当屈髋屈膝时沿股骨纵轴的暴力亦可造成髋臼的后缘骨折。如果下肢处于内收位时则除了导致髋臼骨折之外还容易发生髋关节的后脱位,而当下肢外展时则可造成髋臼顶部的粉碎性骨折。此外,挤压伤亦可造成髋臼骨折。

二、分类

关于髋臼骨折目前已有多种分类,其中以Letournel和Judet的分类最为常用。该分类方法将髋臼视为被包含在两个柱状结构内,即前柱(髂耻柱)和后柱(髂坐柱)。前柱由髂嵴前上方斜向前内下方,经耻骨支而止于耻骨联合,其后外侧面为髋臼关节面的前半部及髋臼前缘;后柱则自坐骨大切迹下降直至坐骨结节,包括坐骨的垂直部分及坐骨上方的髂骨,其前外侧面为髋臼关节面的后半部及髋臼后缘。后柱的内侧面为四边形,称作方形区。基于这些解剖概念,可将髋臼骨折做如下分类(图8-1)。

(一)简单骨折

1.后壁骨折

见于髋关节后脱位。髋臼后方关节面发生骨折并有移位,但髋臼后柱主要部分未受累及。其中多数后壁骨折表现为骨折片与后柱分离,少数表现为后壁关节面受到压缩并向软骨下骨形成塌陷。部分病例骨折可累及髋臼顶或后壁下缘。

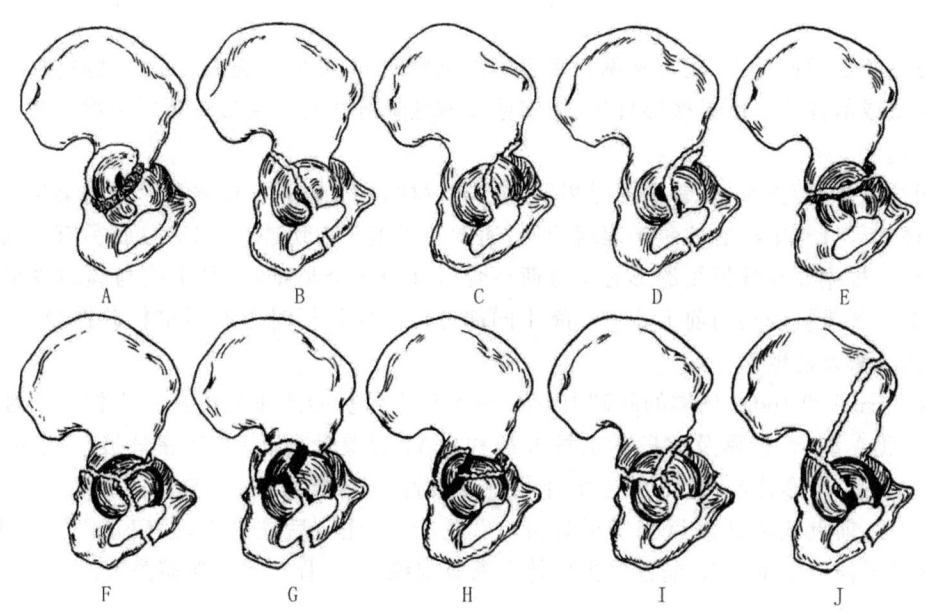

图8-1 髋臼骨折的分类
A.后壁骨折；B.后柱骨折；C.前壁骨折；D.前柱骨折；E.横形骨折；F.T形骨折；G.后柱合并后壁骨折；H.横形合并后壁骨折；I.前壁或前柱合并后半横形骨折；J.两柱骨折

2.后柱骨折

多见于髋关节中心性脱位，少数见于髋关节后脱位。骨折线始于坐骨大切迹顶部附近，于髋臼顶后方进入髋臼关节面，向下至髋臼窝、闭孔及耻、坐骨支，但并不累及髋臼顶。

3.前壁骨折

见于髋关节前脱位。指髋臼前缘骨折，发生骨折的关节面与髂耻线相对应，其骨折可为横形或纵形，亦可累及髋臼顶的内侧部分。

4.前柱骨折

见于髋关节前脱位。骨折线常起于髂嵴终于耻骨支，使髋臼前壁与髋臼顶前部分离，也可起于髂前上棘与髂前下棘之间的切迹而向耻骨角延伸。此外，当骨折线位置较低时则由髂腰肌沟向耻骨、坐骨支移行部延伸并累及前柱下部。

5.横形骨折

典型横形骨折是指骨折线横行离断髋臼将髋骨分为上方的髂骨和下方的坐骨和耻骨。骨折线可横穿髋臼的任何位置，通常位于髋臼顶与髋臼窝的交界处，称为顶旁骨折；有时骨折线也可经过髋臼顶，称经顶骨折；偶尔骨折线也可经过髋臼窝下方，称顶下骨折。发生横形骨折时，其坐、耻骨部分常向内侧移位而股骨头向中央脱位。

(二)复杂骨折

指同时存在至少2种简单骨折。

(1)T形骨折：在横形骨折基础上又并发下方坐、耻骨的纵形骨折，这一纵形骨折可垂直向下劈开闭孔环或斜向前方或后方，当纵形骨折线通过坐骨时闭孔可保持完整。与横形骨折相似的是，发生 T 形骨折时髋臼顶多不受累及。

(2)后柱并发后壁骨折：后柱骨折片可以是一块或数块，而后壁骨折常为不完全性，无明显移位。

(3)横形并发后壁骨折：较为常见。多由后脱位所致，也可见于髋关节中心性脱位。

(4)前壁或前柱并发后半横形骨折：指前壁或前柱骨折并发与横形骨折后半部分相一致的后柱劈裂骨折。

(5)两柱骨折：较为常见，骨折同时累及前柱和后柱，为髋臼骨折中最为严重的类型。其中骨折线在后柱的部分与单纯后柱骨折表现相同，通常位于坐骨大切迹与髋臼之间，另有一前柱骨折线与其汇合。根据前柱骨折线的形态可将两柱骨折分为 2 个类型：①骨折线与髋臼缘平行并止于髂骨前缘。②骨折线斜向前上止于髂嵴不同部位。两柱骨折时常有后壁粉碎性骨折，而前柱的劈裂骨折常累及前壁。

在 Letournel 和 Judet 分类的基础上，AO 分类根据骨折的严重程度进一步将髋臼骨折分为以下类型。①A 型：骨折累及髋臼的前柱或后柱。A1 后壁骨折。A2 后柱骨折。A3 前壁和前柱骨折。②B 型：横形骨折，髋臼顶与髂骨保持连续性。B1 横形骨折，横形并发后壁骨折。B2 T 形骨折。B3 前壁或前柱加后半横形骨折。③C 型：前柱与后柱骨折，髋臼顶与髂骨不连续。C1 前柱骨折延伸至髂嵴。C2 前柱骨折延伸至髂骨前缘。C3 骨折累及骶髂关节。

三、髋臼的生物力学

只有充分了解髋臼的生物力学，才能更好地诊断和治疗它。当股骨头强力作用在髋臼上时可造成髋臼骨折，大部分力作用在足、膝和粗隆上，力的方向从力的作用点画一条直线而到达股骨头的中心，这个方向可判断骨折的位置。如汽车挡板型损伤且膝髋均屈 90°，受伤者在受伤时髋处于中立的位置或外展位，暴力方向将向内侧造成后柱骨折。其次损伤还取决于力的特殊性与患者骨的质量。但知道受力的方向可判断大致的骨折类型。

虽然准确的创伤性关节炎发生的病理因素还不清楚，但生物力学因素为其重要因素之一。目前可接受的理论为关节面有效负重区减少，因此接触面的应力增加(应力＝力/面积)。另一种理论认为髋臼骨折后，关节对合差，造成髋关节不稳定而引发偏心应力集中，使软骨受损导致骨性关节炎。

目前我们对髋臼骨折后究竟如何影响接触应力的变化知道甚少。正常髋关节接触应力为 $0.5\sim5.5$ MPa，这依赖于髋关节所处的位置与步态的分期。Adams 认为峰值应力范围 $4.93\sim9.57$ MPa，但 Sodge 报道从椅中站起时可达 18 MPa。应力的大小在不同区域是不相同的，较高应力的区域在负重区的中心，低应力区在外围范围。在正常活动时，力通常向上、后内方向传导，但正常髋臼接触区不易确定。移位的骨折通过髋臼上部多波及下部的骨折而更多影响应力接触区。目前最有力的证据是临床的总结。

在日常生活中髋关节所产生的力较其他关节易于分析。在负重时，髋关节所产生的力是体重的 $2.4\sim4.8$ 倍，快走与跳跃，力可增加到体重的 5.5 倍。峰值力多发生在足跟触地时，在静止期会减少，在摇摆期力可减少到体重的 $0.1\sim0.8$ 倍，此力相当于患者扶拐非负重时的状态。直腿提高可产生相当于体重的 $1.0\sim1.8$ 倍的力；起床为 $0.8\sim1.4$ 倍；上床为 $0.8\sim1.5$ 倍。当人被绊倒时产生的力最大，为体重的 $7.2\sim8.2$ 倍，这些正常载荷的证据为我们术后患者的康复训练提供了依据，而且也给我们手术固定提供了力学上的要求。

Sawaguchi 在尸体上做成髋臼横形骨折模型,前柱使用 6.5 mm 拉力螺钉固定和用 3.5 mm 动力加压钢板或重建钢板固定,后柱用重建钢板或 Letournel 钢板固定,当加载的力到体重的 2 倍后,固定未失败,但骨折间隙可见增加 2~4 mm,载荷去除后骨折间隙恢复正常。Schopfer 在尸体上截断后柱骨折用 3.5 mm 重建钢板制动或重建钢板加拉力螺钉固定骨折间隙无变化,但它仅给予体重 75% 的负荷。

上述研究说明尸体模型在研究固定方法方面受到某些限制,目前主要的依据还是靠临床病历的总结。Letournel 已用标准的手术方法成功治疗了许多病例,他的结果提供了最好的证据。

四、临床表现

主要表现为髋关节局部疼痛及活动受限,如并发股骨头脱位则表现为相应的下肢畸形与弹性固定。当发生髋关节中心性脱位时,其疼痛及功能障碍程度均不如髋关节前、后脱位,体征也不明显,脱位严重者可表现为患肢缩短。髋臼骨折时可能并发有盆腔内大出血、尿道或神经损伤,以及骨盆环的断裂和同侧下肢骨折,应仔细检查,以防遗漏。

五、影像学检查

(一)X 线平片

为诊断髋臼骨折的常规检查。

1.投照位

Judet 等认为对怀疑有髋臼骨折的病例至少应摄骨盆前后位片、患侧髋关节的前后位片及斜位片。骨盆前后位片有助于诊断双侧髋臼骨折,而髋臼前后位片则可显示以下标志。

(1)髂耻线:起于坐骨大切迹上缘,止于耻骨结节。为前柱内缘线,该线中断常提示前柱或前壁骨折。

(2)髂坐线:由方形区的后 4/5 构成,该线中断提示后柱骨折。

(3)泪滴:外侧缘为髋臼窝的前下缘,内侧缘为方形区的前部,正常情况下泪滴应与髂坐线相交或相切。

(4)髋臼顶线:代表髋臼负重区,与泪滴外侧缘相连续。

(5)髋臼前缘线:代表髋臼前壁。

(6)髋臼后缘线:代表髋臼后壁。髋关节斜位片包括闭孔斜位片与髂骨斜位片。

2.X 线表现

(1)后壁骨折:正位片示髋臼后缘线中断,髋臼骨折块多有移位。由于后缘线的中断或移位,髋臼前缘线显得更为清晰。

(2)后柱骨折:正位片示股骨头中央脱位并伴有髋臼大骨折块的内移,髂坐线中断并脱离泪滴内移,髋臼后缘线在上方中断,并可见髂骨、耻骨支骨折,髋臼顶无异常。

(3)前壁骨折:正位片示髂耻线中断,股骨头前脱位,泪滴内移偏离髂坐线,但仍与移位的髂耻线保持正常关系。

(4)前柱骨折:正位片示髂耻线中断,主要表现为髋臼前缘线中断和/或泪滴内移偏离髂坐线,并可见髂嵴及坐、耻骨支的骨折线。

(5)横形骨折:正位片可见髂坐线、髂耻线及髋臼前、后缘线等所有纵形及斜形标志线中断,骨折线下方坐、耻骨部分常随股骨头向内侧移位,但髂坐线与泪滴之间关系仍保持正常,髋臼顶多不受累,有时其内侧部分可有骨折但外侧部分始终与髂骨翼保持连续。

(6)T形骨折:横形骨折线的表现同横形骨折,而纵形骨折部分则在OOV上最为清晰。

(7)后柱并发后壁骨折:后壁骨折及股骨头位置在正位片及OOV上显示最为理想,而后柱骨折在正位及斜位片上均表现为髂坐线中断及坐、耻骨支的骨折。

(8)横形并发后壁骨折:正位片常见股骨头后脱位(有时可见股骨头中心脱位),髂坐线、髂耻线及髋臼前、后缘线等中断均提示横形骨折,但闭孔环仍保持完整。OOV可清晰显示后壁骨折片的形状与大小,IOV上则可发现髋臼后缘横形骨折线。

(9)前壁或前柱并发后半横形骨折:正位片与OOV可显示骨折线前半部分,髂耻线中断并随股骨头移位,髂坐线及髋臼后缘线则因横形骨折而中断。IOV显示横形骨折位于髋骨后缘。

(10)两柱骨折:表现为围绕中心脱位股骨头的髋臼粉碎性骨折。正位片髂坐骨折块及髋臼顶均有明显移位,但泪滴与髂坐线关系少有变化,髂耻线中断,髂骨翼骨折累及髂嵴前缘。OOV可清楚显示分离移位的前柱骨折,移位的髋臼顶上方可见形如"骨刺"的髂骨翼骨折断端,此为两柱骨折的典型特征。IOV主要显示后柱骨折的一系列征象。

3.髋臼顶受累程度

Matta等认为髋臼顶负重区的受累程度在相当程度上决定了髋臼骨折后髋关节的稳定性,并提出顶弧的概念对髋臼顶受累程度进行定量。其具体方法如下。

在X线平片上做通过髋臼几何中心(注意并非股骨头中心)的垂线,在由髋臼顶骨折处做与该几何中心的连线,两条线夹角即为顶弧的角度。正位片测得角度为内顶弧角,OOV和IOV测得角度分别为前顶弧角和后顶弧角。当任一顶弧角度小于45°时髋关节即处于不稳定状态,对于诊断后柱或前柱骨折、横形骨折、前柱并发后半横形骨折具有重要价值,但对两柱骨折及后壁骨折诊断价值不大。

(二)CT扫描

X线平片本身所具有的局限性使其有时无法显示髋臼骨折的全貌,根据Pearoson和Hargadon的统计,髋臼骨折在初次X线检查时有1/3显示不清,直至3个月后复查时才发现有骨折。CT扫描对关节腔内游离骨折块及隐匿的股骨头或后骨盆环骨折显示比较满意,而这些异常在X线平片上则常因显示不清而容易被遗漏。对于髋臼后缘骨折、髋臼顶骨折及方形区骨折等,CT扫描也具有较X线平片更好的敏感性,骨折块的位置、范围及粉碎程度均可被清楚显示。此外,对于泪滴、闭孔及软组织损伤的显示,CT扫描也有其优越性。Harley等将X线平片与CT扫描对于髋臼骨折的诊断价值进行比较,认为尽管两者在诊断髂骨翼、前柱、后柱及耻骨支等部位骨折敏感性无差别,但CT扫描结果可信性更高。然而,多数意见认为,CT扫描在诊断髋臼骨折方面尚不能代替X线平片,只有与X线平片相结合才能获得更为全面的信息。

近年来,CT扫描图像的三维重建技术已被用于髋臼骨折的诊断,这对于X线平片和轴位CT扫描的发现无疑是一种补充,有助于对髋臼骨折进行全面评价。

六、治疗

关于髋臼骨折的治疗目前意见尚未统一,多数意见主张对骨折块无移位或移位较小者应行下肢骨牵引,骨折块移位较大或股骨头脱位者则先行闭合复位及下肢骨牵引,效果不满意者则应尽早行手术复位及内固定治疗,无法行早期手术治疗者可行非手术治疗,后期视病情行关节重建手术。髋臼骨折多为高能损伤,并发胸腔、腹腔脏器损伤及其他部位骨折比例较高,并常因大出血而导致出血性休克。因此，髋臼骨折的治疗应特别强调优先处理那些对于生命威胁更大的损伤及并发症。

(一)非手术治疗

1.适应证

一般认为，髋臼骨折无移位或移位程度较轻者应行非手术治疗，而如并发股骨头脱位时则应先行闭合复位。某些髋臼骨折虽有移位但估计对预后影响不大者也可考虑非手术治疗。一些学者提出，对于较为严重的两柱骨折，如髋臼与股骨头对合良好应行非手术治疗。需手术治疗的髋臼骨折如并发全身其他部位严重损伤或严重并发症威胁生命时，应先行非手术治疗；待病情允许时方考虑手术治疗。而局部发生感染或有软组织严重挤压伤者也不应行手术治疗。老年性骨质疏松患者一般应行非手术治疗。

2.髋关节脱位的闭合复位

多数髋关节中心性脱位可经下肢骨牵引完成闭合复位。牵引方法多采用合力牵引，即沿股骨干纵轴牵引与经股骨上端向侧方的牵引，其合力与股骨颈纵轴一致。沿股骨干纵轴的牵引多采用股骨髁上骨牵引，牵引重量一般需 30 kg 左右；而经股骨上端的侧方牵引一般采用经骨大粗隆穿钉的方法，牵引重量为 5~7 kg，也可采用宽布带牵引。Rowe 和 Lowell 主张在全身麻醉下行闭合复位，在下肢牵引基础上通过外展内旋或内收下肢使股骨头复位。有人认为，如果股骨头脱位程度较轻，仅行下肢骨牵引即可使其复位；但脱位程度较严重甚至整个股骨头已进入盆腔，只凭下肢骨牵引恐难使其复位，尚应辅以手法整复。如闭合复位失败或效果不满意则应尽早行手术治疗。

3.下肢骨牵引治疗

对于髋臼骨折无移位者或经闭合复位效果满意者，一律应行下肢骨牵引。牵引方法同髋关节中心性脱位闭合复位，但牵引重量应相应减轻。牵引期间应尽早开始髋关节功能锻炼，并逐步减轻牵引重量，股骨上端侧方牵引一般 2~3 周后即可去除。2~3 个月后去除牵引持拐杖下地活动，但开始负重时间应推迟至复位后 3~6 个月。对于髋臼裂缝骨折或无移位骨折，下肢骨牵引时间可相应缩短，开始负重时间也可相应提前。

(二)手术治疗

1.适应证

髋臼骨折移位明显、骨折累及髋臼顶负重区或股骨头与髋臼对合不佳者，应行手术复位及内固定治疗。而多发性骨折的病例为便于治疗和护理也可考虑行手术治疗。Stewart 和 Milford 曾将髋臼骨折的移位程度分为无移位、轻度移位和重度移位，但这一尺度较难掌握。目前多数意见是将 3 mm 作为标准：当骨折片移位超过 3 mm 时一般应行手术治疗，≤3 mm 时则可不考虑手术。如骨折线位于髋臼顶负重区，尽管髋臼骨折移位程度较轻，但髋关节稳定性可能较差，此时仍应考虑手术治疗。

股骨头与髋臼对合不佳是影响髋臼骨折远期疗效的重要因素之一。一般常用正位片上髋臼顶弧与股骨头的几何中心之间关系来表示股骨头与髋臼对合关系；正常情况下髋臼顶弧与股骨头的几何中心重合，当两中心不重合时提示股骨头与髋臼对合不佳。关节腔内游离骨块的存在常常是妨碍股骨头解剖复位，即股骨头与髋臼对合不佳的主要原因，而关节腔内游离骨块在X线平片上常显示不清，因此当股骨头与髋臼对合不佳时应考虑这一可能，必要时应行 CT 扫描或三维重建以明确诊断。

2.手术前准备

除开放性损伤外,髋臼骨折一般不须立即手术。待完成急救处理、明确诊断及病情稳定后可考虑手术治疗。通常髋臼骨折的手术治疗应在伤后 3~10 天内进行,超过这一时限将使手术难度增大并对疗效产生不利影响。

术前应对患者进行全面、细致的检查,对已有的影像学资料应反复阅读并进行分析,对急诊未能完成的特殊位置的 X 线检查应予补充,有条件者应行 CT 扫描。对于手术途径、步骤以及可能遇到的困难应心中有数,较为复杂的骨折应事先安排好复位与内固定的顺序。

麻醉一般采用全身麻醉或硬脊膜外麻醉。手术台应有利于肢体放置和牵引,手术过程中应保持膝关节屈曲 45°~60°,以防止坐骨神经受到牵拉。国外已开始对髋臼骨折手术实行术中监护。

3.手术入路

Letournel 认为,任何手术入路都无法满足暴露所有类型髋臼骨折的需要,但就一特定类型的髋臼骨折而言,总有一个最适合的手术入路。用于髋臼骨折手术治疗的主要入路有:①Kocher-Langenbeck入路。②髂腹股沟入路。③延长的髂股入路。④腹直肌旁入路。⑤经皮闭合复位穿钉固定。

(1)Kocher-Langenbeck 入路:患者俯卧位,切口起自髂后上棘处 3 cm 经股骨大粗隆顶端转为沿大腿垂直向下 15~20 cm。依次切开皮肤、皮下组织及阔筋膜,顺切口将臀大肌分开,于股骨转子间窝处将外旋肌群的肌腱附着点切断。由此可显露后柱自坐骨切迹至坐骨上缘部分以及髋臼顶的后部,必要时可将一根斯氏钉打入坐骨结节作为牵引。需行关节内探查时还可切开关节囊。Kocher-Langenbeck 入路适用于:①后壁骨折。②后柱骨折。③后柱并发后壁骨折。④横形并发后壁骨折。⑤坐、耻骨向后移位明显的横形骨位,切口起自前 2/3 髂嵴,沿髂嵴向内下方至耻骨联合上方 2 横指处切开,自髂嵴内面牵开并剥离腹肌和髂肌的附着点,显露髂窝直至骶髂关节和真骨盆上缘。于髂前上棘处沿切口切开腹外斜肌腱膜及腹直肌鞘直至腹股沟外环上方 2 cm 处,打开腹股沟管并用橡皮条对精索或圆韧带加以牵引保护。确认腹内斜肌及腹直肌在腹股沟韧带的附着点,并用第 2 根橡皮条对髂腰肌、股神经和股外侧皮折。⑥后柱下方骨折块移位明显的 T 形骨折。⑦骨折线延伸至髂骨前缘的两柱骨折。手术中应注意避免坐骨神经及臀上神经的损伤。

(2)髂腹股沟入路:患者仰卧,神经等加以牵引保护,在股血管内侧切开腹内斜肌和腹横肌的联合腱,进入耻骨后间隙,用第 3 根橡皮条牵引保护血管和淋巴管。必要时可将腹直肌肌腱在耻骨的附着部分切断以扩大显露。由此可显露整个髂骨翼的内侧面、前柱和耻骨联合,并可有限地显露后柱。而通过对橡皮条做不同方向的牵引,可做不同部位的显露:最外侧(即髂腰肌外侧)可显露髂窝、前柱和骶骨外侧,而在髂腰肌和血管之间可前壁水平显露前柱以及方形区、坐骨大切迹等,最内侧可在血管内侧显露耻骨上支甚至耻骨联合。手术后应在耻骨后间隙和髂窝分别置引流管。髂腹股沟入路适用于前壁骨折、前柱骨折、前壁或前柱并发后半横形骨折及少数移位不明显的横大腿中段。切开臀筋膜并于髂骨翼外侧面剥离臀肌至髂前上棘,注意勿损伤股外侧皮神经,然后纵行劈开阔筋膜,显露髋关节囊及股骨大粗隆,自大粗隆外侧剥离臀小肌和臀中肌。最终将包括臀肌、阔筋膜张肌及神经血管束等在内的皮瓣牵向后方,在切断髋外旋肌群后即可显露整个后柱直至坐骨结节。事实上,这一入路可显露除髂耻隆起以上、除前柱下部以外的整个髋骨的外侧面,并可在髂窝和髋关节前方剥离髂腰肌后有限地显露髋骨内板,如切开关节囊还可行关节内探查。

(3)延长的髂股入路:患者侧卧位,切口起自髂后上棘,沿髂嵴向前至髂前上棘沿大腿前外侧向下(指向髌骨外缘),止于上棘之间,水平向前至股三角外侧。分开臀大肌并切断阔筋膜张肌。于股骨大粗隆部截骨,由此可显露髋臼后柱。如需显露前柱尚要于髂前下棘处剥离股直肌附着点,并将腰大肌牵向内侧。切开关节囊后即可显露髋臼关节面。这一入路适用于横形骨折、横形并发后壁骨折及两柱骨折。还有人采用所谓放射入路,即以股骨大粗隆为中心做Y形切口,上至髂前上棘和髂后上棘,下沿股骨干走行,行股骨大粗隆截骨后即可同时显露前、后柱。但也有不少学者认为对于较为复杂的髋臼骨折可采用 Kocher Langenbeck 与髂腹股沟联合入路或 Kocher-Langenbeck 与延长的髂股联合入路,而不必勉强在一条切口内完成难度较大的手术,尤其是陈旧性骨折。此外,尚有人于耻骨联合上方 2 cm 做横切口,于盆腔内行骨折复位及内固定,使骨折复位及内固定效果更为确实可靠,并使并发症发生率有所减低。

延长的髂股入路适用于:①前壁和前柱骨折。②前壁或前柱并发后半横形骨折。③两柱骨折,尤其是骨折线累及骶髂关节者。④部分经顶横形或 T 形骨折,骨折线斜向前下方。⑤受伤时间超过 10 天。⑥粉碎骨折。手术中应注意避免坐骨神经及臀上神经的损伤。

以上3个入路最为常用。其中延长的髂股入路可显露整个后柱和大部分前柱,对于同时累及前、后柱的髋臼骨折尤为适宜。腹直肌旁入路对处理前柱及前臂、方形区有很好的显露。

4.手术中复位与内固定

髋臼骨折手术时最为常用的器械包括各种型号的复位钳和复位巾钳,用于控制骨折块的复位及在骨块上钻孔。手术视野窄小所造成的器械及内固定物操作不便是术中经常遇到的问题,可用克氏针做临时固定以便利于操作。带有 T 型手柄的 Schanz 螺钉常被旋入坐骨棘以控制容易发生旋转的后柱或横形骨块。股骨牵开器的使用也比较常见,其作用是使股骨头与髋臼相互分开从而便于对关节腔进行探查,也可在处理受伤时间较久的骨折时帮助复位。

髋臼骨折复位时一般应先复位并固定单一的骨折块,然后再将其他骨折块与已固定的骨折块相固定。每一步复位步骤都应力争准确,其中关节外骨折块的复位质量将直接影响到关节面复位的质量,而根据关节外骨折块的复位情况也可间接判断关节面是否复位。当然,关节面复位质量的检查最好应在直视下进行。骶髂关节脱位或移位的骶骨骨折应先行复位与固定。经 Kocher-Langenbeck 入路手术时钢板通常置于髋臼后方,而在延长的髂股入路可将钢板固定在髋臼后方或髂骨翼上,髂腹股沟入路钢板放置位置则多在真骨盆缘以上。某些骨折块可仅用拉力螺钉固定。手术中应行 C 臂透视或摄 X 线平片以检查骨折复位及内固定情况。

5.手术后处理

手术后伤口常规负压引流 24~72 小时,尽早开始髋关节功能锻炼,有条件者应使用 CPM 器械进行锻炼。开始负重视骨折严重程度及内固定质量而定,但完全负重时间不应早于3个月。

七、髋臼骨折的并发症

(一)早期并发症

1.死亡

术前的死亡率据报道 0~2.5%,多数为脑栓塞死亡。心肌梗死、脑血管突发疾病也是死亡的原因之一。髋臼骨折为高能量损伤,常并发其他部位的损伤如胸、腹、头部损伤,长骨干的骨折。坐骨大切迹的骨折移位可造成臀上动脉出血,造成腹膜后潜在性出血不易发现。上述的情况必须在髋臼手术前进行治疗,超过60岁者死亡率相对增加。

2.感染

在大宗病例报道中,髋臼骨折的感染率为2%~5%,感染率增加的因素之一是并发尿道与肠道损伤。局部软组织损伤可增加感染率。局部肌肉损伤在手术时要清除坏死的肌肉。过度肥胖的患者也较易感染。手术医师无创操作都是减少感染率的原因,一旦出现感染,早期手术引流十分重要。

3.神经损伤

坐骨神经损伤主要波及腓总神经支,常常由于手术中牵拉的医源因素造成。Moed认为医源性损伤的情况往往见于患者原始就存在坐骨神经损伤,手术使损伤的概率增加。在用Kocher Langenbeck入路时保持伸髋屈膝60°是非常重要的。晚期坐骨神经损伤发生少见,一般认为异位骨化压迫神经造成。神经损伤的预后,胫神经好于腓总神经,神经恢复时间范围3个月至3年,前入路可损伤股神经与大腿外侧皮神经。大腿外侧皮神经损伤,可将残端包埋在肌肉中防止神经瘤产生。臀大肌向内劈开太多可损伤臀下神经。广泛牵拉臀中肌可造成臀上神经损伤,损伤臀上与臀下神经可造成明显步态跛行,如神经完整预后较好。

4.深静脉栓塞(DVT)

髋臼骨折DVT准确发生率还不清楚。Letournel报道DVT与肺栓塞(PE)为6%。近来White使用超声波诊断髋臼骨折并发DVT,据报道可达15%。在随机性调查中,骨盆骨折的DVT发生率11%,其中DVT占8%,PE占3%。肝素与右旋糖酐-40等药物可预防此种并发症。小腿泵或足泵可减少这种并发症。

5.血管并发症

在髂腹股沟入路中,可发生股动脉栓塞,动静脉破裂发生率为0.89%~2.00%,如在大血管附近剥离,可造成淋巴回流受阻。忽视结扎"髂外与髂内吻合支血管"可造成大出血,发生率可达82.5%。固定前柱时,螺钉穿出耻骨可造成股浅动脉破裂。在坐骨大切迹处可损伤臀上动脉,扩展切口可造成臀肌缺血坏死。

6.螺钉穿入关节

在术毕前用C臂机检查螺钉位置相当重要。手术者要相当熟悉髋臼三维解剖,术毕应摄正位、Judet位X线片评价螺钉的位置,也可使用CT检查,如发现螺钉在关节内应尽早取出。

7.继发骨折移位

发生率为1%,常常由二次暴力造成。第二次手术应慎重考虑,这依赖于移位的程度,因为二次手术可增加异位骨化与复位困难。

(二)晚期并发症

1.不愈合

髋臼骨折内固定术后骨不愈合率1%,Letournel报道569例在3周内手术患者,只有4例不愈合。目前报道仅限于少数复杂髋臼骨折及复位不完全髋臼骨折发生此种并发症。

2.异位骨化

通常用Brooker分类来描述骨化的程度,近年来有些学者将此分类改良。即不仅在正位相上描述骨化的程度,而且在Judet位甚至在CT上也做详细描述,在指导治疗上更有意义。虽然HO在髋臼骨折术后发生率较高,但手术切除较少采用。手术指征是只有在其影响关节运动情况下才能切除。CT扫描有助于帮助手术的判断,手术时机应在HO成熟期进行,通常6~12个月。可采用原始切口,坐骨神经与臀上神经血管束应松解,术后通常可改善髋关节运动范围。

3.股骨头坏死

股骨头坏死率3‰~4‰,常常发生在股骨头后脱位的损伤中。在大部分病例中,股骨头塌陷在2年内,其预后差。

4.创伤后关节炎

此种损伤是由于复位不完全、软骨损伤、螺钉进入关节造成。软骨损伤与股骨头损伤发生骨性关节炎的概率明显增加。Romness认为髋臼手术后的全髋置换术失败率较高。

(李 德)

第三节 股骨头骨折

股骨头骨折是指股骨头或其软骨失去完整性或连续性,多见于成人髋关节后脱位。儿童股骨头骨折罕有发生,可能与儿童股骨头的坚韧性有关。

一、诊断

(一)病史

股骨头骨折多同时伴髋关节后脱位发生,Pipkin认为髋关节屈曲约60°时,大腿和髋关节处于非自然的内收或外展位,强大暴力沿股骨干轴心向上传导,迫使股骨头向坚硬的髋臼后上方移位,股骨头滑至髋臼后上缘时,股骨头被切割导致股骨头骨折并发髋关节后脱位。髋关节前脱位时罕有发生股骨头骨折。

(二)症状和体征

伤后患髋疼痛,主动活动丧失,被动活动时引起剧痛。患髋疼痛,呈屈曲、内收、内旋及缩短畸形;大转子向后上方移位,或于臀部触及隆起的股骨头;股骨颈骨折时下肢短缩,且有浮动感。髋关节主动屈、伸功能丧失,被动活动时髋部疼痛加重。髋关节正侧位X线片可证实诊断。

(三)辅助检查

X线检查:显示髋关节脱位及骨折,股骨头脱离髋臼,或部分移位,或完全脱位。部分移位指髋臼内嵌塞股骨头骨折片,头-臼间距加大或股骨头上移。有时合并髋臼后缘、后壁、后壁后柱骨折,X线片均可显示,需行CT检查以明确诊断。

二、分型

Pipkin将Thampson和Epstein的髋关节后脱位第5型伴有股骨头骨折者,再分为4型,为Pipkin股骨头骨折分型。

(一)Ⅰ型

髋关节后脱位伴股骨头在圆韧带窝远侧的不全骨折。

(二)Ⅱ型

髋关节后脱位伴股骨头在圆韧带窝近侧的骨折。

(三) Ⅲ型

第Ⅰ或Ⅱ型骨折伴股骨颈骨折。

(四) Ⅳ型

第Ⅰ、Ⅱ或Ⅲ型骨折,伴髋臼骨折。

这种分型既考虑到股骨头骨折的特点,又照顾到髋脱位、髋臼骨折的伴发损伤,对诊断、治疗和预后是有重要意义的。

临床中最多的是PipkinⅠ型,其他各型依序减少,以Ⅳ型最少。

三、治疗

本类损伤应及时、准确地施行髋关节脱位复位术,对PipkinⅠ、Ⅱ型股骨头骨折先试行髋关节复位,如股骨头复位后,股骨头骨折片也达到解剖复位,则宜行非手术治疗。如股骨头虽然复位,而股骨头骨折片复位不满意,一块或多块骨片嵌塞于头-臼之间,则是手术切开复位的指征。无论采用何种治疗,切不可忽视患者其他部位的损伤,如颅脑、腹腔内脏和胸腔内脏损伤及其出血、感染。应待这些损伤稳定后,再考虑患髋的手术治疗。抢救休克同时进行复位是明智的选择。

(一) 非手术治疗

闭合复位牵引法。

1. 适应证

PipkinⅠ型、Ⅱ型。并应考虑如下条件:股骨头脱位整复后其中心应在髋臼内;与股骨头骨折片对合满意;股骨头骨片的形状;头-臼和骨片之间的复位稳定状况。

2. 操作方法

同髋关节后脱位,如骨折片在髋臼内无旋转,股骨头复位后往往能和骨折片很好对合,再拍片后如已证实复位良好,则应采用胫骨结节骨牵引,维持患肢外展30°位置牵引6周,待骨折愈合后再负重行走。

(二) 手术治疗

1. 切开复位内固定或骨折片切除法

(1) 适应证:年轻的患者股骨头虽然复位,而股骨头骨折片复位不满意,一块或多块骨片嵌塞于头-臼之间。

(2) 操作方法:手术多用前方或外侧切口,以利骨折片的固定及切除。采用可吸收钉、螺丝钉、钢丝等内固定材料将骨折片固定,钉尾要深入到软骨下,钢丝缝合后于大转子下固定或皮外固定,穿引容易,拆除简单。如骨折片甚小,不及股骨头周径1/4且不在负重区,可将骨折片切除。

2. 关节成形、人工股骨头置换或人工全髋关节置换术

(1) 适应证:PipkinⅢ型、Ⅳ型,年老的患者,陈旧性病例,或髋关节本来就有病损,如骨性关节炎或其他软骨、软骨下骨疾病的患者,应依据骨折的类型和髋臼骨折范围和其移位等情况,选择关节成形术、人工股骨头置换或人工全髋关节置换。

(2) 操作方法:同陈旧性髋关节脱位关节成形术及股骨颈骨折人工髋关节置换术。

(三)药物治疗

1.中药治疗

按"伤科三期"辨证用药。早期瘀肿,疼痛较剧,宜活血化瘀、消肿止痛,用桃红四物汤或加三七接骨丸;中期痛减肿消,宜通经活络、活血养血,用活血灵汤或舒筋活血汤;后期宜补肝肾、壮筋骨,用特制接骨丸。局部及远端肢体虚肿宜益气通络活血,用加味益气丸,肌肉消瘦、发硬,功能障碍者,宜养血通络利关节,用养血止痛丸。

2.西药治疗

如手术治疗,术前半小时预防性应用抗生素,术后一般应用3天,如合并其他内科疾病给予对症药物治疗。

(四)康复治疗

功能锻炼(主动、被动)包括以下两方面。

(1)复位固定后即行股四头肌舒缩及膝、踝关节的功能活动。

(2)两周后扶双拐下床不负重活动,注意保持外展位。PipkinⅢ型、Ⅳ型骨折可适当延缓下床活动时间。8周后可扶双拐轻负重活动,半年后视病情扶单拐轻负重行走,1年后弃拐进行功能锻炼,并注意定期复查。

股骨头骨折治疗的主要问题是防止骨折不愈合、股骨头缺血性坏死及创伤性骨关节炎,所以中后期的药物治疗、功能锻炼及定期复查尤为重要。一旦出现股骨头缺血性坏死征象,即应延缓负重及活动时间。

(李　德)

第四节　股骨颈骨折

股骨颈骨折是指由股骨头下至股骨颈基底部之间的骨折。多发生于老年人,此症临床治疗存在的主要问题是骨折不愈合及股骨头缺血性坏死。

一、诊断

(一)病史

股骨颈骨折多见于老年人,亦可见于儿童及青壮年,女性略多于男性。老年人因骨质疏松、股骨颈脆弱,即使轻微外伤如平地滑倒,大转子部着地,或患肢突然扭转,都可引起骨折。青壮年骨折少见,若发生骨折必因遭受强大暴力如车祸、高处跌下等,常合并其他处骨折,甚至内脏损伤。

(二)症状和体征

伤后患髋疼痛,多不能站立或行走,移位型股骨颈骨折症状明显,髋部疼痛,活动受限,患髋内收,轻度屈曲,下肢外旋、短缩。大转子上移并有叩击痛,股三角区压痛,患肢功能障碍,拒触、动;叩跟试验(+),骨传导音减弱。

嵌插骨折和疲劳骨折,临床症状不明显,患肢无畸形,有时患者尚可步行或骑车,易被认为软组织损伤而漏诊,如仔细检查可发现髋关节活动范围减少。对老年人伤后主诉髋部疼痛或膝部疼痛时,应详细检查并拍摄髋关节正侧位片,以排除骨折。

(三)特殊检查

内拉通(Nelaton)线、布来安(Bryant)三角、舒美卡(Schoemaker)线等均为阳性,Kaplan交点偏向健侧脐下。

(四)辅助检查

X线检查可明确骨折部位、类型和移位情况。应注意的是某些线状无移位的骨折在伤后立即拍摄的X线片可能不显示骨折,2～3周再次进行X线检查,因骨折部发生骨质吸收,如确有骨折则骨折线可清楚显示。因而临床怀疑骨折者,可申请CT检查或卧床休息两周后再拍片复查,以明确诊断。

二、分型

按骨折错位程度分为以下几型(Garden分型)。

(一)Ⅰ型

不完全骨折。

(二)Ⅱ型

完全骨折,但无错位。

(三)Ⅲ型

骨折部分错位,股骨头向内旋转移位,颈干角变小。

(四)Ⅳ型

骨折完全错位,骨折端分离,近折端可产生旋转,远折端多向后上移位。

三、治疗

应按骨折的时间、类型、患者的年龄和全身情况等决定治疗方案。

(一)非手术治疗

1.手法复位

(1)适应证:GardennⅡ、Ⅳ型骨折。

(2)操作方法:新鲜移位型股骨颈骨折,可由两助手分别相向顺势拔伸牵引,然后内旋外展伤肢复位;或屈髋屈膝拔伸牵引,然后内旋外展伸直伤肢进行复位;或过度屈髋、屈膝、拔伸牵引内旋外展伸直伤肢复位;也可先行骨牵引快速复位,复位满意后按前述方法进行固定。

2.皮肤牵引术

对合并有全身性疾病,不宜施行侵入方式治疗固定的股骨颈骨折,若无移位则可行皮肤牵引并"丁"字鞋保持下肢外展足部中立位牵引固定。

(二)手术治疗

1.空心加压螺钉经皮内固定

(1)适应证:GardenⅠ、Ⅱ型骨折。

(2)操作方法:新鲜无移位型股骨颈骨折可在G形或C形臂X线机透视下直接行2～3枚空心螺钉内固定。先由助手牵引并扶持伤肢轻度外展内旋,常规皮肤消毒、铺巾、局麻,于股骨大转子下1 cm及3 cm处经皮做2～3个长约1 cm的切口,沿骨颈方向钻入2～3枚导针经端至股骨头内,正轴位透视见骨折无明显移位,导针位置良好,选择长短合适的2～3枚空心加压螺钉套入导针钻入股骨头至软骨面下 5 mm 处,退出导针,再次正轴位透视见骨折复位及空心加压螺钉位置良好,固定稳定,小切口缝 1 针,无菌包扎,将患肢置于外展中立位。1 周后可下床不负重进行功能锻炼。

2.空心加压螺钉内固定

(1)适应证:闭合复位失败或复位不良的各种移位型骨折。

(2)操作方法:取髋外侧切口,显露骨折端使骨折达到解剖复位或轻微过度复位,空心加压螺钉内固定技术同上述。

3.滑移式钉板内固定

(1)适应证:股骨颈基底部骨折闭合复位失败者或股骨上端外侧皮质粉碎者。

(2)操作方法:取髋外侧切口,加压髋螺钉应沿股骨颈中轴线或偏下置入,侧方钢板螺钉应在 3 枚以上,为防止股骨颈骨折旋转畸形,可附加 1 枚螺钉通过股骨颈固定至股骨头内。

4.内固定并植骨术

(1)适应证:陈旧性股骨颈骨折不愈合,或兼有股骨头缺血性坏死但无明显变形者或青壮年股骨颈骨折移位明显者。

(2)操作方法:可先行股骨髁上牵引,待骨折端牵开后,行手法复位空心加压螺钉经皮内固定(亦可手术时再行复位内固定),再视病情行带旋髂深动脉蒂、缝匠肌蒂的髂骨瓣或带股方肌蒂骨瓣等转位移植术。

5.截骨术

(1)适应证:陈旧性股骨颈骨折不愈合或畸形愈合,可采用截骨术以改善功能。

(2)操作方法:股骨转子间内移截骨术(麦氏)、孟氏截骨术、股骨转子下外展截骨术、贝氏手术等。但必须严格掌握适应证,权衡考虑。

6.人工髋关节置换术

(1)适应证:主要适用于 60 岁以上的陈旧性股骨颈骨折不愈合,内固定失败或恶性肿瘤、骨折移位显著不能得到满意复位和稳定内固定者,有精神疾病或精神损伤者及股骨头缺血性坏死等均可行人工髋关节置换术。

(2)操作方法:全身麻醉或硬膜外阻滞麻醉。手术入路可采用髋部前外侧入路(S-P 入路)、外侧入路、后外侧入路等,根据手术入路不同采用相应的体位。对老年患者应时刻把保护生命放在第一位,要细心观察,防治合并症及并发症。

(三)药物治疗

1.中药治疗

按"伤科三期"辨证用药。早期瘀肿、疼痛较剧,宜活血化瘀、消肿止痛,用桃红四物汤加减;中期痛减肿消,宜通经活络、活血养血,用活血灵汤或舒筋活血汤;后期宜补肝肾、壮筋骨,用三七接骨丸。局部及远端肢体虚肿宜益气通络活血,用加味益气丸,肌肉消瘦、发硬,功能障碍者,宜养血通络利关节,用养血止痛丸。

2.西药治疗

如手术治疗,术前半小时预防性应用抗生素,术后一般应用 3 天。合并其他内科疾病应给予对症药物治疗。

(四)康复治疗

功能锻炼(主动、被动)主要包括以下三方面。

(1)复位固定后即行股四头肌舒缩及膝踝关节的功能活动。

(2)1周后扶双拐下床不负重活动,注意保持外展位。GardenⅡ、Ⅳ型骨折可适当延缓下床活动时间。8周后可扶双拐轻负重活动,半年后视病情扶单拐轻负重行走,1年后弃拐进行功能锻炼,并注意定期复查。

(3)股骨颈骨折治疗的主要问题是骨折不愈合及股骨头缺血性坏死,所以中、后期的药物治疗及定期复查尤为重要。要嘱咐患者不侧卧、不盘腿、不内收伤肢。一旦出现股骨头缺血性坏死的征象,即应延缓负重及活动时间。

(刘士凯)

第五节 股骨干骨折

股骨干骨折是指股骨小转子下2 cm至股骨髁上5 cm的骨干骨折。

一、诊断

(一)病史

多有明显外伤史。多数骨折由强大的直接暴力所致,如打击、挤压等;一部分骨折由间接暴力引起,如杠杆作用、扭转作用、高处跌落等。前者多引起横形或粉碎性骨折,而后者多引起斜形或螺旋形骨折。儿童的股骨干骨折多为不全或青枝骨折,成人闭合性股骨干骨折后,内出血量可达1 000~1 500 mL,开放性骨折则出血量更多。

(二)症状和体征

伤后肢体剧烈疼痛,不能站立,主动活动丧失,被动活动剧痛。局部严重肿胀、压痛,功能障碍,大多数患者可有明显短缩、成角及外旋畸形,以及骨异常活动及骨擦感。上段骨折可合并髋关节脱位;下段骨折可合并血管神经损伤及膝部损伤;部分患者早期因失血量大或剧烈疼痛可发生创伤性休克,极少数患者有发生脂肪栓塞综合征的可能;因交通创伤造成的股骨干骨折常合并其他部位的损伤,如髋关节脱位、股骨颈及股骨转子间骨折。

(三)辅助检查

X线检查可明确诊断及骨折类型,特别重要的是检查股骨转子及膝部体征,以免遗漏同时存在的其他部位的损伤。

二、分型

(一)根据骨折的形状分为五种类型

(1)斜形骨折:大多数由间接暴力引起,骨折线为斜形。

(2)螺旋形骨折:多由强大的旋转暴力引起,骨折线呈螺旋状。

(3)横形骨折:大多数由直接暴力引起,骨折线为横形。

(4)粉碎性骨折:骨折片在3块以上者,如砸压伤。

(5)青枝骨折:断端没有完全断离,多见于儿童。

(二)根据骨折部位分为 3 种类型

(1)股骨干上 1/3 骨折。
(2)股骨干中 1/3 骨折。
(3)股骨干下 1/3 骨折。

三、治疗

(一)非手术治疗

1.小夹板固定

(1)适应证:无移位或移位较少的新生儿产伤骨折。

(2)操作方法:将患肢用小夹板固定 2~3 周。对移位较大或成角较大的骨折,可行牵引配合夹板固定。因新生儿骨折愈合快,自行矫正能力强,轻度移位或成角可自行矫正。

2.悬吊皮牵引法

(1)适应证:3 岁以下儿童。

(2)操作方法:将患儿的双下肢用皮肤牵引,两腿同时垂直向上悬吊,其重量以患儿臀部稍稍离床为度。牵开后可采用对挤、叩合、端提捺正手法使骨折复位,然后行夹板外固定,一般牵引 4 周左右。

3.水平皮牵引法

(1)适应证:4~8 岁的儿童。

(2)操作方法:用胶布贴于患肢骨折远端内、外两侧,用绷带缠绕患肢放于垫枕或托马架上,牵引重量 2~3 kg。上 1/3 骨折屈髋 50°~60°,屈膝 45°,外展 30°位牵引,必要时配合钢针撬压法进行复位固定;中 1/3 骨折轻度屈髋屈膝位牵引;下 1/3 骨折行屈髋屈膝各 45°牵引,以使膝后关节囊、腓肠肌松弛,必要时行一针双向牵引,即在牵引针上再挂一牵引弓向前牵引复位,减少骨折远端向后移位的倾向。4~6 周 X 线复查视骨折愈合情况决定是否去除牵引。

4.骨牵引法

(1)适应证:8~12 岁的儿童及成年患者。

(2)操作方法:中 1/3 骨折及远侧骨折端向后移位的下 1/3 骨折,用股骨髁上牵引;骨折位置很低且远端向后移位的下 1/3 骨折,用股骨髁间牵引;上 1/3 骨折及骨折远端向前移位的下 1/3 骨折,用胫骨结节牵引。儿童因骨骺未闭,可在髌骨上缘 2~3 横指或胫骨结节下 2~3 横指处的骨皮质上穿针牵引。儿童牵引重量约为 1/6 体重,时间约 3 周;成人牵引重量约为 1/7 体重,时间 8~10 周。上 1/3 骨折应置于屈髋外展位,中 1/3 骨折置于外展中立位,下 1/3 骨折远端向后移位时应置于屈髋屈膝中立位,同时用小夹板固定,第一周床边 X 线片复查对位良好,即可将牵引重量逐渐减轻至维持重量(一般成人用 5 kg,儿童用 3 kg)。若复位不良,应调整牵引的重量和方向,检查牵引装置和夹板松紧,保持牵引效能和良好固定,但要防止过度牵引。对于斜形、螺旋形、粉碎性及蝶形骨折,于牵引中自行复位,横形骨折的复位可待骨折重叠纠正后施行,须注意发生"背对背"错位者,应辅以手法复位。牵引期间应注意患肢功能锻炼。

(二)手术治疗

1.闭合髓内针内固定

(1)适应证:股骨上及中 1/3 的横形、短斜形骨折,有蝶形骨片或轻度粉碎性骨折及多发骨折。

(2)操作方法:术前先行骨牵引,重量为体重的1/6,以维持骨折的力线及长度,根据患者全身情况,在伤后3～10天手术。在大转子顶向上作短纵形切口,长3～4 cm,显露大转子顶部。在大转子顶内侧凹陷的外缘,在X线电视监视下插入导针,进入骨髓腔达骨折线处,复位后,沿导针打入髓内针通过骨折线进入远折端。

2.切开复位,加压钢板内固定

(1)适应证:股骨干上、中、下1/3段横形、短斜形骨折。

(2)操作方法:手术在平卧位进行,大腿外侧切口,在外侧肌间隔前显露股骨干外侧面,推开骨膜后,钢板置于股骨干外侧。

3.角翼接骨板内固定

(1)适应证:对髓内针不能牢固固定的股骨下1/3骨折。

(2)操作方法:同切开复位加压钢板内固定,此接骨板有角翼,可同时在两个平面进行固定,此钢板应置于股骨干的外侧及前外侧。

4.带锁髓内针内固定

(1)适应证:适用于几乎所有类型的股骨干骨折,尤其适用于股骨中下1/3骨折及各段粉碎性骨折。

(2)操作方法:术前实施骨牵引1周,患者平卧或侧卧位,在牵引及G形或C形臂X线机监视下进行,手法复位后从大转子内侧插入导针,经骨折部达骨髓腔远端。借助瞄准器于大转子下向小转子方向经髓内针近侧横孔穿入1～2枚螺丝钉,锁住髓内钉。在髁上横孔经髓内针穿入1～2枚螺丝钉锁住远端。术后即可在床上活动,4～5天依据骨折类型可适当扶拐下地活动。

(三)药物治疗

1.中药治疗

(1)内服药物:按"骨折三期"辨证用药,对出血过多或休克者,可按脱证给予大剂量补益气血之剂如独参汤、当归补血汤等。必要时配合液体支持疗法,输入成分血或全血。①初期:可视病情给予通下逐瘀、活血祛瘀、消肿止痛法治疗,方用活血舒肝汤、血肿解、活血灵。②中期:给予活血理气,调理脾胃,必要时则予补气血、益肝肾、壮筋骨治疗,方用三七接骨丸、橘术四物汤、四物汤合六味地黄汤加减。③后期:给予补气血、益肝肾、壮筋骨、活血通经、温经通络之法治疗,方用加味益气丸、养血止痛丸、补中益气汤、补肾壮筋汤、活血舒筋丸加减。

(2)外用药物:整复后可外用活血止痛药物;后期功能锻炼时则重在按摩舒筋,配合海桐皮汤熏洗。

2.西药治疗

对开放性骨折出血过多或休克者,应用敏感抗生素抗菌消炎及液体支持疗法,输入成分血或全血。择期手术治疗,术前半小时预防性应用抗生素,术后一般应用3天。合并其他内科疾病应给予对症药物治疗。

(四)康复治疗

早期进行股四头肌舒缩锻炼及踝关节屈伸活动,2～3周行牵引的患者则可撑臀、抬臀,逐渐大范围伸屈髋膝关节。行手术内固定者,视固定的可靠程度及骨折端愈合情况决定下床活动时间。去除牵引或外固定架后,可在小夹板保护下在床上锻炼1～2周,然后扶双拐下床逐渐负重活动。

(刘士凯)

第六节　股骨髁间骨折

股骨髁间骨折是指股骨内、外髁或双髁遭受外力后引起的骨折,占全身骨折脱位的0.4%～0.5%,以青壮年男性居多,女性和老年人少见。因本病属关节内骨折,复位要求较高,且预后较股骨髁上骨折差。其可合并腘血管和/或神经损伤。

一、诊断

(一)病史
有明显外伤史。

(二)症状和体征
(1)伤后患肢疼痛明显,移动肢体时显著加重。
(2)不能站立与行走,膝关节局部功能障碍。
(3)患侧大腿中下段及膝部高度肿胀,可见皮肤瘀斑。
(4)股骨髁部压痛剧烈。
(5)骨折局部有骨异常活动及骨擦感。
(6)伤膝可有内、外翻畸形,并可能有横径或前后径增宽,骨折局部可出现不同程度的成角、短缩及旋转畸形。

(三)辅助检查
(1)X线检查:常规应给予前后位与侧位X线摄片,可明确诊断骨折类型。
(2)怀疑有复杂关节软骨或韧带损伤者可给予CT或MRI检查。

二、分型

AO骨折分类法。股骨髁上骨折即为AO股骨远端骨折之B型(部分关节骨折)和C型(完全关节骨折),其亚分型如下。

(一)B型(部分关节骨折)
(1)B_1:股骨外髁,矢状面。①简单,穿经髁间窝;②简单,穿经负重面;③多折块。
(2)B_2:股骨内髁,矢状面。①简单,穿经髁间窝;②简单,穿经负重面;③多折块。
(3)B_3:冠状面部分骨折。①前及外片状骨折;②单髁后方骨折(Hoffa);③双髁后方骨折。

(二)C型(完全关节骨折)
1.C_1:关节简单,干骺端简单
(1)T或Y形,轻度移位。
(2)T或Y形,显著移位。
(3)T形骨骺骨折。
2.C_2:关节简单,干骺端多折块
(1)完整楔形。
(2)多折块楔形。

(3)复杂。

3.C_3:多折块关节骨折

(1)干骺端简单。

(2)干骺端多折块。

(3)干骺端及骨干多折块。

三、治疗

(一)非手术治疗

1.皮肤牵引

(1)适应证:患者全身情况不能耐受手术或整复,血糖控制不佳的糖尿病患者及小儿,简单骨折,皮肤必须完好。

(2)操作方法:将宽胶布条或乳胶海绵条粘贴在患肢皮肤上或用四肢尼龙泡沫套,利用肌肉在骨骼上的附着点将牵引力传递到骨骼上,牵引重量不超过 5 kg。皮肤有损伤、炎症及对胶布过敏者禁用。牵引期间应定时检查牵引的胶布粘贴情况,定期复查 X 线片,及时调整牵引重量和体位。一般牵引时间为2~4周,骨折端有纤维性连接后,更换为石膏固定,以免卧床时间太久,不利于功能锻炼。

2.骨牵引

(1)适应证:不愿手术或皮肤条件不具备外固定支架,以及手术治疗的股骨髁部骨折患者,B_1、B_2、C_1、C_2 型骨折。

(2)操作方法:局麻下行患侧胫骨结节骨牵引,将伤肢置于牵引架上,屈髋 20°~30°,屈膝 15°~25°牵引,牵开后视情形行手法整复夹板外固定。或先采用推挤叩合手法使双髁复位,局麻下用钳夹经皮将双髁固定,将牵引绳连于钳夹上,使之变为股骨髁部牵引,将患肢置于牵引架上视情况行半屈膝位或屈膝位牵引,待牵开后行手法整复夹板外固定。骨折端有纤维性连接后,更换为石膏固定。

3.手法整复外固定

(1)适应证:闭合或未合并血管神经损伤的部分 B_1、B_2、C_1 型骨折。

(2)操作方法:根据受伤机制,采用推挤叩合手法使骨折复位,可用超膝关节夹板或石膏托固定患膝于功能位,一般固定6~8周。通常在胫骨平台后外侧缘及腓骨颈部位容易造成腓总神经的压迫致伤,因此石膏固定的时候一定要在此部位多垫一些石膏棉。固定期应注意夹板和石膏的松紧度,并定时行 X 线检查,发现移位应随时调整夹板,或重新用石膏固定。

4.手法整复经皮克氏针内固定法

(1)适应证:B_1、B_2 型骨折和部分 C_1 型骨折。

(2)操作方法:行坐骨神经、股神经阻滞麻醉,严格无菌操作,透视下先采用推挤叩合手法使骨折复位,然后经皮将 3 mm 骨圆针击入固定,一般需要 2~3 枚骨圆针。

5.骨外固定器固定法

(1)适应证:B_1、B_2、C_1、C_2 型骨折。

(2)操作方法:可选用单边外固定器、股骨髁间调节固定器、孟氏骨折复位固定器或半环槽复位固定器行整复固定。

6.经皮钳夹固定法

(1)适应证：B_1、B_2 型骨折。

(2)操作方法：行坐骨神经、股神经阻滞麻醉，严格无菌操作，透视下先采用推挤叩合手法使骨折复位，经皮钳夹固定，术后用长腿石膏固定 4~6 周。

(二)手术治疗

1.切开复位螺钉、螺栓内固定法

(1)适应证：B_1、B_2、B_3 型骨折。

(2)操作方法：常选用硬膜外阻滞麻醉，依骨折部位选用膝部前内、前外、后内、后外侧入路，清理骨折端，复位骨折，用螺钉、螺栓或松质骨螺钉内固定。注意用螺钉内固定时近端孔应钻成滑动孔使之成为拉力螺钉，用松质骨螺钉内固定时螺纹必须全部穿过骨折线，钉尾及钉尖不能露出关节面外。

2.切开复位动力髁螺钉内固定法

(1)适应证：部分 C_1、C_2 型骨折。

(2)操作方法：采用连续硬膜外麻醉，患侧大腿下段前外侧绕髌切口，显露并清理骨折端，首先复位髁部骨折，用骨圆针临时固定，再复位髁上骨折，用动力髁螺钉固定。主螺钉应距远端关节面 2 cm，方向与远端关节面及内、外踝前侧关节面切线相平行。

3.切开复位股骨髁部支撑钢板内固定法

(1)适应证：C_1、C_2、C_3 型股骨髁部骨折。

(2)操作方法：切开复位方法同上。选择合适长度的钢板，要求骨折近端应至少置入 4 枚螺钉。注意钢板的准确放置，远端放置不能偏前，以免高出股骨外踝关节面，影响髌骨关节活动。

4.切开复位逆行交锁髓内钉内固定法

(1)适应证：部分 C_1、C_2 型骨折。

(2)操作方法：采用硬膜外麻醉或全麻，选择合适长度及直径的逆行交锁髓内钉，首先复位髁部骨折，用骨圆针临时固定，再复位髁上骨折，置入髓内钉。要求置钉时进针点必须准确，骨折良好复位，必要时一期良好植骨，术后早期进行功能锻炼。

(三)药物治疗

1.中药治疗

(1)内治法：以三期辨证治疗为基础，再根据年龄、体质、损伤程度、损伤部位进行治疗。一般规律是骨折早期宜破，中期宜和，后期宜补，选择相应药物。

(2)外治法：一般初期和中期以药膏、膏药敷贴，如活血止痛膏，后期以药物熏洗、热熨或涂擦，如展筋丹、展筋酊。

2.西药治疗

围绕骨折各个时期应用西药对症处理。

(四)康复治疗

1.功能锻炼

股骨髁部骨折在良好复位与坚强固定的条件下，强调早期进行有效的功能活动。常用的功能锻炼疗法如下。

(1)术后早期的主动及被动的关节活动度训练：股骨髁部骨折为关节内骨折，由于骨折部和股四头肌粘连，加之关节内积血机化后的关节内粘连等，对膝关节的预后功能影响较大，故初始就应注意膝关节的功能锻炼,即筋骨并重原则。术后早期即应加强足踝部的屈伸活动及股四头肌的收缩,并及早实施被动活动髌骨关节,预防髌骨关节粘连,基本类似股骨髁上骨折,但更强调通过股骨滑车关节面在胫骨平台上的滚动以模造关节面。术后3周即可在卧床及保护下练习膝关节伸展运动,既可减轻膝关节粘连,又能预防股四头肌萎缩。6~8周骨折达到临床愈合后,可加大膝关节伸曲活动度,待骨折愈合牢固后,即可进行床沿屈膝法练习,继而下地在保护下训练起蹲运动等。

(2)持续被动运动(CPM):为预防股骨髁部骨折后关节制动导致的僵硬及蜕变,亦可遵从Salter提出的CPM的方法。

2.物理疗法

(1)电疗:目前常用的仪器有骨创伤治疗仪、KD-Ⅲ治疗仪等,效果显著。

(2)其他物理疗法:包括光疗、水疗、冷疗等,多结合具体药物应用,需康复专业技术人员参与执行。

(刘士凯)

第七节 股骨远端骨折

股骨远端骨折不如股骨干和髋部骨折常见,在这类骨折中,严重的软组织损伤、骨折端粉碎、骨折线延伸到膝关节和伸膝装置的损伤常见,这些因素导致多数病例不论采用何种方法治疗其效果都是不十分满意。在过去20年,随着内固定技术和材料的发展,多数医师采用了各种内固定方法治疗股骨远端骨折。但股骨远端区域的由于皮质薄、骨折粉碎、骨质疏松和髓腔宽等特点,使内固定的应用相对困难,有时即使有经验的医师也难以达到稳定的固定。虽然好的内固定方法能改善治疗的效果,但手术治疗这类骨折,远未达到一致的满意程度。

一、实用解剖

股骨远端定义在股骨髁和股骨干骺端的区域,从关节面测量这部分包括股骨远端9 cm(图8-2)。

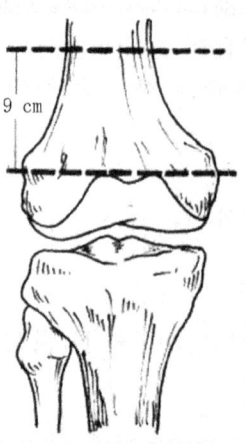

图8-2 股骨远端解剖

股骨远端是股骨远端和股骨髁关节面之间的移行区。股骨干的形状接近圆柱形,但在其下方末端变宽形成双曲线的髁,两髁的前关节面一起组成关节面与髌骨形成髌股关节。后侧被髁间窝分离,髁间窝有膝交叉韧带附着。髌骨与两髁关节面接触,主要是外髁,外髁宽更向近端延伸,在髁的外侧面有外侧副韧带的起点。内髁比外髁长,也更靠下,它的内侧面是凹形,在远端有内侧副韧带的起点。位于内髁最上的部分是内收肌结节,内收大肌止于此。

股骨髁和胫骨髁适合于重力直接向下传导,在负重过程中,两髁位于胫骨髁的水平面,股骨干向下和向内倾斜,这种倾斜是由于人体的髋宽度比膝宽。股骨干的解剖轴和负重轴与机械轴不同,机械轴通过股骨头中点和膝关节的中心,总体来说,股骨的负重轴与垂直线有 3°,解剖轴与垂直轴有 7°(平均 9°)的外翻角度。正常膝关节的关节轴平行于地面,解剖轴与膝关节轴在外侧呈 81°角,在进行股骨远端手术时,每一患者都要与对侧比较,以保证股骨有正确的外翻角并保持膝关节轴平行于地面(图 8-3)。

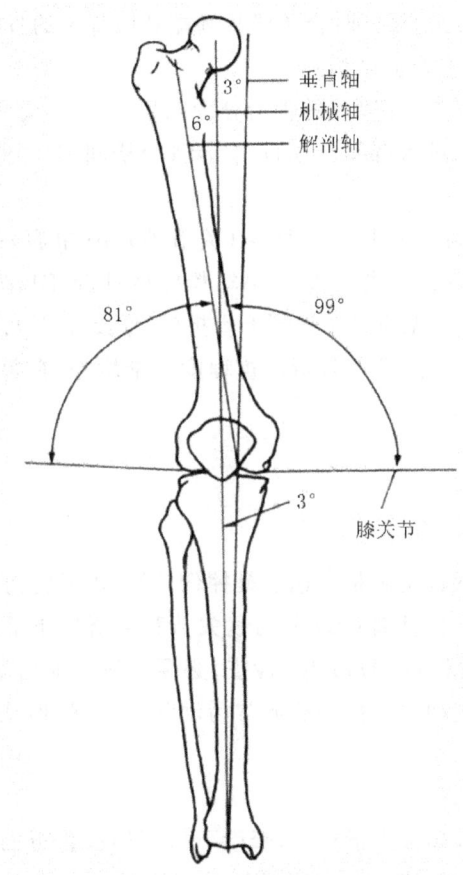

图 8-3 下肢力线

股骨远端骨折的移位方向继发于大腿肌肉的牵拉。股四头肌和腓肠肌的收缩使骨折短缩,典型的内翻畸形是内收肌的强力牵拉所致。腓肠肌的牵拉常导致远骨折端向后成角和移位,在股骨髁间骨折,止于各髁的腓肠肌,分别牵拉骨折块可造成关节面的不平整及旋转畸形,股骨远端骨折很少发生向前移位和成角。

二、损伤机制

多数股骨远端骨折的受伤机制被认为是轴向负荷合并内翻、外翻或旋转的外力引起。在年轻患者中,常发生在与摩托车祸相关的高能量损伤,这些骨折常有移位、开放、粉碎及合并其他损伤。在老年患者中,常由于屈膝位滑倒和摔倒在骨质疏松部位发生粉碎性骨折。

三、骨折分类

股骨远端骨折的分类还没有一个被广泛接受,所有分类都涉及关节外、关节内及单髁骨折,进一步根据骨折的移位方向和程度、粉碎的数量和对关节面的影响进行分类。解剖分类不能着重强调影响骨折治疗效果因素。

简单的股骨远端的分类是 Neer 分类,他把股骨髁间再分成以下类型:①Ⅰ移位小;②Ⅱ股骨髁移位包括内髁(A)外髁(B);③Ⅲ同时合并股骨远端和股骨干的骨折,这种分类非常概括,对医师临床选择治疗和判断预后不能提供帮助。

Seinsheimer 把股骨远端 7 cm 以内的骨折分为四型。①Ⅰ:无移位骨折(移位小于 2 mm 的骨折)。②Ⅱ:涉及股骨髁,未进入髁间。③Ⅲ:骨折涉及髁间窝,一髁或两髁分离。④Ⅳ:骨折延伸到股骨髁关节面。

AO 组织将股骨远端分为 3 个主要类型:A(关节外);B(单髁);C(双髁)。每型又分成 3 个亚型:A1,简单两部分骨折;A2,干楔形骨折;A3,粉碎性骨折;B1,外髁矢状面骨折;B2,内髁矢状面骨折;B3,冠状面骨折;C1,无粉碎股骨髁上骨折(T 形或 Y 形);C2,髁上骨折粉碎;C3,髁上骨折和髁间骨折粉碎。从 A 型到 C 型骨折严重程度逐渐增加,在每一组也是自 1~3 严重程度逐渐增加(图 8-4)。

四、临床表现

(一)病史和体检

仔细询问患者的受伤原因,明确是车祸还是摔伤,对于车祸创伤的患者必须对患者进行全身检查和整个受伤的下肢检查:包括骨折以上的髋关节和骨折以下的膝关节和小腿,仔细检查血管-神经的情况,怀疑有血管损伤用 Doppler 检查,必要时进行血管造影。检查膝关节和股骨远端部位肿胀、畸形和压痛。活动时骨折端有异常活动和骨擦感,但这种检查没有必要,应迅速进行 X 线检查。

(二)X 线检查

常规摄膝关节正侧位片,如果骨折粉碎,牵引下摄正侧位骨折的形态更清楚,有利于骨折的分类,当骨折涉及膝关节骨折粉碎和合并胫骨平台骨折时,倾斜 45°片有利于明确损伤范围,股骨髁间骨折进行 CT 检查可以明确软骨骨折和骨软骨骨折。车祸所致的股骨远端骨折应包括髋关节和骨盆正位片,除外这些部位的骨折。如果合并膝关节脱位,怀疑韧带和半月板损伤,可进行 MRI 检查。正常肢体的膝关节的正侧位片对制订术前计划非常有用,有明确的膝关节脱位,建议血管造影,因为这种病例有 40% 合并血管损伤。

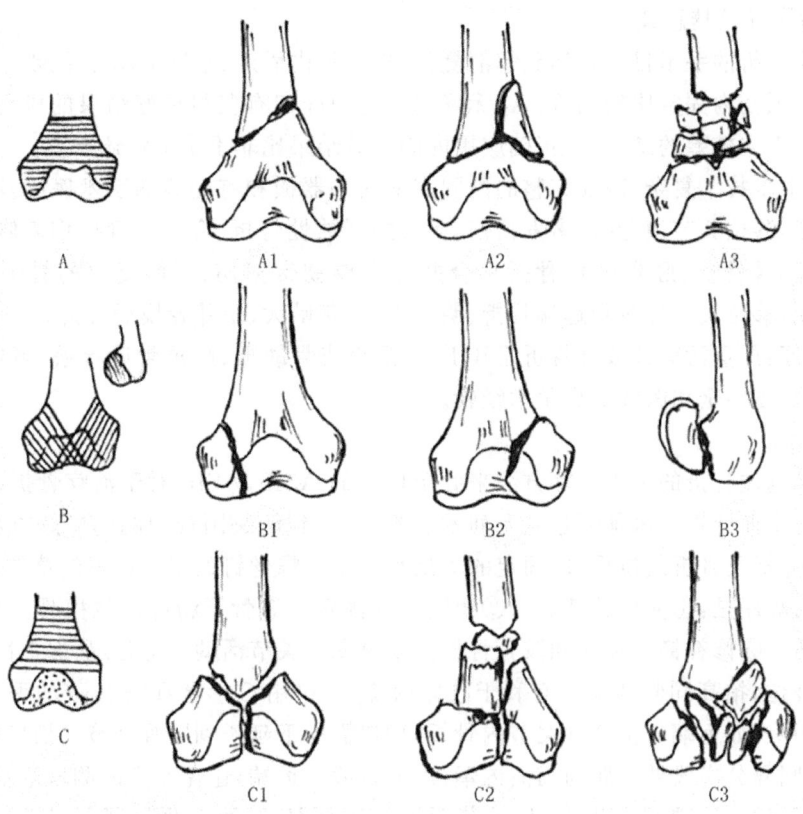

图 8-4 股骨远端骨折的 AO 分类

五、治疗方法

(一) 非手术治疗

传统非手术治疗包括闭合复位骨折,骨牵引和管形石膏,这种方法患者需要卧床,治疗时间长、花费大,不适合多发创伤和老年患者。闭合治疗虽然避免了手术风险,但经常遇到骨折畸形愈合和膝关节活动受限。

股骨远端骨折非手术治疗的适应证:不合并关节内的骨折,相关指征如下。①无移位或不全骨折。②老年骨质疏松嵌插骨折。③无合适的内固定材料。④医师对手术无经验或不熟悉。⑤严重的内科疾病(如心血管、肺和神经系统疾病)。⑥严重骨质疏松。⑦脊髓损伤。⑧严重开放性骨折(Gustilo ⅢB 型)。⑨骨折合并感染。

非手术治疗的目的不是要解剖复位而是恢复长度和力线,由于骨折靠近膝关节,轻微的畸形可导致膝关节创伤性关节炎的发生。股骨远端骨折可接受的位置一般认为在冠状面(内外)不超过 7°畸形,在矢状面(前后)不超过 10°畸形,短缩 1.0~1.5 cm 一般不影响患者的功能,关节面移位不应超过 2 mm。

(二) 手术治疗

由于手术技术和内固定材料的发展,在过去 25 年移位的股骨远端骨折的内固定治疗已被广泛接受,内固定的设计和软组织处理以及应用抗生素和麻醉方法的改进结合使内固定更加安全可靠。从 1970 年后,所有比较手术和非手术治疗结果的文献均表明用内固定治疗效果要好。

1.手术适应证及禁忌证

股骨远端骨折的手术目的是达到解剖复位、稳定的内固定、早期活动和早期进行膝关节的康复锻炼。这类损伤内固定比较困难。毫无疑问进行内固定有获得良好结果的机会,但内固定的并发症同样可带来较差的结果,不正确应用内固定其结果比非手术治疗还要差。

(1)由于手术技术复杂,需要完整的内固定材料和器械和有经验的手术医师及护理和康复。①手术适应证:移位关节内骨折、多发损伤、多数的开放性骨折、合并血管损伤需修补、严重同侧肢体损伤(如髌骨骨折、胫骨平台骨折)、合并膝重要韧带损伤、不能复位的骨折和病理骨折。②相对适应证:移位关节外股骨远端骨折、明显肥胖、年龄大、全膝置换后骨折。

(2)禁忌证:严重污染开放性骨折ⅢB、广泛粉碎或骨缺损、严重骨质疏松、多发伤患者一般情况不稳定、设备不全和医师缺少手术经验。

2.手术方法

现在股骨远端骨折的手术治疗方法来源于瑞士的 ASIF,ASIF 对于治疗骨折的重要一部分是制订详细的术前计划。医师通过一系列术前绘图,找到解决困难问题的最好方法。可应用塑料模板,画出骨折及骨折复位后、内固定的类型和大小和螺丝钉的正确位置的草图。手术治疗股骨远端骨折的顺序是:①复位关节面。②稳定的内固定。③骨干粉碎部位植骨。④老年骨质疏松的骨折嵌插。⑤修补韧带损伤和髌骨骨折。⑥早期膝关节活动。⑦延迟、保护性负重。

患者仰卧位,抬高同侧髋关节有利于肢体内旋,建议用 C 形臂和透 X 线的手术床。多数患者用外侧长切口,如远端骨折合并关节内骨折,切口需向下延长到胫骨结节。切口应在外侧韧带的前方,从肌间隔分离股外侧肌向前向内牵拉,显露股骨远端,避免剥离内侧软组织,当合并关节内骨折,首先复位固定髁间骨折,一旦关节面不能解剖复位,可以做胫骨结节截骨有利于广泛显露。

下一步复位关节外远端骨折,在简单类型的骨折用克氏针或复位巾钳作为临时固定已足够,但在粉碎性骨折最好用股骨牵开器。牵开器近端安置于股骨干,远端安置于股骨远端或胫骨近端,恢复股骨长度和力线。开始过牵有利于粉碎性骨折块接近解剖复位。在粉碎远端骨折,用钢板复位骨折比骨折复位后上钢板容易。调节牵开器达到满意的复位。安置钢板后,静力或动力加压骨折端,但恢复内侧皮质的连续性能够有效保护钢板。如骨折粉碎,钢板对骨折近端或远端进行固定并跨过粉碎区域,在这种情况下,钢板可作为内夹板。如果注意保护局部软组织,骨折端有血供存在,则骨折能够快速塑形。

3.内固定

有2种内固定材料广泛用于股骨远端骨折:钢板和髓内针,由于股骨远端骨折损伤类型变化范围广,没有一种内固定材料适用于所有的骨折。术前必须仔细研究患者状况和 X 线片,分析骨折的特点。

在手术前需考虑以下因素:①患者年龄。②患者行走能力。③骨质疏松程度。④粉碎程度。⑤软组织的情况。⑥是否存在开放性骨折。⑦关节面受累的情况。⑧骨折是单一损伤还是多发伤。

年轻患者内固定手术的目的是恢复长度和轴线,以及进行早期功能锻炼。老年骨质疏松的患者,为加快骨折愈合进行骨折嵌插可以有轻微短缩和成角。Struhl建议对老年骨质疏松的远端骨折采用骨水泥的内固定。

(1)95°角钢板:对于多数远端骨折的患者需手术内固定治疗,95°角钢板由于内固定是一体,可对骨折提供最好的稳定,是一种有效的内固定物。在北美和欧洲用这种方法治疗成功了大量病例。当有经验的医师应用时,这种内固定能恢复轴线和达到稳定。但安放95°角钢板在技术上需要一个过程,因为医师需要同时考虑角钢板在三维平面的理想位置。

(2)动力加压髁螺丝钉(DCS):这种内固定的设计和髋部动力螺丝钉相似,多数医师容易熟悉和掌握这种技术,另外的特点是可以使股骨髁间骨折块加压,对骨质疏松的骨能够得到较好的把持。由于它能在矢状面自由活动,安置时只需要考虑两个平面,比95°角钢板容易插入。它的缺点是在动力加压螺丝钉和钢板结合部突出,需要去除部分外髁的骨质以保证外侧进入股骨髁,尽管进行了改进,它也比角钢板在外侧突出,髂胫束在突出部位的滑动可引起膝关节不适。另外,动力加压螺丝钉在侧板套内防止旋转是靠内在的锁定,所以在低位的远端骨折髁螺丝钉不能像95°角钢板一样提供远骨折端旋转的稳定性,至少需要1枚螺丝钉通过钢板固定在骨折远端,以保证骨折的稳定性。

(3)髁支持钢板:髁支持钢板是根据股骨远端外侧形状设计的一体钢板,它属宽动力加压钢板,远端设计为"三叶草"形,可供6枚6.5 mm的螺丝钉进行固定。力学上,它没有角钢板和DCS坚强。髁支持钢板的问题是穿过远端孔的螺丝钉与钢板无固定关系,如应用间接复位技术,用牵开器进行牵开或加压时,螺丝钉向钢板移动,牵开产生的内翻畸形在加压后变为外翻畸形。应用这种器械严格限制在股骨外髁粉碎性骨折和髁间在冠状面或矢状面有多个骨折线的患者。一旦内侧严重粉碎,必须进行自体髂骨植骨,当正确应用髁支持钢板时,它也能够提供良好的力线和稳定性。

(4)LISS(1imited invasive stabilization system):LISS的外形类似于髁支持钢板,它由允许经皮在肌肉下滑动插入的钢板柄和多个固定角度能同钢板锁定的螺丝钉组成,这些螺丝钉是可自钻、单皮质固定骨干的螺丝钉。LISS同传统固定骨折的概念不同,传统的钢板的稳定性依靠骨和钢板的摩擦,导致螺丝钉产生应力,而LISS系统是通过多个锁定螺丝钉获得稳定。LISS在技术上要求直接切开复位固定关节内骨折,闭合复位干骺部骨折,然后经皮在肌肉下固定,通过连接装置钻入螺丝钉,属于生物固定钢板,不需要植骨。主要用于长阶段粉碎的关节内骨折以及骨质疏松的患者,还可以用于膝关节置换后的骨折。但需要C形臂和牵开器等设备。

(5)顺行髓内针:顺行髓内针治疗股骨远端骨折非常局限。在股骨远1/3的骨干骨折可以选择顺行髓内针治疗,但对真正的远端骨折,特别是关节内移位的骨折,顺行髓内针技术很困难,而且对多种类型的关节内骨折达不到可靠的固定。股骨髁存在冠状面的骨折是应用这种技术的相对禁忌证。

对于股骨远端骨折进行顺行髓内针治疗。远端骨折低位时可以把髓内针末端锯短1.0~1.5 cm,以便远端能锁定2枚螺丝钉。需要注意的是在髓内针进入骨折远端时,近解剖复位很重要,如合并髁间骨折,在插入髓内针前在股骨髁的前后侧用2~3枚空心钉固定,所有骨折均愈合,无髓内针和锁钉折断发生。

(6)远端髓内针:远端髓内针是针对远端骨折和髁间骨折特别设计的逆行髓内针,这种髓内针是空心髓内针,接近末端有8°的前屈适用于股骨髁后侧的形态。针的入口在髁间窝后交叉韧带的股骨止点前方,手术在C形臂和可透X线的手术床上操作,当有关节内骨折,解剖复位骨折,固定骨折块的螺丝钉固定在股骨髁的前侧或后侧,便于髓内针穿过,另外髓内针必须在关节软骨下几毫米才不影响髌股关节。

这种髓内针的优点是髓内针比钢板分担负荷好;对软组织剥离少,插入不需要牵引床,对于多发损伤可以节省时间。远端髓内针应用于股骨远端的 A 型、C1 和 C2 型骨折,也可以应用于股骨远端合并股骨干骨折或胫骨平台骨折,当合并髋部骨折时可以分别固定。可用于膝关节置换后假体周围骨折和骨折内固定失效的治疗。远端髓内针固定的禁忌证是膝关节活动屈曲小于 40°、膝关节伤前存在关节炎和感染史和局部皮肤污染。

远端髓内针的缺点是膝关节感染、膝关节僵直、髌股关节退变和滑膜金属反应或螺丝钉折断。有几个理论上的问题影响远端髓内针的临床广泛应用,远端髓内针虽然从交叉韧带止点的前方插入,近期对交叉韧带的力学性能影响小,但长期对交叉韧带的血供影响是可能的。另外髓内针的入孔部位关节软骨受到破坏,实验证明入孔部位是由纤维软骨覆盖而不是透明软骨覆盖,在屈曲 90°与髌骨关节相接触,长期也可能导致关节炎的发生。

临床上几个问题需要注意,一是膝关节活动受限,这容易与骨折本身和软组织损伤导致的膝关节活动受限相混淆。二是转子下骨折,由于髓内针末端位于转子下部位,这个部位是股骨应力最高的部位,可以造成髓内针末端的应力骨折。另外术后感染的处理和髓内针的取出也是一个棘手的问题。

(7)可弯曲针和弹性针:Shelbourne 报告用 Rush 针闭合治疗 98 例股骨远端骨折,优良率为 84%,只有 2 例不愈合和 1 例深部感染。

1970 年,Zickle 发明了为股骨远端设计的针,这种针干是可屈曲的,但末端是硬的弯曲,允许经髁穿入螺丝钉固定。Zickle 针设计切开插入,也可以闭合穿入。有股骨髁间骨折者需进行切开复位,使用螺丝钉固定,再插入 Zickle 针,这种针在粉碎性骨折时不能防止短缩,经常需要钢丝捆绑,即使加用其他内固定仍常发生短缩。

(8)外固定架:外固定架并不常用于治疗股骨远端骨折,最常见的指征是严重开放性骨折,特别是ⅢB 损伤。对比较复杂的骨折类型,在应用外固定架之前,通常需要使用螺丝钉对关节内骨折进行固定,然后根据伤口的位置和骨折粉碎程度,决定是否需要外固定架的超关节固定。对于多数患者,外固定架可作为处理骨折和软组织的临时固定,一旦软组织条件允许,考虑更换为内固定,因此安放外固定架固定针时应尽量避免在切口和内固定物的位置。通常在骨折的远、近端各插入 2 枚 5 mm 的固定针,用单杆进行连接。如不稳定则需在前方另加一平面的固定。

外固定架的主要优点是快速、软组织剥离小、可维持长度、方便换药和患者能够早期下床活动;其缺点是针道渗出和感染,股四头肌粘连继发膝关节活动受限,骨折延迟愈合和不愈合增加以及去除外固定架后复位丢失等。

建议将外固定架用于治疗多发创伤的闭合骨折,当患者一般情况不允许进行内固定时,可用外固定架作为临时固定,患者一般情况允许后再更换为内固定。

4.植骨

间接复位技术的发展减少了软组织剥离,过去内侧粉碎是植骨的绝对适应证,现在内固定方法减少了许多复杂股骨远端骨折植骨的必要性。植骨的绝对适应证是存在骨缺损,相对适应证是 AO 分型的 A3、C2 和 C3 型骨折以及严重开放性骨折延迟处理为防止发生不愈合而采取植骨。当植骨时,自体髂骨最适宜,老年骨质疏松的患者髂骨量少,可用异体松质骨。

5.开放性骨折

股骨远端开放性骨折占 5%~10%,伤口一般在大腿前侧,对伸膝装置有不同程度的损伤。与其他开放性骨折一样,需急诊处理,对骨折和伤口的彻底清创和冲洗是预防感染的重要步骤。对于Ⅲ度开放性骨折需要反复清创,除覆盖关节外,伤口敞开。当用内固定需仔细考虑内固定对患者的利弊。内固定用于多发创伤、多肢体损伤、开放性骨折合并血管损伤和关节内骨折的患者。急诊内固定的优点是稳定骨折和软组织,便于伤口护理,减轻疼痛和肢体早期活动。缺点是由于对软组织进一步的剥离和破坏局部血供增加感染风险,如果发生感染,不仅影响骨折端的稳定,而且影响膝关节功能。

对于Ⅰ、Ⅱ和ⅢA骨折,有经验的医师喜欢在清创后使用可靠的内固定,对于ⅢB、ⅢC骨折最初使用超关节外固定架或骨牵引比较安全,再延期更换为内固定治疗。对经验少的医师,建议对所有的开放性骨折采取延期内固定,在进行清创和冲洗后,用夹板和骨牵引进行固定,在人员齐备的条件下做二期手术。

6.合并韧带损伤

合并韧带损伤不常见,术前诊断困难。在原始X线片可以发现侧副韧带和交叉韧带的撕脱骨折。交叉韧带实质部和关节囊的撕裂则不能在普通X线片上获得诊断,最常见的韧带损伤是前交叉韧带断裂。股骨远端骨折常合并关节面粉碎、前交叉韧带一骨块发生撕脱,在固定股骨远端骨折时应尽可能固定这种骨-软骨块。

一期修补、加强或重建在有骨折和内固定物的情况下十分困难,禁忌在髁间窝开孔,建立骨隧道以重建韧带,否则有可能使骨折粉碎加重,使内固定不稳定,或由于存在内固定物而不可能进行,推荐非手术治疗交叉韧带实质部撕裂。在一定范围活动和膝支具以及康复可能使一些患者晚期不需要重建手术,在患者有持久的功能影响时,在骨折愈合后取出内固定再进行韧带重建手术。

7.血管损伤

发生率在2%~3%。股骨远端骨折合并血管损伤的发生率较低,主要是由于血管近端在内收肌管和远端在比目鱼肌弓被固定,这种紧密的附着使骨折后对血管不发生扭曲,血管可以被直接损伤或被骨折端挫伤或间接牵拉导致损伤,临床检查足部感觉、活动和动脉搏动十分重要。

股骨远端骨折合并血管损伤的治疗应根据伤后的缺血时间和严重程度,如果动脉远端存在搏动(指示远端软组织有灌注),可首先固定骨折。如果动脉压迫严重或损伤超过6小时,则应优先建立血液循环,可以建立临时动脉侧支循环和修补血管,动脉修补通常需要静脉移植或人造血管。避免在骨折移位的位置修补血管,在随后的骨折固定中可能破坏吻合的血管,在修补血管时通过使用外固定架或牵开器可以临时固定骨折的长度和力线,缺血时间超过6小时在血管再通后骨筋膜室内张力增高或发生广泛软组织损伤,建议对小腿筋膜进行切开。

8.全膝置换后发生的股骨远端骨折

全膝置换后发生股骨远端骨折并不多见,发生率在0.6%~2.5%,治疗上颇为困难。多数已发表的研究报道只包含有少量的病例。全膝置换后发生远端骨折的危险因素包括骨质疏松、类风湿关节炎、激素治疗、股骨髁假体偏前和膝关节再置换等。对全膝置换后发生的股骨远端骨折现在还没有非常理想的治疗方法,非手术治疗牵引时间长,骨折畸形和膝关节僵直的发生率高。手术治疗特别是进行膝关节再置换是一主要手术方法,需要一个长柄的假体。骨质疏松限制了内固定的应用,骨折远端安置内固定物的区域小,有可能在骨折复位过程中造成骨骨假体松动。

对老年无移位的稳定嵌插骨折,用支具制动3周就已足够。1个月内每周拍摄X线片和进行复查,以保证获得满意的复位和轴线。

对移位粉碎性骨折则根据膝关节假体的情况,如假体松动,可以换一带柄的假体,如股骨部件不松动可行手术治疗。正确的内固定可以防止发生畸形,并允许早期行走和膝关节活动。

目前对于此类骨折流行使用逆行髓内钉或者LISS系统固定。

六、术后处理与康复

股骨远端骨折切开复位内固定术前半小时应静脉给予抗生素,术后继续应用抗生素 1～2 天。建议负压引流 1～2 天,如骨折内固定稳定,术后用 CPM 锻炼。CPM 可以增加膝关节活动、减少肢体肿胀和股四头肌粘连。

鼓励患者做肌肉等长收缩和在一定范围内主动的活动,内固定稳定,允许患者扶拐部分负重行走。如术后 6 周 X 线显示骨痂逐渐明显,可继续增加负重力量。在 12 周多数患者可以完全负重,但患者仍需要拐杖辅助。如内固定不稳定,则需支具或外固定保护,一定要在 X 线片上有明显的愈合征象后才进行负重。

内固定物的取出:股骨远端骨折的内固定物取出现在还没有一个固定的标准。内固定物的取出最常见的指征是患者年轻,在进行体力活动时内固定物的突出部位感到不适。由于多数远端骨折涉及两侧髁和骨干下端,骨折塑形慢,内固定物的取出应延迟至术后 18～24 个月以避免再骨折。

七、并发症

由于内固定材料和技术的改进以及进行详细的术前计划,手术治疗远端骨折比过去取得了巨大进步,但新技术亦可有并发症。

与手术相关的并发症:①复位不完全。②内固定不稳定。③植骨失败。④内固定物大小不合适。⑤膝关节活动受限。⑥感染。⑦不愈合。⑧内固定物折断。⑨创伤后关节炎。⑩深静脉血栓形成。

对股骨远端骨折进行内固定比较困难,需要熟练的技术和成熟的判断。骨折常合并骨质疏松和严重粉碎,偶尔不能进行内固定,需考虑非手术治疗或外固定架固定。

股骨远端骨折的手术顾忌主要是感染。在大型的创伤中心,手术治疗的感染率不超过 5%。如术后出现感染则应对伤口进行引流及积极的灌洗和扩创。如深部感染形成脓肿,则应开放伤口,二期进行闭合。如存在感染,对稳定的内固定物可以保留,因为骨折稳定的感染比骨折不稳定的感染容易治疗。如已发生松动,应取出内固定物,采取胫骨结节牵引或外固定架固定,待感染控制后再进行植骨以防止发生骨折不愈合。

远端骨折部位拥有丰富的血供和松质骨,切开复位内固定后骨折不愈合并不常见。内固定后不愈常由于固定不稳定、植骨失败、内固定失效或感染等一个或多个因素所致。

股骨远端骨折创伤性关节炎的发生率尚无精确统计。对于多数患者涉及负重关节的骨折,关节面不平整可导致发生早期关节炎。对多数骨折后膝关节发生退行性变的年轻患者,不是理想的进行人工膝关节置换的对象。

股骨远端骨折最常见的并发症是膝关节活动受限,这种并发症是因为原始创伤或手术固定所需暴露时对股四头肌和关节面造成了损伤,导致股四头肌瘢痕形成和膝关节纤维粘连,从而影响膝关节活动。骨折制动时间较长也加大了对它的影响,膝关节制动 3 周以上有可能引起一定程度的永久性僵直。

由于各自的分类和术后评分不同,对比治疗结果则存在困难。尽管无统一标准,但股骨远端骨折的治疗优良率只有 70%～85%,对所有患者在治疗前应对可能获得的结果做出正确的评价。

(刘士凯)

第九章 膝部及小腿损伤

第一节 膝关节脱位

膝关节为屈戊关节,由股骨下端及胫骨上端构成,二骨之间有半月软骨衬垫,向外有约15°的外翻角。膝关节的主要功能是负重和屈伸运动,在屈曲位时,有轻度的骨外旋及内收外展活动。膝关节的稳定主要依靠周围的韧带维持。内侧副韧带和股四头肌对稳定膝关节有相当作用。膝关节因其结构复杂坚固、关节接触面较宽,因此在一般外力下很难使其脱位,其发生率仅占全身关节脱位的0.6%。如因强大的外力而造成脱位时,则必然会有韧带损伤,而且可发生骨折,乃至神经、血管损伤。合并腘动脉损伤时,如诊治不当,则有导致下肢截肢的危险。根据其脱位的方向,可分为膝关节前脱位、膝关节后脱位、膝关节内脱位、膝关节外脱位。

一、膝关节前脱位

(一) 病因与发病机制

暴力来自前方,直接作用于股骨下段,使膝关节过伸,股骨髁的关节面沿胫骨平台向后急骤旋转移位,突破后侧关节囊,而使胫骨脱位于前方,形成膝关节前脱位。

(二) 诊断

膝关节肿胀严重,疼痛,功能障碍,前后径增大,髌骨下陷,膝关节处微屈曲位,畸形,弹性固定。触摸髌骨处空虚,腘窝部丰满,并可触及股骨髁突起于后侧,髌腱两侧可触及向前移位的胫骨平台前缘。X线检查:侧位片见胫骨脱位于股骨前方(图9-1)。

依据外伤史、典型临床表现,结合X线检查,可以确诊。要了解是否合并有撕脱性骨折,检查远端动脉搏动情况,以判断腘窝血管是否受伤,同时需要检查足踝运动和感觉情况,判断是否合并神经损伤。

(三) 治疗

1. 手法复位外固定

一般采用手法整复外固定。方法是患者仰卧,一助手环抱大腿上段,另一助手牵足踝上下牵引。术者站患侧,一手托股骨下段向上,即可复位(图9-2)或术者两手4指托腘窝向前,两拇指按胫骨向后亦可复位。当脱位整复后,助手放松牵引,术者一手持膝,一手持足,将膝关节屈曲,再伸直至15°左右,然后从膝关节前方两侧,仔细检查关节是否完全吻合,检查胫前、后动脉搏动情况,检查足踝运动和感觉情况等。

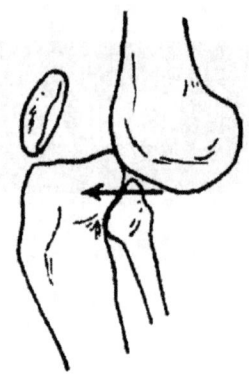

图9-1 前脱位

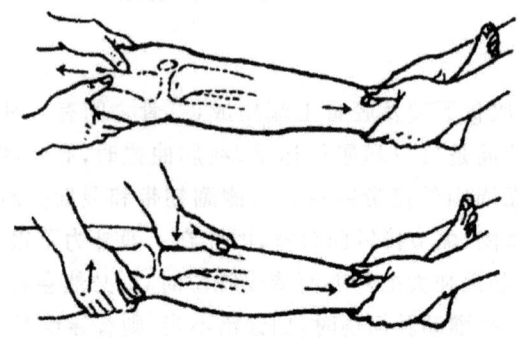

图9-2 膝关节前脱位复位法

复位后,用长直角板或石膏托将患膝固定于10°~20°伸展中立位,股骨远端后侧加垫,3周后开始做膝关节主动屈曲,股四头肌自主收缩锻炼,4周后解除外固定,可下床活动。

2.手术疗法

膝关节前脱位最易造成血管损伤,合并有腘动脉损伤者应立即进行手术探查。如果关节囊撕裂,韧带断裂嵌夹于关节间隙,或因股骨髁套锁于撕裂的关节囊裂孔而妨碍复位时,也应手术切开复位,修复损伤的韧带。合并髁部骨折者也应及时手术撬起塌陷的髁部,并以螺栓、拉力螺丝或特制的"T"形钢板固定,否则骨性结构紊乱带来的不稳定将在后期给患者造成很大困难。

二、膝关节后脱位

(一)病因与发病机制

多是直接暴力从前方而来,作用于胫骨上端,使膝关节过伸,胫骨平台向后脱出,形成膝关节后脱位。

(二)诊断

1.临床表现

膝关节肿胀严重,疼痛剧烈,功能障碍。膝关节前后径增大,似过伸位,胫骨上端下陷,皮肤有皱褶,畸形明显,呈弹性固定。触摸髌骨下空虚,腘窝处可触及胫骨平台向后突起,髌腱两侧能触到向前突起的股骨髁。X线检查:侧位片可见胫骨脱于股骨后方(图9-3)。

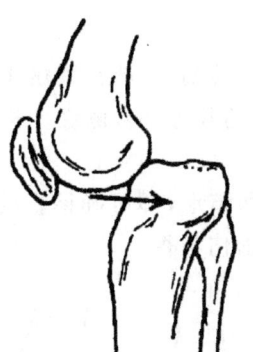

图 9-3　膝关节后脱位

2.诊断依据

依据外伤史、典型症状、畸形,一般即可确定诊断。但需拍 X 线片,诊查是否合并撕脱性骨折。另外,要检查胫前、后动脉搏动情况,判断腘窝血管是否受伤。检查足踝的主动运动和感觉情况,判断神经是否损伤。

(三)治疗

常采用手法整复外固定,方法是患者仰卧,一助手牵大腿部,另一助手牵患肢踝部,上下牵引。术者站于患侧,一手托胫骨上段向前,一手按股骨下段向后,即可复位(图9-4)。

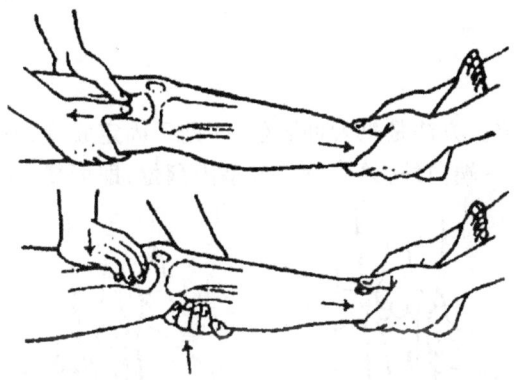

图 9-4　膝关节后脱位复位法

复位后,用长直角夹板或石膏托固定。在胫骨上面后侧加垫,将膝关节固定在 15°左右的伸展中立位。3周后开始做屈伸主动锻炼活动和股四头肌自主收缩活动。4周后解除固定,下床锻炼。本病固定应特别注意慢性继发性半脱位,因患者不自觉地抬腿,股骨必然向前,加上胫骨的重力下垂,常常形成胫骨平台向后继发性脱位。必要时可改用膝关节屈曲位固定。3周后开始膝关节伸展锻炼。

对合并有血管、神经损伤及骨折的患者,处理同膝关节前脱位。

三、膝关节侧方脱位

(一)病因与发病机制

直接暴力作用于膝关节侧方,或间接暴力传导至膝关节,致使膝关节过度外翻或内翻,造成膝关节侧方脱位。单纯侧方脱位少见,多合并对侧胫骨平台骨折,骨折近端和股骨的关系基本正常。

(二)诊断

膝关节侧方脱位因筋伤严重、肿胀甚剧、局部青紫瘀斑,功能丧失、压痛明显、有明显的侧方异常活动。在膝关节侧方能触到脱出的胫骨平台侧缘。若有神经损伤,常见足踝不能主动背伸,小腿下段外侧皮肤麻木。

依据明显的外伤史、典型的症状和畸形,即可确诊。结合X线检查,能明确脱位情况,以及是否合并骨折(图9-5)。应注意神经损伤与否。

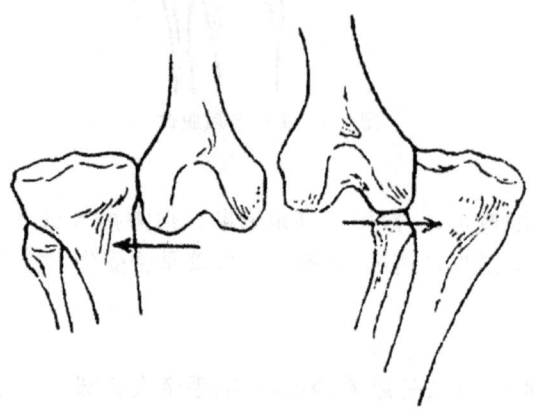

图9-5 膝关节侧方脱位

(三)治疗

1.手法整复外固定

常采用手法整复外固定。方法是患者仰卧位,一助手固定股骨,另一助手牵引足踝。若膝关节外脱位,术者一手扳股骨下端向外,并使膝关节呈内翻位,即可复位(图9-6)。

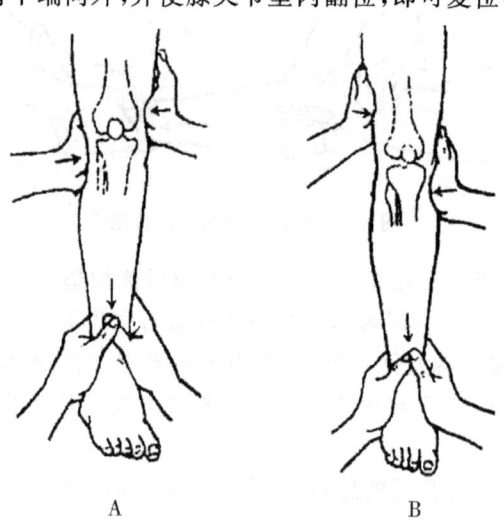

图9-6 手法整复复位
A.外侧脱位复位法;B.内侧脱位复位法

复位后,用长直角夹板或石膏托将肢体固定在伸展中立位,膝关节稍屈曲,脱出的部位和上下端相应的位置加棉垫,形成三点加压,将膝关节置于与外力相反的内翻与外翻位,即内侧脱位固定在内翻位,外侧脱位固定在外翻位。一般固定4～6周,解除夹板,开始功能锻炼。

2.药物治疗

同膝关节前脱位。

3.功能锻炼

膝关节脱位复位后,应将膝关节固定于屈曲15°～30°位,减少对神经、血管的牵拉。密切观察血管情况,触摸胫后动脉和足背动脉。足部虽温暖但无脉,则标志着血液供给不足。术后在40°～70°范围内的持续被动活动对伤后早期恢复活动是有帮助的,但应注意防止过度运动在后期遗留一定程度的关节不稳。股四头肌的训练对膝关节动力性稳定起着重大作用。固定后,即指导患者做股四头肌收缩锻炼。肿胀消减后,做带固定仰卧抬腿锻炼。4～8周解除外固定后,先开始做膝关节的自主屈曲,然后下床活动锻炼,按膝关节功能疗法处理。

(苏山林)

第二节 髌骨脱位

髌骨古称"膝盖骨",又称"镜面骨"。髌骨脱位临床不多见,只有在骨及软组织缺陷或暴力致伤时,才会出现脱位。髌骨是人体最大的籽骨,其骨性结构略呈扁平三角形,底朝上,尖朝下,覆盖于股骨与胫骨两端构成的膝关节前面,其后面为两个斜形关节面,在中央部呈纵嵴隆起,该嵴与股骨下端凹形的滑车关节面相对应,可阻止其向左右滑动。髌骨的上缘与股四头肌腱相连,下缘通过髌韧带止于胫骨结节,两侧为止于胫骨髁的股四头肌扩张部所包绕。

髌骨于正常情况下,无论伸直、屈曲都必须位于膝关节的顶点,但由于膝关节有10°～15°的外翻角,股四头肌起止点不在同一直线上,故当股四头肌收缩时,髌骨有自然外移的趋向,但由于止于髌骨内上缘的股内侧肌向内牵拉,能有效地纠正髌骨向外脱位的倾向,维持髌骨的正常位置。只有当髌骨及周围骨质、软组织结构有解剖、生理缺陷,或受暴力损伤致股内侧肌及扩张部撕裂时,才会形成髌骨外侧脱位。特殊暴力时可形成内侧脱位。股四头肌腱或髌韧带断裂时可向下或向上脱位。

一、病因病机

(一)外伤性脱位

当膝关节屈曲位跌倒,髌骨内侧缘遭受向外的直接暴力冲击时;或膝关节在外翻位跌倒,股四头肌扩张部内侧软组织撕裂时,可发生髌骨外侧脱位。当膝关节处于伸直位,突然在髌骨内侧遭到强力外旋暴力伤,髌骨可滑过股骨外髁,而发生髌骨外侧脱位。

当膝关节遭受直接暴力,作用于髌骨外缘,使髌骨外侧支持带及股四头肌腱扩张部外侧撕裂,而使髌骨向内侧脱位,此型较少见。

在暴力作用下,股四头肌腱断裂或髌韧带断裂,髌骨移位于下方或上方,有时可夹在关节间隙。

髌骨外伤性脱位常见的并发症有髌骨向外侧脱位时,与股骨外髁相撞击,可造成股骨外髁骨折;髌骨内侧缘于外侧脱位时,被股四头肌内侧扩张部撕脱而骨折;股四头肌内侧扩张部撕裂;股四头肌腱、髌韧带断裂。

(二)习惯性脱位

习惯性脱位主要是由先天性骨骼或软组织发育缺陷所致。骨骼发育不良,包括髌骨、胫骨、股骨异常。髌骨异常有翼状髌骨、高位髌骨、小髌骨等;胫骨异常有胫骨外旋、胫骨结节外移等;股骨异常有股骨外髁低平、股骨内旋、股骨前倾角增大等。软组织异常包括股四头肌特别是内侧肌松弛、髌骨内侧支持带松弛、髂胫束挛缩或止点异常、髌腱止点异常、股四头肌与髌腱所形成的Q角异常(Q角是从髂前上棘到胫骨结节的连线与髌骨-髌韧带正中线的夹角,正常男性为8°~12°,女性为15°±5°,超过20°为异常)。

此外,急性脱位复位不良,固定时间不足,使创伤后愈合不良也可以引起习惯性髌骨脱位。

二、诊断要点

(一)外伤性脱位

有外伤史,伤后膝部肿胀、疼痛、膝关节呈半屈曲位,不能伸直。膝前平坦,髌骨可向外、内、上、下方脱出。股四头肌腱断裂时,膝上方肿胀明显,可触及肌腱断裂后的凹陷,压痛在膝上方,髌骨向下脱位。外侧脱位时,在髌骨内上缘的股内侧肌抵止部有明显压痛,可伴有创伤性滑膜炎及关节内积血或积液。髌韧带断裂时,髌骨向上脱位,膝下方肿胀,压痛明显,可触及髌韧带断裂所形成的凹陷。

注意有部分外侧脱位的患者就诊时,髌骨已在膝关节伸直时自行复位,应仔细检查,若发现髌骨内侧有瘀斑,压痛明显,将髌骨向外推移时有松动感,屈膝时(通常在麻醉下)可发现髌骨向外移位,有这些症状即可明确诊断。若临床医师未能想到或未做细致的临床检查,常可误诊为一般的膝关节挫伤或创伤性膝关节滑膜炎等。

膝关节正、侧、轴位片可见髌骨移出于股骨髁间窝之外。

(二)习惯性脱位

青少年女性居多,多为单侧,亦有双侧患病,或有外伤性脱位病史。若先天发育不良者,可无明显创伤或急性脱位病史。每当屈膝时,髌骨即在股骨外髁上变位向外侧脱出,脱出时伴响声,正常髌骨部位塌陷或低平,股骨外髁前外侧有异常骨性隆起。当患者忍痛自动或被动伸膝时,髌骨可自行复位,且伴有响声。平时行走时觉腿软无力,跑步时常跌倒。

膝关节正位片应观察髌骨的大小及位置,侧位片观察髌骨的高低,轴位片观察股骨外髁发育情况。通常双侧膝关节同时拍片以资对比。

根据病史、症状体征及X线片检查,通常可做出髌骨脱位的诊断。

三、治疗方法

(一)整复固定方法

1.手法整复外固定

(1)整复方法:外侧脱位者,患者取仰卧位。术者站于患侧,一手握患肢踝部,另一手拇指抵于髌骨外方,使患膝在微屈状态下逐渐伸直,同时用拇指将髌骨向内推挤,使其越过股骨外髁而复位。复位后,可轻柔屈伸膝关节数次,检查是否仍会脱出。

若髌骨与股骨外髁相嵌顿,用上法不能复位者,可让患者仰卧,一助手固定大腿部,另一助手握踝关节上方,先使膝关节屈曲外翻,使外侧肌肉松弛。术者站于患侧,双手持膝,先以两手指拉脱位的髌骨内缘,使髌骨向外移以扩大畸形,松解嵌顿,后令牵踝的助手将膝关节慢慢伸直,同时术者以两手拇指推挤脱出的髌骨向内前即可复位。

(2)固定方法:用长腿石膏托固定屈膝 20°～30°位 2～3 周,若合并股四头肌扩张部撕裂,则应固定4～6 周。

2.手术治疗

(1)适应证。①外伤性脱位:有严重的股四头肌扩张部或股内侧肌撕裂及股四头肌腱、髌韧带断裂等,均应做手术修补。②习惯性脱位:应手术治疗,以矫正伸膝装置力线、恢复正常Q角。

(2)手术方法。①外伤性脱位:在手术修复撕裂的膝内侧组织,包括股四头肌内侧扩张部的同时,应清理关节内软骨碎片,以免日后形成关节内游离体。股四头肌腱及髌韧带断裂者,行肌腱或韧带吻合术。②习惯性脱位:可根据患者脱位原因、年龄等情况综合考虑,可一种术式或几种术式联合运用,如股内侧肌髌前移植术、胫骨结节髌腱附着部内移术、内侧关节囊紧缩术、膝外翻畸形截骨矫正术、股骨外髁垫高术。在胫骨上端骨骺闭合前,尽量不做截骨术或垫高外髁手术。

(二)药物治疗

早期活血消肿止痛,可选活血舒肝汤加木瓜、牛膝;中期养血通经活络,内服活血止痛丸;后期补肝肾、强筋骨,可服健步虎潜丸。外治早期可用活血止痛膏以消肿止痛,后期以苏木煎熏洗患肢以舒利关节。

(三)功能康复

抬高患肢,并积极做股四头肌收缩练习。解除外固定后,有计划地指导加强股内侧肌锻炼,逐步锻炼膝关节屈伸。早期避免负重下蹲,以防再脱位。

(苏山林)

第三节 上胫腓关节脱位

上胫腓关节脱位又称为骑马者膝,因骑马者过门洞时,腓骨头撞击于门框上所引起的腓骨头后脱位。本病好发于青少年,常见于运动伤和交通伤。

上胫腓关节位于胫骨外髁外侧,由关节囊、胫腓前后韧带相连接。前韧带较后韧带厚,自腓骨头前上斜行至胫骨外髁前方,后韧带自腓骨头后方斜行向上止于胫骨外髁后方。关节活动主要为水平位方向,也有少许轴向活动。腓总神经围绕腓骨颈,由后方至前外侧,脱位时易于损伤。

一、病因病理与分类

单纯的上胫腓关节前外侧脱位多发生于膝关节屈曲位,小腿外旋足踝跖屈时由高处落下。由于腓骨长短肌、趾长伸肌的张力突然增加,将腓骨近端向前猛力牵拉,使腓骨头扭转撕裂胫腓后韧带,致腓骨头挤向前,外穿破胫腓前韧带而脱位。后脱位是由于直接暴力或扭转损伤撕裂关节囊、韧带,同时股二头肌强烈收缩牵拉腓骨头向后脱位。根据脱位情况分为四类:半脱位、前外侧脱位、后内侧脱位和向上脱位。

二、临床表现及诊断

外伤后膝关节外侧疼痛,可有轻度肿胀,活动无力。检查可见腓骨头明显突出、压痛,膝关节主动活动受限,被动活动正常。踝关节背伸和内翻时疼痛加重,应与健侧对比腓骨头的前后移动度有无增加。

双膝 X 线片对比,前脱位时上胫腓关节间隙增宽,腓骨头与胫骨上端重叠影增大。

三、治疗

(一)非手术治疗

1.手法复位

屈膝 90°,用拇指挤压腓骨头向外向后,余指固定胫骨,同时旋转屈伸小腿进行复位,复位时可闻及"咔嗒"响声。

2.固定

复位后,以石膏托固定 2～3 周。

3.功能锻炼

早期行股四头肌舒缩和足趾屈伸锻炼,去除石膏后可逐渐进行膝关节屈伸及踝关节旋转活动。

4.中药治疗

早期宜活血散瘀、消肿止痛,桃红四物汤加牛膝、泽泻、车前子、连翘;中期宜养血续筋,用壮筋养血汤加减;后期宜舒筋活络,可用下肢洗药熏洗。

(二)手术治疗

手法复位失败或反复脱位者,可行切开复位韧带修补术。

四、并发症

(1)腓总神经损伤:多为一过性运动感觉障碍,早期观察,应用神经营养药物。

(2)踝关节损伤:表现为外踝向上移位和骨间膜的损伤。

(苏山林)

第四节 髌骨骨折

《素问·骨空经》云:"膝解为骸关,侠膝之骨为连骸。"髌骨为人体最大的籽骨,位于膝关节之前。髌骨骨折占全部骨折损伤的 10%,多见成年人。

髌骨略呈三角形,尖端向下,被包埋在股四头肌腱部,其后方是软骨面,与股骨两髁之间软骨面相关节,即髌股关节。髌骨后方之软骨面有条纵嵴,与股骨髁滑车的凹陷相适应,并将髌骨后软骨面分为内外两部分,内侧者较厚,外侧者扁宽。髌骨下端通过髌韧带连于胫骨结节。

髌骨是膝关节的一个组成部分,切除髌骨后,在伸膝活动中可使股四头肌肌力减少 30% 左右,因此,髌骨有保护膝关节、增强股四头肌肌力、伸直膝关节最后 10°～15° 的作用,除不能复位的粉碎性骨折外,应尽量保留髌骨。髌骨后面是完整的关节面,其内外侧分别与股骨内外髁前面形成髌股关节,在治疗中应尽量使关节面恢复平整,减少髌股关节炎的发生。横形骨折有移位者,均有股四头肌腱扩张部断裂,致使股四头肌失去正常伸膝功能,治疗髌骨骨折时,应修复肌腱扩张部的连续性。

一、病因

骨折病因为直接暴力和肌肉强力收缩所致。直接暴力多因外力直接打击在髌骨上,如撞伤、踢伤等,骨折多为粉碎性,其髌前腱膜及髌骨两侧腱膜和关节囊多保持完好,骨折移位较小,亦可为横形骨折、边缘骨折或纵形劈裂骨折。肌肉强力收缩者,多由于股四头肌猛力收缩,所形成的牵拉性损伤,如突然滑倒时,膝关节半屈曲位,股四头肌骤然收缩,牵拉髌骨向上,髌韧带则固定髌骨下部,而股骨髁部向前顶压髌骨形成支点,三种力量同时作用造成髌骨骨折。肌肉强力收缩多造成髌骨横形骨折,上下骨块有不同程度的分离移位,髌前筋膜及两侧扩张部撕裂严重。

二、诊断要点

有明显外伤史,伤后膝前方疼痛、肿胀,膝关节活动障碍。检查时在髌骨处有明显压痛,粉碎性骨折可触及骨擦感,横形骨折有移位时可触及一凹沟。膝关节正侧位 X 线片可明确诊断。

X 线检查时需注意:侧位片虽然对判明横形骨折以及骨折块分离最为有用,但不能了解有无纵形骨折以及粉碎性骨折的情况。而斜位片可以避免髌骨与股骨髁重叠,既可显示其全貌,更有利于诊断纵形骨折、粉碎性骨折及边缘骨折。斜位摄片时,若为髌骨外侧损伤可采用外旋 45°位,如怀疑内侧有损伤时,则可取内旋 45°位。如临床高度怀疑有髌骨骨折而斜位及侧位 X 线片均未显示时,可再照髌骨切位 X 线片。

三、治疗方法

髌骨骨折属关节内骨折,在治疗时必须达到解剖复位并修复周围软组织损伤,才能恢复伸膝装置的完整,防止创伤性关节炎的发生。

(一)整复固定方法
1.手法整复外固定
(1)整复方法:复位时先将膝关节内积血抽吸干净,注入1%普鲁卡因5~10 mL,起局部麻醉作用,而后患膝伸直,术者立于患侧,用两手拇示指分别捏住上下方骨块,向中心对挤即可合拢复位。

(2)固定方法。①石膏固定法:用长腿石膏固定患膝于伸直位。若以管型石膏固定,在石膏塑形前摸出髌骨轮廓,并适当向髌骨中央挤压使骨折块断面充分接触,这样固定作用可靠,可早期进行股四头肌收缩锻炼,预防肌肉萎缩和粘连。外固定时间不宜过长,一般不要超过 6 周。髌骨纵形骨折一般移位较小,用长腿石膏夹固定 4 周即可。②抱膝圈固定法:可根据髌骨大小,用胶皮电线、纱布、棉花做成套圈,置于髌骨处,并将四条布带绕于托板后方收紧打结,托板的两端用绷带固定于大小腿上。固定 2 周后,开始股四头肌收缩锻炼,3 周后下床练习步行,4~6 周后去除外固定,做膝关节不负重活动。此方法简单易行,操作方便,但固定效果不够稳定,有再移位的可能,注意固定期间应定时检查纠正。同时注意布带是否压迫腓总神经,以免造成腓总神经损伤。③闭合穿针加压内固定:适用于髌骨横形骨折者。方法是皮肤常规消毒、铺巾后,在无菌操作下,用骨钻在上下骨折块分别穿入一根钢针,注意进针方向须与髌骨骨折线平行,两根针亦应平行,穿针后整复。骨折对位后,将两针端靠拢拉紧,使两骨折块接触,稳定后再拧紧固定器螺钉,如无固定器亦可以不锈钢丝代替。然后用乙醇纱布保护针孔,防止感染,术后用长木板或石膏托将膝关节固定于伸直位(图 9-7)。④抓髌器固定法:方法是患者取仰卧位,股神经麻醉,在无菌操作下抽净关节内积血,用双手拇、示指挤压髌骨使其对位。待复位准确后,先用抓髌器较窄的一侧钩刺入皮肤,钩住髌骨下极前缘和部分髌腱。如为粉碎性骨折,钩住其主要的骨块和最大的骨块,然后再用抓髌器较宽的一侧,钩住近端髌骨上极前缘亦即张力带处。如为上极粉碎性骨折,先钩住上极粉碎性骨块,再钩住远端骨块。注意抓髌器的双钩必须抓牢髌骨上下极的前侧缘。最后将加压螺旋稍加拧紧使髌骨相互紧密接触。固定后要反复伸屈膝关节以磨造关节面,达到最佳复位。骨折复位后应注意抓髌器螺旋盖压力的调整,因为其为加压固定的关键部位,松则不能有效地维持对位,紧则不能产生骨折自身磨造的效应(图 9-8)。⑤髌骨抱聚器固定法:电视 X 线透视下无菌操作,先抽尽膝关节腔内积血,利用胫骨结节髌骨外缘的关系,在胫骨结节偏内上部位,将抱聚器的下钩刺穿皮肤,进入髌骨下极非关节面的下方,并向上提拉,确定是否抓持牢固。并用拇指后推骨折块,让助手两手拇指在膝关节两旁推挤皮肤及皮下组织向后以矫正翻转移位。将上针板刺入皮肤,扎在近骨折块的前侧缘上,术者一手稳住上下针板,令助手拧动上下手柄,直至针板与内环靠近,术者另一手的拇指按压即将接触的折端,并扪压内外侧缘,以防侧方错位,并加压固定。再利用髌骨沿股间窝下滑及膝关节伸屈角度不同和髌股关节接触面的变化,伸屈膝关节,纠正残留成角和侧方移位。应用髌骨抱聚器治疗髌骨骨折具有骨折复位稳定、加速愈合、关节功能恢复理想的优点(图 9-9)。

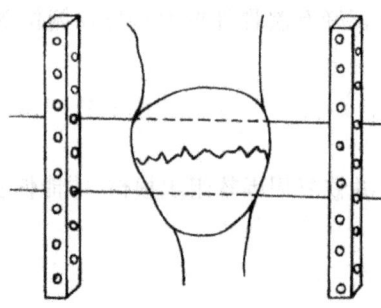

图 9-7 闭合穿针加压内固定

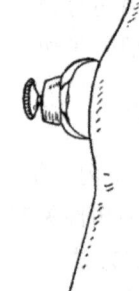

图 9-8 抓髌器固定法

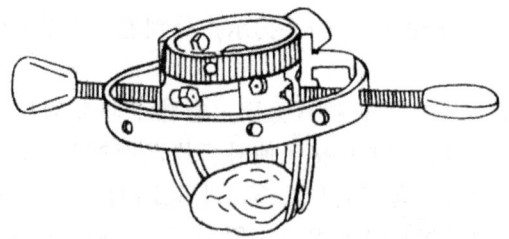

图 9-9 髌骨抱聚器固定法

2.切开复位内固定

适用于髌骨上下骨折块分离在 1.5 cm 以上、不易手法复位或其他固定方法失败者。方法是在硬膜外麻醉或股神经加坐骨神经阻滞麻醉下,取膝前横弧形切口,切开皮肤皮下组织后,即进入髌前及腱膜前区,此时可见到髌骨的折面及撕裂的支持带,同时有紫红色血液由裂隙涌出,吸净积血,止血,进行内固定。目前以双10号丝线、不锈钢丝、张力带钢丝固定为常用(图9-10)。

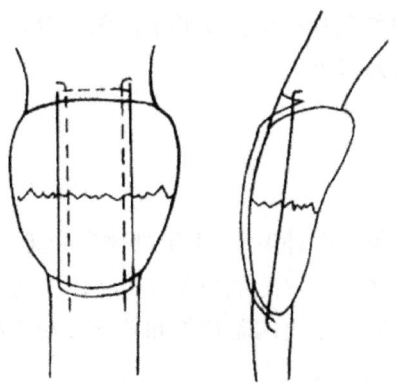

图9-10 张力带钢丝内固定

(二)药物治疗

髌骨骨折多瘀肿严重,初期可用利水逐瘀法以祛瘀消肿,具体方药参照股骨髁间骨折。若采用穿针或外固定器治疗者,可用解毒饮加泽泻、车前子;肿胀消减后,可服接骨丹;后期关节疼痛活动受限者,可服养血止痛丸。外用药初期肿胀严重者,可外敷消肿散。无移位骨折,可外贴接骨止痛膏。去固定后,关节强硬疼痛者,可按摩展筋丹或展筋酊,并可用活血通经舒筋药苏木煎外洗。

(三)功能康复

复位固定肿胀消退后,即可下床活动,让膝关节有小量的伸屈活动,使髌骨关节面得以在股骨滑车的磨造中愈合,有利于关节面的平复。2~3周后,有托板固定者应解除,有限度地增大膝关节的活动范围,6周后骨折愈合去固定后,可用指推活髌法解除髌骨粘连,以后逐步加强膝关节屈伸活动锻炼,使膝关节功能早日恢复。

(苏山林)

第五节 胫骨平台骨折

胫骨平台骨折在普通人群中较为常见。体育运动中如高速极限运动及高处坠落亦有发生。胫骨平台骨折多数涉及负重关节面,常合并韧带及半月板损伤。在诊断和治疗中既要考虑关节面的精确对位,又要创造条件,争取关节的早期功能活动。

一、功能解剖

胫骨平台似马鞍形,是支持和承重股骨髁的主要结构。胫骨平台内侧缘有内侧副韧带及比目鱼肌附着点,内侧面稍下有缝匠肌、股薄肌及半腱肌附着其上。外侧缘与腓骨小头之间称为骨间缘,与腓骨小头关节面组成上胫腓关节。外侧缘稍凹处有胫前肌附着,腓骨小头有外侧副韧带附着其上。胫骨平台正面观呈凹形,有内外半月板镶嵌其上。

内外平台之间有一骨性隆起,称为胫骨隆突,上有半月板前后角、前后交叉韧带附着点及胫骨棘。胫骨上端周缘骨皮质较胫骨中段骨皮质薄弱，平台骨皮质内纵向骨小梁与横向骨小梁交叉排列，以支撑体重。由于外侧平台骨小梁密度低于内侧平台，又因膝外侧容易遭受外来暴力打击，所以外侧胫骨平台骨折较内侧多见。

二、损伤机制及分类

(一)压缩并外展

运动员从高处坠落，膝关节伸直并外展位，由于外侧平台外侧缘较股骨外髁宽约0.5 cm，股骨外髁如楔子插向外侧平台，形成平台塌陷或劈裂骨折。塌陷骨折块挤压腓骨头，造成腓骨头或颈部骨折。若外翻幅度大，可同时发生内侧副韧带和前交叉韧带断裂(图9-11)。

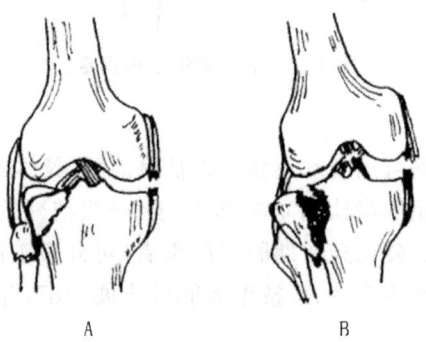

图9-11 压缩并外展致胫骨外髁骨折
A.胫骨外髁塌陷骨折；B.胫骨外髁劈裂骨折

(二)压缩并内收

高处坠落，膝关节伸直并内收，由于股骨内髁与胫骨内侧平台的边缘基本对齐，股骨内髁冲压股骨平台，致使胫骨内侧平台骨折塌陷。骨折后因内侧副韧带的牵拉作用，骨折块向内向下移位(图9-12)。若内收严重，可合并发生腓骨头撕脱骨折或腓总神经损伤。

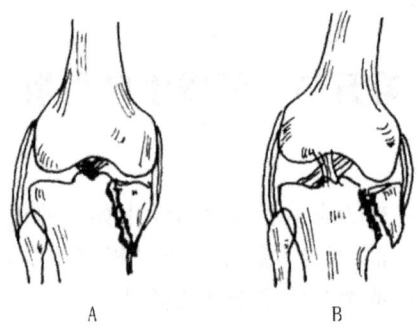

图9-12 压缩并内收致胫骨内髁骨折
A.胫骨内髁塌陷骨折；B.胫骨内髁塌陷骨折合并旋转移位

(三)垂直压缩

高处坠落，足跟下地，股骨内外髁垂直撞击胫骨平台，地面的反作用力使胫骨平台由下向上加大撞击力，造成内外两侧平台分离骨折或粉碎性骨折(图9-13)。坠跌落地若同时伴有外翻力，外侧平台损伤较重或移位较多，若同时伴随内收力，则内侧平台损伤较重。

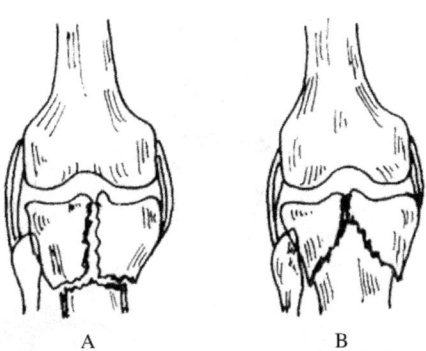

图 9-13 膝部垂直压缩致胫骨双髁骨折
A.胫骨髁 T 形骨折;B.胫骨髁 Y 形骨折

三、分类

(一)Hohl 将胫骨平台骨折分为六型

(1)Ⅰ型:骨折无移位。

(2)Ⅱ型:骨折处部分压缩。

(3)Ⅲ型:胫骨髁劈裂合并压缩骨折。

(4)Ⅳ型:髁部压缩。

(5)Ⅴ型:髁部劈裂。

(6)Ⅵ型:胫骨平台严重粉碎性骨折(图 9-14)。

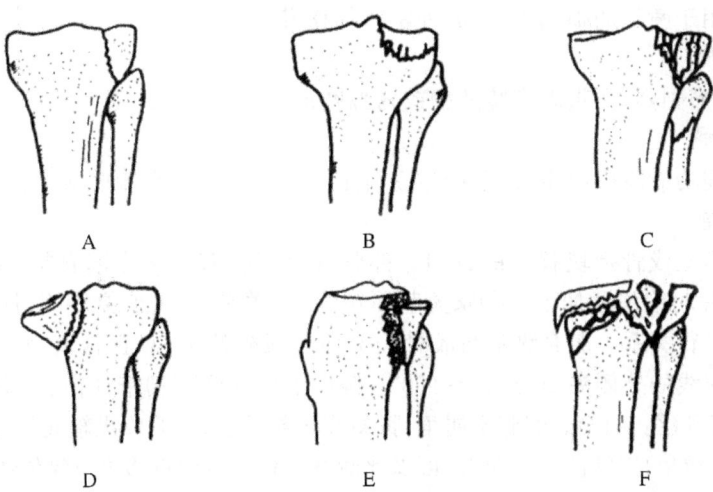

图 9-14 胫骨髁骨折 Hohl 分型
A.骨折无移位;B.部分压缩;C.劈裂压缩;D.全髁塌陷;E.劈裂骨折;F.粉碎性骨折

(二)Morre 分类法

它将胫骨平台骨折分为两大类。

(1)平台骨折:①轻度移位。②局部压缩。③劈裂压缩。④全髁压缩。⑤双髁骨折。

(2)骨折脱位:①劈裂骨折。②全髁骨折。③边缘撕脱骨折。④边缘压缩骨折。⑤四部骨折(图 9-15)。

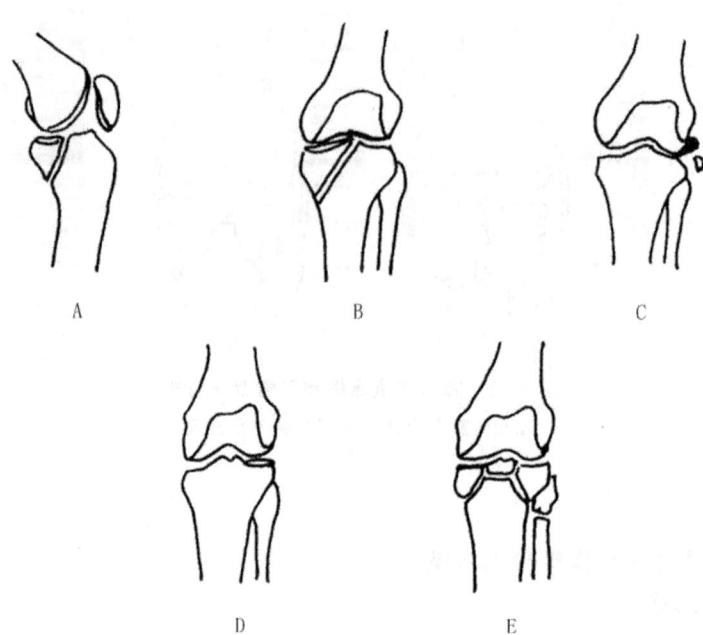

图 9-15 胫骨髁骨折 Morre 分类
A.劈裂骨折;B.全髁骨折;C.边缘撕脱骨折;D.边缘压缩骨折;E.四部骨折

四、症状及诊断

(一)损伤史
强大暴力作用于膝部的损伤史,如高处坠落损伤等。

(二)胀肿疼痛
膝部肿胀,疼痛剧烈,严重者有膝外翻或内翻畸形。

(三)功能障碍
膝关节及小腿功能障碍或丧失,不能站立行走。膝关节有异常侧向活动。

(四)X 线检查
可显示骨折形式或骨折块移位的方向。部分病例若仅有轻微塌陷骨折,X 线片难以显示。分析膝关节 X 线片时应注意如下。①膝关节面切线:膝关节 X 线正位片,股骨关节面切线与胫骨关节面切线成平行关系。股骨纵轴与股骨关节面切线外侧夹角,正常值为 75°～85°。胫骨纵轴与胫骨关节面连线的外侧夹角为 85°～100°。膝关节内外侧副韧带损伤、胫骨髁骨折移位或膝外翻时这种关系紊乱(图 9-16)。②膝反屈角:膝关节 X 线侧位片,胫骨纵轴线与胫骨关节面连线后方之夹角称为膝反屈角;正常值少于 90°。可以此衡量胫骨平台骨折移位及复位情况(图 9-17)。

胫骨平台关节面正常时后倾 10°～15°,故摄取正位片时球管也应后斜 10°～15°,这样能更好地显示平台情况。有时须加拍左右斜位片,以防漏诊。

(五)CT 及 MRI 检查
清晰地显示关节面破坏情况及骨折移位的细微变化,可以客观地评估关节面压缩程度及骨折块的立体形状,从而为选择治疗方案提供依据。

五、治疗

胫骨平台骨折的治疗目的是解剖对位和恢复关节面的平整,维持轴向对线,同时修复韧带和半月板的损伤,重建关节的稳定性。

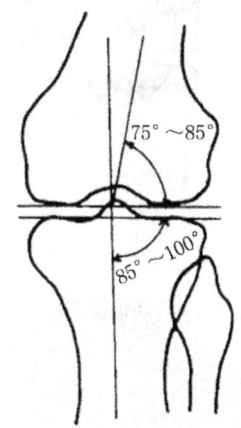

图 9-16　膝关节面切线与外侧夹角

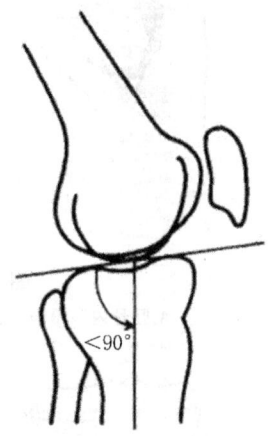

图 9-17　膝反屈角,正常值<90°

胫骨平台骨折有各种治疗方法,观点各有不同。确定治疗方案应根据患者全身情况、运动项目、年龄、有无合并损伤、骨折类型和程度等全面考虑,综合分析。

(一)无移位或轻度移位骨折

无移位骨折均可保守治疗,如 HohlⅠ型。抽净关节积血,加压包扎,以石膏托制动 3~4 周。固定期间每周进行 1~2 次膝关节主动伸屈活动,负重行走应在 8 周后进行。

轻度移位塌陷及侧方移位不超过 1 cm,膝关节无侧向不稳定也可非手术治疗,如 HohlⅡ型。石膏托固定 4~6 周,固定期间进行股四头肌舒缩活动。每周进行 1~2 次膝关节主动伸屈活动。伤后 8 周膝部伸屈幅度应达到正常或接近正常。

(二)塌陷劈裂骨折

胫骨平台骨折塌陷明显或劈裂骨折,如塌陷超过 1 cm,关节不稳或合并膝关节交叉韧带损伤、侧副韧带损伤,宜手术切开内固定。如有神经-血管损伤,应首先处理。侧副韧带及交叉韧带损伤应以可靠方式重建。对于一些塌陷明显的骨折,虽已将其撬起复位固定,由于下方空虚,复位后有可能又恢复到原来塌陷的位置。如平台塌陷严重,复位后空隙较大,须用骨松质或人工骨充填。若关节面已严重粉碎或不复存在,可将与胫骨髁关节面相似的髂骨软骨面放在关节面的位置上,下方空隙处填以骨松质,填实嵌紧,然后实施内固定(图 9-18)。胫骨髁骨折可采用骨松质螺钉加骨栓内固定(图 9-19),也可以支撑钢板内固定。胫骨双髁严重粉碎性骨折可采用支撑钢板或加骨栓内固定(图 9-20、图 9-21)。此类骨折内固定要坚固可靠,防止因骨折块松动而导致关节面错位和不平整。术后外固定 3~4 周拆除,行膝关节伸屈练习直至正常活动。术后第 2 周开始,每周安排 1~2 次股四头肌主动伸屈活动。

胫骨平台骨折如合并骨筋膜室综合征,应早期切开筋膜室减压,避免肢体因血液循环障碍而坏死。

(三)关节镜监测下复位固定

通过关节镜监测可了解平台塌陷状况及有否韧带、半月板损伤。关节外开窗撬拨复位,植骨加支撑钢板固定,在关节镜辅助监测下可了解复位情况,关节面是否平整等。韧带或半月板损伤可在关节镜下修复或切除。利用关节镜手术可减少创伤干扰,有利于膝关节功能的尽快恢复。

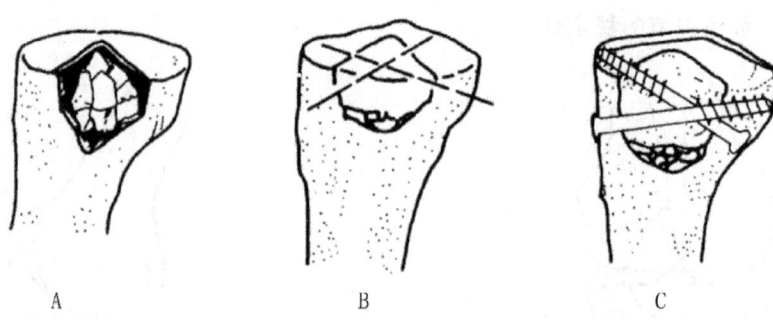

图 9-18　胫骨髁塌陷骨折植骨内固定

A.胫骨内髁塌陷骨折；B.先以克氏针将植骨块临时固定；C.螺钉交叉内固定

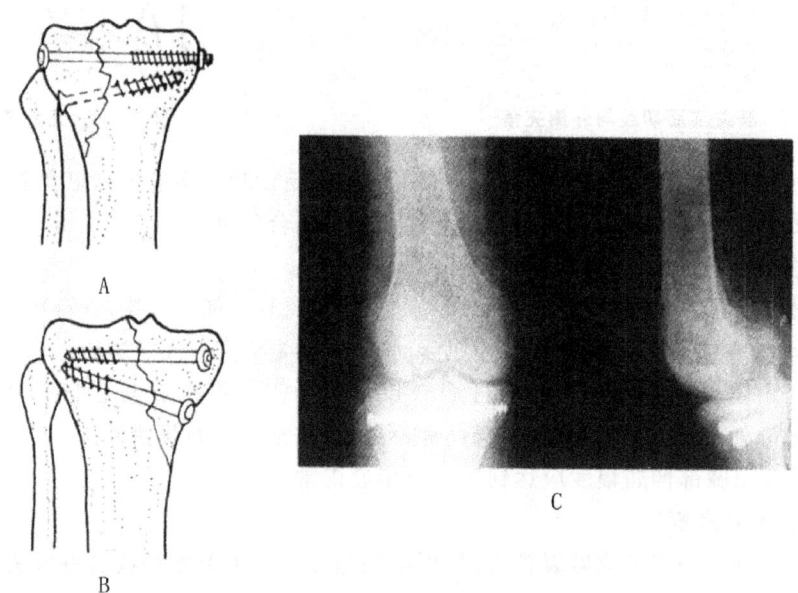

图 9-19　胫骨单髁骨折骨松质螺钉并骨栓内固定

A、B.胫骨单髁骨折骨松质螺钉或加骨栓内固定；C.胫骨单髁骨折骨松质螺钉内固定术后 X 线片

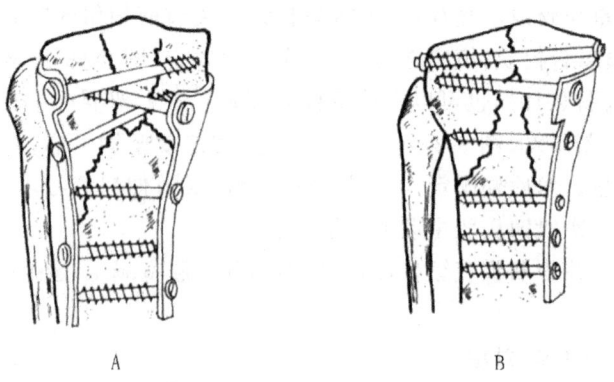

图 9-20　胫骨双髁粉碎性骨折内固定

A.胫骨双髁骨折双钢板内固定；B.胫骨双髁骨折钢板加骨栓内固定

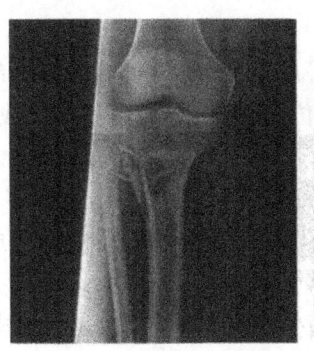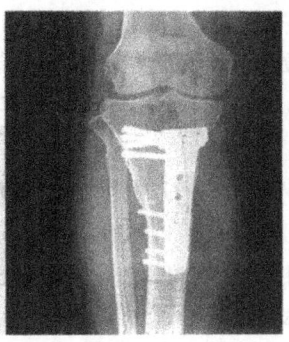

图 9-21 胫骨平台骨折及内固定

(苏山林)

第六节 单纯腓骨骨折

腓骨体呈三棱柱形,有3缘及3面。前缘及内侧嵴分别为腓骨前、后肌间隔的附着部。骨间缘起于腓骨头的内侧,向下移行于外踝的前缘。骨间缘向上、下分别与前缘及内侧嵴相合,有小腿骨间膜附着。腓骨体后面发生扭转,上部向后,下部向内。外侧面也出现扭转,上部向外,下部向后。

腓骨体有许多肌肉附着,在上 1/3,有强大的比目鱼肌附着,下 2/3 有长屈肌和腓骨短肌附着;另外在腓骨上 2/3 的前、外、后侧有趾长伸肌、腓骨长肌和胫骨后肌包绕,而下 1/3 则甚少肌肉附着。这样,腓骨上、中 1/3 交点及中、下 1/3 交点均是两组肌肉附着区的临界点,也是相对活动与相对不活动的临界点,承受的张应力较大,在肌肉强大收缩下,可能容易使腓骨遭受损伤。

腓骨滋养孔多为1个,可为多孔(2～7个),滋养动脉起自腓动脉,多为1支,次为2支,多为3支,其行走斜向下或水平向外,进入腓骨滋养孔。

腓骨四周均有肌肉保护,虽不负重,但有支持胫骨的作用和增强踝关节的稳定度。骨折后移位常不大,易愈合。腓骨头后有腓总神经绕过,如发生骨折要注意此神经损伤的可能性。

一、病因及发病机制

单纯腓骨骨折较少见,常发生于与胫骨骨折的混合性骨折中。

(一)直接暴力

腓骨干骨折以重物打击、踢伤、撞击伤或车轮碾扎伤等多见,暴力多来自小腿的前外侧,骨折线多呈横形或短斜形。巨大暴力或交通事故多为粉碎性骨折,骨折端多有重叠、成角、旋转移位等。因腓骨位于皮下,所以骨折端穿破皮肤的可能性极大,肌肉被挫伤的机会也较多。如果暴力轻微,皮肤虽未穿破,如挫伤严重、血运不良,亦可发生皮肤坏死,骨外露发生感染。较大暴力的碾挫、绞扎伤可有大面积剥脱皮肤,肌肉撕裂和骨折端裸露。

骨折部位以中、下 1/3 较多见,由于营养血管损伤、软组织覆盖少、血运较差等特点,延迟愈合及不愈合的发生率较高。

(二)间接暴力

间接暴力多为由高处坠下、旋转扭伤或滑倒等所致的骨折,骨折线多呈斜形或螺旋形;腓骨骨折线较胫骨骨折线高,软组织损伤小,但骨折移位,骨折尖端穿破皮肤形成穿刺性开放伤的机会较多。

骨折移位取决于外力作用的大小、方向。小腿外侧受暴力的机会较多,肌肉收缩和伤肢远端重量等因素,因此可使骨折端向内成角,小腿重力可使骨折端向后侧倾斜成角,足的重量可使骨折远端向外旋转,肌肉收缩又可使骨折端重叠移位。

儿童腓骨骨折遭受外力一般较小,加上儿童骨皮质韧性较大,多为青枝骨折。

二、类型

(一)单纯腓骨骨折

单纯腓骨干骨折较少见,多由直接暴力打击小腿外侧所致。在骨折外力作用的部位,骨折线呈横形或粉碎。因有完整的胫骨作为支柱,骨折很少移位。但腓骨头下骨折时,应注意有无腓总神经损伤。一般腓骨骨折如不影响踝关节的稳定性,均不需复位,用石膏托或夹板固定4~6周即可;如骨折轻微,只用弹力绷带缠紧,手杖保护行走,骨折即可愈合。

(二)腓骨应力性骨折

1.病因

腓骨应力性骨折多见于运动员、战士或长途行走者,多位于踝关节上部。

2.发病机制

腓骨应力性骨折为多次重复的较小暴力作用于骨折部位,使骨小梁不断发生断裂,但局部修复作用速度较慢,最终导致骨折。

3.临床症状与诊断

运动或长途行走之后,局部出现酸痛感,休息后好转,运动、长途行走或工作后则加剧。局部可有肿胀、压痛,有时可出现硬性隆起。X线片上的改变出现较晚,一般在2周后可出现不太清晰的骨折线,呈一骨质疏松带或骨质致密带,继而陆续出现骨膜性新骨形成和骨痂生长。

三、治疗

根据骨折类型和软组织损伤程度选择手法复位外固定或开放复位内固定。

(一)手法复位外固定

适用于单纯的腓骨中上段骨折或无移位的腓骨下段骨折。应力性骨折多无移位,确诊后停止运动、患肢休息即可。症状明显时,可用石膏托固定。

(二)开放复位内固定

腓骨骨折是踝关节骨折的一部分,通常在固定内、后、前踝之前,先将外踝或腓骨整复和内固定。做踝关节、前外侧纵形切口,显露外踝和腓骨远端,保护隐神经,如骨折线呈斜形,可用1~2枚拉力螺丝钉由前向后打入骨折部位,使骨片间产生压缩力,螺丝钉的长度必须能钉穿后侧皮质,但不要向外伸出太多以致影响腓骨肌腱鞘。如果为横形骨折或远侧骨片较小,可纵向分开跟腓韧带纤维,显露外踝尖端,打入长螺丝钉,也可用其他形式的髓内钉经过骨折线打入近侧骨片髓腔中。手术必须要达到解剖整复,保持腓骨的长度。如果骨折位于胫腓下关节之上,整复后可用一块小型半管状压缩接骨板做内固定。如果用髓内钉则应小心,不要使外踝引向距骨,髓内钉的插入部位应相当于踝部尖端的外侧面。如果髓内钉是直线插入,外踝就能被引向距骨,这样就造会造成踝穴狭窄,踝关节的活动度减小,因此应事先将髓内钉弯成一定的弧度以避免发生这种错误。

(三)开放性胫骨骨折的处理

小腿开放性骨折的软组织伤轻重不等,可发生大面积皮肤剥脱伤、组织缺损、肌肉绞轧挫灭伤、粉碎性骨折和严重污染等。早期处理时,创口开放或是闭合,采用什么固定方法均必须根据不同伤因和损伤程度作出正确的判断。小腿的特点是前侧皮肤紧贴胫骨,清创后勉强缝合,常因牵拉过紧造成缺血、坏死或感染。因此,对 Gustilo Ⅰ 型或较清洁的 Ⅱ 型伤口,预计清创后一期愈合无大张力者可行一期愈合;对污染严重,皮肤缺损或缝合后张力较大者,均应清创后开放创面。如果骨折需要内固定,也可在内固定后用健康肌肉覆盖骨折部,开放皮肤创口,等炎症局限后,延迟一期闭合创面或二期处理。大量临床资料证实,延迟一期闭合创口较一期缝合的成功率高。

四、并发症

筋膜间室综合征、感染、延迟愈合、不愈合或畸形愈合。

(苏山林)

第七节 胫腓骨干骨折

胫腓骨由于部位的关系,遭受直接暴力打击的机会较多,因此胫腓骨骨折在全身长管状骨骨折中最为多见,约占全身骨折的 13.7%。其中以胫腓骨双骨折最为常见,胫骨骨折次之,单纯腓骨骨折最少。因胫骨前内侧紧贴皮肤,所以开放性骨折比较多见,有时伴有广泛的软组织、神经、血管损伤,甚至污染严重,组织失活。这给治疗带来了很大的困难,选择一种最好的治疗方法一直是骨折治疗的研究方向。

一、发病机制

(一)直接暴力

胫腓骨干骨折多见于交通事故和工伤,可能是撞击伤、车轮碾压伤、重物打击伤。暴力常来自小腿的前外侧,所造成的胫腓骨骨折往往在同一水平面上,骨折线多呈横形或短斜形,可在暴力作用侧有一三角形的碎骨片。骨折后,骨折端多有重叠、成角、旋转等移位。较大暴力或交通事故伤多为粉碎性骨折,有时呈多段,因胫骨前内侧位于皮下,骨折端极易穿破皮肤,肌肉也会有较严重的挫伤。即使未穿破皮肤,如果挫伤严重,血运不好,亦可发生皮肤坏死、骨外露,容易继发感染。巨大暴力的碾挫、绞轧伤可能会有大面积皮肤剥脱、肌肉撕裂、神经血管损伤和骨折端裸露。

(二)间接暴力

多为高处坠落、旋转暴力扭伤、滑跌等所致的骨折,骨折线多呈长斜形或螺旋形,胫腓骨骨折常不在同一平面上,即胫骨中下端而腓骨可能在上端,一般腓骨骨折线较胫骨骨折线高。软组织损伤一般较轻,有时骨折移位后骨折端可戳破皮肤形成开放性骨折,这种开放性骨折比直接暴力所造成的污染好得多,软组织损伤轻,出血少。

骨折的移位取决于外力的大小、方向,肌肉收缩和伤肢远端重量等因素。暴力较多来于小腿的外侧,因此可使骨折端向内侧成角,小腿的重力可使骨折端向后侧倾斜成角,足的重量可使骨折远端向外旋转,肌肉收缩又可使两骨折端重叠移位。儿童胫腓骨骨折遭受的外力一般较小,而且儿童的骨皮质韧性较大,多为青枝骨折。

二、分类

对骨折及伴随软组织损伤的范围和类型进行分类可以让医师确定最佳的治疗方案,也可使医师能追够踪治疗的结果。

胫骨骨折的 OTA 分型:胫骨骨折分为 42-A、42-B、42-C 三大型,每型又分为 3 种亚型(图 9-22)。

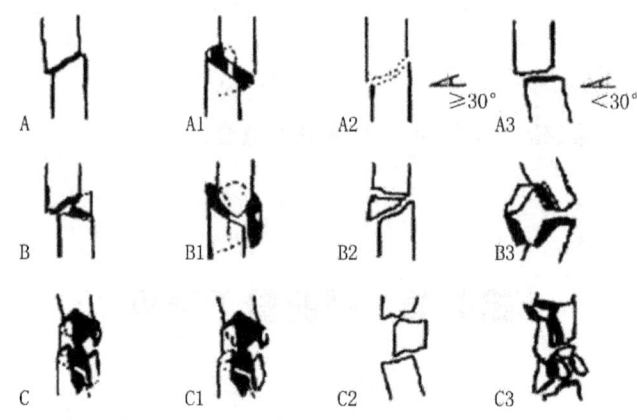

图 9-22　胫骨骨折 OTA 分型

(一)42-A 型

A1:简单骨折,螺旋形。
A2:简单骨折,斜形(成角≥30°)。
A3:简单骨折,横形(成角<30°)。

(二)42-B 型

B1:蝶形骨折,蝶形块旋转。
B2:蝶形骨折,蝶形块弯曲。
B3:蝶形骨折,蝶形块游离。

(三)42-C 型

C1:粉碎性骨折,骨折块旋转。
C2:粉碎性骨折,骨折块分段。
C3:粉碎性骨折,骨折块不规则。

三、临床表现及诊断

临床检查局部疼痛明显、肿胀及压痛,可有典型的骨折体征,骨折有移位时畸形明显,可表现为小腿外旋、成角、短缩。应注意是否有神经、血管损伤,检查足趾屈伸活动是否受影响,足背动脉和足跟内侧动脉搏动强度及小腿张力是否增高。

骨折引起的并发症往往比骨折本身产生的后果更加严重，应避免漏诊，需尽早处理。小腿远端温暖及足背动脉搏动未消失绝非供血无障碍的证据，有任何可疑时，都有必要进行多普勒超声检查，甚至动脉造影检查。对小腿的肿胀应有充分的警惕，尤其是触诊张力高、足趾伸屈活动引起相关肌肉疼痛时，有必要进行筋膜间室压力的检查和动态监测。

软组织损伤的程度需要仔细地检查和评估，有无开放性伤口，有无潜在的皮肤剥脱、坏死区。捻挫伤对皮肤及软组织都会造成严重的影响，有时皮肤和软组织损伤的实际范围需要经过数天的观察才能确定。这些对于骨折的预后有重要的意义。

儿童青枝骨折或裂缝骨折临床无明显畸形，受伤小腿可抬举，仅表现为拒绝站立及行走，临床检查时使伤侧膝关节伸直，在足跟部轻轻用力叩击，力量可传递至骨折端，使局部产生明显疼痛。

X线检查可进一步了解骨折的类型及移位，分析创伤机制、骨膜损伤程度及移位趋势等。X线检查时应注意包括整个小腿，有些胫腓骨双骨折的骨折线不在同一水平面上，可因拍摄范围不够而容易漏诊，也不能正确地判断下肢有无内外翻畸形。

四、治疗

胫腓骨骨折的治疗目的是恢复小腿的负重功能。完全纠正骨折端的成角和旋转畸形，维持膝、踝两关节的平行，使胫骨有良好的对线，小腿才能负重。在治疗过程中重点在于胫骨，因为胫骨是下肢的主要负重骨，只要胫骨骨折能达到解剖复位，腓骨骨折一般也会有良好的对位对线，不一定强求解剖复位，但有时腓骨骨折的解剖复位固定有助于稳定其他结构。

每例骨折都各具有其特殊性，应根据每个患者的具体情况，如骨折类型、软组织损伤程度及有无复合伤等，进行客观的评价和判断，决定选择手法复位外固定还是开放复位内固定。

(一)闭合复位外固定

适用于稳定性骨折、经复位后骨折面接触稳定无明显移位趋势的不稳定骨折。稳定性骨折无移位、青枝骨折、经复位后骨折面接触稳定无明显移位趋势的横形骨折、短斜形骨折等，在麻醉下进行手法骨折闭合复位，长腿石膏外固定。复位尽量达到解剖复位，但坚决反对反复多次地、甚至是暴力式的整复，如果复位不满意，宁可改行开放复位内固定。膝关节应保持在20°左右的轻度屈曲位，以利控制旋转。如果屈曲过多，伸膝装置紧张，牵拉胫骨近端使得近骨折端上抬，骨折向前成角。踝关节应固定在功能位，避免造成踝关节背伸障碍，行走以及下蹲困难。石膏干燥坚固后可扶拐练习患足踏地及行走，2~3周后可开始去拐循序练习负重行走。

(二)跟骨牵引外固定

适用于斜形、螺旋形、轻度粉碎性的不稳定骨折以及严重软组织损伤的胫腓骨骨折。对于不稳定骨折，单纯的外固定可能不能维持良好的对位对线。可在麻醉下行跟骨穿针，牵引架上牵引复位，短腿石膏外固定，用4~6kg重量持续牵引，应注意避免过度牵引。3周左右后，达到纤维连接，可除去跟骨牵引，改用长腿石膏继续固定，直至骨愈合。

骨折手法复位后，对于稳定性骨折，对位对线良好者，可考虑应用小夹板外固定。小夹板外固定的优点是不超关节固定，膝、踝两关节的活动不受影响，如果能够保持良好的固定，注意功能锻炼，骨折愈合往往比较快，因此小夹板外固定的愈合期比石膏外固定者为短。但小夹板外固定的部位比较局限，压力不均匀，衬垫处皮肤可发生压疮，甚至坏死，需严密观察；小夹板外固定包扎过紧可能造成小腿筋膜间室综合征,应注意防止。

石膏固定的优点是可以按照肢体的轮廓进行塑型,固定牢靠,尤其是管型石膏。Sarmiento认为膝下管型石膏能减少胫骨的旋转活动,其外形略似髌腱承重假体,使承重力线通过胫骨髁沿骨干达到足跟,可以减少骨延迟愈合及骨不愈合的发生率,并能使膝关节功能及时恢复,骨折端可能略有缩短,但不会发生成角畸形。但如果包扎过紧,可造成肢体缺血,甚至发生坏死;包扎过松、肿胀减轻后、肌肉萎缩都可使石膏松动,骨折发生移位。因此,石膏固定期间应随时观察,包扎过紧应及时松开,发生松动应及时小心更换。长腿石膏固定的缺点是超关节范围固定,可能影响膝、踝两关节的活动功能,延长胫骨骨折的愈合时间。因此,可在长腿石膏固定6~8周后,骨痂已有形成时,改用小夹板外固定,开始循序功能锻炼。

闭合复位外固定虽经常发生一些较小的并发症,但却有较高的骨折愈合率,很少发生严重的并发症,而且经济。它适用于多种类型的胫腓骨骨折的治疗,但需要花费较长的时间,需要医师的耐心、责任心及患者的信心和配合。

跟骨牵引复位外固定有其独特的优点,但随着骨折固定方法的日新月异,现在已很少作为胫腓骨骨折的终极治疗,而往往是早期治疗的权宜之计。长时间的牵引会严重影响患者的活动,可能会引起一系列并发症,尤其是老年人,更需警惕。

(三)开放复位内固定

胫腓骨骨折的骨性愈合时间一般较长,长时间的石膏外固定,对膝、踝两关节的功能必然造成影响。而且,由于肿胀消退、肌肉萎缩及负重等原因,石膏外固定期间很可能发生骨折再移位,造成骨折畸形愈合,功能障碍。因此,对于不稳定胫腓骨骨折采用开放复位内固定者日益增多。根据不同类型的骨折可采用螺丝钉固定、钢板螺丝钉固定、髓内钉固定等内固定方法。

1.螺丝钉固定

适用于长斜形骨折及螺旋形骨折。长斜形骨折或螺旋形骨折开放复位后,采用1~2枚螺丝钉在骨折部位固定,可按拉力螺钉固定技术固定。通常这些拉力螺钉与骨折线呈垂直拧入。1~2枚螺丝钉固定仅能维持骨折的对位,固定不够坚强,需要持续石膏外固定10~12周。尽管手术操作简单,但整个治疗过程中仍需石膏外固定,因此临床应用受到限制。

2.钢板螺丝钉固定

不适合于闭合治疗的,尤其是不稳定的胫腓骨骨折均可应用。应用钢板螺丝钉,尤其是加压钢板治疗胫腓骨骨折时,应该采用改进的钢板固定技术和间接复位技术,小心仔细处理软组织,否则会引起骨的延迟愈合及很高的并发症发生率。加压钢板的类型有多种,应针对不同类型骨折做出不同的选择,就目前医疗情况而言,LC-DCP(有限接触动力加压钢板)为首选。应用近年来发展起来的LISS固定系统,通过闭合复位,经皮钢板固定的方法治疗胫腓骨骨折,具有操作简便、手术损伤小、固定可靠、术后恢复和骨折愈合快的优点,值得在有条件的单位推广使用。

胫骨前内侧面仅有皮肤覆盖,缺乏肌肉保护,所以习惯把钢板置于胫骨前外侧肌肉下面。但这样不能获得最大的稳定性以及最大限度地保护局部血运。

AO学派非常强调骨干骨折的钢板应置于该骨的张力侧。从步态的力学分析,人体的重力线交替落于负重肢胫骨的内或外侧,并不固定,所以AO学派没有提出胫骨的张力侧何在,也没有强调钢板应置于胫骨的内侧。

从骨折的创伤机制和肌肉收缩作用而言,胫腓骨骨折的移位趋势多为向前内成角,前内侧的骨膜多已断裂,而后外侧则是完整的,是软组织的铰链所在。因此胫骨的张力侧在内侧,外侧是完整的软组织铰链。钢板置于胫骨内侧,既可使内侧的张应力转为压应力,又可利用其外侧的软组织铰链增强骨折复位后的紧密接触以及稳定。

另外,胫骨前内侧的骨膜严重破坏,局部血运破坏,保护对侧完整的骨膜以保护尚存的血供极为重要。如果按照旧习惯,把钢板置于外侧,则不仅将仅存的来自骨膜的血供完全破坏,也将滋养动脉破坏,危及髓内血供。可见,就大多数胫腓骨骨折而言,钢板放在胫骨内侧可达到骨折稳定的要求,也符合保护局部血运的原则。这也正是 BO 所要求的。

所以当胫骨前内侧软组织条件许可的情况下,钢板应放在内侧,但由于胫骨前内侧的皮肤及皮下组织较薄,严重损伤后容易坏死,可把钢板放在胫前肌的深面、胫骨的外侧。

3.髓内钉固定

大部分需要手术治疗的胫腓骨骨折,可采用髓内钉治疗,尤其是不稳定性、节段性、双侧胫腓骨骨折。用于胫骨的髓内有多种,如 Ender 钉、Lottes 钉、矩形钉、自锁钉、交锁钉等。Ender 钉、Lottes 钉适合治疗轴向稳定的各型胫腓骨骨折,它可以防止胫骨发生成角畸形,但可能发生骨折端旋转、横移位等,有将近 50% 的患者仍需要石膏辅助固定。Wiss 等建议对发生在膝下 7.5 cm 至踝上 7.5 cm 范围并至少有 25% 的骨皮质接触的骨折方可用 Ender 钉治疗。胫骨交锁髓内钉基本上解决了对旋转稳定性的控制,可用于膝下 7 cm 至踝上 4 cm 的轴向不稳定性骨折(图 9-23)。

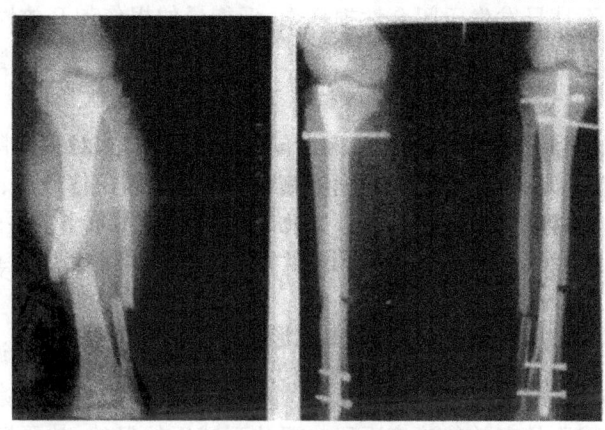

图 9-23 胫骨骨折交锁髓内钉固定术

胫骨交锁髓内钉的直径一般为 11~15 mm。距钉的顶部 4.5 cm 处有 15°的前弯,以允许髓内钉进入胫骨近端的前侧部位;在钉的远端 6.5 cm 处有 3°的前弯,在插髓内钉时起到一个斜坡的作用,以减少胫骨后侧皮质粉碎的机会;髓内钉的近端和远端各有两个孔道,以供锁钉穿过;锁钉为 5 mm 的自攻丝骨螺丝钉。

对于骨干峡部的稳定性胫腓骨骨折,如横形、短斜形、非粉碎性骨折等,可以采用动力型胫骨交锁髓内钉,有利于骨折端间的紧密接触乃至加压。对于所有不稳定性胫腓骨骨折,髓内钉的近、远两端各需锁2枚锁钉,以维持肢体的长度及控制旋转。Ekeland 等报告应用胫骨交锁髓内钉获得较好的结果,但他们认为应慎用动力型或简单的无锁胫骨交锁髓内钉,因为大部分的并发症都发生于动力型胫骨交锁髓内钉,他们也不赞成对胫骨交锁髓内钉常规地做动力性加压处理。

由于不扩髓和扩髓相比具有以下潜在优点:手术时间短,出血少,合并严重闭合性软组织损伤者能较少地干扰骨内膜血供等。所以大多数学者推荐采用不扩髓髓内钉。Keating 等报告了一项随机前瞻性研究,他们对不扩髓和扩髓胫骨交锁髓内钉所治疗的开放胫腓骨骨折进行了比较,除不扩髓组的锁钉断裂较高外,不扩髓和扩髓胫骨交锁髓内钉治疗的开放胫腓骨骨折的其他结果在统计学上没有显著性差异。Duwelius 等建议将不扩髓交锁髓内钉用于治疗合并较严重软组织损伤的胫腓骨骨折者,而将扩髓交锁髓内钉用于治疗没有明显软组织损伤者。

值得一提的是,由于胫骨交锁髓内钉治疗胫腓骨骨折日渐盛行,使得一些骨科医师将其应用范围扩大至更靠近近端和远端。因此,在胫骨近 1/3 骨折采用交锁髓内钉治疗,出现胫骨对线不良成为常见问题,应引起重视。

4.外支架固定

无论是闭合或开放性胫腓骨骨折均可应用,尤其是后者,更有实用价值。用于合并有严重皮肤软组织损伤的胫腓骨骨折,不仅可使骨折得到稳定固定,而且方便皮肤软组织损伤的观察和处理。用于粉碎性骨折或伴有骨缺损时,可以维持肢体的长度,有利于晚期植骨。而且不影响膝、踝关节的活动,甚至可以带着外支架起床行走,所以,近年来应用较广。

五、预后

(一)筋膜间室综合征

筋膜间室综合征主要发生在小腿、前臂及足,以小腿更为多见,也更加严重。它并不是只发生于高能量损伤,也并不是只发生于闭合性损伤中,低能量的损伤和开放性损伤也可出现。小腿的肌肉等软组织损伤或骨折后出血形成血肿,加上反应性水肿,或包扎过紧,使得筋膜间室内压力增高,可以造成血液循环障碍,形成筋膜间室综合征。

小腿的筋膜间室综合征发生于胫前间隙最多,胫后间隙次之,外侧间隙最少,多数有多间隙同时发生。胫前间隙位于小腿前外侧,内有胫前肌、伸趾肌、第三腓骨肌、胫前动静脉和腓深神经。当间隙内压力增高时,小腿前外侧肿胀变硬,明显压痛,被动伸屈足趾时疼痛明显加剧,随后发生伸趾肌、胫前肌麻痹,背伸踝关节和伸趾无力,但由于腓动脉有交通支与胫前动脉相同,因此,早期足背动脉可以触及。

筋膜间室综合征是一种进行性疾病,刚开始时症状可能不明显,一旦遇到可疑情况,应密切观察,多做检查,做到早期确诊、及时处理,避免严重后果。由于筋膜间室综合征筋膜间室内压力增高所致,早期的切开减压是有效的治疗手段。要达到减压的目的,就要把筋膜间室的筋膜彻底打开。早期的彻底切开减压是防止肌肉、神经发生坏死及永久性功能损害的有效方法。

(二)感染

开放性胫腓骨骨折行钢板内固定后,发生感染的概率最高。Johner 和 Wruhs 报告当开放性胫腓骨骨折应用钢板内固定时,感染率增加到 5 倍。但随着医疗技术和医药的不断发展,感染的发生率明显下降。尽管如此,仍不可小视。对于开放性胫腓骨骨折,有条件地选择胫骨交锁髓内钉和外支架固定是明智的。一旦感染发生,应积极治疗。先选择有效的药物及充分引流,感染控制后,应充分清创,清除坏死组织、骨端间的无血运组织以及死骨,然后在骨缺损处植入松质骨条块,闭合创口,放置引流管做持续冲洗引流,引流液中加入有效抗生素,直至冲洗液多次培养阴性。如果原有的内固定已经失效,或妨碍引流,则必须取出原有的全部内固定物,改用外支架固定。如果创口无法直接闭合,应选择肌皮瓣覆盖,或者二期闭合。

(三)骨延迟愈合、不愈合和畸形愈合

胫腓骨骨折的愈合时间较长,不愈合的发生率较高。导致胫腓骨骨折延迟愈合、不愈合的原因很多,大致可以分为骨折本身因素和处理不当两大类,多以骨折本身因素为主,多种原因同时

存在。

1. 骨延迟愈合

Russel 对胫骨骨折的愈合期提出了一般标准。①闭合-低能量损伤:10～14 周。②闭合-高能量损伤:12～16 周。③开放性骨折平均 16～26 周。④Castilo Ⅲb Ⅲc:30～50 周。一般胫骨骨折超过时限尚未愈合,但比较不同时期的系列 X 线片,它仍处于愈合过程中,可以诊断骨延迟愈合。根据不同资料统计有 1%～17%。在骨折治疗过程中,必须定期复查,确保固定可靠,指导循序功能锻炼,促进康复。

对于胫骨骨折骨延迟愈合,如果骨折固定稳定、可靠,则可以在石膏固定保护下及时加强练习负重行走,给以良性的轴向应力刺激,以促进骨折愈合。当然也可以在骨折周围进行植骨术,方法简单,创伤小。另外,还可以采用电刺激疗法。

2. 骨不愈合

一般胫骨骨折超过时限尚未愈合,X 线上有骨端硬化,髓腔封闭;骨端萎缩疏松,中间有较大的间隙;骨端硬化,相互间成为杵臼状假关节等。以上 3 种形式的任何 1 种,可以诊断骨不愈合。骨不愈合的患者在临床上常有疼痛、负重疼痛、不能负重,局部在应力下疼痛、压痛、小腿成角畸形、异常活动等。

胫骨的骨延迟愈合和不愈合的界限不是很明确的、骨延迟愈合的患者,患肢可以负重,以促进骨折愈合,但如果是骨不愈合患者,过多的活动反而会使骨折端形成假关节,所以应该采取积极的手术治疗。可靠的固定和改善骨折端周围的软组织血运是主要的手段。

对于胫骨骨不愈合,如果骨折端已有纤维连接,骨折对位、对线可以接受时,简单有效的治疗方法是在胫骨骨折部位行松质骨植骨,术中注意保护局部血液循环良好的软组织,骨折部不广泛剥离,不打开骨折端。胫骨前方软组织菲薄,可能不适合植骨,可以行后方植骨。

对于骨折位置不能接受,骨端硬化,纤维组织愈合差者,需要暴露骨折端,打通髓腔,采用 LC-DCP、胫骨交锁髓内钉、外固定支架重新进行可靠的固定,再在骨折端周围、髓腔内植入松质骨条块。

如果是骨折处局部有瘢痕或皮肤缺损引起的骨不愈合,改善局部血运则有利于骨折的愈合。可以选用腓肠肌内侧头肌皮瓣转位覆盖胫前中及上 1/3 皮肤缺损;比目鱼肌肌皮瓣转位覆盖胫骨中下段皮肤缺损;也可以用带旋髂血管的皮肤髂骨瓣游离移植修复胫骨缺损和局部皮肤缺损。

对于骨缺损引起的骨不愈合,可以根据骨缺损的情况采取不同的方法。如果骨缺损不是很大,在 5～7 cm 以内,可以取同侧髂骨块嵌入胫骨骨缺损处植骨。骨缺损在 5～7 cm,可以采用带血管的游离骨移植术。

3. 畸形愈合

胫骨骨折的畸形容易发现,一般都得到及时的纠正,畸形愈合的发生率较低。但粉碎性骨折、有软组织或骨缺损以及移位严重者,容易发生畸形愈合,注意及时发现,早期处理。前文已提及,在胫骨近 1/3 骨折采用交锁髓内钉治疗,极易发生成角畸形。

从理论上讲,凡是非解剖愈合,都是畸形愈合。但许多非解剖愈合,其功能和外观都是可以接受的。所以判断骨折畸形愈合要看是否是造成了肢体功能障碍或有明显的外观畸形。这也可以作为骨折畸形愈合是否需要截骨矫形的标准。

4.创伤性关节炎、关节功能障碍

由于骨折涉及关节,骨折固定时间长、固定不当,骨折畸形愈合,筋膜间室综合征后遗症等原因,都会造成创伤性关节炎、关节功能障碍。无论是创伤性关节炎还是关节功能障碍,一旦发生,都缺少有效的治疗方法,关键在于预防。

5.爪状趾畸形

小腿的后筋膜间室综合征会遗留爪状趾畸形;胫骨下段骨折骨痂形成后,趾长伸肌在骨折处粘连也可引起爪状趾畸形。爪状趾畸形可以影响穿鞋、袜,也可能影响行走,应注意预防。患者早期要练习伸屈足趾运动。如果爪状趾畸形严重,被动牵引不能纠正,可以行趾关节融合术或屈趾长肌切断固定术等。

六、护理要点

(一)牵引和固定的护理

石膏固定要密切观察患肢的疼痛程度和足趾背伸、跖屈及外周循环情况。如怀疑神经受压,应立即减压。保持有效的牵引,做好皮肤护理,预防压疮。外固定后要把小腿抬高置于中立位。每天2次消毒固定针针眼周围皮肤,预防固定针感染。内固定时要观察伤口渗血渗液,以防感染。采用螺丝钉或钢板固定后,要注意预防关节僵硬。

(二)功能锻炼

早期进行股四头肌的等长收缩,足趾和髌骨的被动及主动活动。跟骨牵引者,要进行髌骨被动活动和抬臀运动,以防跟腱挛缩。内固定早期做膝关节屈曲活动。除去外固定后,逐渐负重活动。

(苏山林)

第十章 足踝部损伤

第一节 踝关节脱位

一、概述

胫、腓、距三骨构成了踝关节,距骨被内、外、后三踝包围,由韧带牢固固定在踝穴中。内侧的三角韧带起于内踝下端,呈扇形展开,附着于跟骨、距骨、舟骨等处,主要功能是防止足过度外翻。由于三角韧带坚强有力,常可因足过度外翻时,牵拉内踝造成内踝撕脱性骨折。外侧韧带起于外踝尖端,止于距骨和跟骨,分前、中、后三束,主要功能是防止足过度内翻。此韧带较薄弱,当足过度内翻时,常可导致此韧带损伤或断裂,亦可导致外踝撕脱性骨折。下胫腓韧带紧密联系胫腓骨下端之间,把距骨牢固地控制在踝穴之中,此韧带常在足极度外翻时断裂,造成下胫腓联合分离,使踝距变宽,失去生理稳定性。

根据是否有创口与外界相通,常可分为闭合性脱位和开放性脱位。闭合性脱位根据脱位的方向不同,可分为踝关节内侧脱位、外侧脱位、前脱位、后脱位。

一般以内侧脱位较为常见,其次为外侧脱位和开放性脱位,后脱位少见,前脱位则极罕见。单纯脱位极为少见,多合并骨折如内、外踝和胫骨前唇或后踝骨折。

二、病因、病理

(一)内侧脱位

多为间接暴力所引起,如扭伤等,常见自高处跌下,足的内侧先着地,或走凹凸不平道路,或平地滑跌,使足过度外翻、外旋致伤,常合并内、外踝骨折。

(二)外侧脱位

多为间接暴力所引起,如扭伤等,常见自高处跌下,足的外侧先着地,或行走凹凸不平道路,或平地滑跌,使足过度内翻、内旋而致伤,常合并内、外踝骨折。其机制与内侧脱位相反。

(三)前脱位

间接或直接暴力所引起,如自高处跌下,足跟后部先着地,身体自前倾而导致胫骨下端向后错位,形成前脱位。或由于推挤跟骨向前,胫腓骨向后的对挤暴力,可致踝关节前脱位。

(四)后脱位

足尖或前足着地,由后方推挤胫腓骨下端向前。或由高处坠下,前足着地,身体向后倾倒,胫腓骨下端向前翘起,而致后脱位,常合并后踝骨折。

(五)开放性脱位

多由压砸、挤压、坠落和扭绞等外伤所致。其开放性伤口多表现为自内向外,即骨折的近端或脱位的近侧骨端自内穿出皮肤而形成开放性创口,其伤口多污染重,感染率相对增高。

三、诊断

(一)临床表现及 X 线检查

1.内侧脱位

伤踝关节肿胀、疼痛、瘀斑,甚者起水疱,踝关节功能丧失,足呈外翻、内旋,内踝不高突,局部皮肤紧张,外踝下凹陷,明显畸形。常合并内、外踝骨折或下胫腓韧带撕裂。X 线检查可见距骨及其以下向内侧脱出,常合并内、外踝骨折。

2.外侧脱位

伤踝关节肿胀甚者起水疱、疼痛、瘀斑,踝关节功能丧失,足呈内翻、内旋,外踝下高突,内踝下空虚,明显畸形,局部皮肤紧张。若合并内、外踝骨折则肿胀、疼痛更甚,伴下胫腓韧带撕裂,则下胫腓联合分离。X 线检查可见距骨及其以下向外侧脱出,常合并内、外踝骨折,下胫腓韧带撕裂者,则见胫腓间隙增宽。

3.前脱位

伤踝关节肿胀、疼痛,踝关节功能障碍,足呈极度背伸,不能跖屈,跟腱两侧有胫腓骨远端的骨性突起,跟骨向前移,跟腱紧张,常合并胫骨前唇骨折。X 线检查可见距骨及其以下向前脱出,或合并胫骨前唇骨折。

4.后脱位

伤踝关节肿胀、疼痛,踝关节功能障碍,足跖屈,跟骨后突,跟腱前方空虚,踝关节前方可触及突出的胫骨下端,而其下方空虚,常伴后踝骨折。X 线检查可见距骨及其以下向后脱出,或合并后踝骨折。

5.开放性脱位

踝关节肿胀、疼痛,踝关节功能障碍,局部有渗血,伤口多位于踝关节内侧,一般为横形创口。严重者骨端外露,伤口下缘的皮肤常嵌于内踝下方,呈内翻内旋,外踝下高突,内踝下面空虚。X 线检查可提示移位的方向及是否合并骨折。

(二)诊断

根据外伤史,典型的临床表现,X 线检查即可确诊。

四、治疗

(一)外治法

1.手法复位

(1)内侧脱位:患者取患侧卧位,膝关节半屈曲,一助手固定患肢小腿部,将小腿抬起。术者一手持足跗部,一手持足跟,顺势用力牵引,并加大畸形,然后用两手拇指按压内踝下骨突起部向外,其余指握足,在维持牵引的情况下,使足极度内翻、背伸,即可复位。

(2)外侧脱位:患者取健侧卧位,患肢在上,膝关节屈曲,一助手固定患肢小腿部,将小腿抬起。术者一手持足跗部,一手持足跟,顺势用力牵引,并加大畸形,然后用两手拇指按压外踝下方突起部向内,其余指握足,在维持牵引的情况下,使足极度外翻,即可复位。

(3)前脱位:患者仰卧位,膝关节屈曲,一助手双手固定患肢小腿部,将小腿抬起。术者一手握踝上,一手持足跖部,顺势用力牵引,持踝上的手提胫腓骨下端向前,握足跖的手使足跖屈,向后推按即可复位。

(4)后脱位:患者仰卧位,膝关节屈曲,一助手双手固定患肢小腿部,将小腿抬起。另一助手一手持足跖部,一手持足跟部,两手用力牵引,加大畸形。术者用力按压胫腓骨下端向后,同时牵足的助手在牵引的情况下,先向前下提牵,再转向前提,并略背伸,即可复位。

2.固定

(1)内侧脱位:超踝塑形夹板加垫,将踝关节固定在内翻位。单纯性脱位固定3周,合并骨折固定5周。

(2)外侧脱位:超踝塑形夹板加垫,将踝关节固定在外翻位。单纯性脱位固定3周,合并骨折固定5周。

(3)前脱位:石膏托固定踝关节于稍跖屈中立位3~4周。

(4)后脱位:石膏托固定踝关节于背伸中立位4~6周。

(二)内治法

早期宜活血化瘀、消肿止痛、利湿通络,方选活血舒肝汤加木瓜、牛膝;肿胀消退后,内服通经利节、壮筋骨之筋骨痛消丸;解除固定后,可内服补气血、壮筋骨、强腰膝、通经活络之健步壮骨丸。

对于开放性脱位在治疗上应着重于防止感染及稳定骨折脱位,使关节得以早期进行功能锻炼。伤后6~8小时,宜彻底清创,常规肌内注射破伤风抗毒素1 500 U,复位后对合并骨折进行内固定,争取一期缝合闭合伤口。为早期开始关节功能活动创造条件,缩短了患肢功能恢复时间。

(孙海军)

第二节　跗跖关节脱位

跗跖关节常被称为Lisfranc关节,该部位的损伤又称为Lisfranc损伤。Lisfranc关节是中足一复杂结构,它在步行时完成重力由中足向前足的传导,并在步态各期中支持体重。因此,一旦该部位受到损伤结构破坏就会严重影响步行。早期正确诊断和处理尤为重要,否则易遗留病残。

一、损伤机制

跗跖关节脱位和骨折脱位的发生机制很复杂。由直接外力致伤者的病史较可靠,损伤机制也较清楚,而由间接外力致伤的了解则较少。在尸体标本上所做的试验虽有助于对损伤机制的了解,但与实际情况并非完全相符。下述的损伤机制是较为通用及合理的。

(一)直接外力

多为重物坠落砸伤及车轮碾轧所致。由于外力作用方式不同,导致不同的骨折、脱位类型。并常合并开放伤口及严重的软组织捻挫伤,重者甚至可影响前足或足趾的存留。

(二)间接外力

致伤者大多有一定形式的骨关节损伤。跖骨骨折及跖跗关节的表现都显示产生这一损伤的两种机制。

1.前足外展损伤

当后足固定,前足受强力外展应力时其作用点位于第2跖骨基底内侧。外展应力如不能引起第2跖骨基底或骨干骨折,则整个跖跗关节仍可保持完整。在外展应力持续作用并增大时,即可导致第2跖骨基底骨折,随之即发生第2~5跖骨的外侧脱位。因此,第2跖骨骨折是外展损伤的病理基础,同时还可发生其他不同部位及类型骨折,但多数是跖骨颈或基底部斜形骨折。

2.足跖屈损伤

当距小腿关节及前足强力跖屈时,例如芭蕾舞演员用足尖站立的姿势。此时胫骨、跗骨及跖骨处在一条直线上,因中足及后足有强有力韧带及肌腱保护,而跖跗关节的背侧在结构上是薄弱区,其骨性的稳定作用主要是由第1、2跖骨来提供,此时如沿纵轴施以压缩外力,就可导致跖跗关节脱位(图10-1)。从高处坠落时,如足尖先着地就可产生典型的跖屈损伤,其他如交通事故,驾车人急刹车时足也可受到沿足纵轴挤压应力而致伤。

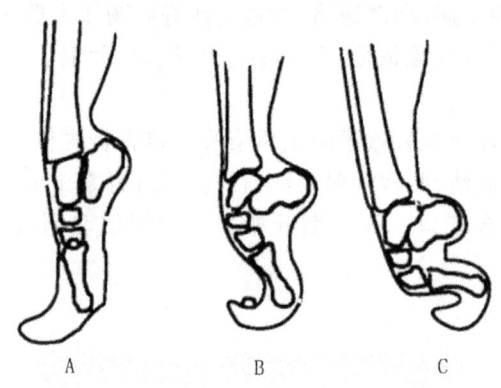

图10-1 足踝极度跖屈所致跖跗关节脱位
A.轻度脱位;B.中度脱位;C.重度脱位

二、分类

现临床较常使用的分类方法较好地包括了常见的损伤类型,对治疗的选择有一定的指导意义。但未考虑软组织损伤,另外对判断预后意义不大。根据跖跗关节损伤后的X线表现将其分为三型(图10-2)。

(一)A型

同向型脱位,即5个跖骨同时向一个方向脱位。通常向背外侧脱位,常伴有第2跖骨基底或骰骨骨折。

(二)B型

单纯型脱位。仅有一个或几个跖骨脱位,常为前足旋转应力引起。B型可再分为两亚型:B_1

型,单纯第 1 跖骨脱位;B_2 型,外侧数个跖骨脱位并常向背外侧脱位。

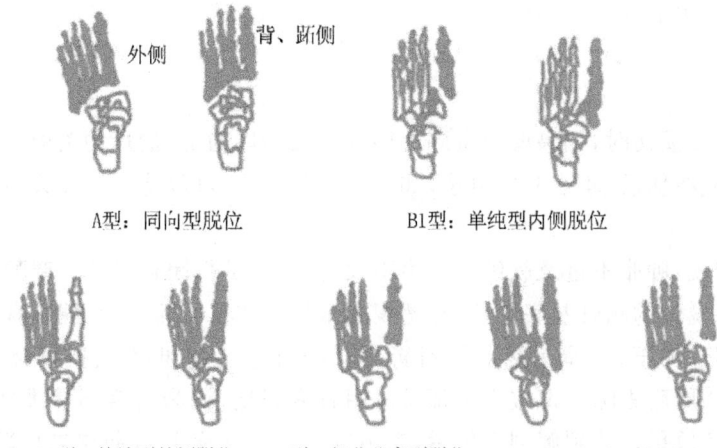

图 10-2 Lisfranc **损伤分类**

(三)C 型

分离型脱位:第 1 跖骨与其他 4 个跖骨向相反方向移位。外力沿足纵轴传导,但作用点常在第 1~2 趾,造成第 1 跖骨向内移位,其余跖骨向背外侧移位。第 1 跖骨脱位部位可在第 1 跖楔关节或者第 1 楔骨及舟骨的内侧部一同向内移位。根据波及外侧跖骨多少,可再分为 C1 型,只波及部分跖骨;C2 型,波及全部跖骨。

三、诊断

Lisfranc 损伤后,有明显移位时,较易作出诊断。但当无明显移位时或脱位后自行复位者,有时易漏诊。此时,可做应力试验以帮助诊断,即后足固定,前足外展、旋前,或前足跖屈、背伸,可引起中足部疼痛加重。还应注意检查足趾血循环情况及其合并损伤。

(一)中足部正常 X 线表现

(1)在正位 X 线片上,可见第 2 跖骨内缘和中间楔骨内缘连续成一条直线,第 1、2 跖骨基底间隙和内、中楔骨间隙相等。

(2)在 30°斜位上,可见第 4 跖骨内缘和骰骨内缘连续成一条直线。第 3 跖骨内缘和外侧楔骨内缘成一条直线。第 2、3 跖骨基底间隙和内、中楔骨间隙相等。

(3)在侧位像上,跖骨不超过相对应楔骨背侧。这些正常关系如果破坏,应怀疑有 Lisfranc 关节损伤。

(二)中足部异常 X 线表现

(1)第 1、2 跖骨基底间隙或 2、3 跖骨基底间隙增宽。

(2)第 2 跖骨基底或内侧楔骨撕脱骨折。

(3)第 2 跖骨基底剪力骨折,骨折近端留于原位。

(4)内侧楔骨、舟骨和骰骨压缩或剪力骨折。

出现上述表现时,有一定诊断意义。

(三)特殊体位的 X 线检查

当常规 X 线检查正常时,如果需要还应拍摄负重位、应力位 X 线平片甚至 CT 检查,以发现隐匿的损伤。如在负重位足侧位上，内侧楔骨应在第5跖骨背侧，如果相反，表明足纵弓塌陷、扁平，可能有Lisfranc关节损伤。

四、治疗

在治疗Lisfranc损伤时，如果要想得到功能好而又无痛的足，治疗的关键是解剖复位。新鲜损伤时，如有可能应在伤后24小时内复位，如果足肿胀严重，可等待7～10天后再行复位。

(一)闭合复位

如伤后时间较短，肿胀不重及软组织张力不大时，可先试行闭合复位。麻醉后，牵引前足，并向前内及跖侧推压脱位的跖骨基底部位，经透视或摄片证实复位后，用小腿石膏固定。在足背及足外侧缘应仔细塑形加压。1周后需更换石膏，其后如有松动应再次更换石膏以维持复位的稳定，石膏可在8～10周后去除。但很多医师反对用石膏固定，认为石膏不易维持复位的稳定，导致再移位，影响治疗效果。达到解剖复位后，先用克氏针经皮交叉固定或空心螺钉经皮固定，再用石膏固定6～8周。跖跗关节脱位，闭合复位后经皮穿入钢针固定后可拔出克氏针。如果复位后不稳定松手后即刻脱位，则更应该用克氏针固定或空心螺钉固定。

(二)开放复位

当手法复位失败，就应切开复位。无论何种复位，至少应达到第1、2跖骨基底间隙和内、中楔骨间隙在2 mm以内，跖跗骨轴线不应超过15°，跖骨在跖及背侧无移位。但对功能要求高者，应尽可能达到解剖复位(图10-3)。

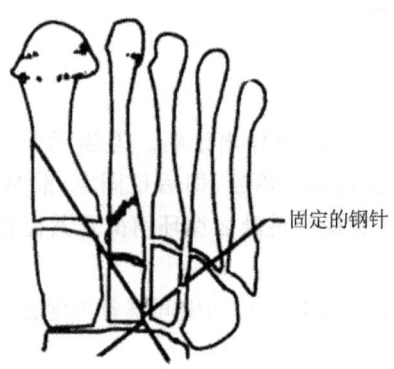

图10-3　Lisfranc治疗方法

1.内固定物的选择

一般认为，第1、2、3跖跗关节可用螺钉固定，第4、5跖跗关节因活动性较大，用克氏针固定。

2.具体手术方法

做足背第1、2跖骨基底间纵形切口，注意保护神经血管束，显露第1、2跖楔关节及内、中楔骨间隙，检查有无关节不稳定，清除血肿及骨软骨碎块，如果需要，可在第4、5跖骨基底背侧另做一纵形切口。复位脱位的第1跖楔关节及内侧楔骨和第2跖骨基底，并暂时用复位钳固定，透视位置满意后，根据骨折、脱位情况，用3.5 mm直径皮质骨螺钉分别固定各关节。一般第2跖骨复位后，外侧其他跖骨也随之复位，第4、5跖骨基底一般用克氏针固定(图10-4)，石膏固定8～12周。如果固定稳定，术后2周可开始功能锻炼，4～6周后部分负重，6周后完全负重。术后6～8周可拔去克氏针，术后3～4个月可取出螺钉。

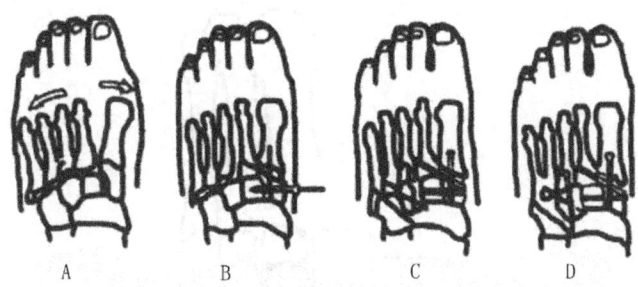

图 10-4　Lisfranc 治疗方法
A.显露第 1、2 跖楔关节及内、中楔骨间隙；B.复位钳固定第 1 跖楔关节及第 2 跖骨基底；C.用皮质骨螺钉分别固定各关节；D.克氏针固定第 4、5 跖骨基底

(三) 软组织损伤的处理

在足部压砸或碾轧伤时,软组织损伤多很严重,且多合并有开放伤口,也有足骨筋膜室综合征的可能。严重者可影响到足是否能存留。如无开放伤口,捻挫的皮肤常发生坏死,在这种情况下应以处理软组织损伤为主,如减张切开或游离植皮,在确定可以保存肢体的情况下,可同时处理跖跗关节的损伤,如复位及钢针固定。

(四) 陈旧性损伤的处理

晚至 6 周的陈旧性损伤,如条件许可,仍可切开复位、内固定,取得较好疗效。但更晚的损伤多遗留明显的外翻平足畸形,足内侧有明显的骨性突起,前足僵硬并伴有疼痛。由于足底软组织挛缩及骨关节本身的改变,再行复位已不可能。为减轻疼痛及足内侧骨性突起的压迫及摩擦,可考虑采取以下措施。

1. 跖跗关节融合术

陈旧损伤时,如跖跗关节仍处在脱位状态下,在行走过程中跖跗关节就可引起疼痛。行跖跗关节融合术是消除疼痛的重要措施。可在足背内外侧分别做两个纵切口,充分显露跖跗关节,清除其间的瘢痕组织及切除关节软骨,对合相应的骨结构,即 1、2、3 跖骨与相应楔骨对合,4、5 跖骨与骰骨对合,用克氏针或螺钉固定,术后用石膏制动 3 个月。跖跗关节融合后,足弓的生理性改变受到极大限制,从而就失去了在人体行走过程中,足所发挥的"弹性跳板"作用,这是在融合术后仍可能有疼痛的原因之一。此外,由于技术操作方面的原因,跖跗关节的融合可能由于融合范围不够而使其他未融合关节仍处于脱位及纤维粘连状态下,这也是术后仍有疼痛的原因。

2. 足内侧骨性突起切除术

在 5 个跖骨向外侧脱位后,足弓则变平,内侧楔骨突出于足内侧缘及跖侧,致使在穿鞋时引起局部压迫及疼痛,将第 1 楔骨内侧突出部及舟骨内侧半切除(图 10-5),可部分解除局部压迫症状,但不能解除全足症状,严重者仍需行跖跗关节融合术。

3. 足弓垫的应用

跖跗关节脱位后可引起外翻平足畸形,脱位后的跖骨基底如果在矢状面上还存在跖及背侧活动,则可用足弓垫置于足底以恢复正常足弓高度,以减轻足的疼痛症状,如仍有症状,可行跖跗关节融合术。

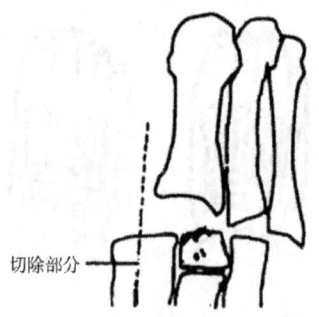

图 10-5　陈旧性跖跗关节脱位切除部分突出的第 1 楔骨及舟状骨

(孙海军)

第三节　跖趾关节脱位

跖骨头与近节趾骨构成的关节发生移位,称为跖趾关节脱位。多因踢伤、高处跌落或直接击伤所致。临床以第 1 跖趾关节向背脱位多见。

一、诊断要点

(1)有外伤史。
(2)足趾呈背伸短缩畸形,关节屈曲,呈弹性固定,跖骨头突出。
(3)X 线检查可确诊。

二、鉴别诊断

趾骨骨折:伤趾肿痛,可有成角畸形、瘀斑、骨擦音,骨折处压痛、纵轴叩痛敏锐,常并发趾周软组织挫裂伤。X 线片有骨折征象。

三、中医治疗

(一)手法复位
一般不需麻醉。助手固定距小腿关节,术者一手持扣住患趾的绷带向足背及足尖方向牵拉,另一手拇指向远端和跖侧按压翘起的骨端,同时牵引患趾跖屈,即可复位。如被肌腱交锁,则需环绕解脱,再按前述步骤复位。

(二)外固定
复位后用绷带包扎患处数圈,再以小夹板或铝板或压舌板固定跖趾关节于伸直位 2～3 周。亦可用邻趾固定法。

(三)功能锻炼
早期做小腿关节屈伸活动。1 周后可扶拐用足跟练习行走,4 周后可去除外固定逐步锻炼步行负重。

(四)药物

按三期辨证用药。

四、西医治疗

(一)复位固定

方法同"中医治疗"。

(二)手术

(1)适应证:①手法复位失败。②开放性脱位。③陈旧性脱位。

(2)术式:①切开复位术,适于手法复位失败及开放性脱位者。②关节融合术,适于陈旧性脱位者。

五、调护宜忌

(1)开放性脱位需注意清创后再复位、缝合。

(2)若出现挛缩畸形,及早加强熏洗、按摩、理疗等综合治疗措施。

(孙海军)

第四节 趾间关节脱位

因外伤引起近节趾骨与远节趾骨关节间移位,称为趾间关节脱位。多因碰、踢伤致病,以跗趾趾间关节脱位较多见。

一、诊断要点

(1)有足趾外伤史。

(2)足趾短缩,关节前后径增大,稍肿,有弹性固定,活动功能障碍。

(3)X线检查可确诊。

二、鉴别诊断

趾骨骨折:多因重物砸伤或踢伤所致,患趾明显肿痛、瘀斑及压痛,可有成角畸形与骨擦音,无弹性固定,常合并皮肤或趾甲损伤。X线片有趾骨骨折征象。

三、中医治疗

(一)手法复位

术者一手握踝部或前足,一手握患趾远端,或用绷带扣住患趾远端,行水平拔伸牵引即可复位。

(二)外固定

复位后以邻趾胶布固定法固定3周。

(三)药物

按三期辨证用药。

四、西医治疗

(一)复位固定

方法同"中医治疗"。

(二)手术

(1)适应证:①开放性脱位。②陈旧性脱位。

(2)术式:①开放复位内固定术,适于开放性脱位。②关节融合术,适于陈旧性脱位畸形明显者。

五、调护宜忌

开放性脱位需注意保持局部免受污染。

(孙海军)

第五节　踝关节骨折

一、概述

踝部骨折是最常见的关节内骨折,它包括单踝骨折、双踝骨折、三踝骨折等。多为闭合性骨折,开放骨折亦不少见。

踝关节由胫骨、腓骨的下端及距骨构成。胫骨下端略呈四方形,其端面有向上凹的关节面,与距骨体的上关节面相接触。其内侧有向下呈锥体状的内踝,与距骨体内侧关节面相接触。内踝后面有一浅沟,胫骨后肌和趾长屈肌的肌腱由此通过。内踝远端有两个骨性突起,即前丘和后丘。胫骨下端的前后缘呈唇状突出,分别称为前踝和后踝。胫骨远端外侧有一凹陷,称为腓骨切迹,与腓骨远端相接触。在胫骨的腓骨切迹下缘处有一小关节面,与腓骨外踝形成关节,其关节腔是踝关节腔向上延伸的一部分。腓骨下端的突出部分称为外踝。外踝与腓骨干有 10°～15°的外翻角。外踝后有腓骨长短肌肌腱通过,外踝比内踝窄但较长,其尖端比内踝尖端低,且位于内踝后方。胫腓两骨干间由骨间膜连接为一体,下端的骨间膜特别增厚形成胫腓骨间韧带。在外踝与胫骨之间,前方有外踝前韧带,后方有外踝后韧带和胫腓横韧带。这些韧带使胫腓骨远端牢固地连接在一起,并将胫骨下端的关节面与内、外、前、后踝的关节面构成踝穴。踝穴的前部稍宽于后部,下部稍宽于上部。踝穴与距骨体上面的关节面构成关节。距骨体前端较后端稍宽,下部较顶部宽,与踝穴形态一致,故距骨在踝穴内较稳定。由于结构上的这些特点,踝关节在跖屈时,距骨较窄的后部进入踝穴,距骨在踝穴内可有轻微运动;踝关节背伸时,距骨较宽的前部进入踝穴,使踝关节无侧向运动,较为稳定。踝关节背伸,距骨较宽的前部进入踝穴时,外踝又稍向外分开,踝穴较跖屈时约增宽,这种伸缩主要依靠胫腓骨下端的韧带的紧张与松弛。这种弹性同时又使距骨两侧关节面与内外踝的关节面紧密相贴,因此,踝背伸位受伤时,多造成骨折。正是这些特点,当下坡或下阶梯时,踝关节在跖屈位中,故易发生踝部韧带损伤。胫距关节承受身体重量,其中腓骨承受较少,但若腓骨变短或旋转移位,使腓骨对距骨的支撑力减弱,可导致关节退行性变。

踝关节的关节囊的前后较松弛,韧带较薄弱,便于踝关节的背伸和跖屈活动。关节囊的内外两侧紧张,且有韧带和肌肉加强。踝关节在正常活动时,踝关节两侧的关节囊和韧带能有力地控制踝关节的稳定。

踝关节周围缺乏肌肉和其他软组织遮盖,仅有若干肌腱包围。这些肌腱和跗骨间关节的活动,可以缓冲暴力对踝关节的冲击,从而减少踝关节损伤的机会。

二、病因、病理

由于外力的大小、作用方向和肢体受伤时所处的位置不同,踝关节可发生各式各样复杂的联合损伤。根据骨折发生的原因和病理变化,把踝部骨折分为外旋、外翻、内翻、纵向挤压、侧方挤压、踝关节强力跖屈、背屈骨折几种类型,前三型又按其损伤程度分为三度。

(一)踝部外旋骨折

小腿不动,足强力外旋;或脚着地不动,小腿强力内旋,距骨体的前外侧、外踝的前内侧,迫使外踝向外旋转,向后移位,造成踝部外旋骨折。

1.踝部外旋一度骨折

外踝发生斜形或螺旋形骨折。骨折线由胫腓下关节远端的前侧开始,向后、向上斜形延伸,侧位X线片显示由前下斜向后上的斜形骨折线,骨折面呈冠状,骨折移位不多或无移位,骨折面里前后重叠。有移位时,外踝远端骨折块向后、向外移位并旋转。若暴力较大,迫使距骨推挤外踝时,胫腓下骨间韧带先断裂,骨折则发生在胫腓骨间韧带的上方之腓骨最脆弱处。此为踝部外旋一度骨折或外旋单踝骨折。

2.踝部外旋二度骨折

一度骨折发生后,如还有残余暴力继续作用,则将内踝撕脱(或内侧副韧带断裂)。此为踝部外旋二度骨折或外旋双踝骨折。

3.踝部外旋三度骨折

二度骨折发生后,仍有残余暴力继续作用,此时内侧副韧带牵制作用消失,距骨向后外及向外旋转移位,撞击胫骨后缘造成后踝骨折。此为踝部外旋三度骨折或外旋三踝骨折。

(二)踝部外翻骨折

患者自高处跌下,足内缘触地,或步行在不平的道路上,足底外侧踩上凸处,或小腿远段外侧直接受撞击时,使足突然外翻,造成踝部外翻骨折。

1.踝部外翻一度骨折

踝部外翻时,暴力先作用于内侧副韧带,因此韧带较坚强,不易断裂,遂将内踝撕脱。内踝骨折线往往为横形或斜形,与胫骨下关节面对平,骨折移位不多。此为踝部外翻一度骨折或外翻单踝骨折。

2.踝部外翻二度骨折

一度骨折发生后,还有残余暴力继续作用,距骨体推挤外踝的内侧面,迫使外踝发生横形或斜形骨折。骨折面呈矢状位,内外踝连同距骨发生不同程度地向外侧移位。若外踝骨折前,胫腓骨间韧带发生断裂,则外踝骨折多发生在胫腓骨间韧带以上的腓骨下段薄弱部位,有时也可发生在腓骨干的中上段。此为踝部外翻二度骨折或外翻双踝骨折。

3.踝部外翻三度骨折

二度骨折发生后,仍有残余暴力继续作用,偶可发生胫骨的后踝骨折。此为踝部外翻三度骨折或外翻三踝骨折。

(三)踝部内翻骨折

患者自高处跌下时,足外缘触地,或小腿下段内侧受暴力直接撞击,或步行在不平的道路上,脚底内侧踩上凸处,使脚突然内翻,均可造成踝部内翻骨折。

1.踝部内翻一度骨折

踝部内翻时,暴力首先作用于外侧副韧带,由于此韧带较薄弱,故暴力较多造成韧带损伤,偶亦有外踝部小块或整个外踝的横形撕脱骨折。此为踝部内翻一度骨折或内翻双踝骨折。

2.踝部内翻二度骨折

一度骨折发生后,还有残余暴力继续作用,迫使距骨强力向内侧移位,撞击内踝,造成内踝骨折。骨折线位于内踝的上部与胫骨下端关节面接触处,并向上、向外。此为踝部内翻二度骨折或内翻单踝骨折。

3.踝部内翻三度骨折

二度骨折发生后,仍有残余暴力继续作用,偶可发生胫骨后踝骨折,称为踝部内翻三度骨折或内翻三踝骨折。

(四)纵向挤压骨折

患者由高处落下,足底触地,可引起胫骨下端粉碎性骨折,腓骨下端横形或粉碎性骨折。此时,若有踝关节急骤地过度背伸或跖屈,胫骨下关节面的前缘或后缘因受距骨体的冲击而发生挤压骨折。前缘骨折,距骨随同骨折块向前移位。后缘骨折,距骨随骨折块向后移位。

(五)侧方挤压骨折

内外踝被夹挤于两重物之间,造成内外踝骨折。骨折多为粉碎性,移位不多。常合并皮肤损伤。

(六)胫骨下关节面前缘骨折

胫骨下关节面前缘骨折可由两个完全相反的机制造成。一是当足部强力跖屈(如踢足球时),迫使踝关节囊的前壁强力牵拉胫骨下关节面的前缘,造成胫骨下关节面前缘的撕脱骨折。骨折块往往很小,但移位明显。二是由高处落下,足部强力背伸位,距骨关节面向上、向前冲击胫骨下关节面前部,造成胫骨下关节面前缘大块骨折。距骨随同骨折块向前、向上移位。

三、诊断

患者多有在走路时不慎扭伤踝部,自高处落下跌伤踝部,或重物打击踝部的病史。伤后觉踝部剧烈疼痛,不能行走,严重者有患部的翻转畸形。踝部迅速肿胀,踝部正侧位 X 线片常能显示骨折的有无。在踝部骨折的诊断中,在确定骨折存在的同时,还应判断造成损伤的原因。因为不同的损伤,在 X 线片上有时可有相同的骨折征象,但其复位和固定方法则完全不同。因此,在诊断踝部骨折时,必须仔细研究踝关节正侧位 X 线片,详细询问患者受伤历史,仔细检查,以确定损伤的原因和骨折发生机制,从而正确地拟定整复和固定的方法。

四、治疗

踝关节既支持全身重量,又有较为灵活的运动。因此,踝部骨折的治疗既要保证踝关节的稳定性,又要保证踝关节活动的灵活性。这就要求踝部骨折后应尽量达到解剖对位,并较早地进行功能锻炼,使骨折愈合后能符合关节活动的力学要求。在治疗方法上,当闭合复位失败时,应及时考虑切开复位与内固定,从而恢复踝关节的稳定,并使踝穴结构能适应距骨活动的要求,避免术后发生关节疼痛。

(一)手法整复超关节夹板局部外固定

1.整复手法

普鲁卡因腰麻或坐骨神经阻滞麻醉,患者平卧,髋关节、膝关节各屈曲90°。一助手站于患肢外侧,用双手抱住大腿下段。另一助手站于患肢远端,一手握足前部,一手托足跟。在踝关节跖屈位,顺着原来骨折移位方向轻轻用力向下牵引。内翻骨折先内翻位牵引,外翻骨折先外翻位牵引。无内外翻畸形而仅是两踝各向内外侧方移位的骨折,则垂直牵引。牵引力量不能太大,更不能太猛,以免加重内、外侧韧带损伤。

在一般情况下,外翻骨折都伴有一定程度的外旋,内翻骨折都伴有一定程度的内旋。所以在矫正内、外翻畸形前,首先应矫正旋转畸形。牵引足部的助手将足内旋或外旋,矫正外旋或内旋畸形。然后改变牵引方向,外翻骨折的牵引方向由外翻逐渐变为内翻,内翻骨折的牵引方向由内翻逐渐变为外翻。同时术者两手在踝关节上、下对抗挤压,内外翻畸形即可纠正,骨折即可复位。

对有下胫腓联合分离的病例,术者用两手掌贴于内、外踝两侧,嘱助手将足稍稍旋转,术者两手对抗扣挤两踝,下胫腓联合分离即可消失,距骨内、外侧移位即可整复。在外翻或外旋型骨折,合并下胫腓联合分离,外踝骨折发生在踝关节以上时,对腓骨下端骨折要很好地整复。只有将腓骨断端正确复位,下胫腓联合分离消除,外踝才能稳定。

距骨有后脱位的病例,术者一手把住小腿下端向后推,一手握住足前部向前拉,后脱位的距骨即回到正常位置。

骨折块不超过胫骨下关节面1/3的后踝骨折病例,应先整复固定内、外两踝,然后再整复后踝。整复后踝时,术者一手握胫骨下端向后推,一手握足向前拉,慢慢背屈,利用紧张的后侧关节囊把后踝拉下,使后踝骨折块复位。

骨折块超过胫骨下关节面1/3以上的后踝骨折,因距骨失去支点,踝关节不能背屈,越背屈距骨越向后移位,后踝骨折块随脱位的距骨越向上变位。手法复位比较困难。可采用经皮钢针撬拨复位。

手法整复完毕,应行X线检查,骨折对位满意后,行局部夹板固定。

2.固定方法

(1)固定材料:木板5块,内、外、后3块等长,长度上自腘窝下缘,下齐足跟,宽度内外侧板与患者小腿前后径等宽,后侧板与患者小腿横径等宽;前侧板两块,置于胫骨嵴两侧,宽度1~2 cm,长度上自胫骨结节下缘,下到内外踝上缘,以不妨碍踝关节背屈90°为准。梯形纸垫2个,塔形纸垫3个。

(2)固定方法:骨折整复后,踝部敷上消肿止痛中药,用绷带缠绕。在内外两踝上方凹陷处各放一塔形垫,两踝下方凹陷处各放一梯形垫,纸垫厚度与踝平,以夹板不压迫踝顶为准。在跟骨上方凹陷处放一塔形垫,以夹板不压迫跟部为准。用胶布将纸垫固定。最后放上5块夹板,并用3根布条捆扎。术后即可开始脚趾和踝关节背伸活动。2周后可扶拐下地逐渐负重步行。3周后可解开固定行按摩。4周后去固定,练习步行和下蹲活动,并用中药熏洗。

(二)手术切开整复内固定

手术切开整复内固定适用于下列情况。

1. 严重开放性骨折

清创时,即可将骨折整复内固定。

2. 内翻型骨折

内踝骨块较大,波及胫骨下关节面 1/2 以上者。

3. 外旋型骨折

内踝撕脱骨折,骨折整复不良,或有软组织夹在骨折线之间,引起骨折纤维愈合或不愈合的病例。

4. 大块骨折

足强度背屈所造成胫骨下关节面前缘大块骨折。

(三)踝关节融合术

踝部严重粉碎性骨折,日后难免发生创伤性关节炎;或踝部骨折整复不良,发生创伤性关节炎,严重影响行走的病例,可行踝关节融合术治疗。

(四)药物治疗

按骨折三期辨证用药。一般中期以后应注意舒筋活络、通利关节;后期局部肿胀难消,应行气活血、健脾利湿;关节融合术后须补肾壮骨,促进愈合。早期瘀血凝聚较重,宜服用桃红四物汤加木瓜、田七、三棱等,或配服云南白药、伤科七厘散等。中期内服接骨丹和正骨紫金丹,外敷接骨膏。后期拆除夹板,石膏固定后,用伤科洗方熏洗患部,每天 1~2 次。

(五)练功活动

整复固定后,鼓励患者活动足趾和踝部背伸活动。双踝骨折从第 2 周起,可在保持夹板固定的情况下加大踝关节的主动活动范围,并辅以被动活动。被动活动时,术者一手握紧内、外侧夹板,另一手握前足,只做背伸和跖屈,但不做旋转或翻转活动。3 周后可将外固定打开,对踝关节周围的软组织(尤其是肌腱经过处)进行按摩,理顺经络,点按商丘、解溪、丘墟、昆仑、太溪等穴,并配合中药熏洗。在袜套悬吊牵引期间亦应多做踝关节的伸屈活动。

(六)其他疗法

内外踝骨折,闭合复位不满意,后踝骨折块超过 1/3 关节面,开放型骨折等,行切开复位内固定术。陈旧性骨折复位效果不佳并有创伤性关节炎者,可行踝关节融合术。

(孙海军)

第六节 距骨骨折及脱位

距骨无肌肉附着,骨质几乎为关节软骨包围,血供有限,主要是距骨颈前外侧进入的足背动脉关节支,当发生骨折、脱位时易发生缺血性骨坏死。距骨骨折占全身骨折的 0.14%~0.90%,占足部骨折的 3%~6%,因而不常见。在治疗结果上,少有大宗病例报道。其一,医师对这种损伤相对不熟悉;其二,距骨位置较隐蔽,骨折后不易从常规 X 线平片上发现,也不易切开复位,获得较好的内固定;其三,距骨参与形成踝、距下和距舟等关节,具有重要的生物力学功能,一旦破坏，对足功能影响较大。

一、距骨头骨折

(一)分型

骨折可分为两型：①过度跖屈时发生距骨头压缩骨折，也可合并舟骨压缩骨折。②足内翻后引起剪力骨折，骨折常为两部分。距骨头骨折因局部血运丰富不易发生缺血性坏死。

(二)治疗

无移位骨折可用非负重小腿石膏固定6周。小块骨折如无关节不稳定，可手术切除移位骨块。移位骨折块大于距骨头关节面50%时，可能会导致距舟关节不稳定，需要内固定。如骨折粉碎，无法复位固定，可行距舟关节融合术。

二、距骨颈部骨折

距骨颈部骨折约占距骨骨折的50%，青壮年男性多见。由于颈部是血管进入距骨的重要部位，该部位骨折后较易引起距骨缺血性坏死。严重损伤多合并开放性损伤和其他损伤。

(一)分型

(1) Hawkins 把距骨颈部骨折分为三型(图10-6)。①Ⅰ型：无移位的距骨颈部骨折。②Ⅱ型：移位的距骨颈部骨折合并距下关节脱位或半脱位。③Ⅲ型：移位的距骨颈部骨折，距骨体完全脱出，距下关节脱位。

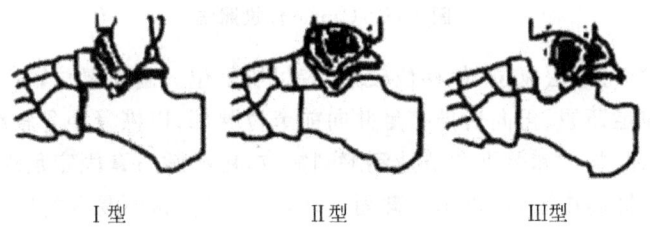

Ⅰ型　　　Ⅱ型　　　Ⅲ型

图 10-6　Hawkins 分型

(2) Canale 提出 Hawkins Ⅱ、Ⅲ型可伴有距舟关节脱位。这种骨折又被称为 Hawkins Ⅳ型(图10-7)。

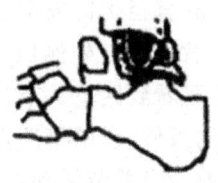

Ⅳ型

图 10-7　Hawkins Ⅳ型

当足强力背伸时，距骨颈恰抵在胫骨下端前缘，就像一个凿子对距骨颈背部施予剪切力而导致距骨颈骨折。如骨折无移位，此时称 Hawkins Ⅰ型骨折。暴力进一步作用，距骨体被挤压向后，并以三角韧带为轴旋转，距下关节半脱位，此时称 Hawkins Ⅱ型骨折。距下关节移位越大，距跟骨间韧带断裂可能越大，复位越困难。暴力加大使距跟韧带、距腓后韧带断裂，三角韧带可断裂也可完整,距骨体从踝穴中完全脱出,此时称 HawkinsⅢ型骨折。此时距骨体被挤压向后内侧,位于内踝和跟腱之间,并以纵轴旋转 90°,近端骨折面指向外侧。内踝可由于距骨体撞击而骨折。由于距骨体移位挤压皮肤,可引起皮肤缺血性坏死。约 50% 为开放性损伤。距骨体虽离胫后神经血管束较近,但由于长屈肌腱的阻挡,神经血管束较少受到损伤。Ⅱ、Ⅲ型骨折如合并距舟关节脱位,即为 HawkinsⅣ型骨折。

(二)治疗

1.Hawkins Ⅰ 型

非负重小腿石膏固定足中立位或轻度跖屈位 6~12 周。此型不愈合极少见,但发生缺血性坏死的可能性约为 10%。确定骨折有无移位非常重要,但有时不太容易诊断,可摄 Canale 位 X 线平片以帮助诊断(图 10-8)。摄片时患足内翻 15°,X 线向头侧倾斜 75°,此位置可较好地显示出距骨颈部。骨折后的主要问题是易遗留距下关节和距小腿关节活动受限。

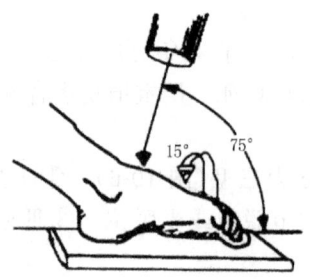

图 10-8 Canale 位投照法

手法复位:可先试行手法复位,如移位较大,应尽快复位。越早复位,发生缺血性坏死的可能性越小。复位时先使足跖屈,再向后推挤足并向前牵拉踝部,以恢复距骨轴线。牵引足跟部以纠正距下关节脱位。如距骨颈和距下关节达到解剖复位,用小腿石膏固定足踝于轻度跖屈和内、外翻位。也可先用克氏针经皮固定,再用石膏固定,但手法复位常不易获得距骨颈和距下关节的解剖复位。此时不应反复操作,以加重软组织损伤,而应切开复位。

2.Hawkins Ⅱ 型

切开复位:一般采用前内或前外切口。在足前内侧胫前和胫后肌腱之间做一纵形切口,切口起自舟骨结节,近端止于内踝。显露距骨颈骨折,复位骨折,用复位钳维持复位,克氏针固定。透视骨折满意后,用 2 枚 3.5 mm 或 4.5 mm 直径螺钉或空心螺钉固定(图 10-9)。如果骨折内侧粉碎严重,不能较好判断复位情况,可在足背伸肌腱外侧做一纵形切口,其走向和第 4 跖骨轴线一致,显露距骨颈和距骨体部,从此切口也可看到距下关节。较易复位骨折和脱位,如有条件,使用钛螺钉可为以后做 MRI 检查提供较好的条件,以便早期发现距骨缺血性坏死。有时螺钉需要经距骨头软骨面打入,螺钉尾部外露将影响距舟关节活动并引起后期骨性关节炎。此时,应使用埋头处理,使螺钉尾沉于关节面下或使用可吸收材料螺钉固定。

从距骨远端向近端固定,因受穿针和螺钉位置限制,易发生骨折跖侧张开,不易达到较好的固定效果(图 10-10)。固定强度亦不如从后向前固定理想(图 10-11)。后方穿钉可采用后外切口,从跟腱和腓骨肌腱之间进入,显露距骨后外结节,在此结节和外踝之间,以及距骨后关节面和跟骨后关节面之间,可作为入针点。沿距骨纵轴线穿入导针,然后旋入 4.5 mm 或 6.5 mm 空心螺钉(图 10-12)。由于颈部骨折粉碎严重,有时需清除碎骨块后植入髂骨块后再予以固定。

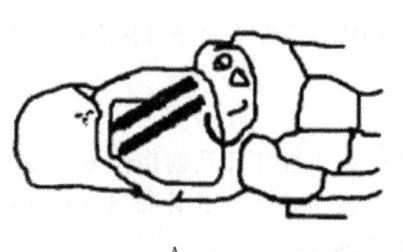
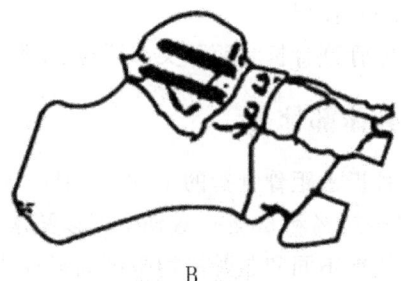

图 10-9　距骨颈部骨折螺钉固定

A.直径为 4.5 mm 的螺钉固定；B.直径为 3.5 mm 的螺钉固定

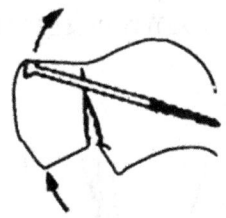
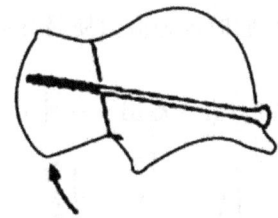

图 10-10　螺钉由远向近固定,跖侧易张开　　　图 10-11　螺钉由后向前固定,固定力线好

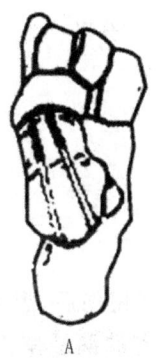
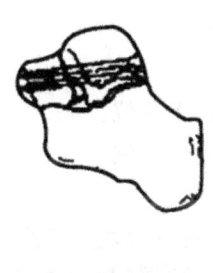

图 10-12　从距骨后方向头颈部固定螺钉

A.旋入 6.5 mm 空心螺钉；B.旋入 4.5 mm 空心螺钉

如果骨折固定稳定,石膏固定 4~6 周,去石膏后可早期开始非负重活动。10~12 周如 X 线检查证实骨愈合后方可负重。

3.HawkinsⅢ型

对闭合性损伤,手法复位更加困难。开放复位可采用前内侧入路。如合并内踝骨折,复位较容易。如内踝完整,为方便复位可做内踝截骨,向下翻开内踝进入关节,注意保护三角韧带勿受损伤。复位距骨体时,如遇困难,可用跟骨牵引或股骨撑开器或外固定器固定于胫骨和跟骨,以牵开关节间隙后再复位。骨折复位后可采用上述固定方法。开放性损伤应彻底清创,如果污染不重,距骨体仍有软组织相连,可考虑将脱位的距骨体复位固定。如不能保留距骨体,则需行 Blair 融合术或跟胫融合术。

4.Hawkins Ⅳ型
除复位距骨颈骨折和距下关节脱位、半脱位外,尚需复位距舟关节并固定该关节。

三、距骨体部骨折

距骨体骨折占距骨骨折的13%~23%,该骨折的缺血性坏死及创伤性关节炎的发生率高,分别为25%~50%和50%。致伤原因以坠落伤为主,距骨体受到胫骨和跟骨间轴向压力,由于距小腿关节位置不同和跟骨的内外翻而形成不同类型的骨折。

(一)骨软骨骨折

距骨滑车关节面在受到应力的作用后可在其外侧和内侧面发生骨软骨骨折。外侧面骨软骨骨折是由于足背伸时受内翻应力旋转,距骨滑车外侧关节面撞击腓骨关节面而引起;内侧面骨软骨骨折是足跖屈时内翻应力使胫骨远端关节面挤压距骨滑车内侧关节面而发生骨折。

1.分型

Berndt和Harty提出了一种分类方法(图10-13),如下所述。

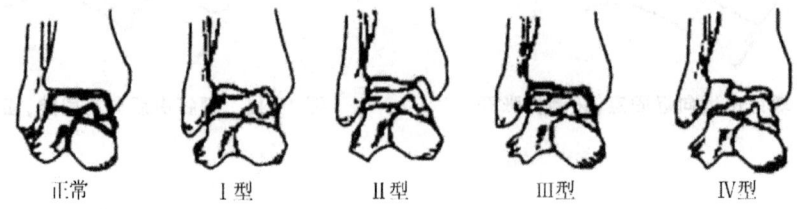

图 10-13 Berndt和Harty分型

(1)Ⅰ型:软骨下骨质压缩。
(2)Ⅱ型:骨软骨部分骨折。
(3)Ⅲ型:骨软骨完全骨折,无移位。
(4)Ⅳ型:骨软骨完全骨折,有移位。

2.诊断

距骨滑车关节面的骨软骨骨折常发生于距小腿关节扭伤后,患者就诊时关节肿胀、疼痛、活动受限,很容易诊为踝扭伤。有报道,此类骨折在急诊室的漏诊率为75%。所有踝扭伤患者中有2%~6%后来被确诊为骨软骨骨折。因此,踝扭伤后应注意此类骨折的发生,拍摄足的正、侧和踝穴位X线平片。高度怀疑骨折时,可做关节MRI检查。

3.治疗

(1)Ⅰ型损伤:限制活动。
(2)Ⅱ型损伤:用小腿石膏固定6周。
(3)Ⅲ型损伤:内侧损伤可用小腿石膏固定6周,外侧损伤应手术切开或在关节镜下切除骨块,缺损区钻孔,以使再生纤维软骨覆盖,大的骨块可用可吸收螺钉固定。
(4)Ⅳ型损伤:手术切开或在关节镜下切除骨块或固定骨块。

(二)距骨外侧突骨折

距骨外侧突骨折常由足背伸时受到纵向压缩和旋转暴力引起,也可于足内翻后撕脱骨折或外翻旋转时腓骨撞击而产生。治疗石膏固定6~8周。如果发现较晚,持续有症状,骨块小时可手术切除,大的骨块可手术内固定。

(三)距骨后侧突骨折

距骨后侧突可分为较大的后外侧结节和较小的后内侧结节。骨折可发生于外侧结节、内侧结节或整个后侧突。

1.距骨后外侧结节骨折

距骨后外侧结节骨折最多见,多发生于足强力跖屈后胫骨后下缘撞击后外侧结节所致。少数可由足过度背伸后距腓韧带牵拉所致撕脱骨折。

(1)诊断:患者常述踝部扭伤史。于患侧距小腿关节后外侧有压痛,踝及距下关节活动受限。被动伸屈足趾时,可加重骨折部疼痛。骨折后应和距骨后三角骨鉴别,三角骨一般边界清楚,呈圆形、椭圆形。骨扫描和螺旋CT有助于区别,必要时行三维重建。而双侧对比摄片不可靠,因约1/3为单侧三角骨骨折。

(2)治疗:小腿石膏固定6周后练习活动,如仍有症状,可再继续固定6周;如为陈旧性损伤或持续有症状时,小的骨块可手术切除。较大骨块如影响关节稳定,应切开复位、内固定。

2.距骨后内侧结节骨折

距骨后内侧结节骨折较少见。由Cedell首次报道,又被称为Cedell骨折。骨折常发生于踝背伸和旋后时,内后结节被胫距后韧带撕脱。骨折移位后可压迫或刺激胫后神经引起踝管综合征。治疗同上述外侧结节骨折。

3.整个后侧突骨折

整个后侧突骨折极为罕见。移位骨折亦可压迫或刺激胫后神经,因骨块较大,带部分关节面,常需切开复位、内固定。

(四)距骨体部剪力和粉碎性骨折

剪力骨折损伤机制类似于距骨颈骨折,但骨折线更靠后。粉碎性骨折常由严重压轧暴力引起(图10-14)。

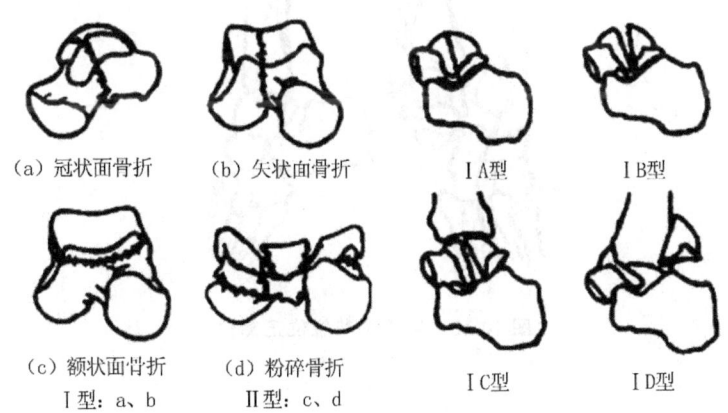

(a)冠状面骨折　(b)矢状面骨折　ⅠA型　　ⅠB型

(c)额状面骨折　(d)粉碎骨折　ⅠC型　　ⅠD型
　Ⅰ型:a、b　　Ⅱ型:c、d

图10-14　距骨体部剪力骨折和粉碎性骨折

1.分型

Boyd把距骨体部剪力骨折分为两型。

(1)Ⅰ型:骨折线位于冠状面或矢状面,有四个亚型。①ⅠA型:无移位骨折。②ⅠB型:有移位骨折。③ⅠC型:骨折移位伴距下关节脱位。④ⅠD型:骨折移位并脱出距下关节和距小腿关节。

(2)Ⅱ型:骨折线位于额状面。①ⅡA型:无移位骨折和移位小于 3 mm 的骨折。②ⅡB型:骨折和移位大于 3 mm 的骨折。

2.诊断

诊断要点:①内踝下后方肿胀及压痛最明显。②骨折常合并距下关节内翻脱位,复位脱位后拍片可发现骨折。③距小腿关节正位片有时可见靠近内踝尖处横形或三角形骨折片,但侧位片距骨后方骨折片应与距骨后突籽骨相鉴别。④行垂直距下关节面的 CT 扫描可确诊。

3.治疗

治疗ⅠA型、ⅠB型且移位小于 3 mm 者及ⅡA型、无移位粉碎性骨折,均可用小腿石膏固定6~8周。移位大于 3 mm,ⅠB型、ⅠC型、ⅠD型、ⅡB型骨折,可先手法复位,位置满意后石膏固定,如复位失败,应切开复位,螺钉固定。严重移位粉碎性骨折,复位已不可能,可能需要切除距骨体,做 Blair 融合术或跟-胫骨融合术。

4.并发症

并发症多为创伤性关节炎,治疗方法以关节融合为主或全距小腿关节置换术。

四、距骨脱位

距骨脱位主要分为距骨周围脱位和完全脱位,前者占外伤性脱位的 1.0%~1.3%,多数可以闭合复位,后者距骨缺血性坏死率极高,治疗以关节融合为主。

(一)距下关节脱位或距骨周围脱位

距下关节脱位是指足在外力作用下,薄弱的距跟韧带和距舟韧带断裂以及关节囊破裂,继而产生距下关节和距舟关节脱位。此时,距骨仍停留于踝穴中,未发生脱位。坚强的跟舟韧带保持完整亦无跟骰关节脱位。脱位一般不合并距骨颈骨折(图 10-15)。

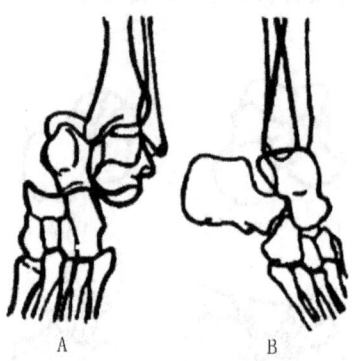

图 10-15 距下关节脱位正侧位
A.正位;B.侧位

1.分型

按脱位后足远端移位方向,可分为内侧脱位、外侧脱位、前脱位和后脱位。当足在强力跖屈、内翻应力作用下,距骨颈抵于载距突旋转,如不发生距骨颈骨折,即产生内侧脱位。此时,距骨头向足背外侧移位,舟骨常位于距骨头颈内侧和背侧,内侧脱位最为常见。当足在强力跖屈及外翻应力作用时,发生外侧脱位。距骨头移向内侧,舟骨位移向距骨外侧,跟骨移向距骨外侧。外侧脱位时损伤暴力更大,软组织损伤严重,开放性损伤多见,且多伴有距下关节和距小腿关节的骨软骨骨折。前、后脱位极为罕见。

2.诊断

距下关节脱位后,足有明显的内翻或外翻畸形。有时软组织肿胀严重,可掩盖畸形,结合足X线正、侧位和斜位平片可明确诊断。少数患者可合并神经血管束损伤,应注意检查足的感觉和血运情况。

3.治疗

脱位后应及早复位,以免皮肤长时间受压坏死和足血运障碍。闭合性损伤可先手法复位,屈曲膝关节,放松腓肠肌,纵向牵引足跟部,先稍加大畸形后再反畸形方向复位。内侧脱位时足外翻、外展,然后背伸。外侧脱位时足内翻,前足内收、背伸。

(1)闭式复位:有5%~20%复位失败。内侧脱位时,复位失败的主要原因为伸肌支持带和距舟关节囊嵌顿,外侧脱位时复位失败的主要原因为胫后肌腱和屈趾长肌腱绕过距骨颈阻碍复位。另外,如合并距下关节和距舟关节内的骨折,也可影响复位。

(2)切开复位:闭式复位失败或合并关节内骨折需要切开复位时,去除阻碍复位的原因,使距骨复位。小的骨块可以切除,大的骨块应复位、内固定。开放性损伤应彻底清创,污染严重时可二期关闭伤口。

(3)复位后处理:如果关节稳定,可用小腿石膏固定足于中立位4周,4周后练习功能活动。如不稳定,可用克氏针临时固定距舟关节和距下关节,再用小腿石膏固定并适当延长固定时间。

4.预后

距下关节脱位后,虽然距骨血供可能受到损害,但由于未从距小腿关节脱位,从而保留了距小腿关节前关节囊进入距骨体的血管和踝内侧下方的血管,较少发生距骨缺血性坏死。但在外侧脱位、开放性损伤或合并关节内骨折时,都难以达到较好的疗效。其他并发症有皮肤坏死、关节不稳定、感染、神经血管束损伤等。

(二)距骨全脱位

在距骨周围脱位的基础上,如果外力继续作用,可使距骨不仅和其他跗骨分离,而且还从可踝穴中脱出,导致距骨全脱位。

1.损伤机制

由于内、外翻应力不同,有内侧全脱位和外侧全脱位。在足极度内翻时,距骨围绕垂直轴旋转90°,致使距骨头朝向内侧,与此同时距骨还沿足长轴外旋,故其跟骨关节面朝向后方。由于损伤暴力大,距骨可脱出踝穴将皮肤冲破而脱出体外。此种脱位多为开放性损伤,即便是闭合性损伤,距骨脱位至皮肤下,对皮肤造成很大压力。

2.诊断

患侧足部肿胀明显,骨性隆起使局部皮肤光亮,甚至裂开,露出脱位的距骨。

3.治疗

(1)开放性损伤:距骨全脱位是一种严重损伤,多为开放性损伤,易合并感染、预后差,选择治疗也很困难。如把脱位的距骨复位,发生感染的可能较大,易产生距骨缺血性坏死及踝和距下关节的创伤性关节炎,功能不满意。因此,有人主张应早期切除距骨,行胫跟融合术,但由于足畸形,也很难达到满意效果。如果污染不严重,清创彻底或仍有部分软组织相连,均为距骨再植入创造了条件。如污染严重,完全脱出无任何软组织相连,估计再植入后不能成活时,可切除距骨,行胫跟融合。

(2)闭合性损伤:可先手法复位,将足极度屈曲、内翻,用拇指从足前内侧向外推挤距骨头,同时在足踝内侧向下推压距骨体,希望将距骨重新纳入踝穴,也可同时配合跟骨牵引或用钢针撬拨以协助复位。如复位失败,应切开复位。因手法复位困难,也可直接采取切开复位,采用前外或前内侧入路,尽量少剥离软组织。术后固定 6 周以便关节囊愈合,并应密切观察距骨有无缺血性坏死。

(孙海军)

第七节 跟骨骨折

跟骨骨折是常见骨折,占全身骨折的 2%。以青壮年最多见,严重损伤后易遗留伤残。至今仍没有一种大家都能认可的分类及治疗方法。应用 CT 分类跟骨骨折,使我们对跟骨关节内骨折认识更加清楚。像其他部位关节内骨折一样,解剖复位、坚强内固定、早期活动是达到理想功能效果的基础。

一、分类

跟骨骨折根据骨折线是否波及距下关节分为关节内骨折和关节外骨折。

(一)关节内骨折

1.Essex-Lopresti 分型法

根据 X 线检查把骨折分为舌状骨折和关节塌陷型骨折。缺点是关节塌陷型包含了过多骨折,对于骨折评价和临床预后带来困难。

(1)A 型:无移位骨折。

(2)B1 型:舌状骨折。

(3)B2 型:粉碎性舌状骨折。

(4)C1 型:关节压缩型骨折。

(5)C2 型:粉碎性关节压缩型骨折。

(6)D 型:粉碎性关节内骨折。

2.Sanders CT 分型法

Sanders 根据后关节面的三柱理论,通过初级和继发骨折线的位置分为若干亚型,其分型基于冠状面 CT 扫描(图 10-16)。在冠状面上选择跟骨后距关节面最宽处,从外向内将其分为 A、B、C 三部分,分别代表骨折线位置。这样,就可能有四部分骨折块、三部分关节面骨折块和二部分载距突骨折块。

(1)Ⅰ型:所有无移位骨折。

(2)Ⅱ型:二部分骨折,根据骨折位置在 A、B 或 C 又分为ⅡA、ⅡB、ⅡC 骨折。

(3)Ⅲ型:三部分骨折,同样,根据骨折位置在 A、B 或 C 又分为ⅢAB、ⅢBC、ⅢAC 骨折,典型骨折有一中央压缩骨块。

(4)Ⅳ型:骨折含有所有骨折线,为ⅣABC。

(二)关节外骨折

按解剖部位关节外骨折可分为:①跟骨结节骨折。②跟骨前结节骨折。③载距突骨折。

④跟骨体骨折(图10-17)。

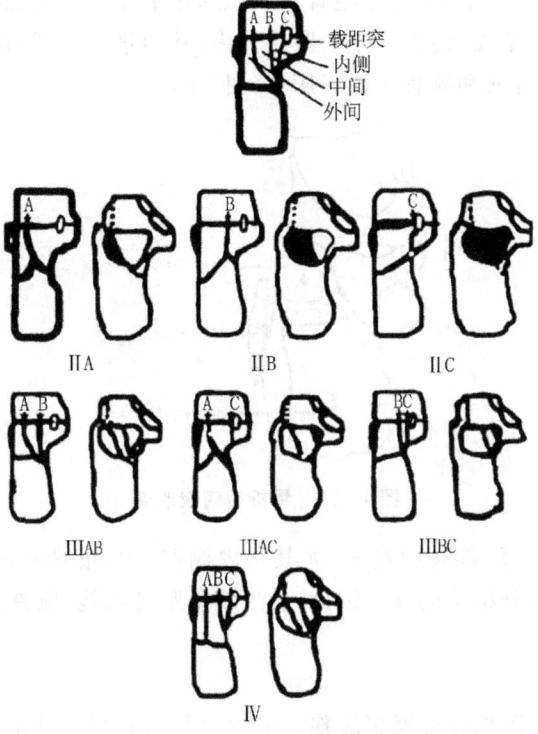

图10-16 Sanders CT 分型法

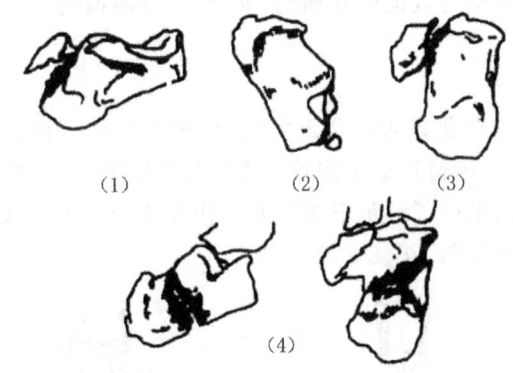

(1)跟骨结节骨折;(2)跟骨前结节骨折;(3)载距突骨折;(4)跟骨体骨折

图10-17 跟骨关节外骨折

二、关节内骨折

关节内骨折约占所有跟骨骨折的70%。

(一)损伤机制与病理

由于跟骨形态差异、暴力大小方向和足受伤时位置不同,可产生各种类型跟骨后关节面粉碎性骨折。但在临床中常会出现以下三种情况:①跟骨骨折后,载距突骨折块总是保持原位,和距骨有着正常关系。骨折线常位于跟距骨间韧带外侧。②关节压缩型骨折较常见,SandersⅡ型骨折较常见。后关节面骨折线常位于矢状面,且多将后关节面分为两部分,内侧部分位于载距突上,外侧部分常陷于关节面之下,并由于距骨外侧缘撞击而呈旋转外翻,陷入跟骨体内。③由于距骨外侧缘撞击跟骨后关节面,使骨折进入跟骨体内,从而推挤跟骨外侧壁突出隆起,使跟腓间距减小,产生跟腓撞击综合征和腓骨肌腱嵌压征(图10-18)。

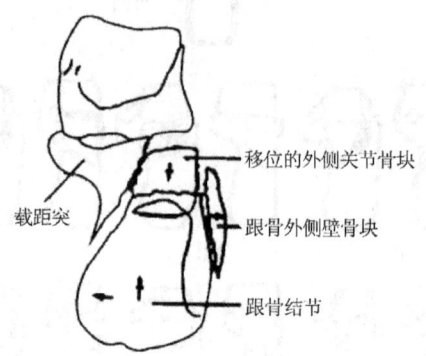

图10-18 骨折后病理改变

跟骨骨折后可出现:①跟骨高度丧失,尤其是内侧壁。②跟骨宽度增加。③距下关节面破坏。④外侧壁突起。⑤跟骨结节内翻。因此,若想恢复跟骨功能,应首先恢复距下关节面完整和跟骨外形。

(二)临床表现

骨折多发生于高处坠落伤或交通事故伤。男性青壮年多见。伤后足在数小时内迅速肿胀,皮肤可出现水疱或血疱。如疼痛剧烈,足感觉障碍,被动伸趾引起剧烈疼痛时,应注意足骨-筋膜室综合征的可能。也应注意全身其他合并损伤,如脊柱、脊髓损伤。

(三)诊断

1.X线检查

足前后位X线平片可见骨折是否波及跟骰关节,侧位可显示跟骨结节角和交叉角(Gissane角)变化,跟骨高度降低,跟骨轴位可显示跟骨宽度变化及跟骨内、外翻。Broden位(图10-19)是一种常用的斜位,可在术前、术中了解距下关节面损伤及复位情况。投照时,伤足内旋40°,X线球管对准外踝并向头侧分别倾斜10°、20°、30°、40°。

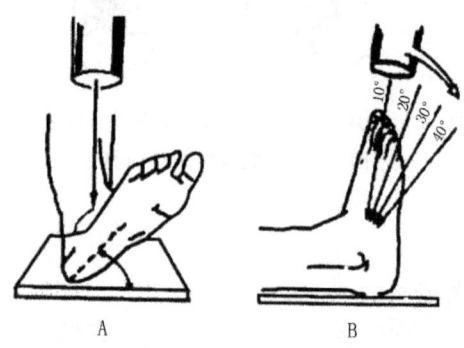

图10-19 Broden投照方法
A.正面观;B.侧面观

2. CT 检查

关节内骨折应常规行 CT 检查，以了解关节面损伤情况，必要时行螺旋 CT 进行三维重建。

(四)治疗

对于跟骨关节内骨折是行手术治疗还是非手术治疗，多年来一直存在争论。CT 分类使我们对关节内骨折的病理变化更加清楚，使用标准入路和术中透视可明显减少手术并发症。各种专用钢板的出现，使内固定更加稳定，患者可早期活动。跟骨关节内骨折如要获得好的功能，应该解剖复位跟骨关节面及跟骨外形，但即使是达到解剖复位也不能保证一定可以获得好的功能。

1. 治疗应考虑的因素

(1)年龄：老年患者，骨折后关节易僵硬，且骨质疏松，不易牢固内固定，一般 50 岁以上的患者，以非手术治疗为宜。

(2)全身情况：如合并较严重糖尿病、周围血管疾病，身体极度虚弱，或合并全身其他部位损伤不宜手术时，应考虑非手术治疗。

(3)局部情况：足部严重肿胀、皮肤水疱，不宜马上手术，应等 1~2 周肿胀消退后方可手术。开放性损伤时，如软组织损伤较重，可用外固定器固定。

(4)损伤后时间：手术应在伤后 3 周内完成。如果肿胀、水疱或其他合并损伤而不能及时手术时，采用非手术治疗。

(5)骨折类型：无移位或移位小于 2 mm 时，采用非手术治疗。Sanders Ⅱ、Ⅲ 型骨折应选用切开复位。虽然关节面骨折块无明显移位，但跟骨体骨折移位较大，为减少晚期并发症，也应切开复位，内固定。关节面严重粉碎性骨折，恢复关节面形态已不可能，可选用非手术治疗。如有条件，也可在恢复跟骨外形后一期融合距下关节。

(6)医师的经验和条件：手术切开有一定的技术和设备条件要求，如不具备时，应将患者转到其他有条件医院治疗或选用非手术方法治疗。不能达到理想复位及固定的手术，不如不做。

2. 治疗方法

(1)功能疗法：功能疗法适用于无移位或少量移位骨折，或年龄较大、功能要求不高或有全身并发症不适于手术治疗的患者。①适应证及禁忌证：无移位或少量移位骨折，应用此方法，可早期活动，较早恢复足的功能。但对移位骨折，由于未复位骨折可能会遗留足跟加宽，结节关节角减小，足弓消失及足内、外翻畸形等，患者多不能恢复正常功能。②具体操作方法：伤后立即卧床休息，抬高患肢，并用冰袋冷敷患足，24 小时后开始主动活动足距小腿关节，3~5 天后开始用弹性绷带包扎，1 周左右可开始拄拐行走，3 周后在保护下或穿跟骨矫形鞋部分负重，6 周后可完全负重。伤后 4 个月可逐渐开始恢复轻工作。

(2)闭合复位疗法：用手法结合某些器械或钢针复位移位的骨折。有以下两种方法。①Bahler 法：在跟骨结节下方及胫骨中下段各横穿一钢针，做牵引和反牵引，以期恢复结节关节角和跟骨宽度以及距下关节面，逐渐夹紧则可将跟骨体部恢复正常，透视位置满意后，石膏固定足于中立位，并将钢针固定于石膏之中。内、外踝下方及足跟部仔细塑形，4~6 周去除石膏和钢针，开始活动足距小腿关节。此方法由于不能够较好恢复距下关节面，疗效不满意，现已很少采用。②Essex-Eopresti 法：患者取俯卧位，在跟腱止点处插入一根斯氏针，针尖沿跟骨纵轴向前并略微偏向外侧，达后关节面下方后撬起。撬拨复位后再用双手在跟骨部做侧方挤压，侧位及轴位透视，位置满意后，将斯氏针穿入跟骨前方。粉碎性骨折时，也可将斯氏针穿过跟骰关节，然后用石膏将斯氏针固定于小腿石膏管型内。6 周后去除石膏和斯氏针。此方法适用于某些舌状骨折。由于石膏固定,功能恢复较慢。

(3)切开复位术:可在直视下复位关节面骨块和跟骨外侧壁,结合牵引可同时恢复跟骨轴线并纠正短缩和内、外翻。使用钢板螺钉达到较坚强固定,可使患者早期活动。尽快地恢复足的功能,避免了由于复位不良带来的各种并发症。

患者体位取单侧骨折侧卧位,如为双侧骨折,则取俯卧位。切口采用外侧"L"形切口。纵形切口位于跟腱和腓骨长短肌腱之间,水平切口位于外踝尖部和足底皮肤之间。切开皮肤后,从骨膜下翻起皮瓣,显露距下关节和跟骰关节,用三根克氏针从皮瓣下分别钻入腓骨、距骨和骰骨后,向上弯曲以扩大显露。腓肠神经位于皮瓣中,注意不要损伤。复位,掀开跟骨外侧壁,显露后关节面。寻找骨折线,认清关节面骨折情况。取出载距突关节面外侧压缩移位的关节内骨折块。使用 Schanz 针或跟骨牵引,先内翻跟骨结节,同时向下牵引,再外翻,以纠正跟骨短缩及跟骨结节内翻,使跟骨内侧壁复位,用克氏针维持复位。然后把取出的关节面骨折块复位,放回外侧壁并恢复 Gissane 角和跟骰关节面,克氏针固定各骨折块。透视检查骨折位置,尤其是 Broden 位查看跟骨后关节面是否完全复位。如骨折压缩严重、空腔较大,可使用骨移植,但一般不需要骨移植。根据骨折类型选用钢板和螺钉固定,如可能,螺钉应固定外侧壁到对侧载距突下骨皮质上,以保证固定确实可靠。少数严重粉碎性骨折,需要加用内侧切口协助复位固定。固定后,伤口放置引流管或引流条,关闭伤口,2周拆线。伤口愈合良好时,开始活动,6~10周穿行走靴部分负重。12~16周去除行走靴负重行走,逐渐开始正常活动。

(4)关节融合术:严重粉碎性骨折的年轻患者对功能要求较高时,切开难以达到关节面解剖复位,非手术治疗又极有可能遗留跟骨畸形而影响功能。一期融合并同时恢复跟骨外形可缩短治疗时间,使患者尽快地恢复工作。在切开复位时,也应有做关节融合术的准备,一旦不能达到较好复位,也可一期融合距下关节。手术时用磨钻磨去关节软骨,大的骨缺损可植骨,用钢板维持跟骨基本外形,用 1 枚 6.5 mm 或 7.3 mm 直径的全长螺纹空心螺钉经导针从跟骨结节到距骨。

(五)并发症

1.伤口皮肤坏死感染

外侧入路"L"形切口时,皮瓣角部边缘有可能发生坏死,所以手术时应仔细操作,避免过度牵拉。一旦出现坏死,应停止活动。如伤口感染,浅部感染,可保留内置物,伤口换药,有时需要皮瓣转移。深部感染,需取出钢板和螺钉。

2.神经炎、神经瘤

手术时可能会损伤腓肠神经,造成局部麻木或形成神经瘤后引起疼痛。如疼痛不能缓解,可切除神经瘤后,将神经残端埋入腓骨短肌中。在非手术治疗时,由于跟骨畸形愈合后内侧挤压刺激胫后神经分支引起足跟内侧疼痛,非手术治疗无效时,可手术松解。

3.腓骨肌腱脱位、肌腱炎

骨折后由于跟骨外侧壁突出,缩小了跟骨和腓骨间隙,挤压腓骨长短肌腱引起肌腱脱位或嵌压。手术时切开腱鞘使肌腱直接接触距下关节或螺钉、钢板的摩擦及手术后瘢痕也是引起肌腱炎的原因。腓骨肌腱脱位、嵌压后,如患者有症状,可手术切除突出的跟骨外侧壁,扩大跟骨和腓骨间隙。同时紧缩腓骨肌上支持带,加深外踝后侧沟。

4.距下关节和跟骰关节创伤性关节炎

由于关节面骨折复位不良或关节软骨的损伤,距下关节和跟骰关节退变产生创伤性关节炎,关节出现疼痛及活动障碍。可使用消炎止痛药物、理疗和支具等治疗,如症状不缓解,应做距下关节或三关节融合术。

5.跟痛

跟痛可由于外伤时损伤跟下脂肪垫引起,也可因跟骨结节跖侧骨突出所致。可用足跟垫减轻症状,如无效可手术切除骨突出。

三、关节外骨折

关节外骨折占所有跟骨骨折的 30%～40%。一般由较小暴力引起,常不需手术治疗,预后较好。

(一)前结节骨折

前结节骨折可分为两种类型。撕脱骨折多见,常由足跖屈、内翻应力引起。分歧韧带或伸趾短肌牵拉跟骨前结节附着部造成骨折。骨折块较小并不波及跟骰关节。足强力外展造成跟骰关节压缩骨折较少见,骨折块常较大并波及跟骰关节,骨折易被误诊为踝扭伤。骨折后距下关节活动受限,压痛点位于前距腓韧带前 2 cm 处,向下 1 cm。检查者也可用拇指置于患者外踝尖部,中指置于第 5 跖骨基底尖部,示指微屈后指腹正好落在前结节压痛点。加压包扎免负重 6～8 周,预后也较好。

(二)跟骨结节骨折

跟骨结节骨折也有两种类型:一种是腓肠肌突然猛烈收缩牵拉跟腱附着部,发生跟骨后部撕脱骨折;另一种为直接暴力引起的跟骨后上鸟嘴样骨折(图 10-20)。骨折移位较大时,跟骨结节明显突出,有时可压迫皮肤坏死。畸形愈合后可使穿鞋困难。借助 Tompson 试验可帮助判断是否跟腱和骨块相连。有时骨块可连带部分距下关节后关节面。骨折无移位或有少量移位时,用石膏固定患足跖屈位固定 6 周。骨折移位较大时,应手法复位,如复位失败可切开复位,用螺钉或钢针固定。

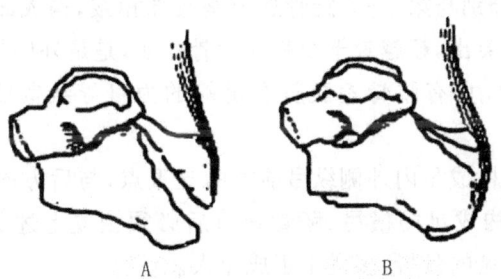

图 10-20 跟骨结节骨折
A.撕脱骨折;B.鸟嘴样骨折

(三)跟骨结节内、外侧突骨折

单纯跟骨结节内、外侧突骨折少见且常常无移动位,相比较而言,内侧突更易骨折。骨折常由足内或外翻时受到垂直应力而产生的剪切力作用所致,通过跟骨轴位或 CT 检查可作出诊断。无移位或少量移位时可用小腿石膏固定 8～10 周。可闭式复位,经皮钢针或螺钉固定。如果骨折畸形愈合且有跟部疼痛时,可通过矫形鞋改善症状,无效者也可手术切除骨突起部位。

(四)载距突骨折

单纯载距突骨折很少见。按 Sanders 分类此类骨折为ⅡC 骨折。骨折后可偶见屈趾长肌腱卡压于骨折之中,移位骨块也可挤压神经血管束,被动过伸足趾可引起局部疼痛加重。无移位骨折可用小腿石膏固定6周。移位骨折可手法复位足内翻跖屈,用手指直接推挤载距突复位,较大骨折块时也可切开复位。骨折不愈合较少见,不要轻易切除载距突骨块,因为有可能失去弹簧韧带附着而致扁平足。

(五)跟骨体骨折

跟骨体骨折因不影响距下关节面,一般预后较好。骨折机制类似于关节内骨折,常发生于高处坠落伤。骨折后可有移位,如跟骨体增宽,高度减低,跟骨结节内外翻等。此类骨折除常规X线检查外,还应行CT检查,以明确关节面是否受累及骨折移位情况。骨折移位较大时,可手法复位石膏外固定或切开复位内固定。

(孙海军)

第八节 跖骨骨折

跖骨又称脚掌骨,是圆柱状的小管状骨,并列于前足,从内向外依次为第1~5跖骨,每根跖骨均由基底部、干部、颈部、头部等构成。5个跖骨中,以第1跖骨最短,同时最坚强,在负重上亦最重要。第1跖骨在某些方面与第1掌骨近似,底呈肾形,与第2跖骨基底部之间无关节,亦无任何韧带相接,具有相当的活动度,它的跖面通常有2个籽骨。外侧4个跖骨基底部之间均有关节相连,借背侧、跖侧及侧副韧带相接,比较固定,其中尤以第2、3跖骨最稳定。第4跖骨基底部呈四边形,与第3、5跖骨相接。第5跖骨基底部大致呈三角形,这两根跖骨具有少量活动度。第1、2、3跖骨基底部,分别与1、2、3楔骨相接;第4、5跖骨基底部,与骰骨相接,共同构成微动的跖跗关节。第1~5跖骨头分别与第1~5趾骨近节基底部相接,构成跖趾关节。第5跖骨基底部张开,形成粗隆,向外下方突出,超越骨干及相邻骰骨外面,是足外侧的明显标志。在所有附着于第5跖骨基底部的肌肉中,只有腓骨短肌腱有足够的力量导致撕脱骨折的发生,而不是肌腱断裂。

第1与第5跖骨头是构成足内外侧纵弓前方的支重点,与后方的足跟形成整个足部的三个负重点。5根跖骨之间又构成足的横弓,跖骨骨折后必须恢复上述关系,以便获得良好负重功能。跖骨骨折是足部最常见的骨折,多发生于成年人。

一、发病机制

跖骨骨折多由直接暴力,如压砸或重物打击而引起,以第2、3、4跖骨较多见,可多根跖骨同时骨折。间接暴力如扭伤等,亦可引起跖骨骨折,如第5跖骨基底部撕脱骨折。长途跋涉或行军则可引起疲劳骨折。骨折的部位可发生于基底部、骨干及颈部。

按骨折移位程度,可分为无移位骨折和移位骨折。由于跖骨并相排列,相互支撑,单一跖骨骨折,多无移位或仅有轻微移位。但多发跖骨骨折,由于失去了相互支撑作用,可以出现明显移位(图10-21)。

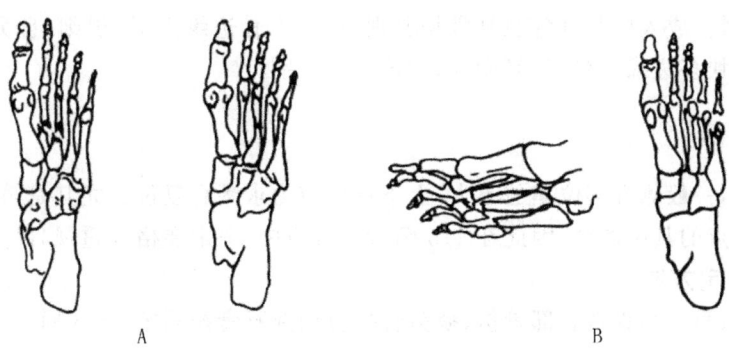

图 10-21　跖骨骨折类型
A.无移位型跖骨骨折；B.移位型跖骨骨折

按骨折线可分为横形、斜形及粉碎性骨折。按骨折的部位，又可分为跖骨基底部骨折、跖骨颈部骨折、跖骨干骨折。

(一) 跖骨基底部骨折

最常见的是第 5 跖骨基底部撕脱骨折。骨折常发生在足跖屈内翻时，腓骨短肌腱牵拉将基底部粗隆撕脱。

(二) 跖骨颈骨折

骨折常因为踝跖屈、前足内收而引起。少部分也可以由直接暴力引起。由于该部血液供应主要来自从关节囊进入的干骺端血管和自跖骨干内侧中部进入的滋养血管，血供相对较差，骨折后愈合较慢。

跖骨颈部还可发生疲劳骨折，因好发于长途行军的战士，故又名行军骨折。骨骼的正常代谢是破骨和成骨活动基本上处于平衡状态，如果对它施加的应力强度增加及持续更长的时间时，骨骼本身会重新塑形以适应增加了的负荷。当破骨活动超过骨正常的生理代谢速度后，而成骨活动又不能及时加以修复时，就可在局部发生微细的骨折，继续发展就成为疲劳骨折。多发于第 2、第 3 跖骨。

(三) 跖骨干骨折

多由于直接暴力所致，可为一根或多根，易发生开放性骨折。骨折端多向跖侧成角，受骨间肌的牵拉，骨折端还会有侧方移位。

跖骨骨折任何方向的成角都会出现相应的并发症，如背侧残留成角，则跖骨头部位可以出现顽固性痛性胼胝。跖侧成角残留，可导致邻趾出现胼胝，侧方移位则可以挤压胼间神经造成神经瘤。因此，有移位的骨折应尽量纠正。

二、诊断要点

外伤后足部疼痛剧烈、压痛、明显肿胀，活动功能障碍，纵向叩击痛，不能用前足站立和行走，碾压伤者可以合并严重的肿胀和瘀斑。

跖骨骨折应常规摄前足正、斜位 X 线片。跖骨疲劳骨折最初为前足痛，劳累后加剧，休息后减轻，X 线可能无异常，3～4 周后，可以发现骨膜反应，骨折线多不清楚，在局部可摸到有骨隆凸，不要误诊为肿瘤，由于没有明显的暴力外伤史，诊断常被延误。第 5 跖骨基底部撕脱骨折，就诊患者为儿童时，应注意与骨骺相区别：儿童跖骨基底部骨骺在 X 线上表现为一和骨干平行的亮线,且边缘光滑。成人应与腓骨肌籽骨相鉴别,这些籽骨边缘光滑、规则、且为双侧性,局部多无症状。而骨折块多边缘毛糙,认真阅片,应该不难鉴别。

三、治疗方法

跖骨骨折后,一般侧方移位错位不大,上下错位应力求满意复位。尤其是第1和5跖骨头为足纵弓三个支撑点的其中两个,因此在1、5跖骨头骨折中,一定要格外重视,以免影响足的负重。

(一)整复固定方法

无移位骨折、第5跖骨基底部骨折、疲劳骨折应局部石膏托固定4~6周。

1.手法复位外固定

(1)整复方法。①跖骨基底部骨折或合并跖跗关节脱位:在麻醉下,患者取仰卧位,一助手固定踝部,另一助手握持前足部做拔伸牵引。骨折向背、外侧移位者,术者可用两拇指置足背1、2跖跗关节处向内、下推按,余指置足底和内侧跖骨部对抗,同时握持前足部的助手将前足背伸外翻即可复位。②跖骨干部骨折:在适当麻醉下,先牵引骨折部位对应的足趾,以矫正其重叠移位,以另一手的拇指从足底部推压断端,矫正向跖侧的成角。如仍有残留的侧方移位,仍在牵引下,从跖骨之间用拇、示二指采用夹挤分骨手法迫使其复位[图10-22(A)、(B)]。③跖骨颈部骨折:颈部骨折后,短小的远折端多向外及跖侧倾斜成角突起移位。整复时,一助手固定踝部,另一助手持前足牵拉,术者两手拇指置足底远折端移位突起部,向足背推顶,余指置足背近折端扶持对抗和按压跖骨头,同时牵拉前足的助手将足趾跖屈即可。

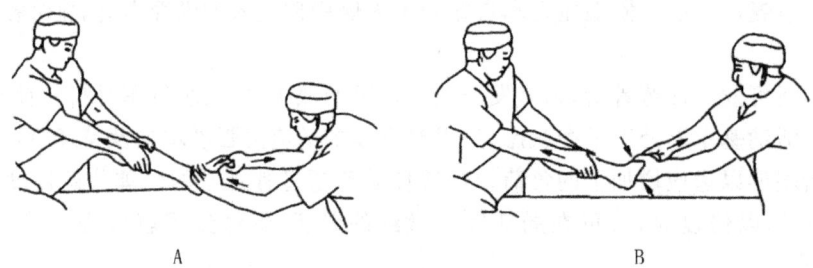

图10-22 跖骨骨折整复法

(2)固定方法:整复后,局部外敷药膏,沿跖骨间隙放置分骨垫,胶布固定后,用连脚托板加牵引的固定方法,即连脚托板固定后,在与跖骨骨折相应的趾骨上贴上胶布,用橡皮筋穿过胶布进行牵拉,并将它固定在脚板背侧。牵引力量要适当,避免引起趾骨坏死。移位严重的多发跖骨骨折,在第1周内,应透视检查1次。固定时间6~8周。

2.外固定器复位固定

跖骨骨折也可以采取小腿钳夹固定。操作在X线透视或C形臂下进行。麻醉后,常规消毒,铺无菌治疗巾。跖骨基底部骨折合并跖跗关节脱位者,从跖骨的背、外侧和第一楔骨内下缘进针。不合并跖跗关节脱位者可以固定跖骨的背、外侧和第一跖骨基底部的内缘。固定时先将钳夹尖端刺进皮肤后,在C形臂下复位,选择稳定点进行钳夹。牢固后用无菌纱布包扎,石膏托固定,4~6周后确定骨折愈合去除外固定器,下床活动(图10-23)。

3.切开复位内固定

经闭合复位不成功或伴有开放性伤口者,可考虑切开复位内固定。

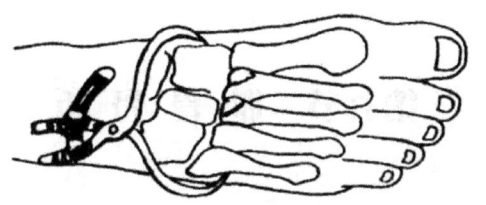

图 10-23　钳夹固定法

以骨折部为中心,在足背部做一长约 3 cm 的纵切口,切开皮肤及皮下组织,将趾伸肌腱拉向一侧。找到骨折端,切开骨膜并在骨膜下剥离,向两侧拉开软组织充分暴露骨折端,用小的骨膜剥离器或刮匙,将远折段的断端撬出切口处,背伸患趾用手摇钻将克氏针从远折段的髓腔钻入,经跖骨头和皮肤穿出。当针尾达骨折部平面时,将骨折复位,再把克氏针从近折段的髓腔钻入,直至钢针尾触到跖骨基底部为止,然后剪断多余钢针,使其断端在皮外 1～2 cm,缝合皮下组织和皮肤。第 1 跖骨干骨折最好采用克氏针交叉固定。第 5 跖骨基底粗隆部骨折也可以采用张力带固定。术后用石膏固定 4～6 周。其他内固定物如小钢板、螺丝钉等固定牢固,术后功能恢复快,患者更容易接受(图 10-24、图 10-25)。

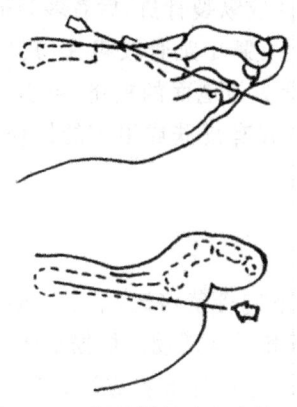

图 10-24　跖骨骨折髓内穿针固定

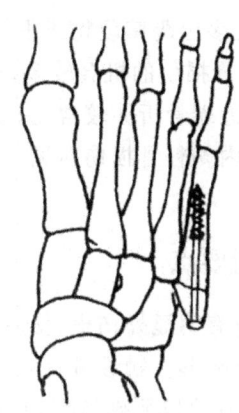

图 10-25　跖骨骨折螺钉固定

(二)药物治疗

按骨折三期辨证用药,早期内服活血化瘀、消肿止痛类方剂,如桃红四物汤加二花、连翘、蒲公英、地丁等清热解毒药,肿胀严重者还可以配合云苓、薏苡仁等利湿类药物治疗。中期内服新伤续断汤或正骨紫金丹。后期解除固定后,用中草药熏洗患部,加强功能锻炼。

(三)功能康复

复位固定后,可做足趾关节屈伸活动。2 周后做扶拐不负重步行锻炼。解除固定后,逐渐下地负重行走,并做足底踩滚圆棍等活动,使关节面和足弓自行模造而恢复足的功能。

(孙海军)

第九节 趾骨骨折

趾骨又叫脚趾骨,除足踇趾2节外,余趾均3节,每节趾骨可分为基底部、体部、滑车部三部分。第一跖趾关节的跖侧面,有内、外两个籽骨,其他各趾间关节也可以出现籽骨。足踇趾的这种籽骨是其重要的负重结构,它可以保护足踇长屈肌腱、保护第一跖骨头,吸收应力,减少摩擦,并为足屈踇短肌腱提供作用杠杆。

趾骨骨折多见于成年人,占足部骨折的第二位。足趾具有足的附着力的功能,可防止人在行走中滑倒,并有辅助足的推进与弹跳作用。故对趾骨骨折的治疗,应要求维持跖趾关节活动的灵活性和足趾跖面没有骨折断端突起。

一、发病机制

趾骨骨折多由踢撞硬物或重物砸伤所致,前者多为粉碎性或纵裂骨折,后者多为横形或斜形骨折。第5趾损伤的机会较多,第2、3、4趾骨骨折较少发生,第1趾骨较粗大,其功能也较重要,第1趾骨近端骨折亦较常见,多为粉碎性骨折。由于跖骨头与地面的夹挤,可引起足踇趾的籽骨骨折,以内侧籽骨损伤多见,常为粉碎性。趾骨骨折常合并有皮肤或甲床的损伤,伤后亦容易引起感染。

二、诊断要点

趾骨骨折有明显外伤史,伤后患趾疼痛剧烈,肿胀,趾甲下有青紫瘀斑,活动受限,有移位者可以出现明显畸形。触诊可有局部压痛、纵向叩击痛、骨擦音和异常活动。根据临床症状和足的正、斜位X线片可以明确诊断,并观察骨折类型及移位情况。籽骨骨折者应注意先天性双籽骨和三籽骨鉴别,后者骨块光整规则,大小相等,局部无相应症状。

三、治疗方法

趾骨骨折有伤口者,应清创缝合,预防感染,趾甲下血肿严重者,可放血或拔甲。无移位的趾骨骨折,可用消肿止痛类中药外敷,局部外固定,3~4周即可愈合。

(一)整复固定方法

有移位的骨折,应手法复位。在局麻下,患者仰卧位,足跟垫1沙袋,术者用1块纱布包裹骨折远端,一手拇、示二指捏住患趾近段的内外侧,另一手拇、示二指捏住患趾远段上下侧,进行相对拔伸,并稍屈趾即可复位。若有侧方移位,术者一手拇、示指捏住伤趾末节拔伸,另一手拇、示指在患趾两侧对挤使骨折端对位(图10-26)。整复后,患趾用2块夹板置于趾骨背侧和跖侧固定。应注意固定不可过紧,容易影响远端血液循环,发生趾部坏死。

对于不稳定骨折者,可行趾骨及皮肤牵引固定。或者行克氏针内固定治疗。4~6周骨折愈合后拔出克氏针,加强功能锻炼。

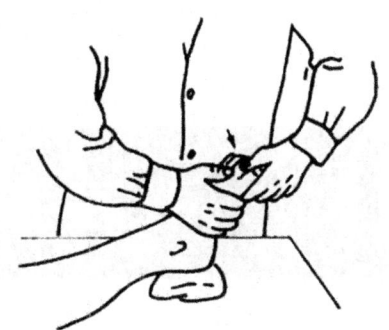

图 10-26　趾骨骨折整复手法

(二)药物治疗

药物治疗一般按骨折三期用药,初期肿胀严重者用活血类配合利湿解毒类方剂加减治疗,肿胀减轻后用活血接骨类方剂加减治疗。去除固定后应用中草药熏洗患部,促进功能恢复。

(三)功能康复

骨折整复固定后,即可进行膝关节的屈伸练习,肿胀减轻后可下床不负重活动,3~4周后解除固定,做足趾的屈伸锻炼,早日下地行走。

(孙海军)

第十一章 脊柱疾病

第一节 上颈椎损伤

上颈椎损伤包括颈枕部、寰枢椎部位的损伤。尽管大多数致死性的脊柱损伤都发生在颈枕部，但由于该区域椎管容积大，脊髓所占容积相对较小，所以有幸能送到医院的患者如果有神经损伤也是轻度的。正由于神经损伤较轻，所以容易被漏诊。因此，对有头面部损伤及颈部软组织损伤的患者要注意排除上颈椎损伤。另外，上颈椎损伤常伴有相应脊柱的骨折。

一、枕骨髁损伤

枕骨髁骨折临床较少见，而且常常被遗漏。这种骨折可以是单独的，也可合并寰枕、寰齿关节或其他颈椎损伤。

(一)损伤机制

常由于高速减速伤所致，儿童极少见，多见于18~80岁。可以合并或不合并旋转、前后或侧方撕脱力。

(二)临床诊断

症状较轻者可以没有神经损伤，常常诉上颈部有明显的不适并有活动受限，可以直接损伤到第Ⅵ(展神经)、Ⅸ(舌咽神经)、Ⅻ(舌下神经)对脑神经或累及脑干腹侧。还可表现为椎基底动脉供血不足的症状，如眩晕、恶心、呕吐和耳鸣等。症状严重者可以表现为完全性四肢瘫并有呼吸障碍。

(三)影像学诊断

由于面部解剖结构的遮挡，X线片常常难以发现。如果患者伤后出现上述症状则应该怀疑枕骨髁损伤。穿过颌窦的寰枕关节前后位X线片可观察到该病变区域，寰枕部高分辨CT扫描，特别是三维CT重建，可清晰显示枕骨髁骨折形态及移位的程度，翼状韧带损伤可作为枕骨髁骨折可靠的影像学依据。MRI不仅能反映韧带的损伤，还有助于脑干、脊髓及椎动脉损伤的诊断。

(四)损伤分类

根据Anderson分类法可将枕骨髁损伤分为3型(图11-1)。①Ⅰ型：枕骨髁粉碎性骨折，但没有或仅有轻微移位,常由轴向暴力所致;②Ⅱ型:枕骨髁骨折波及枕骨大孔,很少发生韧带撕裂,为颅颈部直接暴力所致;③Ⅲ型:是通过翼状韧带的枕骨髁撕脱骨折,由撕拉、侧屈、旋转暴力所致,该损害高度不稳定。Tuli 等又在此基础上将其分为两种类型。Ⅰ型为无移位骨折,属稳定性骨折。ⅡA 型为移位骨折,当 X 线片无不稳征象时为稳定性骨折,如 X 线片显示有不稳征象时为不稳定性骨折,属ⅡB 型。另外,贾连顺等又根据骨折特点将其分为两种类型。Ⅰ型为附着于枕髁部的翼状韧带牵拉导致的撕脱骨折。Ⅱ型承受纵轴暴力所致的压缩骨折(图 11-2)。

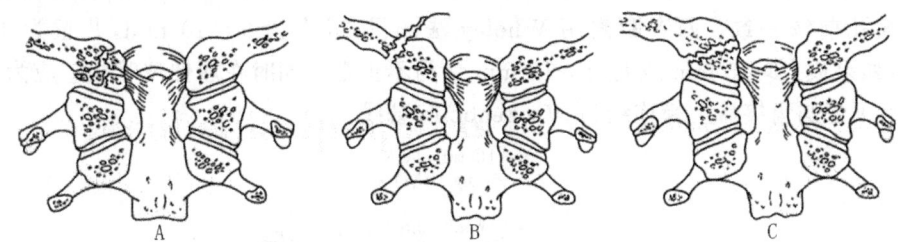

图 11-1 枕骨髁损伤的 Anderson 分类
A.枕骨粉碎性骨折;B.枕骨线形骨折延伸到髁部;C.枕骨翼状韧带撕脱骨折

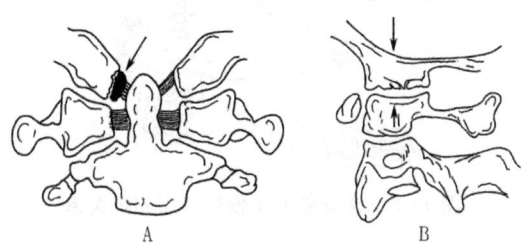

图 11-2 枕骨髁损伤的贾连顺分类
A.枕骨撕脱骨折;B.枕骨压缩骨折

(五)治疗原则

Anderson Ⅰ型及Ⅱ型枕骨髁骨折属稳定性骨折,用颈围外固定 2~3 个月,3 个月时拍摄颈椎过伸、过屈侧位 X 线片,以排除韧带损伤所致的慢性不稳定。Ⅲ型为高度不稳定性损伤,须尽早应用外固定,Halo-vest 架或硬质颈围领,并密切随访,以防止损伤后寰枕脱位。枕骨髁骨折很少需要手术治疗者,除非存在脑干压迫症状或显著失稳。有学者报道该类损伤患者 34 例,均有脑干和椎动脉受压症状,因而做了枕骨大孔减压和寰椎后弓切除以减轻脑干受压症状。

二、寰枕部损伤

近年来,寰枕关节脱位或半脱位的临床文献报道增多,大多为儿童。多数患者在随访时,仍遗留明显的神经症状。据报道,幸存患者的 1/3 经历过漏诊。这一部位的骨性及韧带稳定结构包括寰枕关节囊和枕骨髁下关节面和寰椎侧块上关节面形成的关节。对称的翼状韧带附着在齿突和颅底枕骨大孔前缘,将枕部稳定在上颈椎,这一韧带为侧屈和轴向旋转时的稳定成分。

(一)损伤机制

寰枕部损伤机制为过伸损伤和轴向损伤,另有学者报道旋转暴力或伴有侧屈为损伤的主要原因。

(二)临床诊断

寰枕部损伤患者的神经症状与枕骨髁损伤类似,少数伴有高位瘫及呼吸衰竭。这一损伤幸存者,有第Ⅹ对脑神经(迷走神经)、脑干、上颈髓及 $C_{1\sim3}$ 的损伤。颈椎过伸轴向牵张和过度旋转可导致单侧椎基底动脉系统损伤,可产生 Wallenberg 综合征,表现为第Ⅴ、Ⅸ、Ⅹ、Ⅺ对同侧脑神经运动障碍,对侧痛、温觉障碍及同侧 Horner 征。可有枕骨下区疼痛、瘀斑、昏迷或有脑干受压症状。

(三)影像学检查

颈椎 X 线检查可见颈 2 椎体水平椎前软组织肿胀(>7 mm)。正常侧位 X 线片上,齿突尖应和枕骨大孔前缘一致。两者距离用 Wholey 法测量,成人为 9～10 mm,儿童为 4～6 mm(图 11-3),如果成人>15 mm 或儿童>12 mm 认为不正常。同时在屈伸位时相差应为<1 mm。枕骨大孔后下缘与齿突后上缘连线为 Wackenhoim 基线。

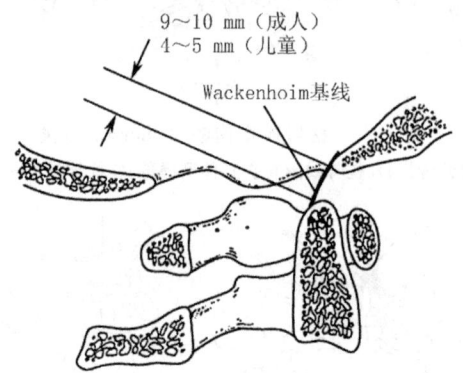

图 11-3　枕骨与上颈椎矢状面测量关系

Powers 比率包括 4 个点即 B、C、O、A。BC 为颅底枕骨大孔前缘与寰椎后弓前缘中点之距,OA 为枕骨大孔后缘与寰椎前弓后缘中点之距(图 11-4)。BC/OA 为 0.77,上限为 1,如比率>1 提示有寰枕向前半脱位或脱位。这种比率不能用于儿童,在儿童向后半脱位或轴向牵张时可造成错误的阴性结果。X 线片对寰枕的敏感率为 50%～75%。高分辨率 CT 断层或三维 CT 重建,尤其在矢状面上骨性标志更清楚,测量更精确。

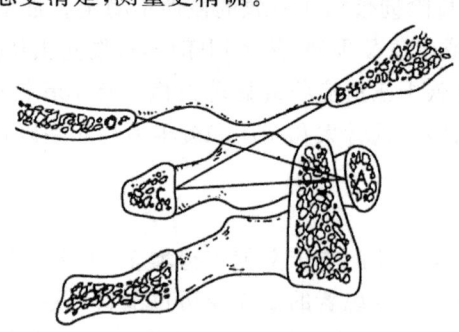

图 11-4　枕骨与寰椎的 Powers 比率

(四)上颈椎失稳的诊断标准

(1)寰枕失稳:①单侧寰枕关节轴向旋转 78°;②在寰枕屈曲、过伸时寰枕移位(枕骨基底与齿突顶点的距离)>1 mm。

(2)寰枢椎失稳:①C_1、C_2 寰齿侧间距(无论在左侧或右侧)>7 mm;②单侧 C_1、C_2 轴向旋转>45°;③C_1、C_2 移位(寰齿前间隙)>4 mm(图 11-5);④C_2 椎体后缘和 C_1 后弓间距<13 mm。

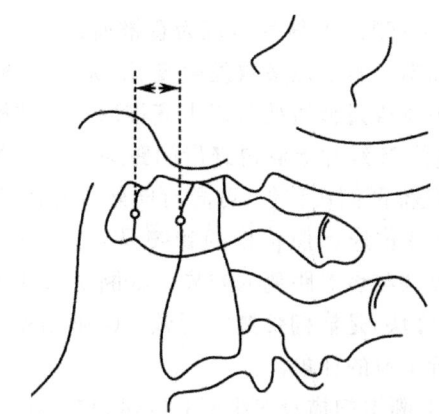

图 11-5　寰齿前间隙(AO),增大表示横韧带损伤

(五)损伤分类

Traynelis 等将寰枕关节损伤分为 3 型：Ⅰ型,影像学检查证实有轴向牵张；Ⅱ型,有向前半脱位或脱位；Ⅲ型,向后半脱位或脱位。

(六)治疗

寰枕部损伤很不稳定,应当立即外固定较可靠。如果有必要复位以恢复正常排列或中枢神经减压,应用 1.0～1.5 kg 重量牵引,不应超过 2 kg。在牵引期间进行仔细 X 线片检查,进行一系列神经系统检查,尤其是颈部周围肌肉痉挛消退以后,寰枕部将进一步不稳定。寰枕部损伤不能依靠外固定达到永久稳定,应该行颈枕融合术来达到长期稳定的目的。

三、寰椎骨折

寰椎骨折由 Jefferson 等首次报道,亦称为 Jefferson 骨折。在颈椎损伤中,寰椎骨折占 3%～13%,而在寰椎损伤中有 5% 合并齿突损伤,C_1 和 C_2 在屈曲时主要稳定结构是横韧带。横韧带在寰椎骨折时可能断裂,这一韧带附着在寰椎侧块内结节及齿突之后,是十字韧带的一部分。横韧带向上延伸至枕骨大孔前缘,向下延伸到齿突后下方,分别称之为上十字韧带和下十字韧带。韧带的作用除了将齿突稳定在 C_1 前部外,还会使齿突作为 C_1、C_2 旋转的一个稳定的枢轴点。横韧带附近还有局部韧带,这些韧带起始于 C_1 侧块,向前连接到横韧带,其协助寰椎屈、伸和侧偏时能稳定在齿突之上。

(一)损伤机制

寰椎骨折多发生于车祸,其次为坠落伤和其他损伤。主要应力为轴向压缩力通过枕骨髁到寰椎两侧块,继之,也有过伸、侧向或旋转力参与。轴向压力使寰椎失去张力而在其狭窄的部位骨折。可使关节突爆裂开来。如果过伸作为源应力,那么,后弓挤压在枕骨和 C_2 后柱导致后弓骨折,常发生在较狭窄的椎动脉沟处。

(二)临床诊断

寰椎骨折很少有神经损伤。当合并齿突骨折后移时,神经损伤发生率高。寰椎侧块的侧方移位可压迫舌咽神经(Ⅸ)、迷走神经(Ⅹ)和舌下神经(Ⅻ),也可损伤展神经(Ⅵ)和副神经(Ⅺ)。有可能损伤的外周神经有枕下神经、枕大神经。颈 1 侧块移位压迫而产生症状。大多数患者主诉有枕下区不适,查体表现为上颈椎周围肌肉痉挛,颈部活动受限。

(三)影像学检查

正常情况下,上颈椎前、后位,开口位 X 线片表现为两侧块与齿突间的距离相等,两侧外缘与枢椎关节突外缘在一条直线上;侧位 X 线片表现为寰椎前结节后缘与齿突前缘即寰齿间距成人为 3 mm,这是恒定的 X 线标志。若上述参数发生变化,尤其是寰椎侧块向外滑动,则为骨折的诊断依据。同时需要注意,因颈椎过伸时枕骨撞击寰椎后弓导致椎动脉沟处单纯骨折,该骨折仅能从侧位 X 线片显示。在侧位 X 线片上测得寰齿间距>3 mm,常提示合并横韧带撕脱伤。

寰椎骨折 X 线片特点:①寰椎两侧块移位,可同时向外侧分离移位,亦可不对称的移位。移位范围 2~4 mm。②判断侧块移位应参照枢椎的棘突是否在正中,如果棘突在中央而侧块移位,表示不是因旋转而导致的侧块与齿突距离的差异。③断层摄片可了解更加详细的结构改变,如果寰椎侧块内侧有一小游离骨块,是横韧带撕脱所致。④咽后壁软组织肿胀阴影可在清晰的 X 线片上看到,表示该部有骨折出血的征象。

最敏感的方法是寰椎的 CT 断层扫描及三维 CT 重建,它能显示骨折块的分离状况,对确定稳定程度很有帮助。寰椎侧块内缘撕脱骨折是横韧带撕裂的征象。表明骨折不稳定。MRI 对脊髓损伤的判断有意义,并能清楚地显示横韧带。

(四)损伤分类

1.Levene 分类

Ⅰ型为双侧后弓骨折;Ⅱ型为相邻前后弓骨折,侧块浮动;Ⅲ型,寰椎骨折成 3~4 块的爆裂骨折(图 11-6)。

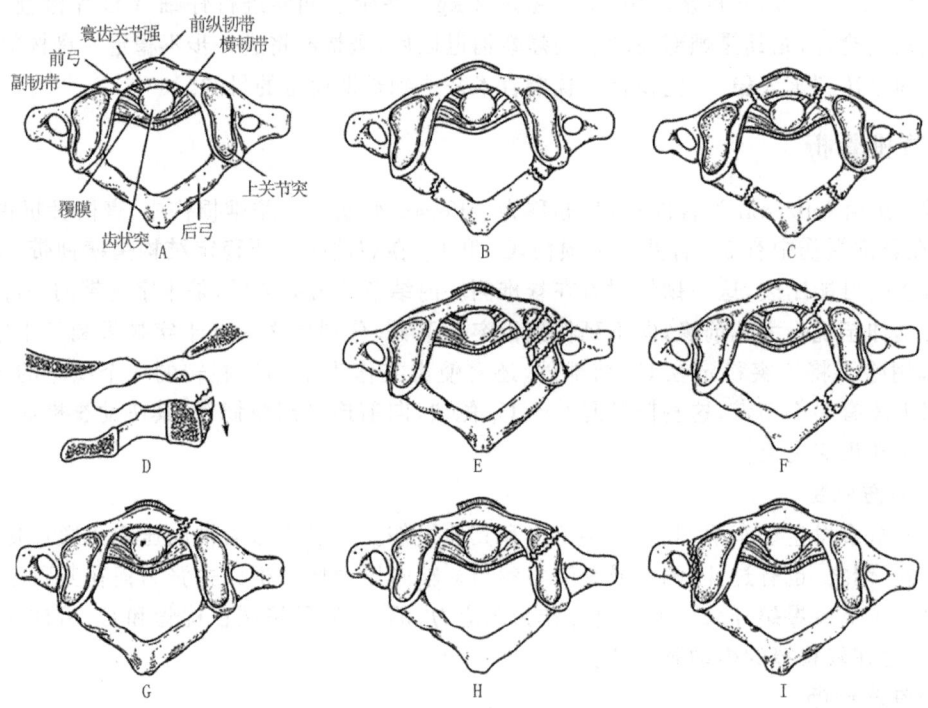

图 11-6 寰椎椎体和韧带的解剖及各种损伤类型

A.寰椎椎体和韧带的解剖示意图;B.双侧后弓骨折;C.前、后弓四部骨折;D.C₁ 前下弓的过伸撕裂骨折;E.侧块粉碎性骨折;F.单侧前后弓骨折;G.单侧前弓骨折;H.单侧块骨折;I.横突骨折

2.Segal 等改良分类

Segal 等改良 Gehweiler 的 5 部分寰椎分类法。Ⅰ型,前弓骨折;Ⅱ型,后弓骨折;Ⅲ型,侧块骨折;Ⅳ型,4 个部分爆裂骨折;Ⅴ型,横突骨折。

3.Landell 分类

Landell 将寰椎骨折分为 3 种类型。Ⅰ型，孤立的前弓或后弓骨折；Ⅱ型，前后弓双骨折，包括典型的 Jefferson 爆裂骨折；Ⅲ型，侧块骨折，骨折线可累及前弓或后弓，但不同时累及。

(五)治疗

非手术治疗主要有过伸位颅骨牵引、Halovest 支架固定等方法。牵引时间为 3 周，牵引重量 3～5 kg，复位后继续固定 12～20 周。对伴有横韧带松弛或断裂的骨折颈围领固定 6～12 周，直至骨折愈合。如有必要复位，用轴向颅骨牵引，重量 4.5～13 kg，以改善骨序列。牵引维持 5～8 周，直至骨折块有一定的强度，然后可换用外固定架或维持牵引到临床愈合。治疗结束后可摄 X 线侧位、过伸、过屈位片，以确定是否遗留慢性不稳定及是否需要手术稳定。

不伴有骨膜撕脱骨折的横韧带损伤是一种具有潜在危险的损伤。多数医师认为，需要立即手术稳定，因为其具有潜在的寰枢椎失稳导致瘫痪的危险。许多学者认为，伴有横韧带、副韧带和关节环的骨膜撕脱骨折的患者，给予适当外固定至骨折愈合即可。

在伴有横韧带中段损伤(不伴撕脱骨折)或影像学证实有不稳定存在时，应予外科手术稳定。手术分为寰枢椎融合和颈枕融合两大类。

四、寰枢椎旋转脱位

寰枢关节稳定的主要韧带是横韧带，它预防了 C_1 在 C_2 上病理性前移位，并使 C_1 在齿突周围枢轴。其次，稳定 C_1、C_2 旋转的副韧带，还包括翼状韧带和关节囊。C_2 的上、下关节突处在不同的垂直面上，上关节面向前倾斜没有下关节面垂直。C_1、C_2 关节面的水平倾向有利于这个单面的旋转运动，C_1、C_2 关节脱位始发时常处在 63°～65°旋转位，在这种情况下，上颈椎管比正常狭窄 7 mm。假如，由于横韧带损伤 C_1 向前半脱位 5 mm，那么，单关节突脱位可能在 40°的旋转位上，导致椎管比正常狭窄 12 mm，进一步可因椎管容积下降而出现脊髓受压损伤。椎动脉在正常旋转中很少损伤，因为其位于侧块中，但病理性或极度旋转可损伤或受到压迫而导致脑干或大脑基底部缺血。

(一)损伤机制

寰枢椎脱位的发生机制有多种学说，其中感染和创伤学说为多数学者们所接受。

炎症过程如上呼吸道感染、扁桃体炎、乳突炎、类风湿关节炎及累及咽后间隙的强直性脊柱炎等，均可导致 C_1、C_2 关节滑膜囊渗出和周围韧带结构无能，使寰枢关节旋转及寰齿半脱位。作用于 C_1、C_2 的异常旋转力，可来自侵犯胸锁乳突肌的肿瘤或眼或前庭功能异常所致的异常体位。不伴齿突骨折的寰枢椎后脱位可由于创伤过程中的过伸造成，尤其致寰椎横韧带、翼状韧带撕裂，形成寰枢椎半脱位。

在长期半脱位后可发生寰枢关节旋转固定，其病因可能是长期牵拉、关节囊韧带组织无力、组织瘢痕挛缩等阻止了关节的复位。也可见于长期胸锁乳突肌挛缩、关节创伤性脱位、周围韧带组织的脱位。

(二)临床诊断

病理性寰枢椎半脱位患者，常可提供有发病病史的过程。例如，有创伤的病史，近期上呼吸道感染史，主要呈"鹅颈畸形"，四肢肌力轻度减退，步态不稳，巴宾斯基征阳性。若单侧向前方移位时，头部向健侧倾斜，伴有颈痛、僵直、活动受限及枕大神经痛。重者可有根性疼痛，若椎动脉受压可表现为眩晕、呕吐和视物模糊。急性发病者无颈肌或胸锁乳突肌痉挛，借此可与儿童斜颈畸形鉴别。神经症状可出现在寰枢椎失稳时,寰齿间距为 7.5 mm 或更大。在出现疼痛症状之前可表现为虚弱,尤其在不伴病理性旋转的情况下,在体检时可触及寰椎结节在咽后壁的不对称性突起。

长期旋转畸形后,可发展为扁平颅底或斜颈畸形。经长期随访发现,这种畸形经过适当治疗也可自发纠正。

(三)影像学检查

急性创伤期,在 X 线平片很难看清寰枢关节旋转畸形,因为患者的合作问题、体位问题,以及软组织在骨性标志上的重叠均可使精细的骨性异常变得不清楚。这些问题均可导致延误诊断。尽管枕骨和寰椎之间在生理状态下不发生旋转运动,但在病理状态下常一起旋转。寰枢椎旋转>50°时,C_2 棘突偏离中线,伴随着下颌和 C_2 棘突和头的偏斜均在中线的同一侧。

病理代偿的寰枢椎旋转,在前后位片上,枢椎棘突相对寰椎弓而旋转。在冠状面上看,如头向右偏斜,寰椎左侧块因向上并靠近齿突而使左寰枢间隙增大(图 11-7)。相反,右侧寰枢关节重叠,寰齿侧间距增大。

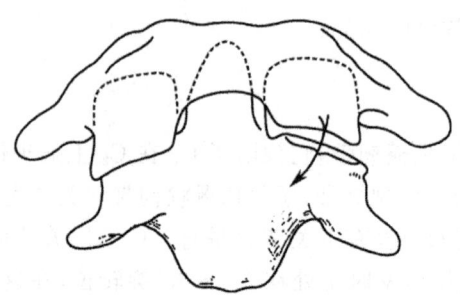

图 11-7 冠状位 C_1、C_2 脱位

前后位和侧位 CT 断层片及轴位 CT 断层能更清楚诊断,不但可见到旋转,也可见到半脱位。寰枢椎的重要生理运动之一就是旋转,因而动力片包括张口位 X 线平片。寰枢平面的 CT 断层检查时,在头向一个方向旋转 15°~20°拍一次,向相反方向旋转再拍一次,以确定是否存在固定畸形。动态力学 X 线检查也有助于诊断,但不属于常规应用。

(四)损伤分类

旋转半脱位常以其病因学命名,为创伤性寰枢椎旋转脱位。Fielding 将长期存在固定畸形的患者根据其程度分为 4 种类型(图 11-8)。

1. **Ⅰ型**

最常见类型,横韧带完整。大多发生于儿童在生理旋转范围内发生固定畸形,没有软组织损伤的证据,一侧寰椎侧块向前旋转,另一侧向后旋转,寰齿前间距(AO)<3 mm。

2. **Ⅱ型**

横韧带破坏。以一侧寰枢关节为旋转轴心,另一侧寰枢侧块向前旋转移位,寰齿前间距为 3~5 mm,寰枢椎运动超出正常范围。

3. **Ⅲ型**

此型为Ⅱ型的加重状态,寰椎双侧关节面均向前移位,两侧块移位程度不同,寰齿前间距>5 mm。

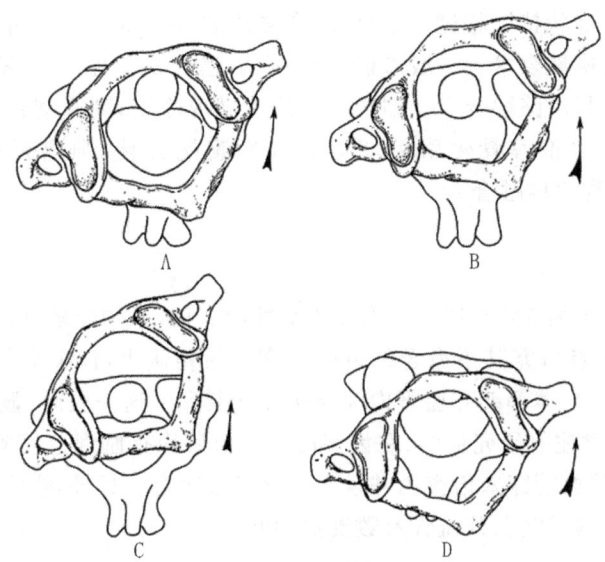

图 11-8　寰枢椎旋转性半脱位的 Fielling 分类
A.一侧寰椎侧块向前旋转,另一侧向后旋转;B.寰齿前间距为 3~5 mm,寰枢椎运动超出正常范围;C.寰椎双侧关节面均向前移位,两侧块移位程度不同,寰齿前间距>5 mm;D.两侧脱位不对称

4.Ⅳ型

该型常见于严重类风湿或创伤较重的患者。一侧寰椎侧块向后旋转移位,通常伴有齿突骨折,两侧脱位不对称。

（五）治疗

寰枢椎旋转半脱位的治疗有赖于其病因,是否有神经损伤、患者的年龄及症状持续时间。幸运的是大多数患者通过卧床、颈围领等治疗而治愈。如在出现症状后 1 周内明确诊断,即给枕颌带牵引,重量 1.5~2.5 kg,并用适当的止痛剂、镇静剂。症状超过 1 周,未超过 1 个月,或经上述治疗无效,则应给予颅骨牵引,重量由年龄和体重决定。轴向牵引有助于纠正屈曲、过伸畸形;但是,对旋转畸形作用甚微。应该注意,寰枕代偿性旋转畸形,不适当的牵引可使畸形加重。儿童,通常需牵引到 3 kg。成人牵引到 7~8 kg。重量最大儿童可牵引到 7 kg,成人可牵引到 10~15 kg。一旦颈枕排列近中线,即已复位,再维持 1~2 周直至旋转畸形纠正。如症状持续时间短,通常在牵引 24 小时内即可复位,复位时患者常可听到"砰"的一声,症状立即缓解。之后,可用颈部外固定至关节囊愈合。外固定时间因复位前症状持续长短而定,一般来说,外固定应达 6 周,经动力学拍片证实关节的稳定性。

一些医师在全麻下复位或在咽后壁局麻下,通过张口直接顶触寰椎前弓而复位。这些复位方法虽然迅速有效,但有神经损伤的危险。

假如,半脱位合并病理性固定,寰齿间距成人>3 mm,儿童>5 mm。说明横韧带断裂,失去稳定性,需要外科手术稳定。

对于寰椎后脱位而齿突尚完整的患者,Moskorich 等推荐 3 步复位法,较为安全有效。第 1 步,轴向轻重量牵引,微屈曲使得齿突进入寰椎管内;第 2 步,轻度牵引,并轻度后伸使齿突前面与寰椎前弓后缘接触;第 3 步,维持轻量牵引 2 kg,然后,后路寰枢椎融合手术治疗。

假如与畸形有关的症状持续超过1个月,闭合复位和外固定成功的可能性不大,因而,许多医师予复位和后路寰枢椎融合术。一般来说,如果病史超过3个月,有失稳证据,或闭合复位失败,或复位后又复发,应行后路融合术。如融合部位不做内固定,则应继续牵引1~2个月,预防早期畸形复发。Clark等推荐骨牵引后如有病理性寰枕旋转,则应行枕骨~颈2融合术;Fielding等认为应该行寰枢椎融合。

五、齿突骨折

齿突骨折占颈椎骨折的5%~15%。男性为女性的3倍,平均年龄45岁。由于骨折骨不连发生率高,因而,许多学者研究其不愈合的危险因素。最初认为,齿突血供为血管网的末梢,因而,骨折后其近端缺血。尸体解剖和血管内注药研究均驳斥了这一假设,显示出齿突由骨内外血管网供血。Schiff等通过注射研究证明,在齿突两侧及前后均有血管上行支存在,其为颈3椎体水平椎动脉的分支,这些血管穿入齿突内并且在尖部弓形吻合。另外,供齿突及其附着韧带的动脉分支也来自颈内动脉咽后壁上升血管及数支枕动脉。

(一)损伤机制

齿突骨折时前移位比后移位多一倍。但老年患者则相反,后移位更常见。中年人齿突骨折暴力为切应力所致,多见于车祸;老年人齿突骨折暴力小,往往从站立位摔倒而发生骨折,因为骨质疏松而易于骨折。横韧带是使齿突前移的屈曲应力点,寰椎前弓则是齿突后移位的应力点。骨折部位与受伤时上颈椎作用力及当时寰椎所处的位置有关。

(二)临床诊断

齿突骨折的症状无特异性,表现为广泛的枕下区不适、颈部紧张、颈椎周围肌肉痉挛,运动范围显著受限。由于上颈椎椎管宽大,因而,神经损伤概率很小,为15%~25%。神经损伤可轻至枕大神经刺激,重到四肢瘫及脑干功能不全。老年患者一旦有神经症状则更为严重。在多发骨折死亡患者中,因齿突骨折脱位死亡者占1.8%~3.3%。

(三)影像学检查

常规X线片包括侧位(图11-9)及开口位X线片,临床上常因患者有神经症状或其他并发症,导致X线检查无法施行。当齿突骨折开口位X线片不能很好显示时,颈椎断层位片对诊断有价值。齿突横行骨折如行CT横扫可能造成漏诊,然而,三维CT重建可提高该类疾病的诊断率(图11-10)。MRI是检查软组织的最佳手段,用以检查韧带和脊髓是否损伤,而对横韧带的完整性评估影响着治疗的选择,还可以用于诊断和随访陈旧性齿突骨折。

(四)损伤分类

历史上曾经对齿突骨折有过不同的分型。

1.Schatzker分类法

Schatzker等依据骨折线位于副韧带的上方或下方,将齿突骨折分为高位齿突骨折和低位齿突骨折。

2.Aderson-D'Alonzo的分类法

共分为3型:Ⅰ型是一种齿突尖部的斜行撕裂骨折,由翼状韧带或齿突顶部韧带牵拉所致,较少见,多伴有寰枕及寰枢连接部位的损伤;Ⅱ型最常见,骨折发生于齿突基底部或腰部,Ⅱ型如果骨折处前后骨皮质粉碎,称为Ⅱa型;Ⅲ型为延伸到L_2椎体内的骨折,骨折线可通过颈2上关节面(图11-11)。另外,Eysel-p等根据临床治疗需要,按骨折线为水平、前上向后下、后上向前下的走向,将Ⅱ型骨折分为 a、b、c 三个亚型,其中 c 型不宜行前路螺钉固定术(图 11-12)。

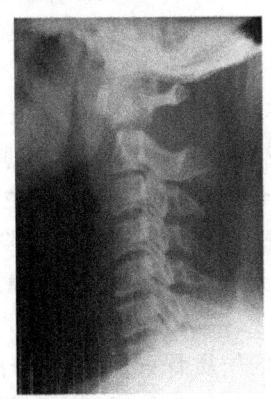

图 11-9　颈椎 X 线侧位片示齿突骨折

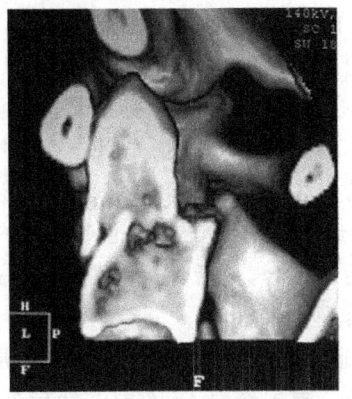

图 11-10　三维 CT 示齿突骨折

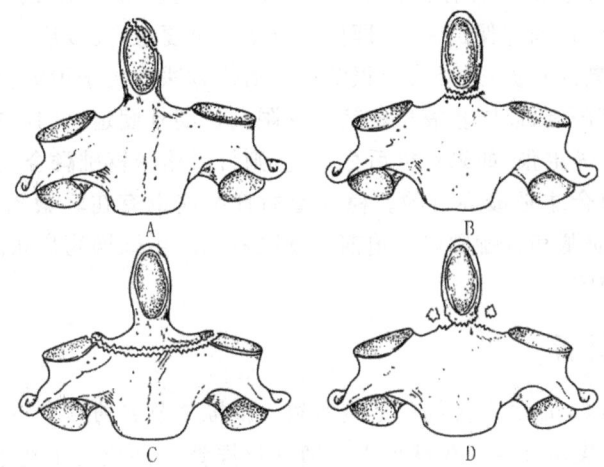

图 11-11　齿突骨折的 Aderson-D'Alonzo 分类
A.齿突尖部骨折;B.齿突腰部或基底部骨折;C.骨折线延伸到椎体内;D.前后皮质骨粉碎的骨折

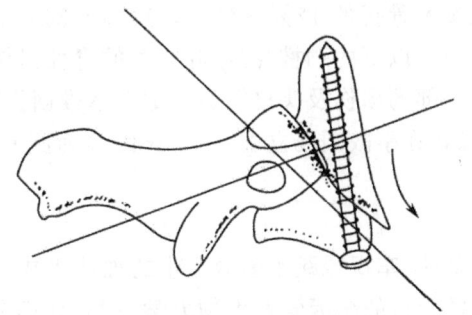

图 11-12　Eysel-p ⅡC 型骨折,不宜行前路螺钉固定术

(五)治疗

齿突骨折一旦确诊,应即给予处理,以防止进一步脱位及损伤神经。应行颅骨牵引,重量应轻,2~5 kg。应予神经学和放射学观察,尤其是Ⅱ型骨折是显著寰椎分离或不稳定的标志。在急性骨折期,非手术和手术选择时要考虑患者年龄、骨折的类型、神经损伤情况、脱位方向和成角

程度、是否延误治疗及复位后的稳定性。

(1) Ⅰ型骨折：损伤在齿突后部时，应仔细分析有无寰枕失稳。如无寰枕失稳，则用颈部外固定3个月，直至动力学拍片证实骨折稳定。

(2) Ⅱ型骨折：对齿突基底部骨折治疗方法的选择观点不一致。许多学者主张立即外科稳定；相反，另一些学者主张先闭合复位外固定直至骨折愈合，或表现出延期愈合或不愈合，这型骨折不愈合发生率可高达88%，平均33%。Ekong等报道这类骨折年龄>55岁、脱位>4 mm的患者41%不愈合。Dunn报道128例均用Halo-vest架复位患者，他认为有高度危险的患者组，应早期后路融合，包括骨折后脱位>3 mm；患者年龄>65岁；延误诊治>7天或不稳定骨折闭合复位后排列差者。

(3) Ⅲ型骨折：一般愈合率高。这是因为Ⅲ型骨折有更多的松质骨重叠，而且分离牵张的可能性很小。首先牵引4~6周。然后外固定4~5个月至愈合，愈合率为78%~86%。然而，脱位>5 mm者不愈合率达40%。

(4) 骺分离：年龄<7岁的齿突骨折称骺分离，即齿突基底部与枢椎体尚未骨化的软骨板的损伤，对此类骨折应给予颈围等保护治疗，即使骨折未完全复位，在以后的发育中也能获得重塑。

(5) 齿突骨折合并寰椎骨折：这类骨折很常见。治疗方法取决于齿突骨折的类型。许多学者推荐早期前路齿突螺钉固定，以防止寰枢椎旋转受限及长期外固定，尤其在外固定3个月后骨折仍然未愈合者。Meyer等主张，如果寰椎后弓完整，则行后路寰枢椎融合及椎板下钢丝固定。

学者们认为骨折愈合才是最终目的。稳定型的骨不连也有在轻微损伤后发生脱位的危险性，由假关节运动产生胼胝和骨痂肥厚压迫前方硬膜囊和产生颈椎病症状。因而，主张对所有骨不连者均应外科手术稳定。

六、创伤性枢椎骨折

创伤性枢椎骨折由C_2的关节突间的崩裂所致。枢椎关节突的形态与下颈椎不同，其上关节突向前倾斜而与下关节突不在一个矢状面上。通常枢椎骨折部位发生在上、下关节突之间的部位，不经过椎弓根，这种骨折通常称为Hangman骨折，即绞刑骨折。所幸这个部位的骨折使骨折块分离，同一平面椎管扩大，因而很少损伤脊髓。

创伤性枢椎骨折占急性颈椎骨折的12%~18%。14%~33%的骨折常合并颈椎其他部位的损伤，如，寰椎后弓、齿突及C_2以下的颈椎骨折，除相关的脊柱损伤外，常合并机体其他部位的损伤，包括胸腔、头颅、气管、面部的损伤及头皮撕裂。尽管枢椎创伤性骨折的幸存者很少有神经损害，25%~40%的该损伤患者在事故现场立即死亡，死因多为所并发的脊髓和相关肌肉、骨骼及内脏损伤。

(一) 损伤机制

创伤性枢椎骨折通常由坠落、车祸或跳水事故产生的加速或减速损伤所致。Wood-Jones描述了因悬吊产生的致命性枢椎骨折的病因学及生物力学机制，他们分析了悬吊期间过伸牵引产生的特定位置。所幸的是，正如上面所提到的，这种损伤由加速或减速力所致，没有牵张力，因而，没有明显脊髓牵拉也不发生横切。

尸体和临床研究已明确，过伸是产生骨折的主要作用力。颈部过伸伴有颅颈部轴向压力使后部椎间关节压缩，伴有集中于枢椎关节突间的撕脱力。因而，关节突间部位常发生侧方骨折，但不对称，可能与颈椎旋转力有关。

(二)临床诊断

枢椎骨折的症状与体征和其他上颈椎损伤类似,没有特异性。沿枕大神经分布区不适,常提示头枕区可能也有损伤。

(三)影像学检查

普通X线片包括颈椎侧位X线片和过伸、过屈侧位X线片,但应注意,如果怀疑不稳定,后者检查应慎重。如果有C_3椎体前上缘的压缩骨折,在动力位片上呈现不稳,毫无疑问是Ⅱ型骨折。大部分Ⅰ型骨折,动力位片上可出现骨折线旁少许移位。CT特别是三维CT重建可更清楚地观察到骨折线的走向,以及骨折线累及椎板的情况。MRI检查可了解$C_{2\sim3}$椎间盘的损伤以及前后纵韧带的完整性,另外,还可以观察到椎动脉的情况。

(四)损伤分类

1.Levine-Edwards分类

目前,大多数学者采用Levine-Edwards改良的Effendi分类系统(图11-13)。这一分类系统描述损伤到枢椎的部位和周围软组织的结果,不但包含了损伤机制,而且描述了中间结构的解剖,并指出治疗方法。该类骨折通常分为3型。

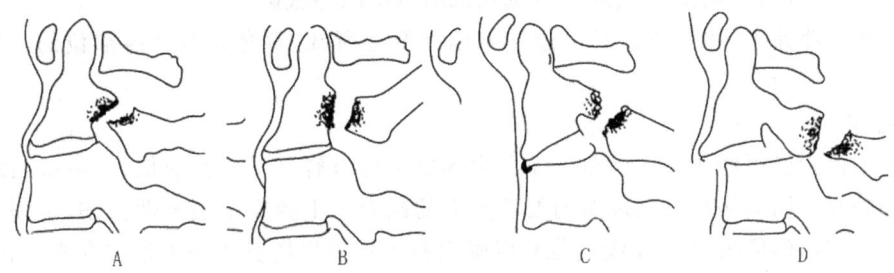

图11-13 创伤性枢椎骨折的分类

A.Ⅰ型骨折;B.Ⅱ型骨折;C.ⅡA型骨折;D.Ⅲ型骨折

Ⅰ型:骨折线通过上、下关节突之间,脱位<3 mm。在过伸、过屈侧位X线片上,没有成角畸形移位的加重。这种骨折系过伸及轴向暴力作用于骨性成分所致,不伴相邻软组织的损伤。

Ⅱ型:脱位>3 mm。而且,在侧位X线片上有成角畸形(图11-14)。可伴有C_3椎体前上缘或C_2椎体后下缘的撕脱骨折(因纵韧带牵拉所致),这种损伤机制与Ⅲ型类似。由于屈曲牵张力,致使后纵韧带和$C_{2\sim3}$椎间盘由后向前的暴力使C_3椎体前纵韧带骨膜下分离。结果,骨折处成角并有C_3椎体前上缘的压缩性损伤。

ⅡA型:骨折移位轻或无移位,但成角畸形很显著,可能导致屈曲牵张力使C_2、C_3后纵韧带断裂所致。Ⅱ型和ⅡA型骨折的病理解剖不清楚,但在侧位X线片上有两种不同的形态。

Ⅲ型:单纯屈曲暴力所致,使单侧或双侧$C_{2,3}$关节突骨折或骨折脱位。继之,在C_2上下关节突之间骨折或后柱骨折,后柱骨折常见为椎板骨折。

2.变异类型

文献中描述Hangman骨折有许多变异,重要的是认识每一类型骨折的特征以推断正确的病理解剖和安全有效的治疗。

(1)枢椎侧块骨折:枢椎侧块骨折由轴向压缩和侧屈暴力所致。这种骨折属于稳定性损伤,很少导致神经症状,但长期随访有很多遗留伴有症状的关节变化。

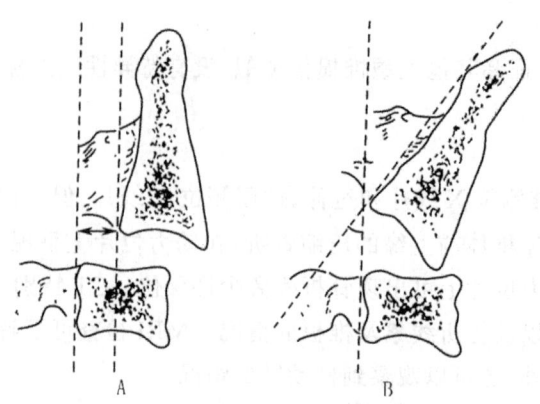

图 11-14　创伤性枢椎骨折的测量
A.移位的测量；B.成角的测量

(2)枢椎椎体骨折：压缩力或牵张力均可导致枢椎椎体骨折，典型的骨折在 X 线侧位片上属于椎体前下部的骨折。这种骨折也可由过伸暴力所致，常称为滴泪骨折，系前纵韧带撕脱 C_2 椎体前下缘所致。有时，在侧位 X 线片上可见到椎前软组织肿胀影。

(3)C_2 椎板骨折：C_2 椎板骨折可由过伸或压缩暴力所致，常合并有其他部位的骨折或枕颈部损伤。

(五)治疗

大多数枢椎损伤可经非手术治愈。而且大多数不伴有脊髓受压及损伤。Levine-Edward 骨折分类的用处在于明确病理解剖及协助处理方案的制定。Ⅰ型属于稳定性损伤，坚强的颈胸支具固定 2～3 个月，但应拍动力 X 线侧位片以确定有无韧带损伤所致的不稳定存在。在随访中，约 30% 的患者遗留进展的伴有症状的椎间盘退变。这种损伤 C_2、C_3 椎间盘者几乎不能自行愈合。

Ⅱ型骨折可有显著移位及成角。颌枕带牵引或外固定架固定 4～6 周。背伸牵引重 4～5 kg，如移位>4.5 mm，或成角>15°，则可增加到 9 kg。可以在相当于 C_4、C_5 的后部垫一小枕，以协助恢复颈部前凸和骨折的复位，即使牵 4～6 周仍有最初脱位的 60% 和成角的 40% 患者不能完全复位。在临床上，如随访有慢性不稳定存在，或合并骨不连时，应行前路 C_2、C_3 融合术。如骨折已愈合，只是椎间失稳，则可行后路 $C_{1～3}$ 或前路 C_2、C_3 融合术。

ⅡA 型骨折由于其独特的病理解剖改变不能用牵引，以防过牵可能。用背伸转手法复位，坚强颈胸支具或 Hallo-vest 固定 3 个月。

Ⅲ型骨折伴有单侧或双侧关节跳跃脱位，很难闭合复位，通常经开放复位内固定。如骨折线位于上下关节突之间，C_2、C_3 棘突钢丝固定即可，术后加外固定，也可在复位后用 C_2 椎弓根钉固定，再加前路 C_2、C_3 融合。

目前随着内固定技术的提高和人们对治疗时间的要求，手术治疗该类疾病的指征有所改变，这样可缩短治疗疗程。

(姜　涛)

第二节　下颈椎损伤

随着近年来在研究患者处理、早期复苏及康复方面的进展,脊柱脊髓损伤患者的预后大大改善了。

一、下颈椎损伤的分类诊断

准确的诊断对确定骨折类型、判定预后、确定恰当的治疗方法是很有意义的。

(一)下颈椎损伤后失稳

Nicoll 首先提出脊柱骨折后失稳这一基本概念。他分析了 152 例胸腰椎骨折的矿工,稳定性骨折包括椎体前侧缘的骨折和 L_4 以上的骨折,这些骨折的共同特点是具有完整的棘间韧带。稳定性骨折的患者不发生进行性加重的骨性畸形和神经损伤,并可以回归矿区工作;而不稳定性骨折损伤累及后部骨-韧带结构,畸形进行性加重或残疾加重,这类骨折包括伴有后部结构挫伤的骨折、半脱位、所有骨折脱位和 L_4 或 L_5 的后部结构损伤。

Holdsworth 进一步证实了尼孔尔(Nicoll)的观点,并提出了两柱理论,即依后纵韧带为界把脊柱分为前柱和后柱两部分。稳定性骨折为单纯的脊柱骨折,不稳定性骨折为两柱均损伤,他强调了对后柱骨-韧带结构进行仔细体格检查和 X 线检查的重要性。目前,MRI 检查技术则可精确地确定下位颈椎后部韧带结构的损伤。

White 和 Punjabi 通过对尸体试验,提出用测量计分法来确定临床不稳定。他们对不稳定的定义是:"在生理负荷下脊柱功能的丧失,正常的脊柱功能指既没有脊髓和神经根的损伤和刺激,又没有畸形或疼痛的加重。"在尸体标本上,由前向后及由后向前逐渐切除韧带,每切一韧带即给一次负荷同时测量畸形,他们发现当所有后部韧带和一个前部韧带或所有前部韧带和一个后部韧带切除后,均可引起显著的移位。畸形定义为前后移位 3.5 mm 或以上,成角 11°以上。为了帮助临床不稳定的诊断,White 建议用评分法来确定下颈椎的稳定性,如总分超过 5 分,说明有临床失稳,这一评定法最初用于急性创伤。对不稳定者不一定都采取外科手术治疗,但至少应给外固定。尽管这一方法没有被统一采纳,但其可为临床不稳定的诊断提供客观的依据。

(二)Allen-Furguson 颈椎损伤的力学分类法

Allen-Furguson 等根据不同的 X 线片进行了分类。每一型又根据其损伤严重程度分为数个亚型。这一分类对临床对比性研究非常好,但很麻烦,加之在临床上很多患者骨折发生机制很难确定,因而,临床应用很有限。Denis 等发展了 Holdsworth 的两柱理论,将脊柱分为前、中、后三柱。其中中柱包括椎体后壁、后纵韧带和椎间盘的后 1/3。从理论上讲,中柱很重要,因为它是神经损伤的最常见部位,Mcafee 等强调了中柱的重要性并根据中柱受力方向将胸腰椎骨折分为 6 个类型。但三柱理论只适用于胸腰椎骨折的分类,对颈椎损伤应用价值很小。

(三)AO 分类系统

AO 组织根据受力向量将颈椎损伤分为 A、B、C 3 型。A 型为压缩性损伤;B 型为牵张损伤;C 型为由旋转和撕脱所致的多平面失稳。根据不同严重程度,每型又分为逐渐加重的数个亚型。这一分类系统与稳定性密切相关,而且,神经损伤发生率由 A 到 C 型渐进展。然而,目前尚未普遍用于颈椎损伤。

(四)泊尔曼(Bohlman)颈椎损伤分型法

鉴于目前尚缺乏统一的颈椎损伤分类系统,临床主张采用 Bohlman 分类法,按骨折机制分类的基础上再根据骨折形态学分为不同类型,该分类通常被用于诊断命名。为了颈椎损伤准确分类,必须仔细检查棘突间的触痛、肿胀及裂隙,并进行仔细的神经系统检查。X 线平片可评定前后柱损伤、骨折和半脱位。后部韧带的损伤常常是微小的,应细致观察 X 线片上棘突间隙的增宽,大多数患者应做 CT 或 MRI 检查,在分辨椎间盘突出和韧带损伤方面 MRI 更有用。

1.屈曲损伤

(1)韧带损伤:头部迅速加速或减速在颈椎后部骨-韧带结构所产生的过屈和牵张力可导致这些韧带结构的损伤,韧带损伤的延伸可由后到前部贯通。在临床上,软组织损伤程度不同,最初很难区分是不重要的损伤还是严重损伤,轻微扭伤可产生疼痛但几乎没有远期影响。主要韧带的断裂可产生严重失稳,需要积极治疗以减少晚期疼痛和神经损伤的危险性。

韧带损伤主要表现为疼痛。常不在损伤当时出现,几天后炎症出现后才注意到,由于损伤初期 X 线片常常是阴性的,因而常发生延误诊断。在急性期没有放射学改变时要反复局部触诊。颈椎与胸腰椎不同,很难在棘突间触及裂隙感。

X 线平片可以只表现为轻微异常。局部后凸畸形表现为在单一椎间盘水平相邻终板成角或表现为棘突间距加大,由于患者伤后采取仰卧位,颈部过伸减少了畸形,使得偶尔不出现 X 线平片异常。棘突间距的增宽在 X 线前后位片上常常更为明显。屈曲-过伸侧位 X 线片可用于评定损伤和稳定性程度,但可引起脱位和脊髓损伤,因而在急性损伤应避免这一检查。在后部损伤看不清时,尤其在颈胸交界处,CT 矢状面断层重建是有用的。椎间关节轴向分离,棘突间距加宽,或椎间关节脱位提示有后部结构的损伤。MRI 检查对鉴别后部韧带损伤很有用处,异常表现包括棘突间或椎间关节高密度影与后纵韧带高密度垂线影不连续。White 分类标准用于鉴别损伤程度,其分数<5 分,为轻度扭伤,如>5 分应按主要韧带断裂处理。

(2)单侧关节突脱位:单关节脱位是由过屈加旋转暴力所致(图 11-15)。虽然许多学者认为这是一种稳定性损伤,但是生物力学发现在单关节突脱位的同时有明显的韧带损伤。尸体解剖发现单关节突脱位与棘上和棘间韧带损伤有关,因此这些损伤有潜在的不稳定性。单侧关节突脱位可分为 3 型:单纯单侧关节突脱位;单侧关节突骨折脱位;单侧侧块骨折分离。

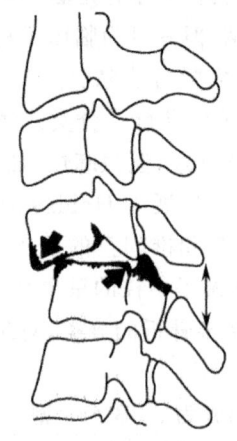

图 11-15 小关节脱位交锁

X线片特征是椎体前部25%半脱位。在侧位 X 线片上有时可见后成角或棘突间距加大,单侧关节突的骨折则往往需要 CT 扫描才能看到。侧块分离骨折由于同侧的椎弓根和椎板骨折所致,结果产生了游离侧块。在侧位 X 线片上和对侧及相邻节段相比,侧块异常旋转。MRI 检查证明单侧关节突脱位合并椎间盘突出的发生率为10%~20%。

临床上,单侧关节突脱位合并脊髓损伤的情况很少见,尽管合并发育性椎管狭窄者合并脊髓损伤更多些,通常同侧同节段的脊神经根病变的发生率占该类患者的50%。单纯单侧关节突脱位是稳定的,很难复位,复位后应向上倾斜关节突以防再脱位。

(3)双侧关节突脱位:双侧关节突脱位因过屈暴力,通常也有轻微旋转暴力参与,更为严重的病例所有韧带结构牵张,导致除了神经血管以外的整个节段完全分离。双侧关节突脱位极不稳定,相应的后部结构损伤包括后纵韧带和椎间盘,常常只有前纵韧带是完整的,这有利于牵引复位恢复序列。如果软组织损伤很广泛,相应节段椎间盘突出发生率为30%~50%。大多数患者脊髓由于过度牵张和在尾侧椎体与近侧椎板之间的挤压而损伤,也有少数患者由于同时椎板骨折分离或椎管发育宽大而脊髓免受损伤。

从放射检查看,至少50%存在椎体脱位,也常伴有局部后成角或棘突间距增宽(图11-16),脱位的椎间隙异常狭窄说明相应椎间盘可能有突出。多数患者伴有后部结构包括双侧椎板、棘突和关节突的骨折。血管造影发现双侧关节突脱位患者的50%~60%伴有双侧椎动脉闭塞,但其临床意义尚未知晓,至少患者很少出现椎基底动脉缺血症状。当椎体脱位>50%或有牵张力存在时,神经损伤平面常比骨性损伤平面高或有神经损伤平面上升的危险。

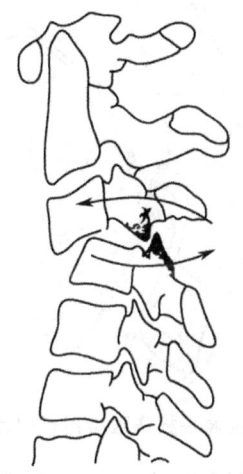

图11-16 双侧关节突脱位

2.轴向压缩损伤

轴向压缩导致椎体骨折,合并屈曲暴力较小时,则产生边缘压缩骨折,轴向暴力较大时,产生爆裂骨折。在放射学上,发生爆裂骨折时骨折椎体粉碎,与胸腰椎骨折的形态改变类似。这类损伤的稳定性取决于相应后部成分损伤情况。

3.轴向压缩屈曲损伤

轴向压缩屈曲损伤即滴泪骨折,是曲轴向负载暴力加屈曲暴力引起的椎体骨折。剪力通过椎间盘、椎体、后移位向椎管,后部骨-韧带结构的牵张损伤使大多数患者合并棘突间分离和棘突及椎板骨折,这类损伤很不稳定而且常合并相应脊髓损伤。后纵韧带没有断裂者有利于牵引使骨折复位。

滴泪骨折应与过伸所致的椎体前下角撕脱骨折相鉴别,后者通常为良性骨折。粗略看容易把这种撕脱滴泪骨折与压缩滴泪骨折相混淆,结果,按后者进行不适当的治疗,因为多数撕脱滴泪骨折是稳定性的。

4.过伸损伤

过伸损伤常由于头部碰到障碍物或者老年患者坠落伤而产生。这种损伤在X线平片常被漏诊而导致晚期疼痛和失稳。从稳定角度看,轻度骨折中前纵韧带断裂、不伴关节突或椎体半脱位的分离骨折是稳定的,例如,棘突椎板和侧块骨折。Jonsson等用冷冻技术连续检查了22例车祸死亡者,这些病例均有颅骨骨折。其中20例直接创伤面部或额部骨骼放射线检查阴性,但有许多隐匿性损伤。发现椎体前部血肿4例,椎体周围血肿4例,黄韧带断裂8例,椎间关节损伤69例,颈长肌断裂2例,钩突周围血肿77例,椎间盘突出69例,软骨终板撕裂2例,隐匿性骨折2例。他们的结论是对创伤患者一般常规摄X线检查,在很大程度上低估了肌肉骨骼的损伤,尤其是过伸损伤。

具有发育性颈椎管狭窄或颈脊柱炎的患者,过伸损伤导致颈椎的短缩可使椎间盘后部和黄韧带折叠(图11-17),因而脊髓被挤压导致脊髓中央损伤,即中央损伤综合征。脊髓内主要传导束的排列为板层状,颈部的传导束靠中央,而腰骶部的传导束靠侧边,因而过伸损伤产生的脊髓中央损伤使临床上出现了下肢功能残留、而上肢损伤更为严重的特征。从预后看,中央损伤综合征患者,通常可恢复行走功能,但双手功能恢复很困难。

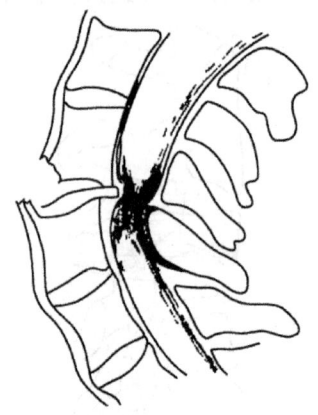

图11-17 椎管狭窄并过伸性损伤致突出椎间盘和折叠的黄韧带损伤

在放射学中,颈椎管的大小可以采用Pavlo方法来测量,这一测量方法是通过测得椎管中矢状径和椎体前后径的比值来确定,如果该比值<0.8可能有椎管狭窄,常称为狭小椎管,<0.6则属于椎管狭窄,CT或MRI检查更为准确。在脊髓损伤平面,椎间盘或椎体常常轻度后移,通常认为这种后移突出在伤前就存在。然而,有许多患者是过伸损伤产生的移位,移位虽然很小,但使椎管更加狭窄,致使脊髓持续受压。这种现象在急性过伸损伤患者是过伸损伤产生的移位,行MRI检查可得到证实。颅骨牵引对这些半脱位的复位及移位的椎体复位都是有效的。

二、下颈椎损伤的治疗原则

(一)历史

古代文明认识到脊髓损伤的预后很差,建议不予治疗,因为患者难免要死。Hipocratee等首先描述了胸腰椎骨折闭合复位方法,他的方法是让患者俯卧位,用臂及腿扣带扣紧进行牵引;一旦脊柱长度恢复即外科医师给予手法或杠杆复位。他痛斥了那些他称之为庸医的人们在城市中心公共场所采用把患者绑在梯子上,然后倒吊起来的复位方法。

公元2世纪有人建议切除椎弓进行脊髓减压。Paul等在公元7世纪首次真正做了一例椎板切除减压手术;Ambrose等给一脊柱损伤患者做了椎板切除减压,但未成功;Hadra等首次应用内固定,他采用开放手术将银丝襻固定在棘突上;Harvey等首先推荐通过切除椎板而进行脊髓减压,这一方法一直沿用至今。Davies和Bohler明确认识到骨折复位比切除椎板能获得更好的脊髓减压。Rogers等于1942年报道了一简单安全的棘突间钢丝固定及融合方法,使得融合率显著提高。之后,这一技术进行了不断改进,尽管棘突间钢丝固定技术后被其他固定方法所替代,但其后路植骨融合技术至今仍是一标准的手术方法。

Smith和Robinson发明了前路脊髓减压技术;Bailey等采用前入路处理骨折患者,前路及后路钛钢板新技术的应用使创伤获得了更坚强的内固定。

(二)发展趋势

对外科治疗作用的争议一直持续到近年。Guttmann等认为外科治疗对神经功能恢复作用很小,有时甚至使损伤平面上升。他们分析的病例均行椎板减压手术,但目前椎板减压已基本放弃,适应证很少,除非椎板骨折压迫脊髓。近年来,对伴脊髓受压的脊髓损伤,采用手术直接切除压迫和减压并行节段内固定。因而,另一种观点认为外科治疗对神经功能的恢复有促进作用。至今,在颈椎损伤处理与方法的选择上外科观点有很大差异。John报道了31位脊柱外科专家对5位提供了临床摘要和影像表现的脊髓损伤患者提出的处理方法。结果,处理观点存在很大的差异。颈椎损伤的治疗方法选择应该参考如下几个方面。

1.骨折类型和稳定性

这是最重要的参考因素,一旦进行适当分类就可根据骨折类型及其稳定性进行治疗。

2.脊髓和神经根是否受压

如有压迫持续存在,至少在12个月内手术减压都会增加神经功能的恢复。

3.骨性损伤还是韧带损伤

一般来讲,如果原始损伤是骨性的,经过非手术治疗常可愈合,而韧带损伤则愈合的可能性很小,需要外科治疗。

4.其他参考因素

患者的年龄、损伤相应的骨密度及手术后外固定治疗的有限性。

切记,对于颈椎损伤而无神经损伤的患者,最终保持神经功能的完整是最好的治疗结果。下颈椎损伤的治疗方法包括采用非手术治疗复位如颈围或Halo-Vest架固定等,或前路或后路减压融合加内固定。

颈椎骨折脱位的治疗目的是保护神经结构、复位固定骨折脱位及提供远期稳定而无疼痛的脊柱。大多数患者应早期稳定脊柱,如果有必要则先行牵引复位,进行了体检和放射学检查之后,即可计划治疗方案。应该注意,有些病例损伤早期不好确定其稳定性,一定时期后才能确定并进行治疗,这样,可预防不必要的过度治疗。

(三)外固定矫形支具治疗

1.颈围领

颈围领不能严格限制颈部的运动,但舒适,对节段受力的稳定作用较小,适用于稳定性损伤尤其是老年患者。只要硬围领选择和应用适当,可治疗许多类型的损伤。包括 Philadephia 围领和 Miami 围领,适用于稳定型骨折术后固定。后者还有内垫,透气吸汗,易于调节。

2.颈胸固定支架

例如 Minerva 支架、Yale 支架或 Guillford 支架等。其通过适当的金属杆,上部通过颈枕垫支撑头面部,下方通过前后两个垫,贴于胸背部,并用经胸和肩两对皮带固定,有的支架可更换内垫。因而,患者带着支架也可以洗澡。这些支架舒适并有足够的固定作用,因而可用于治疗多种类型骨折患者。

3.Halo-Vest 支架

Halo-Vest 支架是可提供最大程度颈部稳定的外固定装置。对上颈椎损伤除Ⅱ型齿突骨折外均可获得理想的固定效果。但该固定不适用于下颈椎不稳定性损伤。Whitehill 等报道了5例双关节突脱位的患者在 Halo-Vest 固定过程中复发脱位。Glaser 等也有类似报道,所有患者的10%和有关节突半脱位的37%的患者脱位复发,其并发症发生率高达75%,尽管有些并发症不严重,这些并发症多与颅骨有关,包括颅骨钉松动、感染而失去固定作用,穿透颅骨及大脑脓肿。Anderson 等通过让颈椎不稳定损伤患者在 Halo-Vest 外固定后卧位和直立位的体位下分别拍侧位 X 线片,发现在体位变化后骨折节段平均移位17 mm,成角7°。加之,由于 Halo-Vest 架限制了日常活动,有时很难被患者接受。

生物力学和机械力学研究,比较了各种外固定矫正器的稳定效果。Hiladephia 等发现对于整个颈椎范围内的活动来讲,软质围领几乎没有复位作用,Hiladephia 颈围领可限制颈椎屈-伸运动的71%,旋转运动的54%;颈胸支架限制屈-伸运动的88%,旋转运动的82%;Halo-Vest 支架限制屈-伸运动的96%,旋转运动的99%。但对节段间的局部运动,所有支具都没有那么好的限制作用,因为颈椎有"蛇样运动作用"即一个节段的屈曲运动可被另一节段的伸直而代偿。

三、不同类型骨折的治疗

(一)轻度骨折

轻度骨折包括不伴有半脱位及椎体压缩骨折的棘突骨折、椎板骨折、侧块骨折及单纯前纵韧带的撕脱骨折。对可疑病例可通过 White 标准评定,这些轻度损伤的治疗包括使用硬质颈围领或颈胸支架固定6~8周,在佩戴支具后,出院前一定要戴支具直立行侧位 X 线片以确定损伤已稳定。然后每两周摄片一次。如果出现疼痛加重或神经症状,表明可能有骨折部位的移位,应随时准备修正最初稳定性损伤的诊断,并及时改变治疗。固定一定时期后,复查颈椎过伸、过屈侧位 X 线片,以观察是否愈合。

(二)过屈损伤

1.韧带损伤

韧带损伤可分为轻度损伤和严重损伤。轻度损伤指 White 评分标准在5分以下,没有椎体半脱位或椎间盘破裂,这类损伤可经前面所述外固定而治愈。严重过屈韧带损伤为不稳定性损伤,愈合的可能性很小,而且闭合复位后脱位常复发,因此,治疗应选择后路 Bohlman 三联钢丝固定融合术,如果棘突或椎板骨折则用侧块钢板或前路钢板固定。如果对严重损伤的诊断不能肯定,我们主张先用保守治疗,定时随访。

2.单侧椎间关节脱位

目前单侧椎间关节脱位的治疗上有争议,治疗原则如下。

如果患者为单纯脱位和复位过程困难,用 Halo-vest 支架固定 8～12 周或卧床 4～6 周,再佩戴颈胸支具 6～8 周。随访期间,注意监测颈椎序列,如果出现再脱位,则行颈椎后路融合手术。

如果合并关节突骨折或复位过程很容易,说明颈椎失去了对旋转的控制,很不稳定,应早期行后路单节段融合及侧块钢板固定术。

如果术前 CT 或 MRI 检查存在椎间盘突出或关节突骨折移位,使神经根管狭窄,则应该行前路椎间盘切除、椎间植骨融合术,也可根据患者的情况行神经根管扩大术。

如果闭合复位失败,则行开放复位,融合固定术,术后用硬质颈围领固定 6～8 周。

3.双侧椎间关节脱位

双侧椎间关节脱位又称颈椎跳跃性脱位。这种损伤很不稳定,最好的治疗方案为闭合复位和外科手术固定。如果试图用 Halo-vest 治疗则脱位复发率超过 50%。

双侧椎间关节脱位,处理上的分歧在于所伴随椎间盘突出的复位时机和方法。Eismont 等研究证明,这类损伤合并椎间盘突出的发生率为 10%～42%。理论上讲,在复位过程中突出的椎间盘仍有可能在近颅侧椎体后方,因而复位可使神经损伤进一步加重。他报道了 6 例合并椎间盘突出者,其中 3 例复位后神经功能加重,这 3 例是闭合复位无效后在手术过程中复位的。他认为,这一严重并发症的危险性是异常椎间隙狭窄,不能复位或复位困难,使复位过程中神经功能障碍加重。

Masry 主张复位应该限于损伤后 48 小时之内,超过 48 小时,神经损伤已稳定,而且有加重神经症状的风险。根据这一原则,他的高位截瘫患者中,Frankel 神经功能 B 级者,70% 的患者恢复了行走功能;Frankel C 级者,95% 的患者恢复了行走功能。

有学者曾对颈椎脱位复位后继发或加重了脊髓损伤的 30 例患者进行了报道,分析其损伤后神经功能恶化的主要因素有:①手法复位不当,其中 2 例在手术复位后立即瘫痪,另 2 例分别在复位后 1 小时和 7 小时发生瘫痪。因而,认为掌握适当的复位重量、方向及旋转角度很重要。②牵引过重、时间过长及方向不正确,均可因脊髓过度牵拉或脊髓水肿而损伤。③复位中,椎间盘突出、已突出的椎间盘及硬膜前血肿进一步压迫脊髓造成机械性损伤。因而,如果患者无神经损伤或不全损伤,在复位前应行 MRI 检查,如果存在椎间盘突出,在复位前应先行椎间盘切除手术,切除椎间盘后,再配合颅骨牵引下复位,并行椎间融合。如果复位困难则不可勉强,可行椎体次全切除及融合固定。如果患者为完全瘫痪或严重的不完全瘫痪,则最好在 48 小时之内尽快闭合性复位,以迅速直接或间接地使神经组织减压。复位后再进一步检查,复查 MRI,如果有继发椎间盘突出压迫存在,则应行前路椎间盘切除、植骨融合内固定术;如没有椎间盘压迫,则亦可行后路融合内固定术。

(三)轴向压缩损伤

轴向压缩损伤的特点为椎体粉碎及骨块向椎管内移位,包括压缩骨折和爆裂骨折。

1.压缩骨折

压缩骨折如果不合并其他骨性损伤或脊髓损伤时,枕颌带牵引 4～6 周,佩戴颈围领 6～8 周。如合并其他病理变化,则应根据具体情况,制定治疗方案。

2.爆裂骨折

爆裂骨折,又称粉碎性骨折。稳定型常不伴后柱的损伤,通常发生于 C_6 或 C_7 水平,骨折很容易通过牵引而复位,可用颈椎固定支具外固定。如伴有脊髓损伤则应行颈椎前路椎体切除减压、自体髂骨块植骨及钢板固定术。

(四)轴向压缩屈曲损伤

如果轴向负载暴力再加上屈曲暴力,则使后柱韧带结构损伤。滴泪骨折不稳定,可通过牵引复位,最好而且确切的治疗是前路椎体部分切除、自体髂骨块植骨及钢板固定。如果合并椎间关节脱位,则需要前后路固定术相结合。

(五)过伸性损伤

从传统观点看,伴有脊髓中央损伤综合征的过伸性损伤,常被认为与退变或发育性椎管狭窄有关,且不造成不稳定。然而,仔细观察X线片,可见这类患者颈椎中段常有2~3 mm的后移位,对于一个已狭窄的椎管,很小的后移位也可产生明显的脊髓受压。近年来,MRI资料证明,急性纤维环破裂和椎间盘信号的存在提示半脱位是急性发生的,而不是因脊柱炎所致。伴有脊髓损伤的过伸性损伤急性期应给予牵引治疗,牵引的目的是稳定脊柱,间接使半脱位复位;拉长脊柱,将突出的椎间盘和折叠入椎管的黄韧带拉出椎管而使脊髓减压。

对所伴有脊髓损伤综合征的治疗是有争议的。许多患者经3~5周牵引和相继颈围固定而成功治愈。如果神经功能无恢复,则复查MRI,如有脊髓压迫存在,应行减压手术。是前路手术还是后路手术取决于损伤累及的节段数、压迫部位和整体颈椎排列情况,大多数病例有1~3个椎间盘病变,可采用前路减压融合术。如果患者伴有3个节段以上病变,如伴有颈椎椎管狭窄或颈椎病,则行后路椎管扩大成形或椎板减压手术。如果有条件,应该选用颈椎管扩大成形术,而不是椎板减压术。近年来,对创伤患者常辅以后路融合加侧块钢板固定术。偶尔对脊髓前后部均有受压的病例分两步分别前、后入路减压。创伤性后脱位是一种罕见的过伸性损伤,椎体后移50%或以上,很难复位,最好行前路椎体切除减压、融合固定术。

四、下颈椎脱位的复位技术

下颈椎脱位有两种情况:一种是单侧关节突脱位;另一种是双侧关节突脱位。单侧关节突脱位患者因其椎管管径减少轻微,因而并发脊髓损伤者较少见;而且脱位加重的危险性较小,以至于有些学者认为没有必要复位和外科稳定性的处理。然而,双侧关节突脱位则应该尽早复位,这种脱位危及颈椎的序列,常伴有严重脊髓损伤。

颅骨牵引是治疗颈椎脱位的常规措施。一般可将复位方法分为3类:①在非麻醉下轴向牵引逐渐增加牵引重量;②在牵引的基础上根据不同脱位类型进行特定的手法复位;③手术开放复位,多采用后入路,也有少数采用前入路。

一旦复位成功,应早期行椎间融合尤其是双侧关节脱位者,因为椎间盘和韧带损伤所致的慢性不稳有继发再脱位的危险,Bohlman等报道继发脱位发生率为30%。

复位方法的选择尚存在争议。郝定均等通过对400例颈椎损伤患者复位的体会认为,对颈椎脱位的病例采用分步骤复位技术较为妥当,一种失败后再用下一种。

首先,患者在镇静药物下,局部麻醉,颅骨牵引复位。

颅骨牵引钳主要有两种:一种是Grutckfield牵引弓及其改进装置,目前在我国仍广泛应用,该牵引弓的缺点是钳孔可发生骨质吸收,继而可松动脱落;另一种是Gardner-Wells钳,在欧美广泛使用,优点是不需要手术切开钻孔,可立即应用,而且不易脱落。

牵引重量差异很大,Breig等证明5 kg的重量,对一个三柱断裂的脊髓来讲,就可能被拉长10 mm,可引起神经损伤的加重。Cotler等证明,过度屈伸都对脊髓很危险,在此状态下,脊髓受到椎体后部的压迫。

患者用地西泮药物后肌肉相对松弛下来,牵引重量不宜过大。可用下列公式确定最大牵引重量:P=4 kg(头颅重量)+2 kg(每远离颅骨一个椎体)。例如,C_7~T_1脱位的复位牵引重量应为:P=4+2×7=4+14=18 kg。

从 4 kg 开始,每次增加 2~3 kg,每 10~20 分钟增加 1 次牵引重量,每 30 分钟拍颈椎侧位 X 线片一次,头下加垫使颈椎微呈屈曲位 10°~20°,一旦上下关节突呈尖对状态,就可以将颈部放直。在此期间应监护神经功能,以及心率、血压等体征。这样复位一般不超过两小时。

如果牵引复位不成功,则需要在局麻下行手法牵引复位。复位在 X 线机下监视进行,对双侧关节突脱位用侧位透视,单侧关节突脱位用斜位透视(图 11-18)。手法复位争取一次成功,最好不超过两次,以免刺激或压迫脊髓使神经症状加重。

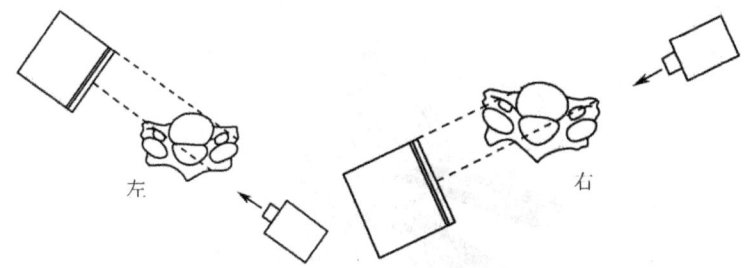

图 11-18　应用斜行投照关节突角

单侧关节突脱位复位比较复杂,开始时将头偏离脱位侧,当透视下见脱位的上下关节突尖对尖时,将头倾斜向脱位侧,然后将颈部放置呈中立位(图 11-19),在这一过程中,影像监视很重要。

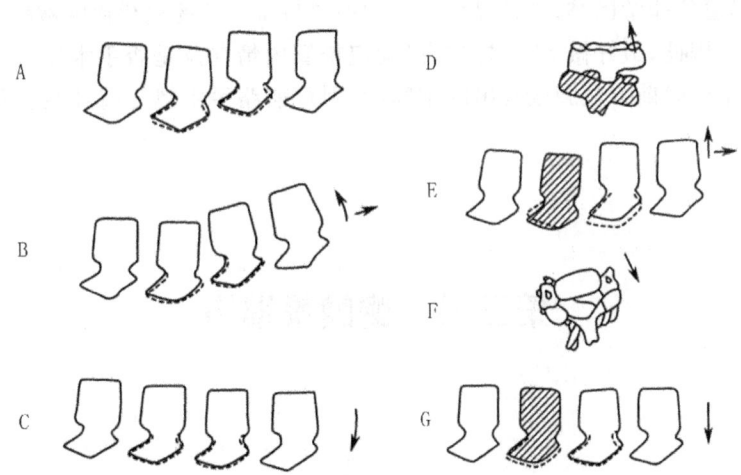

图 11-19　双侧(A~C)或右侧(D~G)关节突脱位的手法复位
A.双侧脱位;B.屈曲牵张;C.背伸;D.右关节突脱位;E.屈曲牵张;F.左侧旋转;G.背伸

双侧关节突脱位在透视下颈椎微屈,手法牵引至上下关节突尖对尖时,将颈部变直呈中立位即可复位。

一旦颅骨牵引取出,操作就得特别小心,避免颈部活动,尤其在气管插管时要避免颈部过伸,最好用纤维管经鼻插入。

最后就是当手法复位失败时,继续维持颅骨牵引的同时,准备手术复位。近年来一些学者采用前入路手术复位,其理由是:①前路一次复位融合固定,没有必要让患者更多地经受痛苦;②前路椎间盘切除后,使手术复位更简单有效;③复位后,随即融合固定,立即获得了可靠的机械稳定性。

手术时患者呈仰卧位维持牵引,手术床调为头高足低位以对抗牵引,并用 C 形臂 X 线机侧位监测,前入路,先行相应节段椎间盘切除,然后手术复位。对双侧脱位,台下配合者在牵引状态下将颈部呈微屈状态,术者将撑开钳置入椎间隙尽量深的部位,其尖端达椎体矢状径的后 1/3 部撑开,在透视下见上下关节突尖对尖状态时,令台下配合者将头放为全水平位,同时,术者压迫近头侧椎体并松开撑开钳,使其复位。对单侧关节突脱位者,则撑开脱位侧并向对侧倾斜头部使关节突尖对尖时,使头部变为中立位即可复位(图 11-20)。然后用自体髂骨椎间植骨并用钢板固定。

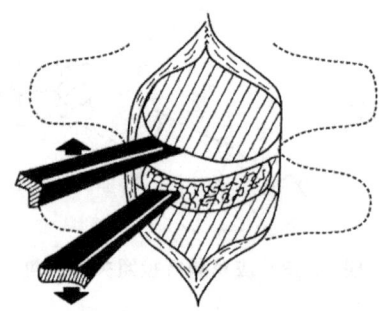

图 11-20 单侧关节突脱位手术复位

对于伤后两周以上的患者,由于损伤处瘢痕、前脱位椎体后血肿机化等原因,使闭合复位面临两个问题:一是复位非常困难;二是复位后可因前移位椎体后的机化血肿被推入椎管压迫脊髓而使其功能恶化。因此,最好做 MRI 检查,以确定椎管内情况及是否手术复位,如无 MRI 检查条件,或 MRI 提示硬膜前方血肿或脱出的椎间盘,则行前路手术减压植骨融合及钢板内固定手术治疗。

(姜 涛)

第三节 胸腰椎损伤

一、概述

胸腰椎骨折与脱位占脊柱损伤的首位,伤情严重,治疗比较复杂,严重者常造成残废。胸椎遭受损伤的机会相对较少,胸廓的支撑、固定作用,将胸椎联合成一个整体,较小的暴力,由于胸廓的吸收作用而衰减,不至于引起明显损伤,因此临床所见的胸椎骨折,多由严重的直接暴力所致。巨大的暴力,往往同时造成胸廓损伤,治疗比较复杂,应首先处理直接威胁患者生命的合并伤,病情稳定后,再着手胸椎骨折的治疗;胸椎椎管较小,其内容纳脊髓,骨折块突入椎管或发生骨折脱位,脊髓缓冲空间有限,容易损伤,加之胸段脊髓血供不丰富,伤后神经功能的恢复可能性极小。腰椎椎管较胸椎椎管大得多,加之其容纳的主要为马尾神经,因而腰以下的腰椎骨折,发生完全性截瘫者少见,多保留下肢部分神经功能,早期减压复位,有望取得明显的手术效果。胸腰椎损伤最常发生在胸椎和腰椎交界处,因此临床上把 $T_{11} \sim L_2$ 称为脊椎的胸腰段。胸腰段具有较大的活动度,又是胸椎后凸和腰椎前凸的转折点,在脊柱屈曲时以胸腰段为弯曲的顶点,因此最易由传导暴力造成脊椎骨折。胸段骨折合并截瘫通常是脊髓圆锥与马尾神经混合伤,伤后主要神经症状表现为以双下肢瘫痪、括约肌功能障碍为主。

二、胸椎骨折

(一)发生机制

造成胸椎骨折的主要暴力包括间接暴力和直接暴力,常见于坠落伤、车祸和重物打击伤后。根据暴力的类型、方式和体位,损伤各不相同,常见的暴力类型有以下数种。

1. 屈曲暴力

屈曲暴力致伤,脊柱的前部承受压应力,脊柱后部承受张应力。主要造成椎体的前缘压缩骨折,当暴力很大时椎体前缘压缩超过其高度的1/2,常伴有椎体后上缘骨折块突入椎管。椎体后缘高度往往无明显改变。

2. 压缩暴力

在轴向压缩载荷的作用下椎体产生爆裂骨折,横断面上整个椎体的各径线均增大。骨折块向椎体左右和前后碎裂,椎体后部碎骨块突出进入椎管,造成脊髓神经不同程度的损伤。

3. 屈曲分离暴力

屈曲分离暴力常见于车祸中,又名安全带损伤。高速行驶的汽车发生车祸时,由于安全带的作用,下肢和躯干下部保持不动,上半身高速前移,造成以安全带附近脊椎为支点,脊柱后部结构承受过大的张力而撕裂,受累的结构以后柱和中柱为主。

4. 屈曲扭转暴力

屈曲和扭转两种暴力同时作用于脊柱,损伤严重,椎体旋转、前中柱骨折,单侧或双侧小关节突交锁。

5. 水平暴力

水平剪力往往较大,造成上下位椎体前后脱位,对脊髓和马尾神经的损伤严重,预后差。

6. 伸展分离暴力

在胸腰椎比较少见,此种主要造成脊柱前部张力性破坏,黄韧带皱褶突入椎管,压迫脊髓。

(二)分类

根据 Dennis 的脊柱三柱理论,脊柱的稳定性依赖于中柱的形态,而不是后方的韧带复合结构。三柱理论的基本概念是前纵韧带、椎体及椎间盘的前半为前柱;后纵韧带,椎体和椎间盘的后半构成中柱,而后柱则包括椎弓、黄韧带、关节突、关节囊和棘间、棘上韧带。椎体单纯性楔形压缩骨折,不破坏中柱,仅前柱受累为稳定性骨折。爆裂性骨折,前、中柱均受累,则为不稳定骨折,屈曲牵张性的损伤引起的安全带骨折,中柱和后柱均破坏,亦为不稳定损伤,而骨折脱位,由于前、中、后三柱均破坏,自然属于不稳定损伤。

1. 根据暴力类型分类

(1)爆裂骨折:以纵向垂直压缩暴力为主,根据暴力垂直程度分下列几个类型。非完全纵向垂直暴力;椎体上下方终板破裂;椎体上方终板破裂;椎体下方终板破裂;合并旋转移位;椎体一侧严重压缩粉碎性骨折。

非完全纵向垂直暴力：A型，一般上、下终板均破裂。B型，略前屈终板损伤，多见。C型，略前屈终板损伤，少见。D型，伴旋转损伤。E型，略带侧弯伴一侧压缩。

爆裂骨折特点：两椎弓根间距增宽；椎板纵裂；CT示突入椎管的骨块往往比较大，多数患者的椎体后上骨块突入椎管，椎管受压较重。严重爆裂骨折，脊柱三柱损伤，椎管狭窄严重，截瘫发生率高。

(2)压缩骨折：根据压缩暴力的作用方向，可分屈曲压缩性骨折和侧向压缩骨折，前者椎体前柱压缩，中柱无变化或轻度压缩，椎弓根间距正常，棘突无分离，属稳定性骨折，可用非手术方法治疗；后者造成椎体一侧压缩骨折，多伴有明显脊柱侧弯，临床比较少见。

(3)分离骨折：常见的主要有Chance骨折，椎体楔形变，椎后韧带复合结构破坏，棘突间距离增宽，关节突骨折或半脱位，而椎弓根间距正常。不论损伤是经骨-骨、骨-软组织，还是软组织，此种损伤均为三柱破坏，属不稳定骨折，需手术内固定。受压往往较轻，不伴脱位的病例，截瘫发生率较低；过伸分离骨折比较少见，由过伸暴力作用引起，严重者因后方黄韧带皱褶突入椎管压迫脊髓造成不全性截瘫。

(4)水平移位型骨折：引起本类骨折的暴力有水平暴力与旋转暴力。暴力主要集中于椎间盘，故多数为经椎间盘损伤，椎体之间的联结破坏，极易发生脱位，截瘫发生率高。根据暴力的特点，本类骨折又可分为两种类型：

剪力型：由水平暴力引起。水平移位型骨折脱位发生率高，多经椎间隙发生，椎体无压缩骨折，有时可伴有椎体前上缘小分离骨折，棘突间距不增宽，后凸畸形较轻，如伴有旋转脱位，往往有旋转移位、横突、肋骨和关节突骨折，脱位纠正后，损伤椎间隙变窄，截瘫恢复差。

旋转型：椎间隙变窄，可合并肋骨、横突骨折，并伴有脊椎骨折和关节突骨折，有时在脱位部位下一椎体的上缘发生薄片骨折，此骨折片随上一椎体移位；多数骨折伴有一侧关节突交锁。

2.根据脊柱骨折稳定程度分类

(1)稳定性脊柱骨折：骨折比较单纯，多不伴有中柱和后部韧带复合结构的损伤，骨折发生后，无论是现场急救搬运或是伤员自身活动，脊柱均无移位倾向，见于单纯屈曲压缩骨折。椎体的前部压缩，而中柱高度不变，后柱完整，此种骨折多不伴有脊髓或马尾神经的损伤。

(2)不稳定性骨折：脊柱遭受严重暴力后，发生骨折或骨折脱位，并伴有韧带复合结构的严重损伤。由于参与脊柱稳定的结构大多破坏，因而在伤员的搬运或脊柱活动时，骨折损伤部位不稳定，若同时伴有后纵韧带和纤维环后半损伤，则更加不稳。根据Dennis三柱理论，单纯前柱损伤为稳定骨折，如单纯椎体压缩骨折；中柱在脊柱稳定方面发挥重要作用，前柱合并中柱损伤，如椎体爆裂骨折，为不稳定性骨折；前中后三柱同时受累的Chance骨折、伴后柱损伤的爆裂骨折、骨折脱位，均为极度不稳定性骨折。

(三)病理变化

1.成角畸形

胸腰椎骨折大部分病例为屈曲损伤，椎体的前部压缩骨折，脊柱的中后柱高度不变，前柱缩短，形成脊柱后凸畸形，前柱压缩的程度越严重，后凸畸形越明显。当椎体前部压缩超过1/2，后柱的韧带复合结构受到牵张力。较轻者深筋膜、棘上、棘间韧带纤维牵拉变长，韧带变薄，肉眼观察，韧带的连续性尚存在前柱继续压缩，后柱复合结构承受的牵张力超过生理负荷，纤维发生部分断裂，严重者韧带撕裂，裂隙内充满积血，黄韧带和小关节囊撕裂，小关节可发生骨折或关节突交锁;骨折和软组织损伤的出血,渗透到肌组织内形成血肿,血肿机化后产生瘢痕,萎缩和粘连,影响肌纤维的功能,妨碍脊柱的正常活动功能并引起腰背疼痛。在椎体的前部,前纵韧带皱褶,在前纵韧带和椎体之间形成血肿,血肿压迫和刺激自主神经,使胃肠蠕动减弱,致患者伤后腹胀和便秘。

2.椎体后缘骨折块对脊髓神经的压迫

垂直压缩暴力造成椎体爆裂骨折,骨折的椎体厚度变小而周径增加,骨折的碎块向四周裂开并发生移位。X线片显示椎体左右径与前后径显著增宽,向前移位的骨块,由于前纵韧带的拉拢,除产生血肿刺激神经引起患者胃肠功能紊乱外,无大的危害性,而在椎体的后缘,暴力瞬间,后纵韧带处于牵张状态,破裂的椎体后上部骨块向椎管内移位仅受后纵韧带的张力阻拦,易突破后纵韧带移入椎管内,碎骨块所携带的功能,足以将脊髓摧毁,造成脊髓圆锥和马尾神经的损害。

3.椎间盘对脊髓的压迫

屈曲压缩和爆裂骨折占椎骨折的绝大部分,而此种损伤都伴有椎体的屈曲压缩性改变,前柱的高度丧失均大于中柱,椎间隙呈前窄后宽形态,间隙内压力增高,髓核向张力较低的后方突出,当屈曲压缩的力量大于后纵韧带和纤维环的抗张强度,后纵韧带和纤维环相继破裂,椎间盘进入椎管内,使属于脊髓的有限空间被椎间盘所占据,加重脊髓的损伤。

4.来自脊髓后方压迫

Chance骨折或爆裂骨折,脊柱的破坏相当严重,黄韧带断端随同骨折的椎板,由后向前压迫脊髓的后部,未发生断裂的黄韧带,张于两椎板之间,有如绷紧的弓弦,挤压硬膜囊。在过伸性损伤中,黄韧带形成皱缩,凸向椎管,同样构成脊髓后部压迫。

5.骨折脱位椎管容积丧失

水平移位性损伤产生的骨折脱,对脊髓的损伤最为严重。在此种损伤中,暴力一般都比较大,脊柱的三柱均遭到严重破坏,脊柱稳定功能完全丧失。上位椎体向一个方向移位1 mm,相应下位椎体向相反的方向移动1 mm。脊髓的上、下部分别受到来自相反方向的压迫,脊髓内部的压力急剧增加,血供迅速破坏,伤后脊髓功能恢复的可能性极小。

6.脊柱成角、脱位导致脊柱损伤

慢性不稳定脊柱骨折脱位或成角,破坏了脊柱正常的负重力线,长期非生理情况下的负荷,导致成角畸形缓慢加重,引起慢性不稳定,对于那些骨折早期无神经压迫症状的患者,后期由于脊柱不稳定产生的异常活动造成迟发性脊髓损伤,此外脊柱成角本身可造成椎管狭窄,脊髓的血供发生障碍。

(四)临床表现

有明确的外伤史,重者常合并脑外伤或其他内脏损伤,神志清醒者主诉伤区疼痛,肢体麻木,活动无力或损伤平面以下感觉消失。检查见伤区皮下淤血、脊柱后凸畸形。严重骨折脱位者,脱位局部有明显的空虚感,局部触痛,常可触及棘突有漂浮感觉。由于损伤的部位及损伤程度不一,故神经功能可以是双下肢活动正常,亦可表现双下肢完全性瘫痪。神经功能检查,临床常用Frankel分级法。括约肌功能障碍,如表现为排便无力、尿潴留、便秘或大小便完全失禁。男性患者阴茎不能有意识勃起,被动刺激会阴或阴茎表现为不自主勃起,如脊髓颈胸段损伤而圆锥功能仍存在者;如为脊髓圆锥部的骨折脱位,脊髓低级性中枢遭到摧毁,勃起功能完全丧失。

(五)诊断要点

根据外伤史及外伤后的症状、体征可初步确定为胸腰椎骨折或脱位,并可依感觉、运动功能丧失而初步确定损伤节段,便于进一步选择影像学检查部位。X线平片是胸腰椎骨折的最基本的影像学检查手段,应常规应用。通常拍正侧位片,根据病情需要可加照斜位或其他位置。单纯压缩骨折正位片可见椎体高度变扁,左右横径增宽,侧位片可见椎体楔形变,脊柱后凸畸形,椎体后上缘骨折块向后上移位,处于椎间水平。爆裂骨折侧位片显示椎体后上缘有大块骨块后移,致伤椎椎体后上部弧形突向椎管内小关节正常解剖关系破坏。骨折脱位者侧位片显示两椎体相对位置发生明显变化,以上位脊椎向前方或前方偏一侧移位摄常见。CT扫描相较于普通X线检查能提供更多的有关病变组织的信息,因而优越性极大,有条件者应该常规应用。CT片可以显示骨折的类型和损伤的范围,用于单纯椎体压缩骨折,可以显示椎体后缘有无撕脱骨块,骨块是否对硬膜囊形成压迫,有助于决定治疗方法。爆裂骨折CT扫描可以观察爆裂的椎体占据椎管的程度,有助于决定采用何种手术方法减压,并为术中准确解除压迫提供依据。MRI能够较清楚地显示椎管内部软组织的病损情况,在观察脊髓损伤的程度(水肿、压迫、血肿、萎缩)和范围方面较CT优越,对脊柱后柱结构的损伤亦有良好显示,有助于判断脊柱稳定性。

(六)治疗原则

根据脊柱的稳定程度可以采用非手术治疗或手术治疗。非手术治疗主要用于稳定性脊柱骨折,目的在于通过缓慢的逐步复位恢复伤椎的解剖关系,通过脊柱肌肉的功能训练,为脊柱提供外源性稳定,从而避免患者晚期常见的损伤后背痛。手术治疗脊柱损伤的目的在于:解除脊髓神经压迫,纠正畸形并恢复脊柱的稳定性。手术早期稳定性由内固定材料提供,坚强的内固定可以保证患者早下地活动,防止长期卧床导致的各种并发症,加速创伤愈合,恢复机体的生理功能。脊柱稳定性的远期重建,依赖正规的植骨融合。

(七)治疗选择

1.非手术治疗

(1)适应证:用于稳定性脊柱骨折,如椎体前部压缩<50%,且不伴神经症状的屈曲压缩骨折,脊柱附件单纯骨折。

(2)方法:伤后仰卧硬板床,腰背后伸,在伤椎的后侧背部垫软垫。根据椎体压缩和脊柱后凸成角的程度及患者耐受程度,逐步增加枕头的厚度,于12周内恢复椎体前部高度。X线片证实后凸畸形已纠正,继续卧床3周,然后床上行腰背肌锻炼。床上腰背肌锻炼为目前临床上较常用的功能疗法,腰背肌锻炼的目的是恢复肌力,为后期脊柱稳定性重建提供动力基础、预防后期腰背痛与骨质疏松症的出现,过早下地负重的做法不宜提倡,因为有畸形复发可能,尤其是老年骨质疏松的患者,临床上出现慢性不稳定者,大多源于此。

(3)优点:治疗方法简单,无须长时间住院,治疗费用较低。

(4)缺点:卧床时间长,老年患者易出现肺部并发症和褥疮,部分病例遗留晚期腰背痛和骨质疏松症,适应证较局限等。

2.手术治疗的目标和适应证

(1)手术治疗的目标:为损伤脊髓恢复功能创造条件(减压和避免再损伤);尽快恢复脊柱的稳定性,使患者能尽早起床活动,减少卧床并发症;植骨融合后提供长期稳定性,预防顽固性腰背痛的发生。

(2)适应证:适用于多数不稳定性骨折与伴脊髓有明显压迫的骨折、陈旧性骨折椎管狭窄、后凸或侧凸畸形者,近年来,随着微创脊柱外科技术的发展,适应证已进一步扩大,包括单纯压缩骨折、骨质疏松症所致压缩骨折等。

3.手术方法

(1)脊髓神经减压术:对有神经症状者应行脊髓神经减压术。脊柱骨折脊髓压迫的因素主要来自硬膜的前方,包括脊柱脱位,伤椎椎体后上缘压迫脊髓前方;压缩骨折,椎体后上角突入椎管压迫脊髓;爆裂骨折,骨折块向后移位压迫脊髓;单纯椎间盘突出压迫脊髓;脊柱呈锐弧后凸或侧凸畸形>20°,椎管受到压迫性和张力性两种损伤,故应采用硬膜前方减压,经一侧椎弓根的侧前方减压或经两侧椎弓根的环形减压或侧前方入路下直接减压。

(2)内固定:以短节段为主。Lcuque 棒或 Harrington 器械固定,由于节段过长,有一定的缺点,目前应用较少。减压完成后,应使患者维持于脊柱过伸位,在此基础上行内固定,可望使椎体达到良好的复位要求。目前应用的内固定器械包括后路与前路两大类,后路多采用短节段椎弓根螺钉系列,前路多采用短节段椎体螺钉钢板系列或椎体螺钉棒系列。

(3)植骨融合:脊柱融合的要点如下。内固定只能提供早期稳定,后期的永久性稳定需依赖于植骨融合,因而植骨是处理胸腰椎骨折的一个常规手段,必须保证正规、确实的植骨操作。植骨数量要足够,由于植骨是在非生理情况下的骨性融合,因而骨量少,骨痂生成少,有限的骨痂难以承受生理活动所施加的载荷。植骨的质量要保证,异体骨应避免单独应用于脊柱融合,有不少失败的报道,有的后果相当严重,但在前路大量植骨时,自体骨量不够,可混合少量异体骨或骨传导活性载体。大块髂骨植骨质量可靠,并可起到支撑和承载作用,而火柴棒样植骨增加了生骨面积,能较早发生骨性融合,两者可联合应用。究竟是采用前路椎体间融合还是采用后路椎板、横突间融合应根据具体情况决定,决定因素取决于骨折类型、脊髓损伤程度、骨折时间、脊髓受压的主要来源及患者的一般状况等。通常后路张力侧能同时做到固定与减压,但在脊柱稳定性方面远不如前路椎体间植骨。

三、单纯椎体压缩骨折

单纯椎体压缩骨折为稳定性骨折,临床比较常见,一般不伴有神经损伤,个别患者有一过性肢体麻木乏力,多能在短时间自行恢复,非手术方法治疗能取得良好的效果。

(一)发生机制

患者多遭受较轻微的屈曲暴力作用,老年者骨质疏松多由摔倒臀部着地引起,临床病理改变主要体现为脊柱前柱压缩呈楔形改变,不伴有中柱的损伤,后柱棘间韧带部分损伤,少有韧带断裂及关节突骨折与交锁者;因中柱结构完整,椎管形态无改变,脊髓除少数因冲击作用直接损伤外,一般无明显骨性压迫损伤。如椎体压缩不超过50%,脊柱稳定性无破坏。

(二)临床表现

伤后腰背部疼痛,脊柱活动受限。伤区触痛和叩痛(+),少数患者可见轻度脊柱后凸畸形,早期双下肢主动抬腿肌力减弱,这是由于髂腰肌、腰大肌痉挛,伤区疼痛等间接原因所致,不应与神经损伤相混淆。

(三)诊断要点

(1)明确外伤史及伤后腰背部疼痛、伤区触痛及叩击痛。

(2)X 线检查:正位片显示伤椎椎体变扁,侧位片示椎体方形外观消失,代之以伤椎前低后高呈楔形变。测量伤椎前缘的高度,一般不低于后缘高度的50%,个别患者在伤椎后上缘可见小的撕脱骨块,骨块稍向上后移位,脊柱中柱、后柱完整性多无破坏。

(3)CT 扫描:可见椎体前上部骨折,椎体后部多数正常,椎管各径线无变化。

(4)MRI示骨折区附近硬膜前方有局限性高密度改变,为伤区水肿、充血所致,脊髓本身无异常;后凸严重时可显示椎后软组织区水肿甚至韧带断裂。

(5)青少年患者,就与Scheuermann病相鉴别,后者又称青年性驼背、脊椎骨骺炎或脊椎骨软骨炎,其特点为胸椎长节段、均匀的后凸,相邻多个椎体楔形变。老年患者,尤其是老年妇女,应与骨质疏松胸腰椎楔形变相鉴别,后者无外伤史,骨质疏松明显,亦为多个椎体改变;MRI检查椎体或椎后软组织的信号改变可鉴别。

(四)治疗选择

1.非手术治疗

(1)适应证:单纯椎体压缩骨折。

(2)方法:伤后立即卧硬板床,腰下垫枕,使伤区脊柱前凸以达复位之目的。腰背部垫枕厚度应逐步增加,应以患者能够耐受为度,不可操之过急,尤其是高龄患者,复位过于急促,可导致严重的消化道症状。垫枕开始时,厚度5～8 cm,适应数天后,再增加高度,1周后达15～20 cm。

(3)优点:方法简单,有一定效果。

(4)缺点:不可能达到解剖复位,卧床时间相对较长。

2.手术治疗

少数骨折后腰背部疼痛严重,长时间不能缓解或老年患者不能耐受伤后疼痛和长期卧床者,可采用手术治疗行椎体成形或后凸成形术。

(1)优点:缓解疼痛快,卧床时间短。

(2)缺点:手术有风险,费用开支大。

(五)康复指导

患者伤后1～2周疼痛症状基本消失,此时即应积极行腰背肌功能锻炼。具体做法:开始时采用俯卧位抬高上半躯体和双下肢(燕子背飞)的方法;腰部力量有所恢复后采用双肩(力量较强者头顶)顶住垫在床头板的枕头上,双手扶床,膝关节屈曲,双足着床,挺腹,将躯干中部上举,以获脊柱过伸,使压缩的椎体前部在前纵韧带、椎间盘组织的牵拉下复位,每天3次,每次5～10下,开始次数和高度要求不过于勉强,循序渐进,并定期摄片,观察骨折复位情况。一般1周后,多能获得满意的复位结果。练习间歇期间应坚持腰背部垫枕,维持脊柱过伸位。3个月后,可下地练习行走。过早下地活动的做法极易造成患者畸形加重并导致远期顽固性腰背疼痛。

(六)预后

单纯胸腰椎椎体压缩骨折无脊髓、神经损伤,且属稳定性骨折,预后较好;但少数患者,特别是老年性骨质疏松症患者,可能遗留后凸畸形及晚期顽固性腰背痛。

(七)研究进展

多年来,胸腰椎椎体单纯压缩骨折的治疗一直主张非手术治疗、卧床为主,但随着人们生活水平的提高,生活质量的要求亦随之提高;近年来,压缩骨折后顽固性腰背痛的报道较多,过去较容易忽略的问题摆上了脊柱外科医师的工作日程,传统手术治疗因其较大创伤难以取得理想的疗效/代价比,微创脊柱外科技术的发展使单纯压缩骨折后期腰背痛的解决成为可能,经皮椎体成形强化、经皮椎体后凸成形等技术较好地解决了晚期后凸畸形和顽固性腰背痛的问题,使早期能够下床活动、防止肺部并发症的出现成为现实。

四、椎体爆裂骨折

椎体爆裂骨折是一类较严重的胸腰椎骨折,因骨折块占据椎管容积,腰以上节段损伤时,通常易出现完全性或不完全性截瘫,腰以下则多数无神经症状,部分出现不同程度的马尾和神经根损伤。

(一)发生机制

椎体爆裂骨折多为垂直压缩暴力致伤,病理改变表现为除前柱骨折外,中柱亦遭受破坏,椎体碎裂,向前后、左右移位,向后方椎管内移位的骨块造成脊髓或神经的损害。

(二)临床表现

损伤部位疼痛剧烈,就诊超过 24 小时者伤区明显肿胀。体查见棘突周围皮下大面积淤血、肿胀,棘突后凸畸形,伤区触痛剧烈。损伤平面以下感觉、运动和括约肌功能不同程度发生障碍。

(三)诊断要点

有严重外伤史及伤后腰背部疼痛、肿胀伴有损伤平面以下感觉、运动和括约肌功能障碍者应考虑胸腰椎爆裂骨折的可能。

1.正位 X 线片

正位 X 线片显示伤椎椎体高度降低,椎体横径增宽,椎板骨折,弓根间距增宽,椎体正常的解剖征象破坏。侧位片见椎体高度降低,以前方压缩尤为明显,伤椎上方之椎体向前下滑脱,椎间隙变窄,伤椎椎体后方向椎管突入,尤以后上方最剧,并常见有骨折块进入椎管内。可能有棘突骨折或关节突骨折,少数患者关节突骨折累及椎弓根。

2.CT 片

CT 片可清晰显示椎体爆裂,骨折块向四周散开,椎体的后缘骨折块向后移位,进入椎管。骨块向后移位严重的一侧,患者神经损伤症状亦重于对侧,如骨块完全占据椎管空间,脊髓神经多为完全性损伤;CT 扫描时应考虑手术治疗的需要,扫描范围应包括上位和下位椎体、椎弓根,以确定是否适合后路短节段内固定物的置入。

3.MRI 图像

MRI 图像显示脊髓正常结构破坏,损伤区上下明显水肿,对判断预后有指导性意义。

(四)治疗选择

根据胸腰椎爆裂骨折的病理机制:脊柱的前、中柱均受累,稳定性破坏;中柱的骨折碎块对脊髓造成直接损伤而导致完全性或不完全性截瘫。治疗目的应是重建脊柱稳定性,去除脊髓压迫,防止进一步及迟发性损伤,为脊髓损伤的康复和患者早期功能锻炼创造条件。治疗方法首选手术治疗,不能因完全性截瘫无恢复可能而放弃手术。

手术方法可以根据患者的情况、医院的条件和术者的经验,分别采用后路经椎弓根减压、椎弓根螺钉系统短节段固定和前路减压内固定。不论取何种方法均应同时植骨行脊柱融合,以获远期稳定。

1.后路经椎弓根减压、椎弓根螺钉系统内固定

常规后正中显露,显露伤椎横突,于上关节突、椎板、横突连接处行横突截骨。咬除椎弓后侧骨皮质,以椎弓根探子探清椎弓根走向,辨清外侧皮质后咬除,仅保留椎弓根内侧及下方皮质,术中尽量保留上关节突,经扩大椎弓根入口进入椎体,以各种角度刮匙行环形刮除椎体碎骨块及上下间隙椎间盘,自椎体后侧采用特殊的冲击器将椎管内碎骨块挤入椎体,减压完成,行椎弓根螺钉固定,并取松质骨泥行椎间隙植骨,融合的范围应包括上、下正常椎的椎板、小关节和横突。

(1)缺点:受减压通道的限制,减压操作较复杂,尤其是上下两个椎间盘的减压更难完成;植骨面的准备也不如前路充分,因此椎体间植骨的效果不如前路直接减压。

(2)优点:手术创伤小,时间短,尤适用于多处严重创伤的病例,能同样达到前方直接减压的目的。

2.前路减压植骨、内固定术

(1)适应证:胸腰椎骨折或骨折脱位不全瘫痪,影像学检查(CT、MRI、造影)证实硬膜前方有压迫存在,就骨折类型来说,最适用于爆裂骨折。陈旧性胸腰椎骨折,后路减压术后,仍残留明显的神经功能障碍且有压迫存在者。胸腰段骨折全瘫者可酌情采用。

(2)禁忌证:①连续2个椎体骨折。②心肺情况差或伴有严重合并不能耐受手术打击者。③陈旧性骨折脱位成角畸形严重者;胸椎骨折完全性截瘫且Mm证实脊髓横贯伤损伤者。④手术区大血管有严重损伤者。

(3)手术要点。①全麻:患者侧卧位,手术区对准手术台腰桥,两侧垫枕,通常从左侧进入。②手术步骤:经胸腹膜后途径切除第10或11肋,自膈肌止点1 cm处,弧形切开膈肌和内侧的弓状韧带,到达伤椎椎体,结扎上下椎体之节段血管,推开腰大肌,可见白色隆起的椎间盘,压之有柔韧感,与之相对应的椎体则稍向下凹陷,触之坚硬。仔细辨认病椎、椎弓根和椎间隙,勿损伤走行于椎间隙的神经根和根动静脉。在椎体后缘椎弓根和椎间隙前部,纵行切开骨膜,骨膜下电刀切剥,将椎体骨膜以及其前部的椎前组织一并向前方推开。在椎体切骨之前宜先切除病椎上、下位的椎间盘,用锐刀顺纤维环的上下缘切开手术侧显露的椎间盘,以尖头咬骨钳切除手术侧纤维环及髓核组织,显露病椎的上下壁。以小骨刀切除大部分病椎,超薄枪钳将椎弓根及病椎后侧皮质、碎骨块一一咬除,减压完成后,用锐利骨刀切除病椎上、下及其相对应椎间盘的终板软骨,以利植骨融合。放下腰桥,必要时人工牵引以保证无侧凸畸形,用撑开器撑开椎体的前部以纠正后凸畸形,撑开器着力点位于椎体前半,不可使撑开器发生弹跳,避免误伤周围重要解剖结构。后凸畸形纠正满意后,在撑开情况下确定植骨块的长度及钢板(棒)长度,以不影响上下位椎间关节的活动为准,取自体三面皮质骨髂骨块植骨,松开撑开器,拧入椎体钉,安放动力加压钢板或棒,如Kanaeda器械。冲洗伤口后常规鼓肺检查有无胸膜破裂,再次检查植骨块位置,并在植骨块前方和侧方补充植入松质骨碎块、壁胸膜,牵回腰大肌。放置负压引流,伤口缝合如切开膈肌,应将膈肌原位缝合。术毕严格观察患者呼吸和口唇颜色,并连续监测血氧饱和度。必要时,患者未出手术室前即行胸腔闭式引流术,以防不测。术后卧床时间根据脊柱损伤程度而定,一般2~3个月,并定期拍X线片,观察植骨融合情况。

(4)优点:直视下前路椎管减压,操作相对容易;前路内固定更符合植骨的生物力学要求,融合率较高。

(5)缺点:手术创伤较大,伴多处严重创伤者,特别是严重胸腔脏器损伤患者难以耐受手术。

(五)康复指导

胸腰椎椎体爆裂骨折多伴有完全性或不完全性截瘫,康复治疗不应局限于手术恢复后,早期的主动功能锻炼、水疗、高压氧治疗、药物治疗及针灸均占据重要地位。鼓励咳嗽排痰,勤翻身防褥疮。

(六)预后

无论前路手术还是后路手术,减压、植骨融合的效果都是可以肯定的,脊柱的稳定性不难重建;预后与原发脊髓损伤的程度及继发病理改变的程度密切相关。通常不完全性脊髓损伤的恢复较好,完全性脊髓损伤较难恢复,圆锥部位的损伤引起的大小便失禁较难恢复。

(七)研究进展

胸腰椎爆裂骨折的诊断不难,治疗方法较统一,大多数学者一致认为首选手术治疗,但在术式的选择上争议较多。后路椎弓根螺钉系统的出现解决了脊柱三柱稳定性重建的问题,术后短期稳定性由坚强内固定提供,虽然通过后路椎弓根途径行椎体减压已不再是问题,但后路内固定的植骨融合效果不确切。有学者认为前路内固定更能满足椎间融合的生物力学要求,传统的侧前方减压植骨内固定创伤较大,采用胸腔镜或腹腔镜下辅助或不辅助小切口技术行侧前方减压、植骨、内固定取得良好疗效,且创伤较小。另有学者认为使用后路椎弓根螺钉系统仅仅能撑开爆裂骨折椎体的周围皮质骨,椎体中央塌陷的松质骨不可能复位,残留的骨缺损将由纤维组织替代,在生物力学性能上无法满足要求,他们主张在后路椎弓根螺钉撑开复位的基础上,后路病椎经椎弓根减压,运用自固化磷酸三钙骨水泥行伤椎加强。研究者则采用后路微创技术行经皮椎弓根螺钉系统内固定,利用后路撑开技术使椎体高度在韧带张力作用下恢复,病椎以磷酸钙骨水泥加强;或采用经椎弓根椎体环形减压、椎体加强以重建脊柱稳定性。

总之,胸腰椎爆裂骨折的治疗进展相当快,从脊柱三柱理论的创立、椎弓根螺钉系统的发明到微创技术的具体应用,国内外学者做出了不懈的努力,使得手术过程逐渐向微创、快速化发展,术后疗效更理想。

五、胸腰椎骨折脱位

(一)发生机制

胸腰椎骨折脱位见于严重平移暴力致伤,多合并脊髓完全性损伤,脊柱严重不稳,术后脊髓功能恢复较差。

(二)临床表现

损伤部位疼痛剧烈,就诊超过 24 小时者伤区明显肿胀。体查见棘突周围皮下大面积淤血、肿胀,棘突排列有阶梯感,伤区触痛剧烈。损伤平面以下感觉、运动和括约肌功能不同程度发生障碍,部分患者合并椎前或腹膜后血肿,刺激胸膜或腹膜,引起呼吸困难或腹胀腹痛等症状。

(三)诊断要点

根据患者的临床症状、体征及影像学检查可确诊。X线检查正侧位片可发现脱位椎体向左右或前后移位,正常脊柱序列严重破坏,伴有小关节、椎板或棘突骨折,有时可见椎体向前严重脱位而后部附件留在原位,伤椎的椎弓部可见很宽的裂隙。脱位超过Ⅱ度者,损伤平面的韧带复合结构均遭完全性破坏。MRI 可见脊髓连续性中断,部分脊髓或马尾神经嵌于椎板间隙间加权显示的高信号狭窄区为脊髓损伤水肿、出血所致。

(四)治疗选择

1. 非手术治疗

脊柱稳定性完全破坏,非手术治疗很难重建稳定,不利于康复及损伤并发症的预防。伤后卧硬板床,腰下垫软枕复位或在伤后 4~8 小时行手法复位以利术中在正常的解剖序列下操作,前后移位虽可通过手术器械复位,左右移位术中复位较难,应在术前解决。

2. 手术治疗

手术应尽早施行,如拖延时间过长,损伤区血肿机化、粘连形成,复位有一定困难,如反复应用暴力,有误伤血管的可能性。通常采用椎弓根螺钉系统复位内固定术;手术采用全麻,先取大块髂骨条,留作植骨。常规显露并行椎板减压,显露椎板过程中需防损伤暴露于椎板后方的散乱马尾神经,如发现硬膜有破裂应当缝合,不能缝合者,用蒂的骶棘肌瓣覆盖,术中清除椎管内的血肿和骨折块及卷入的韧带组织,切开硬膜,探查脊髓。准确置入椎弓根螺钉,不可完全依靠 RF 或 AF 器械固定,必须依靠体位、重力和手术组医师手法协助才能完全复位。复位时,将手术床头端升高 30°~40°,助手根据脱位的方向,用狮牙钳夹持脱位平面上、下椎节棘突,施加外力,协助术者纠正脱位、恢复脊柱的正常排列。将切取的大块髂骨条修整,分别植于两侧椎板关节和横突间。

(1)优点:能及时加强脊柱的稳定性,解除对脊髓的压迫,有利于神经的恢复。

(2)缺点:手术有风险,技术要求较高,费用开支较大。

(五)康复指导

术后早期活动,2 小时翻身 1 次,防止并发症,1 周后半坐位,鼓励咳嗽排痰,同时加强四肢功能锻炼,尽早使用轮椅。

(六)预后

胸腰椎骨折脱位多伴有严重脊髓损伤,MRI 显示脊髓完全横断的病例,即使经过早期手术减压、固定,神经症状基本无恢复,手术内固定后,患者生活质量得到保证,早期可借助轮椅或功能康复器参加一般活动。长期卧床患者,因多种并发症的影响预后不佳。脊髓圆锥部位的损伤,最难恢复的是括约肌功能,马尾神经损伤多引起下肢的不完全性感觉、运动障碍。

(七)研究进展

胸腰椎骨折脱位是一种较严重的损伤,治疗的难度高,单纯后路短节段椎弓根螺钉系统复位内固定往往难以达到重建脊柱稳定性的目的,传统的方法是借助手法或体位复位使用椎弓根螺钉短节段固定,早期重建脊柱稳定性不成问题,但后期矫正度丢失、迟发性脊髓损伤的不良后果屡有报道。丘勇等使用后路钉钩系统联合复位内固定,取得较好的早期和远期疗效,解决了短节段固定脊柱骨折脱位力学强度不足的问题。与胸腰椎单纯骨折不同的是本类型损伤脊柱三柱均严重损伤,无论内固定的强度多高,远期疲劳无法避免,因此,植骨融合显得尤为重要,远期骨性融合是骨折节段稳定的根本保障。融合的方法包括后外侧横突、关节突、椎板间融合,融合的材料以自体颗粒状或火柴棒式松质骨最好,也可采用大块 H 形单面皮质骨材料。

(姜　涛)

第四节　胸椎管狭窄症

椎管狭窄是导致脊髓、马尾神经和神经根压迫性损害的常见原因之一。发生在腰椎最多,其次为颈椎,胸椎少见。退变性胸椎管狭窄症是近年来才被逐渐认识的一种疾病,主要累及椎间关节-椎间盘水平,该处关节囊、黄韧带、后纵韧带骨化及椎体增生,椎间盘膨隆,造成椎管狭窄和脊髓压迫症状,这些变化与脊椎退行性变是相一致的。有关胸椎管狭窄症的报道较少,欧美文献仅仅有极少数病例报道,日本发病率较高,国内近年来也有不少病例报道。该病相对较为少见,临床较易漏诊和延误诊断。

黄韧带骨化(OLF)现象最早是于 1912 年提出的。1920 年 Polgar 首例报道黄韧带骨化的侧位 X 线表现,以后人们对此进行了大量深入的研究工作。目前黄韧带骨化症已被认为是导致胸椎管狭窄、脊髓损伤的重要临床疾病之一。

一、流行病学

黄韧带骨化多见于亚洲人,尤其是日本人,发病率为5%~25%;黑种人、高加索人也有少量报道,但在白种人中极罕见。该病为老年性疾病,50~70岁发病率高,并有随年龄增长发病率增高的趋势;男性发病较多,男女比例为(2~3):1。

二、发病机制

到目前为止胸椎管狭窄症的确切病因尚不完全明确,几十年来围绕其发病机制不断探索,现认为可能与以下几种因素有关。

(一)慢性退行性变

临床统计研究表明,黄韧带骨化老年人多发,且以下胸段居多,同时常伴其他病理变化如后纵韧带骨化、小关节肥大、椎体增生等,这些特点与脊柱其他部位慢性退变是相一致的;同时发现,部分脊柱退行性变病例中胸椎黄韧带骨化、后纵韧带骨化发生率高。病理学研究也发现,黄韧带退变过程中弹力纤维减少、大量胶原纤维增生,在此基础上逐渐发生软骨样改变、钙化,直至骨化。但是,该观点很难解释为何颈椎黄韧带骨化极为少见。

(二)积累性劳损

另外一些学者认为,由于下胸段活动度较大,黄韧带在附着点处受到较大的反复应力而致慢性积累性损伤。反复的损伤、修复,最终导致黄韧带骨化。临床病理学研究结果显示,黄韧带骨化往往始于黄韧带的头侧,尾侧附着部,长期受力致弹力纤维断裂、胶原纤维增生,甚至在受力明显的部位发生黏液样变性;病变黄韧带显示反复替代及软骨化生过程,继而通过软骨内成骨导致黄韧带骨化。

(三)代谢异常

目前研究较多的是氟与黄韧带骨化间的关系,其可能的作用机制:氟可激活腺苷酸环化酶,从而使细胞内cAMP含量升高,引起细胞质内钙离子浓度显著升高,最终导致软骨细胞钙化、骨化。低磷血症也被认为与黄韧带骨化有关,但机制尚不明确。

(四)其他

炎症、家族性因素等也被认为是本病的发病机制之一,因为临床观察到不少家族聚集现象,但迄今仍缺乏充分证据。

三、病理

根据术前X线、CT、MRI检查、手术所见及术后病理检查,胸椎管狭窄的病理改变是多种多样的,有先天性的,如椎管发育不良、椎弓根短缩;遗传性的骨代谢异常如Paget病;维生素D抵抗性骨病;也有后天性的,如肾病性的骨代谢异常,氟骨症。临床上最多见的是反复的应力损伤因素,局部的退行性改变所致胸椎管狭窄是基本病理改变,包括黄韧带肥厚(HLF),黄韧带骨化,关节突肥大,椎板增厚,椎间盘突出,后纵韧带骨化,硬行膜增厚等类型。

从影像学上,退行性胸椎管狭窄的主要病理改变为:黄韧带肥厚,部分出现钙化或骨化。可厚达1.0~1.5cm,有的出现双椎板样改变,甚至与上下椎板融成一体;椎板增厚硬化。厚达1.5~2.0cm;关节突增生肥大,增生骨赘向椎管内突入;椎体后缘骨赘向椎管突入。椎间盘突小和

OPLL多并存;椎管矢状径和横径减小,椎管变形,硬膜外脂肪消失,硬膜外粘连紧带、硬膜增厚。脊髓受损、硬膜囊变形或呈节段性环形凹陷,搏动减弱或消失。这些改变与颈、腰椎管狭窄退行性变相似,故退行性胸椎管狭窄应当是脊柱退行性变的一个组成部分,这是由于胸椎管在正常情况具有相对较窄的解剖学特点。即使其退生程度与颈、腰椎相同,亦可能最先造成胸段椎管脊髓及神经根的压迫性损害,而且由于缺乏有效缓冲空间,与颈、腰段相比,压迫与缩窄程度往往较严重,无缓解期、常呈缓慢的进行性发展,因长期缺血生性造成永久性瘫痪。此外,胸椎相对较为固定,韧带及关节囊的病理性骨化倾向较易形成,与颈、腰段相比,除形成更严重的狭窄外,其范围往往较为广泛,常累及4~6个脊椎,氟骨症则受累范围更加广泛。

四、临床表现

胸椎管狭窄疾病临床主要表现为脊髓不全压迫造成的胸段脊髓缺血、感觉和运动传导障碍等一系列综合征,大部分患者起病呈隐袭性,少数可有诱因,如腰背部扭伤,受凉、过度劳累,手术麻醉等,症状表现多样:①胸椎压痛,伴或不伴放射痛,后伸受限伴疼痛。②下肢感觉异常,如下肢麻木、无力、脚踩棉花感;下肢肌力减弱,肌张力增高,出现肌紧张、折刀样痉挛,僵硬,无力,行走困难,且进行性加重。③间歇跛行史,行走数十米至数百米或久立后症状加重,平卧时症状减轻。④胸腹部束带紧迫感。⑤大小便功能障碍。⑥痉挛步态,有些患者甚至不能站立。

体格检查方面以胸段脊椎受压表现为主,脊柱相应节段压痛,少数有后凸畸形,胸椎不同平面以下存在不同程度的感觉、运动障碍,出现感觉减退平面,双下肢痉挛步态,大小便异常等不全瘫痪。神经反射亢进,病理反射阳性,腹壁和提睾反射减弱或消失,膝、踝反射活跃或亢进,髌、踝阵挛,Babinski征阳性;神经根刺激症状,如胸背部束带感,疼痛;脊髓、马尾循环障碍,出现神经源性间歇性跛行,括约肌功能障碍,二便困难;晚期脊髓完全性压迫,出现截瘫,二便失禁等。

五、影像学检查

影像学检查是胸脊髓压迫症定位、定性诊断的最主要手段,仅依靠感觉平面、反射或棘突叩击痛等临床检查,往往并不确实。

(一)X线检查

X线检查是必须的,可排除脊柱肿瘤和骨性病变,疑有胸椎管狭窄症的患者应常规行X线检查。一般多表现为胸椎不同部位不同程度的退变征象,正位片病变部位椎间隙变窄,有不同程度的椎体缘唇样骨质增生,椎间隙内多模糊不清,椎板轮廓难以分辨;侧位X线片可见胸椎退行性改变,如关节突肥大,椎体骨赘形成,甚至呈竹节样改变,椎间隙可有轻度变窄,椎间孔投影中可见骨化影,可呈钩形或鸟嘴状高密度影。连续几十节段黄韧带骨化时椎管后壁呈锯齿状引起节段性狭窄,这一点从T_1~L_2所有平面均可发生,特别是$T_{9~12}$节段。氟骨症病例可见胸椎骨密度明显增高,韧带广泛骨化,结合流行病学及生化可诊断。

(二)CT检查

对脊柱脊髓疾病的诊断具有定性和定位作用,可清晰显示椎管狭窄的程度、病变的具体部位及骨化形态,更清楚地揭示出椎管、硬膜囊、蛛网膜下腔和脊髓的相互关系,显示病变更为明确。CT扫描主要表现为起于椎管后外侧壁即椎板下缘或关节突前内侧的单侧或双侧板状或结节状骨化块,突入椎管内,形态表现为棘状、结节状、板块状、隆突状骨化。双侧型的骨化块可相互部分融合并与椎板和后关节囊融合,椎管狭窄程度上比单侧重。但大的单侧骨化块亦可封闭半侧椎管,造成严重椎管狭窄。后纵韧带骨化和关节突肥大可进一步加剧椎管狭窄,严重时,椎管呈二叶草或窄菱形。脊髓横断面上,压迫重的地方脊髓变细,密度增加。图像横扫可显示增生肥大的关节突,由于椎板增厚和黄韧带骨化造成椎管狭窄时,不是每个扫描层面都与椎管垂直,CT片上显示的椎管狭窄常较实际更严重。

(三)MRI 检查

在无 MRI 截瘫之前,常规做脊髓造影,以观察脊髓受压节段,主要表现在正位片上见束腰状、"V"形或"U"形改变。在侧位片 L 梗阻端表现为"V"形边缘及从椎管的后下方向前上方斜坡样、擦边样而过的改变。造影检查可清晰显示韧带的骨化影,并可见椎管变形、变小、硬膜囊受压,呈搓衣板样、毛刷样或蜡笔样。亦可显示椎间关节、肋结节关节、前纵韧带、后纵韧带的退变、增生、融合、骨化等。椎间关节增生肥大内突,椎板增厚、黄韧带肥厚,OPLL 出现。双层骨样板改变,不完全梗阻,矢状径和横径减小,硬膜外脂肪消失,脊髓受压变形,充盈缺损为多节段性,呈"串珠"状,多见于椎间盘椎间关节平面脂肪消失,脊髓受压变形,充盈缺损为多节段性,呈"串珠"状,多见于间盘-椎间关节平面椎管变形。完全性梗阻时,梗阻端平直或呈斜坡状。

胸椎间盘退行性变和骨赘形成时,可见椎间隙变窄,椎间盘成分减少,信号减弱,有的出现后方椎间盘成分消失,局部信号变弱。受累节段的椎体前、后缘均见低信号的突出物,以后缘为主,后缘突出呈弧形,其信号与皮质骨相似,有的可见"包壳"样改变,即突出物表面信号明显减弱,而中央部传信号增强。黄韧带骨化,黄韧带信号明显减低,矢状面上造成脊髓的节段性压迫,形态似"锯齿样"。比较重的韧带钙化在某些矢状面可占据大部椎管。后纵韧带骨化,可见受累节段的椎体后方正常低密度影增厚,超过正常胸椎后缘"黑线"影,椎管在此部位更显狭窄。胸髓受压和受损时,受累节段的致狭窄因素对胸髓压迫,使胸髓局部弯曲,变扁或呈凹陷向侧移位,多节段狭窄者,脊髓多节段扭曲变细。受压节段的脊髓信号以增强为主,T_2 像较 T_1 像更有利于观察脊髓压迫。

六、诊断

正确的诊断首先依靠详细的病史及全面的神经系统检查。本病相对较少,基层医院常延误诊治,强调早期诊断尤为重要。依据症状和体征,特别是神经学检查和 X 线、CT、MRI 及电生理检查,可以做出诊断并可与胸椎间盘突出症相鉴别。在临床上,胸椎黄韧带骨化多表现为胸椎管狭窄而引起的一系列脊髓、神经根压迫的症状和体征,病程长短不一。其初始症状一般为双下肢麻木、僵硬、无力及感觉异常,常伴有胸部束带感、胸部扩张受限及背部僵硬,间歇性跛行也是临床常见症状。病变在中、上胸段可有明显的上运动神经元瘫痪的体征,但在下胸段常表现为上、下神经元同时瘫痪的体征,少数患者甚至表现为膝以上痉挛性瘫痪、膝以下软瘫。感觉障碍可为横断性或神经根性。双上肢检查正常可排除颈段病变。

(一)病史和发病年龄

胸椎管狭窄症的病史一般均较长,系慢性发病。多为中年以上发病,发病率男多于女。

(二)症状与体征

多数患者早期表现为进行性双下肢麻木、无力、僵硬不灵活,间歇跛行、胸腹部束带感。X 线检查多误认为"骨质增生",常行非手术治疗直至病情严重。检查早期 X 线片,除一般退行性变外,多已有明显的黄韧带肥厚,骨化,后纵韧带骨化等。

影像学检查对诊断胸椎黄韧带骨化有重要作用。高质量胸部平片和侧位断层片,CT 或磁共振检查对早期诊断是很必要的。应注意识别黄韧带和后纵韧带骨化,这是椎管狭窄的主要因素。X线平片有利于鉴别后纵韧带骨化及脊柱炎症、肿瘤等;侧位片可见椎板间隙处形成向椎管内占位的三角形骨化影,但受肩带的重叠及肝脏阴影的影响,常使对上、下胸段的判断受到一定程度的限制,而且对病变早期及板状型骨化的诊断较为困难。椎管造影只能提示梗阻的程度,对病因学诊断无价值,且具有创伤性,目前已很少采用。

(三)鉴别诊断

腰椎间盘突出症患者发病年龄较轻,大多在20~40岁,病史较短,很多患者可以明确发病日期,有人在明确的轻微损伤后发病;由于椎间盘突出多偏向一侧,故脊髓受压症状多在一侧肢体,或两侧轻重不一,脊髓受压程度也较胸椎管狭窄者为轻,几乎无全瘫者;影像学检查特别是MRI检查可提供重要诊断依据,腰椎间盘突出多累及单个椎间隙,个别有两间隙椎间盘突出者,在MRI上显示清楚,无脊髓后方受压的病变,可与胸椎管狭窄症相鉴别。

此外,该病须与黄韧带钙化症相鉴别,多数学者认为,黄韧带钙化症与黄韧带骨化过程中的钙化是两个截然不同的病理过程。黄韧带钙化症仅见于颈段,女性多见,大体观多呈圆形或椭圆形;光镜下可见钙盐沉着于纤维中,钙化灶周围有较多的多核巨细胞、组织细胞及淋巴细胞浸润,表现为肉芽肿样异物反应;与以骨小梁、骨髓结构为特征的骨化完全不同。

七、治疗

通常认为,非手术治疗胸椎管狭窄均无效,手术治疗是目前唯一有效的方法,病情进行性加重,一经确诊应立即手术治疗。

造成胸椎管狭窄症的后方因素主要为肥厚的黄韧带、椎板及肥大的关节突;而前方因素主要为胸椎间盘突出和后纵韧带骨化(OPLL),但单独的OPLL压迫脊髓而无后方病理改变者少见。因此,胸椎管狭窄手术治疗,主要为后路椎板切除减压手术。对于退行性改变为主的,包括黄韧带骨化(OLF)、关节突增生(HAP)、后纵韧带骨化(OPLL)、椎板增厚等类型为主要病理解剖改变的胸椎管狭窄疾病,手术行后路全椎板切除减压是比较简单、直观、彻底的方法,手术的疗效也较满意。对合并有胸椎间盘突出压迫脊髓者宜采用后路减压,再辅以侧前方减压、椎间盘髓核摘除术。

八、术后脊柱稳定性和功能恢复

整块半关节突椎板切除术后,经2~8年的随访,未发现胸椎不稳的情况。原因是外半关节突关节仍存在,还有肋椎关节保护,故胸椎的稳定性可以胜任日常生活。一般情况下不需要行内固定。至于术后效果则与术前脊髓本身的情况和手术减压程度有关,术前未完全截瘫、MRI脊髓信号正常者,手术减压充分,常可获得优良效果。术前截瘫严重,脊髓本身有软化灶者,仅中等恢复,但较术前进步明显;个别未按整块半关节突椎板切除术操作者,脊髓损伤加重。因此,椎板整块切除,可减少或防止脊髓损伤加重的发生。

氟骨症性胸椎管狭窄症是地方性慢性中毒性疾病,动物试验表明氟在异位骨化的化学诱导中起重要作用,氟可激活细胞腺苷酸环化酶、从而使细胞内cAMP含量升高,导致细胞质钙浓度升高、软骨细胞变性、钙化。表现为骨质密度增高,椎板及小关节突增生、肥厚。椎板内韧带(特别是黄韧带)肥厚、骨化、从而导致椎管狭窄,造成脊髓受压的症状,临床表现为椎管狭窄症状。

对于胸椎黄韧带骨化引起的椎管狭窄和脊髓损害,至今仍无有效的非手术治疗,一旦诊断已明确,即应尽早手术治疗。黄韧带骨化主要侵犯脊椎的后部结构,胸椎椎板切除减压是比较合理的方法。但是其手术效果往往不如腰椎和颈椎好,这是因为其病理因素较颈腰段复杂,手术操作也困难。

术后效果与术前病程长短、脊髓压迫与脊髓损伤程度、病变累及节段、狭窄程度、是否并发后纵韧带骨化,以及手术方法等诸多因素有关。狭窄或瘫痪较重而时间较长者,除了致压物使脊髓直接受压而造成损伤外,还由于局部血液循环障碍、缺血缺氧时间较长,可以导致脊髓组织发生不可逆性的继发性损伤。术前MRI上胸髓受压和受损程度越轻,症状进行性加重时间越短,术前生活仍可自理者,术后效果往往越好。而多节段受累,脊髓已有软化、囊变、萎缩变性,症状进行性加重时间长,术前生活需他人照顾者,术后往往效果不理想。

(赵　强)

第五节　腰椎管狭窄症

各种原因导致腰椎椎管、神经根通道、椎间孔的变形或狭窄而引起马尾神经、腰骶神经根受压而产生临床症状的病症,称为腰椎管狭窄症,又称为腰椎管狭窄综合征。多发生于50岁以上的中老年人,男性较女性多见。

一、病因病理

腰椎管狭窄症的病因可分为原发性和继发性椎管狭窄两大类。原发性椎管狭窄指因先天性和发育性因素,导致腰椎骨性椎管发育异常,椎管狭窄,表现为腰椎管的横径和矢状径均匀一致性的狭窄,多见于侏儒症、椎弓根短缩等患者。此种类型腰椎管狭窄症临床较少见。继发性腰椎管狭窄主要是由于椎间盘退变,腰椎椎体间失稳,关节突关节松动增生、内聚的腰椎退行性变,腰椎骨质增生,椎板继发性增厚,黄韧带松弛、肥厚、内陷等诸多因素共同导致的腰椎椎管、神经根管和椎间孔等内径缩小,椎管容积减少,病变达到一定程度后,可引起硬膜囊、神经根、马尾受压而产生腰腿痛症状。也可能因为椎管容积减少,致椎管内外血液循环障碍,静脉充血,血管丛增生等间接压迫硬膜囊或神经根而产生神经压迫症状。临床上以退行性变致继发性椎管狭窄症患者为多见,原发性椎管狭窄症患者少见。

临床上多采用Nelson分类法指导腰椎管狭窄症的诊断和分型。

(一)按解剖部位分类

按解剖部位分为中央型(主椎管)狭窄和侧方型(侧隐窝)狭窄。中央型狭窄以硬膜囊及其中的马尾神经受累为主,而侧方型狭窄则以神经根受累为主。

(二)按病因分类

按病因分为原发型椎管狭窄和继发型椎管狭窄。

1.原发型椎管狭窄

原发型椎管狭窄为先天性因素所致,骨性椎管发育障碍,致椎管容积减少,马尾、神经根受压迫而导致。

2.继发型椎管狭窄

继发型椎管狭窄是由于后天退变或其他原因,导致椎管容积继发性减少,按继发性椎管狭窄的主要发生来源,继发性腰椎管狭窄又可分为4个方面。

(1)退行性脊椎骨质增生,黄韧带肥厚,后纵韧带增生钙化,侧隐窝狭窄,椎间盘病变等。

(2)创伤因素所致脊柱骨折脱位遗留的脊柱畸形。

(3)椎弓峡部裂致椎体滑脱。

(4)脊柱侧弯及其他脊柱骨病,如Paget's病、氟骨症等。

二、临床表现

(一)症状

该病多见于40岁以上的中老年,以男性多见。起病缓慢,常有慢性腰痛史,疼痛常反复发作,一般症状较轻。中央型椎管狭窄主要感觉腰骶部疼痛或臀部疼痛,很少有下肢放射痛。患者常诉直腰行走困难,而弯腰骑自行车无障碍,该型患者最典型的表现是神经性间歇性跛行。侧隐窝狭窄与神经根管狭窄的症状大体相同。表现为相应的神经根受刺激或压迫症状。根性神经痛往往比腰椎间盘突出症严重,可从腰臀部向下放射,常为持续性,活动后加重,体位改变对疼痛影响不如中央型明显,间歇性跛行也不典型。

(二)体征

检查时常可发现患者主诉的症状严重且多,而客观体征少,两者往往不相符。神经未受持续性压迫时,多无明显体征。腰椎无畸形,腰部可无压痛,而后伸或侧屈位时,可诱发症状。前屈时症状消失,直腿抬高试验阴性。发生持续性压迫后,可出现受压的马尾神经或相应神经根支配区的感觉、肌力减退,腱反射减弱或消失。直腿抬高试验可为阳性。

(三)影像学及实验室检查

1.X线检查

在腰椎正侧位X线平片上,常表现为腰椎生理弧度的改变,可以是生理前凸的增大或减少。还可显示椎间隙狭窄、关节突增生内聚,椎体边缘骨质增生等退变表现,部分患者表现为腰椎滑脱、不稳或椎间关节半脱位等。在X线片上还可测量椎管的大小,一般认为,椎管横径<20 mm,矢状径<12 mm,可以认为有腰椎管狭窄的存在。因为X线片存在放大倍率的差异,现多在CT片上行椎管各径的测量,更为准确。

2.椎管造影

椎管造影是诊断腰椎管狭窄的有效方法,表现为不同程度的充盈缺损,严重者完全梗阻,完全梗阻者呈幕帘状、笔尖状或弹头状,也有呈毛刷状的充盈缺损。腰椎滑脱引起的椎管狭窄,可在滑脱节段显示台阶状或肘拐状的硬囊形态改变。椎管后侧黄韧带增厚者,表现为锯齿状充盈压迹,有时呈藕节状改变。椎管造影可以显示硬膜囊的整体形态,且可通过体位及投照位的变化,显示出神经根袖的形态和位置变化。但对侧隐窝的显示不理想,也不能显示椎管的断面及神经根形态。

3.CT检查

CT检查可以清楚显示椎管的形态和椎板厚度,并能进行比较精确的椎管大小及椎板厚度测量。CT能显示椎间盘突出的程度、范围和方向,对侧隐窝狭窄、黄韧带肥厚等均可以清楚显示。如结合椎管造影检查,则能提供更多信息。椎板厚度超过8 mm,黄韧带厚度超过5 mm,可认为是增厚。CT 片在测量侧隐窝时,侧隐窝前后径应＞5 mm,侧隐窝前后径＜3 mm,可以认为是侧隐窝狭窄。

4.MRI 检查

MRI 检查可以对脊柱进行矢状面、冠状面、横断面多个方向角度的检查扫描。在 MRI 检查中可以显示出硬膜囊压迫的节段、程度的部位,同时可以有效显示黄韧带的肥厚、硬膜外脂肪的消失减少、神经根的压迫与位置等。所以,MRI 是检查腰椎管狭窄的有效方法。

三、诊断与鉴别诊断

(一)诊断要点

1.症状

长期慢性腰臀部疼痛不适,间歇性跛行,腰过伸受限,且逐渐加重。

2.体征

体格检查早期无明显异常,后期可出现坐骨神经受压的体征。

3.影像学检查

腰椎 X 线、椎管造影、CT、MRI 检查可明确诊断及椎管狭窄的程度。

(二)鉴别诊断

1.腰椎间盘突出症

腰椎间盘突出症大多见于中青年人,病程相对较短,多以腰痛及下肢放射痛为主要症状,下肢症状单侧者多见,直腿抬高试验阳性。不似腰椎管狭窄症以中老年人为多,主要表现是间歇性跛行,直腿抬高试验多阴性,而腰过伸受限则明显。X 线检查腰椎间盘突出症可见到腰椎疼痛性侧弯,但骨质退变多不如腰椎管狭窄症患者明显,且腰椎管各径的测量在正常范围。CT 或 MRI 检查是鉴别两者的重要手段,腰椎间盘突出症主要表现为椎间隙水平间盘的突出与对硬膜囊和神经根的压迫,而黄韧带厚度、侧隐窝前后径、椎板厚度等多在正常范围,关节突增生内聚也不如腰椎管狭窄症者明显。

2.腰椎滑脱症

部分腰椎滑脱症患者也可表现为腰椎管狭窄症的症状。但在间歇性跛行等典型症状出现之前,腰椎滑脱就已存在,一般是到病程中后期,因腰椎滑脱,导致椎管形态发生扭曲变形,或椎间盘变性突出,或继发性腰椎退变,才发生继发性腰椎管狭窄;后期,腰椎滑脱是腰椎管狭窄的原因,而腰椎管狭窄则是表现形式。

3.血管源性腰背痛

动脉疾病或周围血管疾病可引起下肢痛,有时与坐骨神经痛很相似。但血管源性下肢痛不会因活动而疼痛加重,而腰椎管狭窄症患者的下肢痛多在活动后出现。臀上动脉血流不足引起的臀部间歇性疼痛,行走时出现或加重,站立时减轻,但不会因弯腰或下蹲等减轻。小腿后方肌肉的间歇痛可因周围血管疾病引起,并有坐骨神经刺激症状,也有行走加重、站立减轻的特征,但不会因站立而使疼痛症状完全消除,也不会因下蹲、弯腰等动作而全部缓解。

4.腰背肌、筋膜源性腰背痛

腰背肌筋膜炎、棘上韧带损伤、棘间韧带损伤、第三腰椎横突综合征、臀上皮神经卡压综合征、梨状肌综合征等,为腰背部局限性非特异性纤维织炎,常有反射性腰背痛。腰背肌筋膜炎的腰背疼痛虽然广泛而散在,但以肌、筋膜损伤劳损处为主,所以多表现为肌、筋膜附着点附近的局限性明显疼痛和压痛,多有外伤史,在局限性压痛点附近行痛点封闭可以止痛。此外,腰背肌筋膜炎经过休息或治疗,大多可以逐渐好转或自愈,这种情况在腰椎管狭窄症是很少见的。

5.腰椎不稳引起的腰腿痛

腰椎不稳或腰椎失稳引起的腰背痛或腰腿痛,腰椎不稳的主要原因有椎间盘、椎间关节、椎间韧带的退变,外伤和脊柱手术后的医源性不稳,峡部裂和滑脱。腰椎不稳常见的症状是局限的腰背痛,伴有一侧或双侧臀部、大腿后侧的牵涉痛,严重的患者可伴有坐骨神经的刺激或压迫症状。多数患者主诉易发生腰扭伤,轻微活动或偶然用力不当,即可出现腰痛、活动受限及僵硬感,经过休息,逐步轻微活动腰痛或经过腰椎牵引、推拿按摩后腰痛及活动受限即可解除。这种腰部轻微活动即可能诱发的腰部突发疼痛及活动受限,有些类似膝关节半月板损伤引起的关节交锁症状,是腰椎不稳的重要临床特征。X线检查可见椎间隙不对称性变窄,脊柱序列排列不良,在腰椎过伸过屈侧位上可能观察到明显的椎体前后滑移,还可见到椎弓根的轴向旋转及棘突正常序列的紊乱中断等。

四、治疗

(一)非手术治疗

1.卧床休息

早中期患者或急性反复发作者,卧床休息可以改善局部静脉回流,有利于炎症反应的消退,有利于缓解椎管狭窄的症状,同时因休息可以缓解腰背肌紧张,也有利于消除肌肉源性疼痛不适。一般休息2～3周可以缓解腰腿痛。这也是其他治疗的基础。

2.腰围保护

腰围保护可以协助缓解肌肉劳累。多在患者下床活动及站立时应用,卧床休息时不用。

3.腰功能锻炼

要注意加强腰背肌、腹部肌肉功能锻炼,以增强脊柱的稳定性。

4.手法推拿按摩

可以通过手法治疗达到舒筋散寒、化瘀止痛、松解粘连、松弛肌肉的作用。一般采用患者俯卧位,行腰痛部按法、揉法、点穴法、擦法等手法,患者平卧主要是行点穴法。同时配合腰部关节活动、牵抖法和双下肢关节活动等手法治疗。因患者大多为中老年人,骨质退变,手法治疗过程中不可使用暴力。

5.抗炎止痛药

在疼痛症状较重时,内服吲哚美辛、布洛芬等消炎镇痛剂有利于病情的好转,但使用这些药物要注意胃肠道及心血管安全性,有可能影响患者的凝血功能。

6.封闭治疗

可应用泼尼松龙 12.5 mg,0.5%～1.0%普鲁卡因 100～200 mg 混合后行腰部痛点封闭或椎管内封闭治疗,术后配合卧床休息、手法推拿按摩或腰椎牵引,每周 1 次,2～3 次为 1 个疗程,对早中期患者有效。

(二)手术治疗

1.手术指征

对于病程长,疼痛剧烈,影响日常生活,或保守治疗无效,反复发作,间歇期明显缩短;并有神经功能损害尤其是马尾神经压迫出现部分或完全瘫痪的患者;以及腰椎间盘突出合并腰椎管狭窄,腰椎峡部裂或腰椎滑脱合并腰椎管狭窄;腰椎 CT、MRI 或造影检查有明确的椎管狭窄,且狭窄压迫部位与临床症状相符合的患者,均应考虑行手术治疗。

2.手术目的

解除椎管内、神经根管、椎间孔等处的致压物,解除硬膜囊、马尾神经和神经根的压迫症状,同时要尽量保留正常的骨与软组织结构,维持和重建脊柱的稳定性。

3.手术方式

常用的手术方式有椎板成形术、椎板切除减压术,多配合内固定及植骨,以重建脊柱的正常生理序列和稳定性。手术要参照术前检查的神经定位、CT 和 MRI 检查显示的狭窄范围来考虑减压范围。术中减压有效的标志之一是硬膜囊的搏动恢复。

(徐子恒)

第六节　胸椎间盘突出症

胸椎间盘突出症临床上较少见,由于它症状复杂,临床表现多样,因而诊断比较困难,往往会延误诊断。近年来随着诊断方法的改进,如 CT、MRI 的应用,使得胸椎间盘突出症能够获得早期诊断,另外还发现了一些临床无症状的胸椎间盘突出患者。目前对胸椎间盘突出症的自然病史仍不十分了解,临床上对于造成脊髓压迫的胸椎间盘突出症患者首选外科手术,近年来随着手术方法和技巧的改进,手术治疗胸椎间盘突出症的疗效也不断得到提高。

一、概述

1838 年,Key 报道了第一例胸椎间盘突出症导致脊髓压迫。1911 年,Middleton 等报道了第二例胸椎间盘突出症;1922 年,Andson 采用后路椎板切除的方法第一次尝试通过外科手术的方法来治疗胸椎间盘突出症;1934 年,Mixter 和 Barr 报道了 4 例胸椎间盘突出症,其中 3 例进行外科手术治疗的患者中 2 例出现了截瘫,因而他们认识到这种疾病治疗是比较困难的。在这以后,有很多的文献对胸椎间盘突出症进行了更加详细的描述。普遍认为后路椎板切除的方法治疗这种疾病的疗效难以预料而且风险很大。1960 年,Hulme 首先采用肋横突切除入路治疗了 6 例胸椎间盘突出症患者,他们的经验证明肋横突入路是一种比后路椎板切除术更为安全和有效的方法。Arc 等回顾了 49 例手术治疗的胸椎间盘突出症后发现,肋横突切除入路治疗胸椎间盘突出症的症状改善率为 82%,另外有 14% 的患者无改善,4% 患者症状加重。1958 年,Crafood 等报道了第一例经胸入路治疗的胸椎间盘突出症,他们对椎间盘进行了开窗,但没有过多地摘除椎间盘和进行脊髓减压,结果手术效果良好。Perot 等在 1969 年进行了经胸的脊髓减压来治疗胸椎间盘突出症,结果获得良好疗效。1971 年,Carson 等报道了后外侧入路的方法治疗胸椎间盘突出症,1978 年,Patterson 等对 Carson 方法进行了改进。上述所有手术方法都在不断地改进中,近年来,一些学者尝试通过胸腔镜摘除突出的胸椎间盘,这为胸椎间盘突出症的治疗提供了另外一个途径。上述每种方法都有它本身的优点和缺点,除了后路椎板切除的方法外所有方法都可以接受。

二、病因与病理机制

(一)病因

大多数学者都认为退行性变是胸椎间盘突出症的主要原因,因为胸椎间盘突出往往发生在退变较大的胸腰段。Videman 等发现在 $T_{11\sim12}$ 节段上往往可以看到中度及重度的骨质增生,在 $T_{8\sim12}$ 的上位终板常见有不规则的改变出现,胸腰段终板的改变往往是在中央,而不像腰椎终板的改变常在周边。创伤在胸椎间盘突出症发生中的作用仍存在争议。胸椎间盘突出症患者中有 14%～63%存在外伤史。在 10 个随机的研究中,平均为 34%,在一些患者中外伤因素是确定的,而另外一些患者中外伤可能只是加重或者诱发因素。外伤的程度可从小的扭伤到重的摔伤及严重的车祸来划分。还有一些学者认为舒尔曼病可以加重椎间盘的退变,促使胸椎间盘突出症的发生。

由于本病的复杂性,很多患者没有被认识到或表现为无症状。胸椎间盘突出症发病的实际情况目前仍不十分清楚。胸椎间盘突出症发病年龄最年轻的 11 岁,最大 75 岁,大多数患者在 40～60 岁发病,男性和女性无明显差别。胸椎间盘突出症发生率比较低,Logue 在 250 个椎间盘切除术患者中发现,只有 11 个是胸椎间盘突出症(4.0%),Otani 等在 15 年间的 857 个椎间盘切除术患者中发现有 11 个是胸椎间盘突出症(1.8%),在尸体标本研究中,Perry 发现 11.0%的尸检标本中有胸椎间盘突出,总的来说,症状性的胸椎间盘突出只占所有椎间盘突出的 0.15%～4.00%,手术治疗的胸椎间盘突出症又只占到所有手术椎间盘的 0.2%～1.8%。胸椎间盘突出症合并神经功能损害在总的人群发病率约百万分之一。MRI 的出现使胸椎间盘突出症的诊断和治疗发生了飞跃,使早期诊断和治疗成为了可能,现在它已经代替了脊髓造影,成为胸椎间盘突出症诊断和治疗中一个必不可少的工具。在 1950 年,Love 等在 26 年中才发现了 17 例胸椎间盘突出症患者,而在 MRI 出现以后,Ross 等在 2 年中就发现了 20 例患者,通过 MRI 检查,Wood 等在 90 例无症状的患者中发现 66 例有一个或多个胸段椎间盘表现解剖异常,其中突出 33 例(37.0%)、膨出48 例(53.0%)、纤维环撕裂 52 例(58.0%)、脊髓异常 26 例(29.0%)。年龄和胸椎间盘突出发生率之间无显著的关系。胸痛和无症状人群中的胸椎间盘突出发生率无显著差异。而 Williams 等则认为,胸椎间盘突出十分常见,可以认为是 MRI 上的一个正常变异。

儿童的椎间盘钙化被认为是一个自限性的疾病,最终可出现疼痛缓解、钙化吸收,通常发生在颈椎,半数患者之前有外伤或上呼吸道感染病史。Nicolau 等回顾了儿童突出钙化胸椎间盘的自然史,也证实该病患者症状能自发改善,钙化可自行吸收,但并非所有患儿病程都是良性的,其中有两例患者出现了脊髓压迫,需要手术。成人椎间盘钙化在胸腰段脊柱最为常见,通常无症状,除非发生椎间盘突出,它在无椎间盘突出人群中的发生率为 4%～6%,而在椎间盘突出人群中的发生率为 70%。

(二)病理机制

胸椎间盘突出症产生神经损害的病理机制是继发于直接的机械性压迫和脊髓缺血性损害。Logue 的报道认为直接的压迫可促使神经损伤,他报道了一例 14 个月后死亡的进展性截瘫患者,尸检可见脊髓发生明显的扭曲,但脊髓前动脉和静脉却搏动良好。另外,齿状韧带限制脊髓的后移也可使神经结构容易受到损害。1911 年,Middleton 和 Teacher 报道了一例患者,他在提重物的时候突然发生严重的背痛,20 小时后突然出现从胸到脚的剧痛,然后发生瘫痪,16 天后死于尿毒症,尸检发现突出的胸椎间盘压迫脊髓,病检发现该部位压迫后出现变性,一根血管栓塞并有出血。胸椎间盘的突出可以引起脊髓前动脉栓塞的现象也支持血管损伤的机制。血管缺血损害可以解释那些出现短暂性麻痹的患者及那些神经受累平面明显高于突出椎间盘突出水平的患者,这些患者有时可以看到突出物很小,但产生明显的神经功能损害,这个机制还可以解释那些完全减压后神经功能仍然没有恢复的患者,以及那些慢性胸椎间盘钙化却突然出现瘫痪的患者。Doppman等对急性硬膜外包块行椎板切除术的患者进行血管造影,发现如果在减压后脊髓血管通畅了,尽管脊髓仍存在扭曲,但神经功能可恢复正常,如果动静脉仍阻塞,则仍然表现为截瘫。胸椎管径小,管腔基本被脊髓占满,该段脊髓的血供不太丰富等特点使胸髓容易受到损伤,在 $T_{4\sim9}$ 段特别容易受到损害。另外,胸椎间盘突出常见于中央,经常钙化,可与硬膜粘连或突入硬膜并导致脊髓损害。

三、临床表现和诊断

(一)临床表现

胸椎间盘突出症患者的临床表现多样,没有确定的综合征,症状和体征依赖于突出物在矢状位和横切位的位置及另外一些因素,如病变大小、压迫持续时间、血管损害程度、骨性椎管大小、脊髓健康状况等,患者症状的特点为动态性和进展性。Tovi描述了常见的发病顺序,即胸痛、感觉障碍、无力,最后出现大小便功能障碍,另外他们还发现如果开始为单侧发病的,则病程发展缓慢,有稳定期,有时还有间歇性缓解,而相反在开始就表现为双侧症状的患者病情往往是呈进展性的,而且是不可逆的。

Arce 和 Dohrmann 复习了文献报道的 179 例患者的起始症状,57%为疼痛,24%为感觉障碍,17%为运动障碍,2%表现为小便功能障碍;到就诊时,90%患者出现脊髓压迫,61%出现感觉及运动功能障碍,30%出现大小便功能障碍。Brown 等报道的 55 例患者中,早期症状 67%表现为束带样的胸痛,20%为下肢的功能障碍,从轻度的感觉异常(4%)到严重的肌无力(16%),还有部分患者表现为肩胛区疼痛(8%)和上腹部疼痛(4%)。伴有下肢症状的胸椎间盘突出症的病史特点是进展性的,几乎所有的患者因为进行性的神经功能障碍和持续的疼痛而最终需要手术治疗。Arseni 等认为有两类症状模式:一类是有外伤史的年轻患者,背痛之后可迅速产生脊髓病变;另一类是中年之后的患者,主要是由于退变所致,没有明确的外伤史,脊髓压迫进展缓慢。

患者的胸背痛可以在中央、单侧或双侧,决定于突出的部位,还有一些患者可能没有胸痛表现,咳嗽和打喷嚏可以加重疼痛。如果突出在 T_1 平面,则有可能累及颈部和上肢,类似于颈椎间盘病变,可以引起上肢麻木、内源性肌无力及 Horner 综合征等。当突出位于中胸椎时,疼痛可以放射到胸部和腹部,类似于胸心及腹部疾病,使症状变得更加模糊。Epstein 报道的 4 例患者中,一例进行了不必要的开胸心包囊肿切除术,另一例进行了子宫和输卵管卵巢切除术,第三例患者几乎误诊为子宫内膜异位症而拟进行剖腹探查术。下胸部椎间盘突出可以放射到腹股沟,容易与尿管结石及肾疾病相混淆,突出椎间盘可导致马尾及远端脊髓压迫引起下肢疼痛,症状可类似于腰椎间盘突出症。

胸椎间盘突出症的患者也可出现明显的感觉功能障碍而运动障碍表现不明显,如果患者有感觉、运动、括约肌及步态异常,应该进行仔细的神经系统检查,以排除胸椎间盘突出症。3/4 的胸椎间盘突出症患者发生在 $T_8\sim L_1$,最常见于 $T_{11\sim12}$(26%~50%)。上胸椎发生椎间盘突出的可能性较小。突出多发生于胸腰段的原因是由于该段的活动度较大,$T_{11\sim12}$ 发生率高于 $T_{12}\sim L_1$ 可能是由于小关节的方向不一样,Malmivaara 认为在抗旋转力方面,矢状位的关节面高于冠状位关节面,故 $T_{11\sim12}$ 暴露于更大的应力下,发生变性的可能性更高。

胸椎间盘突出根据突出的位置分为中央型、旁中央型和侧方型。根据症状可分为症状性胸椎间盘突出和无症状性胸椎间盘突出。大约70%患者为中央型或者旁中央型,Awwad 在比较症状性和无症状胸椎间盘突出症患者时发现,在无症状性突出患者中90%为中央或旁中央,而在症状性突出的患者中80%为中央或者旁中央型,但是影像学上却没有明确的特征可以区分症状性和无症状性的胸椎间盘突出。Abbot 等认为,侧方型的突出可引起神经根压迫,但很少或不存在脊髓压迫,上胸段或中胸段的中央型突出往往可导致脊髓病变,T_{11} 或 T_{12} 平面的突出可以压迫圆锥马尾,导致下肢的牵涉痛和括约肌功能障碍。胸椎间盘突出到硬膜囊内发生率较低,Love 报道的61例患者中有7例突入到前侧硬膜囊内。Epstein 等复习文献后发现硬膜囊内胸椎间盘突出只占5%,其发生率低的原因是由于胸段的硬膜囊很少与后纵韧带及纤维环相连,另外椎间盘突出到硬膜囊内的患者发生脊髓半切综合征或截瘫的可能性较大。

(二)影像学检查

1.脊柱 X 线平片

只有在椎间盘出现钙化时 X 线平片上才有较大的价值,而钙化的椎间盘并不一定就是突出的椎间盘,但是却提示椎间盘突出的诊断。Baker 等认为椎间盘钙化有两种模式,一种是椎间隙后方的广泛钙化;另一种是突入到椎管内。这种情况由于钙化病灶很小而容易忽视,通过对成人腰椎间盘的研究证实:沉积物可能是焦磷酸盐或羟基磷灰石钙。对存在后凸畸形合并有椎体楔变或终板不规则改变的腰痛或神经功能障碍患者应该仔细检查以排除椎间盘突出的可能性,还有一些表现如椎间隙狭窄、增生等改变都是非特异性的改变,对诊断有一定的帮助。

2.脊髓造影

因胸椎后凸畸形和纵隔结构的重影,胸椎脊髓造影十分困难。脊髓造影是把水溶性的造影剂注入椎管中,拔除针之后通过体位调整造影剂的流动,然后进行前后位和侧位片的拍片,突出椎间盘表现为在突出节段的充盈缺损,中央突出产生卵圆形或圆形的充盈缺损,大的突出可以表现为完全性的阻塞,侧方型的突出表现为三角形或半圆形的充盈缺损,脊髓被推向对侧。脊髓造影时脑脊液的测量无特异性的诊断作用,蛋白含量的增加通常少于50%,通常在2.8~5.6 mmol/L,有时也可以达到22.2 mmol/L。

3.CT 检查

CT 检查是胸椎间盘突出症诊断的一个极有价值的方法,与标准的脊髓造影相比,CT 不仅提高了敏感性和精确性,而且能够探测椎间盘的硬膜囊内浸润。CT 对椎间盘钙化的诊断也有帮助,在脊髓造影之后再进行 CT 检查则更为灵敏。CT 诊断椎间盘突出的标准是椎体后方的局灶突出并伴有脊髓受压或移位。

4.MRI 检查

MRI 的出现给胸椎间盘突出症的诊断和治疗带来了革命性进步,一些有条件的医院对于需要手术的患者术前均进行 MRI 检查,但也有一些医院还是采用 CT 检查或脊髓造影。MRI 检查无创、快速、无放射线、对患者无损害,其敏感性和特异性都很高,而且可以得到矢状位的胸椎图像,是目前诊断胸椎间盘突出症最好的方法。MRI 是一种技术性很强的检查,其图像的表现和质量与操作者的专业知识以及所采用的扫描序列有很大的关系。但 MRI 也有其本身的缺点,比如脑脊液的流空现象、钙化椎间盘信号丢失、心脏搏动伪影等。另外,造影剂增强检查对于鉴别椎间盘突出和小的脑膜瘤很有价值,突出物质往往不增强,而脊髓脑膜瘤则出现增强现象。尽管

MRI能够获得良好的矢状位和横切位的图像,但胸椎间盘突出症患者的MRI图像还是应该紧密结合临床表现进行分析,有研究报道椎间盘严重突出引起脊髓变形的现象可以在无症状患者中见到。

(三) 鉴别诊断

在脊髓造影发明之前,只有少数的胸椎间盘患者得到了正确诊断,即使在脊髓造影出现之后,术前的确诊率也只有56%。随着影像学技术的进步,现在几乎所有的患者在术前均可获得确诊。胸背痛的鉴别诊断包括脊柱肿瘤、感染、强直性脊柱炎、骨折、肋间神经痛、带状疱疹、颈椎或腰椎间盘突出等疾病,另外还要注意排除胸腹脏器及神经官能症的可能。如果患者出现了脊髓损害的表现,则还需要与中枢神经系统的脱髓鞘和变性类疾病如多发硬化和肌萎缩侧索硬化症、椎管内肿瘤、脑肿瘤、脑血管意外等进行鉴别。在舒尔曼病合并胸椎间盘突出症的患者需和硬膜外囊肿及成角畸形引起脊髓压迫的患者进行鉴别。

四、治疗

有关胸椎间盘突出症患者非手术治疗疗效的长期随访研究很少。1992年,Brown等报道了55例患者2~7年的随访结果,这些患者中11例有下肢症状,治疗方法采用卧床休息、非甾体镇痛药、理疗等,结果15例患者最终采取了手术,其余40例患者采取非手术治疗方法获得成功,其中31例恢复到了病前的活动功能,在开始表现有下肢症状的11例患者中有9例最终采取了手术,55%的手术患者突出水平在T_9以下,而48%的非手术患者突出水平在$T_{6\sim9}$平面。

胸椎间盘突出症的手术指征为:①进行性的脊髓病变。②下肢无力或麻痹。③根性痛经非手术治疗无效。

Brown等报道根性痛的患者77%经过理疗后可获得改善,如果突出是极外侧,只有神经根受压,脊髓无压迫,主要表现为根性痛,则需要根据疼痛严重程度决定是否进行手术治疗,但也有报道认为侧方型的突出也可以压迫脊髓的主要供血动脉,造成严重的神经功能损害。突出物的大小和临床表现的严重程度无明确关系,小的突出也应该引起足够的重视,因为它也可以迅速产生严重的不可逆性损害。在出现脊髓病变和下肢功能障碍的患者,大多数人主张进行早期手术减压,但在一些患者中,尽管由于延误了治疗而出现严重的神经功能损害,经过手术治疗后往往也可以取得良好的效果。

外科手术治疗胸椎间盘突出症的时间不是很长。后路椎板切除椎间盘摘除术是早期的尝试,但由于这种方法造成神经损伤的风险很高而最终被放弃。Arce和Dohrmann复习了135例行后路椎板切除椎间盘摘除术的患者,其中58%获得改善,10%无改善,28%症状加重,4%死亡。而且行后路椎板切除术后症状无改善或加重的患者再行前路手术后症状亦无改善。只有在T_{11}侧方突出、神经损害小的患者在症状开始的早期行后路椎板切除可获得较好的疗效。现在虽然仍偶尔有人建议通过后路椎板切除来治疗侧方的病变,但大多数的学者均认为不能采用后路手术来治疗胸椎间盘突出症。另外还有学者报道单纯行后路减压而不进行椎间盘摘除可以获得较好的效果,但也有一些研究报道应用这种方法产生了灾难性的后果,动物试验也发现对脊髓前方的硬膜外肿块单纯进行后路椎板切除减压后可引起神经功能损害加重。

肋横突切除入路摘除突出椎间盘是治疗胸椎间盘突出症的有效方法。患者俯卧位,采用旁中央切口,将椎旁肌向内侧牵开或横行切断,然后将突出椎间盘侧的肋骨靠近脊柱部分切除,胸膜向前侧方推开,切除横突及肋骨颈和头,肋间神经向内找到椎间孔,咬除部分椎弓根暴露硬膜囊,再于椎体和椎间盘后部开一个洞,轻轻地将椎间盘片段取出而不损伤脊髓。

经胸入路脊髓减压是另外一种治疗胸椎间盘突出症的方法,它的优点是能更为直接地看到病变,便于切除中央型及硬膜囊内突出的椎间盘,它的缺点是开胸手术可以引起很多潜在的并发症。虽然常规开胸手术的并发症较多,但通过这个入路摘除突出胸椎间盘的相关并发症却报道很少,有报道认为其并发症发生率与肋横突切除入路相当。在文献报道的 53 例经胸入路摘除突出椎间盘患者中 52 例获得改善,1 例无变化。在 Bohlman 等报道的经胸或肋横突切除入路治疗的胸椎间盘突出症患者中,两例效果不佳患者都是采用肋横突切除入路的,因而他们认为经胸手术暴露更为清楚,手术效果更佳,是首选的手术方式。一些学者建议在术前行血管造影以确定大动脉及主要脊髓供血动脉的位置,如果这些动脉就在胸椎间盘突出的水平,则应避开动脉侧,而从对侧进入。另外在分离神经根孔时要十分小心,避免动脉损伤,通常在椎间孔部位的侧支循环很丰富,即使大动脉被结扎,脊髓同样可以获得足够的血供,在一些术中结扎了主动脉和神经根孔之间的动脉的患者中也没有观察到有缺血症状。手术时患者取侧俯卧位,侧方的椎间盘突出最好从突出的同侧进入,中央型的突出可以从任何一侧进入,上胸椎或中胸椎部位可以从右侧进入,这样容易避开大血管和动脉,大动脉统计学上有 80% 在左侧,如果突出在下胸椎,则可采用左侧切口,因为主动脉比下腔静脉更容易推动,另外左侧也可以避开肝脏。根据突出的平面,需要切除相应的肋骨,使之能容易到达手术部位。在胸椎的 X 线片上相应的椎间隙水平画一根水平线,被它平分的肋骨应该被切除,通常在中胸椎或下胸椎应该切除一到两根肋骨,在上胸椎因为肩胛骨的原因,往往需要切除第 5 或者第 6 肋骨,然后再向头侧暴露,椎体和椎间盘的切除范围根据患者的情况决定,可在椎间盘后部开小窗或完全切除椎间盘及邻近椎体。

一般认为经胸入路更为安全,因为它能够提供最大限度的显露,可完全切除突出的椎间盘而不会影响到椎间孔的血管。对每个患者减压都要特别小心,防止对脊髓造成损伤。如果合并舒尔曼病或者减压对脊柱的稳定性造成了影响,则需要行融合术。当只切除一小部分的骨质或者椎间盘时不需要融合,椎间盘被完全切除时则需要进行融合。除了提供稳定性之外,融合可能减少因为变性节段所产生的局部疼痛。胸椎间盘突出症复发的报道极少,从理论上来说,完全的椎间盘切除及融合术是防止复发的最好方法。在手术结束时,应该放置胸腔闭式引流,如果进行了融合,还需要对胸腰椎进行内固定或外固定。

Otani 等报道了一种改良的经胸入路方法,在肋骨切除后,将胸膜从胸壁上分离,这样就可以从胸膜外进入椎间盘前方,这种入路的疗效与直接经胸的入路相似,只是该方法术后无须放置胸管,但能否减少术后并发症的发生则不太清楚,因为本身经胸入路并发症的报道就很少。

1971 年,Carson 等报道了一种后外侧入路的手术方法,采用 T 形切口切开椎旁肌,切除突出椎间盘邻近椎体的全椎板及相应的内侧关节突和横突,斜向到达硬膜外腔的前方进行椎间盘切除。1978 年,Patterson 和 Arbit 对该入路进行了改良,他们采用中线的直切口,切除突出椎间盘尾侧椎体的关节面和椎弓根,先将椎间盘中间部分掏空,然后将椎间盘和骨质压入到空洞中再摘除,在前路减压后再进行全椎板切除。Lesoin 等则采用了更为广泛的暴露,他们将横突、关节面和邻近椎弓根均切除,由于手术切除范围较多而需要进行融合固定,在没有融合而后外侧减压的患者有畸形发生的报道,文献报道的 45 例后外侧减压患者中,40 例改善,3 例无变化,1 例加重,1 例死亡。有学者认为硬膜囊内的椎间盘突出也可采用这种方法治疗,手术更为简单,但这种方法术中会对脊髓造成一定的牵拉。

通过胸腔镜来治疗胸椎间盘突出症的优点是创伤很小。Regan 等报道的 36 例患者中,

30例表现为难治的根性痛,6例表现为脊髓损害或出现麻痹,手术平均时间为187分钟,失血量从235~1060 mL,住院时间最短为3~4天。经过6个月的随访,64%的患者疼痛改善,2例麻痹改善,4例脊髓功能改善,术后并发症包括肺不张、渗出和心动过速等。由于该方法需要特别的技术和工具,因而目前胸腔镜的应用仍受到限制。

除了椎板切除术外,上述所有的方法均为行之有效的方法。应该根据疾病的具体情况采用相应的手术方法。后外侧入路对于侧方的病变特别是并发椎管狭窄的处理是较理想的方法。经胸入路对于中央型的突出可以获得良好的显露,上胸椎的病变经胸入路手术困难,可以通过肋横突切除入路手术。

总的来说,症状性胸椎间盘突出症较少见,通常影响中年患者,由于本病症状复杂,没有明确的综合征,故诊断较为困难。随着诊断方法的改进,现在发现无症状的胸椎间盘突出增多,但是本病自然史目前还不清楚,症状性胸椎间盘突出患者病程为进行性的,开始时表现为疼痛,然后出现感觉、运动、步态及括约肌功能障碍,还有一些患者只表现为疼痛,另外有一些患者则表现为无痛的脊髓病变。大多数的胸椎间盘突出症发生在下胸椎,中央型的突出较侧方型的突出多见。在大多数的患者中,退行性变是病因,约1/3的患者有外伤史,还有人认为舒尔曼病也是病因之一。目前胸椎间盘突出症患者神经功能损害的机制被认为是直接的机械压迫或供血不足。本病鉴别诊断较困难,需要仔细检查加以区别,影像学检查在本病的诊断和治疗中十分重要,平片只有在钙化时才有一定的帮助,脊髓造影可以帮助定位和诊断,CT、CTM和MRI是胸椎间盘突出症的标准诊断工具。后路椎板切除术已经不用于本病的治疗,因为它会加重神经损伤并对以后前路手术的效果产生影响,肋横突切除、开胸或者后外侧入路都是可以选择的方法。具体手术入路的选择应该根据突出的部位及医师的经验来决定,对于减压破坏了脊柱稳定性及合并舒尔曼病的患者,融合是必需的,而且在所有的患者中都证明是有益的。另外,胸腔镜可能是未来的发展方向。胸椎间盘突出症手术的预后较好,对出现脊髓压迫或者难治性根性痛患者应该进行手术治疗,虽然目前该病的手术疗效肯定,但是神经损伤的风险仍很高。

(徐子恒)

第七节 腰椎间盘突出症

腰椎间盘突出症又称腰椎间盘纤维环破裂症,是指腰椎间盘发生退行性变,或外力作用导致椎间盘内外应力失衡,使椎间盘之纤维环破裂,髓核突出于纤维环之外,压迫脊髓(圆锥)、马尾、血管或神经根而产生的腰腿痛综合征。

腰椎间盘突出症的主要临床症状是腰腿痛,即是腰痛并伴有单侧或双侧下肢放射性痛。腰椎间盘突出症好发于20~40岁青壮年人,男性多于女性。下腰椎间盘突出最多见,占腰椎间盘突出的90%以上,其中又以$L_{4\sim5}$椎间盘突出最为多见,约占全部腰椎间盘突出症的60%。

一、病因病理

腰椎间盘连接相邻两个腰椎椎体之间,椎间盘的外周有坚韧而富于弹性的纤维软骨构成的纤维环,中心部位为乳白色凝胶状、含水丰富而富于弹性的髓核组织,其上、下各有一层透明软骨构成的薄层软骨板。纤维环及软骨板的前部因为有前纵韧带的附着而增强，但纤维环的后部及后外侧较为薄弱，且与后纵韧带的附着也较为疏松，使其成为椎间盘结构上的薄弱环节。髓核组织在幼年呈半液状的胶冻样，随着年龄的增长，髓核的含水量逐渐减少，而其内的纤维细胞、软骨细胞和无定形物质逐渐增加，髓核逐渐变成颗粒状脆弱易碎的退变组织。成人腰椎间盘无血管供应，其营养来源主要依靠椎体血管与组织液渗透，营养供给差，自身修复能力极低。此外，椎间盘形成椎体间的一个类似气垫结构的微动关节，具有吸收椎体间震荡力，缓解脊柱纵向震动，以及通过自身形变参与脊柱的旋转、前屈、后伸、侧屈等运动方式。因此，椎间盘压应力大，而且活动多，容易受伤及劳损退变。在腰椎间盘退变的基础上，由于腰椎压应力大，或腰椎在不良姿势下活动，或准备不充分的情况下搬重物，或猝倒臀部着地等，纤维环破裂，髓核在压应力下突出于纤维环之外，压迫神经根等而产生临床症状。因为发病前多有明显的椎间盘退变，很多患者也可能在打喷嚏、咳嗽等轻微外力作用下发病或无明显外力作用下发病。腰椎间盘突出症可分如下类型。

(1)根据突出之椎间盘髓核的位置方向可分为中央型、后外侧型、极外侧型。中央型椎间盘突出从后纵韧带处突出，可能穿破后纵韧带，位于硬膜囊的前方，主要压迫马尾神经，也可压迫单侧或双侧神经根；后外侧型突出之髓核位于后纵韧带外侧椎间孔附近，压迫单侧神经根或马尾神经及血管；极外侧型髓核从椎间孔或其外侧突出，压迫单侧神经根。

(2)根据突出之髓核与神经根的关节分为肩上型、肩前型、腋下型。此分型将神经根与硬膜囊的关系比作稍外展的上肢与躯干的关系，如突出之髓核位于神经根上方，则为肩上型，位于神经根前方则为肩前型，位于神经根内下方则为腋下型。

(3)根据椎间盘的破损程度病理情况由轻至重可分为纤维环呈环状膨出、纤维环局限性膨出、椎间盘突出型、椎间盘脱出型、游离型椎间盘5种类型。

二、临床表现

(一)症状

1.腰痛和放射性下肢痛

其特点为持续性腰背部钝痛；疼痛与体位、活动有明显关系，平卧位减轻，站立加剧；疼痛与腹压有关；下肢痛沿神经根分布区放射，故又称根性放射痛。

2.肢体麻木

主要是脊神经根内的本体感觉和触觉纤维受刺激之故，其范围取决于受累神经根。

3.跛行

主要原因是在髓核突出情况下，可出现继发性腰椎椎管狭窄症。

4.肢体发凉

由于椎管内交感神经纤维受刺激，引起血管收缩，尤以足趾明显。

5.肌肉麻痹

由于神经根严重受压致使所支配肌肉出现程度不同的麻痹。

6.马尾神经症状

该症状可见于中央型髓核突出者，表现为会阴部麻木、刺痛，排便及排尿障碍，阳痿及双下肢坐骨神经受累症状。严重者可出现大、小便失控及双下肢不全性瘫痪等症状。

(二)体征

1.腰部僵硬或畸形

腰部生理前凸减小或消失,甚至表现为反曲,腰前屈活动时诱发或加重腰腿痛症状。部分患者表现为腰椎向一侧侧弯。腰椎侧弯可以弯向患侧,也可弯向健侧,是身体的保护性姿势。一般而言,当突出之椎间盘位于受压神经根内下方时(腋下型),腰椎向患侧弯曲;而突出之椎间盘位于受压神经外上方时(肩上型),腰椎弯向健侧。同时,所有腰椎间盘突出症患者均可表现为腰部肌肉僵硬痉挛,以患侧为重。

2.腰椎活动范围受限

急性期患者因腰部肌肉痉挛紧张,而出现腰椎各方向活动受限,前屈受限尤为明显。慢性期主要表现为腰椎前屈和侧屈活动受限为主,如被动弯腰时腰腿痛加剧。

3.压痛、叩击痛与放射痛

在病变节段腰椎间棘突旁开1~2 cm处常有固定压痛,检查时可能因肌肉痉挛疼痛而多广泛压痛,但在病变节段间隙有一个固定不移且最明显的压痛点。叩击病变部位也会再现疼痛。同时,压痛及叩击痛可以向患肢后侧沿大腿向下达足跟或足底出现放射痛。

4.直腿抬高试验及加强试验阳性

正常人下肢直腿抬高可达70°以上无明显下肢后侧疼痛。腰椎间盘突出症患者直腿抬高常低于60°。加强试验是在直腿抬高出现下肢后侧放射痛后,稍放低下肢至刚好不出现下肢后侧疼痛,然后背伸患者踝关节,引出下肢后侧疼痛者为阳性。另外,有部分患者,在健肢直腿抬高时可引出患侧下肢后侧放射痛,提示巨大的中央型或腋下型椎间盘突出。

5.股神经牵拉试验阳性

患者俯卧位,出现腹股沟以下及大腿前侧疼痛者为阳性。屈膝使足跟靠近臀部,然后使髋关节后伸,此为股神经受压迫的征象,多见于$L_{2\sim3}$椎间盘突出。

6.屈颈试验阳性

患者平卧位,双下肢伸直,使其颈部被动屈曲,下颌向胸骨靠拢,出现下肢后侧疼痛者为阳性。其机制为通过屈颈使硬膜囊向近侧滑动,在病变部位出现神经根紧张。

7.仰卧挺腹试验阳性

患者仰卧位,双手放于腹部或身体两侧,以头枕部和双足跟为着力点,将腹部及骨盆用力向上挺起,出现腰痛或患侧下肢放射痛为阳性。

8.腱反射异常

$L_{2\sim3}$椎间盘突出常出现患侧膝腱反射减弱或消失,L_5和S_1椎间盘突出侧常出现跟腱反射减弱或消失。若腱反射消失,说明病程长或神经根受压严重。

9.皮肤感觉减退

依椎间盘突出的水平,压迫不同的神经根,可能出现不同部位的皮肤感觉减退。一般而言,L_3神经根受压,大腿前侧及膝前内侧皮肤感觉减退;L_4神经根受压,小腿前内侧及足内侧缘皮肤感觉减退;L_5神经根受压,小腿前外侧及足背皮肤感觉减退;骶神经腿受压,小腿后侧、足底及足外侧缘皮肤感觉减退。

10.肌力减退及肌肉萎缩

股神经受累,股四头肌肌力下降或萎缩,为L_3神经根损害;L_4神经根损害,踇长伸肌肌力下降;L_5神经根损害,踝背伸肌力下降;S_1神经根损害,踇长屈肌及小腿三头肌肌力下降或肌肉萎缩。

三、影像学及实验室检查

(一)X线检查

腰椎 X 线片可显示腰椎生理前凸减小或消失甚至反曲,腰椎侧弯,椎间隙减小等;此外,还可见到关节骨质增生硬化,要注意有无骨质破坏或腰椎滑脱等。

(二)CT 检查

CT 检查可显示在椎间隙,有高密度影突出椎体边缘范围之外,还可以显示对硬膜囊、神经根的压迫;见到关节突关节增生、内聚等关节退变表现。

(三)MRI 检查

MRI 检查可从矢状位、横断面及冠状面显示椎间盘呈低信号,并突出于椎体之外,还可显示硬膜外脂肪减少或消失,黄韧带增生增厚等。

(四)腰椎管造影检查

腰椎管造影检查是诊断腰椎间盘突出症的有效方法,可显示硬膜囊受压呈充盈缺损,多节段椎间盘突出显示"洗衣板征"。但因属有创检查,现已渐被 MRI 取代。

四、诊断与鉴别诊断

(一)诊断要点

1. 症状

腰痛和放射性下肢痛。

2. 体征

有坐骨神经受压的体征。

3. 影像学检查

有明显的腰椎间盘突出,且突出的节段、位置与上述症状体征相符。

(二)鉴别诊断

1. 急性腰扭伤

有明确的腰部受伤史,以腰痛及活动困难为主,部分患者可伴有臀部及大腿后部疼痛。临床检查可见腰部肌肉紧张,多处压痛,腰部活动受限以屈伸及旋转活动受限为主。直腿抬高试验多正常,没有下肢的定位感觉障碍及肌力下降。X 线检查可见到生理前凸减小、轻度侧弯等,CT、MRI 检查多无明显阳性发现。休息或保守治疗后疼痛缓解。

2. 腰椎管狭窄症

腰椎管狭窄症多为中老年患者,病程较长,其临床特点可概括为:间歇性跛行、症状重体征轻、弯腰不痛伸腰痛。X 线检查可见到骨质退变增生,椎间关节增生硬化,椎体边缘骨质增生。骨性椎管狭窄多见于发育性椎管狭窄患者,椎管矢状径<11 mm,大多数为退变性狭窄,骨性椎管大小可能正常。CT 及 MRI 检查可见腰椎管狭窄。

3. 梨状肌综合征

因梨状肌的损伤、炎症或挛缩变性,致坐骨神经在梨状肌处受压。主要表现为臀部及腿痛,多单侧发病,查体腰部正常,压痛点局限在臀部"环跳穴"附近,梨状肌紧张试验阳性,直腿抬高试验及加强试验多阴性。

五、治疗

(一) 非手术治疗

1. 卧床休息

对于所有明确腰椎间盘突出症的患者,均应卧硬板床休息,尤其是初次发病时。

2. 腰椎推拿按摩治疗

腰椎推拿按摩治疗常与腰椎牵引配合,可以在非麻醉下施行手法或配合硬膜外麻醉后推拿,主要手法有按摩法、按压法、斜扳法、旋转复位法、摇滚法等。

3. 对症处理

可用吲哚美辛、布洛芬等非甾体抗炎药内服,以消炎止痛。对于慢性期患者,可行神经根封闭、椎管内注药等治疗。

4. 功能锻炼

急性期休息,慢性期或缓解期主要进行腰背伸肌肉锻炼,可用飞燕点水式、五点支撑、三点支撑、四点支撑等锻炼,平时久坐久站可用腰围保护等。

(二) 手术治疗

对于经过 6 个月以上系统非手术治疗无效;症状加重影响工作生活;出现麻木、肌肉萎缩,或马尾神经综合征,或巨大的中央型椎间盘突出者,应考虑行手术治疗。手术方式可以是椎板开窗减压髓核摘除术、经皮髓核摘除术,或半椎板减压髓核切除术,以及全椎板减压椎间盘切除植骨融合内固定术等。内固定及融合的指征主要有急性腰椎间盘突出合并长期迁延而显著的背痛;退变性腰椎间盘突出,局限于 1~2 个节段,合并有显著的背痛;减压术后合并腰椎不稳;椎间盘病变合并神经弓发育缺陷;临床与影像学检查显示显著的节段不稳。

六、健康指导

指导患者正确功能锻炼,防止肌肉萎缩、肌力下降。术后早期,可做深呼吸和上肢的运动,以防并发肺部感染和上肢失用综合征。下肢可做静力舒缩,屈伸移动,直腿抬高练习,以防发生神经根粘连。根据患者情况进行腰背肌的锻炼。术后 7 天开始可为"飞燕式",1~2 周以后为"五点式""三点法"每天 3~4 次,每次动作重复 20~30 次。循序渐进持之以恒。指导患者出院后注意腰部保暖,减少腰部扭转承受挤压,拾物品时,要保持腰部的平直,下蹲弯曲膝部,取高处物品时不要踮脚伸腰,以保护腰椎。加强自我调理保持心情愉快,调理饮食,增强机体抵抗力。出院后继续卧硬板床,3 个月内多卧床休息。防止身体肥胖减少腰椎负担。

(徐子恒)

第十二章 风湿免疫性疾病

第一节 强直性脊柱炎

一、概述

强直性脊柱炎是一种主要侵犯中轴骨骼,引起疼痛和进行性僵直的慢性炎症性的疾病,该疾病主要侵犯骶髂关节、脊柱和髋关节,受累的脊柱和关节有迅速发生屈曲畸形和骨性强直的趋势。强直性脊柱炎过去被认为是类风湿关节炎的一部分,但现代的研究表明强直性脊柱炎是一种独立的疾病,在风湿病学中将其称为血清学阴性的脊柱关节病。强直性脊柱炎的确切发病机制还不完全清楚,但与感染、遗传和自身免疫功能障碍有关。强直性脊柱炎有明显的家族聚集现象,与 HLA-B27 密切相关,强直性脊柱炎患者中有 88%~96% 的 HLA-B27 呈阳性,流行病学研究表明遗传是一个发病因素。但 HLA-B27 阴性的人群中也会有强直性脊柱炎发生,说明其他因素如环境对疾病的发生也可能是必需的因素。有研究表明肠道肺炎克雷伯杆菌感染与疾病的活动有直接的联系。

二、病因病理

强直性脊柱炎患者初期呈进行性炎症反应,主要发生在脊柱关节,也常发生在髋关节和肩关节,很少影响到周围关节。早期的组织病理改变发生在骶髂关节,单纯的骶髂关节炎并不常见,病变沿脊柱向上发展。炎症的原发部位在韧带和关节囊的附着处,早期局部充血、水肿和炎性细胞浸润,肉芽组织形成,然后很快纤维化和骨化,继发的骨化和修补的新生骨导致骨质硬化和关节强直。

脊柱的最初损害是椎间盘纤维环和椎体边缘连接处的肉芽组织形成。纤维环外层形成的骨赘不断发展成相邻椎体间的骨桥,小关节软骨破坏和椎体终板软骨新生骨的形成,造成小关节强直和椎体方形变,形成 X 线所见的典型的竹节样改变。随着病变的发展,椎体前方变短后方相对拉长,使脊椎正常生理曲线破坏产生后凸,这就是驼背产生的病理基础。再加上患者喜欢屈髋屈膝仰卧或枕高枕,以减轻疼痛和不适,这是诱发驼背产生的因素。

在病程早期驼背是可复的,患者平卧后驼背可自行矫正或减轻,劳累后驼背可加重,休息后可减轻。当疾病发展小关节破坏硬化后,畸形便成为固定的。患者站立行走时,身体重心前移,在重力的牵引作用下畸形可进一步加重。由于肋骨横突关节强直,使胸廓的活动度消失,患者只能靠膈肌活动来维持换气。晚期患者严重的后凸畸形使胸壁和腹壁靠近,胸腹腔脏器受压,产生呼吸、循环和消化系统功能障碍。

三、临床表现

典型的强直性脊柱炎的发病年龄在15～20岁。无明显诱因出现腰背疼痛和僵硬,疼痛可涉及臀部或大腿后部,僵硬以晨起明显活动后可有所缓解。随着病情的发展,轻微的体力劳动即可出现腰背疼痛,休息后也不缓解,腰背活动受限加重,逐渐出现胸腰椎后凸的驼背畸形。晚期患者整个脊柱强直,头部前伸,颈部强直,双眼不能直视前方,不能回头视物。双髋屈曲畸形,会加重驼背的程度。由于胸廓活动受限,呼吸功能下降。由于脊柱强直,易发生骨折。少数患者晚期会出现马尾神经功能障碍。

强直性脊柱炎患者早期缺乏特异性的体征,主要表现为骨突部位的压痛,如跟骨、大转子、髂嵴、棘突和胸肋关节等部位,骶髂关节应力试验（Gaenslen征）阳性提示骶髂关节病变。晚期患者可见胸腰椎明显的后凸畸形,站立位患者胸椎后凸增加,腰前凸减少,髋关节的固定屈曲畸形也较常见。脊柱活动度明显下降甚至消失,腰椎活动度检查Schober试验可提示腰椎活动度明显下降。胸廓活动度下降,扩胸度明显下降甚至为0。强直性脊柱炎的关节外表现最常见的是急性前葡萄膜炎,典型表现是单侧急性发作,眼痛、畏光、流泪和视物模糊。

临床实验室检查有80%的患者会出现红细胞沉降率增快,RF阴性,血清肌酸磷酸激酶升高是疾病活动的较敏感和特异的指标。HLA-B27检测阳性对诊断强直性脊柱炎有意义,但并不能作为确诊的指标。影像学检查在疾病早期阳性结果很少,放射性同位素骨扫描能在X线改变出现之前证实骶髂关节炎。典型的强直性脊柱炎X线改变最早出现在骶髂关节。早期脊柱的X线改变表现为胸腰椎椎体呈方形,椎体骨质疏松经常伴有椎体终板凹度减少。椎体旁骨化表现为韧带骨赘形成,在纤维环处形成,在椎体间形成骨桥,晚期形成脊柱竹节样改变。脊柱的后方结构包括椎间关节囊、棘间韧带、棘上韧带和黄韧带也会受到侵犯形成骨化,在X线上呈电车轨样改变。晚期胸腰段脊柱出现均匀的后凸,正常的生理性弯曲消失。强直性脊柱炎患者上颈椎可出现反常的过度活动,出现寰枢椎不稳定。强直性脊柱炎患者周围关节随着炎症的发展会出现骨量减少,关节侵蚀和骨化,后期出现关节融合。在周围关节中髋关节比其他关节更容易受到炎症的侵蚀破坏,引起双侧对称性关节间隙狭窄,软骨下骨不规则骨化,髋臼和股骨头关节面外缘骨赘形成,晚期出现髋关节强直。

在直立位时腰骶交界处作一标志,在此标志中线上10 cm和其下5 cm各做一标志,让患者最大限度向前弯腰,正常时腰椎运动两点之间距离增加至少5 cm。

四、诊断标准

强直性脊柱炎典型病例临床特征突出,本病主要依靠临床表现来诊断。具有诊断意义的临床特征包括炎性脊柱痛（40岁前发病,隐袭起病,持续3个月以上,有晨僵活动后减轻）、胸痛、交替性臀部疼痛、急性前葡萄膜炎、滑膜炎（下肢为主,非对称性）、肌腱端炎、X线示骶髂关节炎,有阳性家族史。强直性脊柱炎的诊断标准如下：①下腰痛持续至少3个月,活动后可缓解；②腰椎在垂直和水平面的活动受限；③扩胸度较同年龄性别的正常人减少。确诊标准：具备单侧3～

4级或双侧2～4级骶髂关节炎,加上临床标准中的至少1条。

强直性脊柱炎的治疗目的是缓解疼痛和僵硬感。有研究表明强直性脊柱炎患者患病20年后仍有85%以上的患者每天有疼痛和僵硬感,超过60%的患者需要使用药物治疗。通过应用非甾体药物可以很好地控制疼痛和僵硬感,但药物治疗的目的是使患者能够参加正规的运动锻炼计划,定期做运动锻炼对减少或防止畸形和残疾是最重要的治疗方法。嘱患者必须直立行走,定期做背部的伸展运动。睡硬板床并去枕平卧,避免卷曲侧卧。劝患者戒烟,定期做深呼吸运动以维持正常的胸廓扩展度。游泳是强直性脊柱炎患者最好的运动方式。经常性的运动锻炼和非甾体药物成功地治疗了大多数患者,但仍有部分患者需使用糖皮质激素和抗风湿药物(如柳氮磺胺吡啶、甲氨蝶呤等)。

五、治疗方法

大多数强直性脊柱炎患者不需要进行外科治疗,外科治疗适用于严重的固定屈曲畸形、脊柱骨折和脊柱椎间盘炎。强直性脊柱炎导致的固定屈曲畸形并不是都需要矫正,伴有严重疼痛和神经功能障碍的固定屈曲畸形是手术的适应证。当屈曲畸形进展终止后疼痛并不是患者最严重的症状,但当脊柱出现的代偿性屈曲时常引起疼痛,特别是在颈椎保留一定的活动度出现过度前凸时。由于患者的脊柱处于融合固定的状态,在没有出现骨折和椎间盘炎时一般很少出现神经功能障碍。只有那些严重的屈曲畸形使患者不能向前直视,对日常生活带来严重限制的病例才需要手术矫正畸形。

对脊柱严重的屈曲畸形同时伴有髋关节固定的屈曲畸形的病例,当髋关节有足够的活动度时,可以代偿脊柱的畸形,因此在进行脊柱矫正手术之前需先行髋关节置换手术。脊柱矫正术前对患者的脊柱的整体畸形情况和脊柱的平衡状况进行评价,有助于帮助术者选择最佳的截骨位置。术前应确定脊柱畸形的主要位置,在此位置截骨可以获得最大的矫正效果。

胸腰椎后凸畸形的患者可以分为两类:一类是单纯胸椎存在后凸畸形颈椎和腰椎前凸正常,另一类是整个胸腰椎存在后凸畸形腰椎前凸消失。对第一类患者只需要在胸椎的主要畸形部位进行截骨来矫正畸形,对第二类患者建议使用腰椎的伸展性截骨来矫正畸形。现在常用的截骨方式主要有开放和闭合楔形截骨两种方式,同时配合以坚强的内固定和植骨融合。

北京积水潭医院主要采用的是经椎弓根的闭合楔形截骨的方式,术中采用微型电动磨钻磨除双侧椎弓根,然后经椎弓根在椎体内行楔形截骨,在截骨完成后闭合截骨面,行椎弓根螺钉内固定。此种截骨方式在椎体内完成,避免了经椎间截骨导致术后椎间孔变小易产生神经根的嵌压。此种方法使脊柱短缩,避免了对脊髓和前方血管的牵拉,且截骨后接触面为松质骨,稳定性强、易于术后愈合。该方法使用微型磨钻进行截骨,有利于术中对截骨面的止血,减少了术中的出血量,且使用磨钻避免了使用骨刀等器械进行截骨时因震动产生脊髓损伤的可能性,但需要术者有熟练使用磨钻的经验。因强直性脊柱炎患者多存在明显的骨质疏松,不能提供坚强内固定所需的骨质,因此有时需要延长固定的节段以分散应力降低内固定失效的风险。因强直性脊柱炎患者脊柱强直,截骨处应力集中,因此术中需进行可靠的植骨融合,以降低术后植骨不愈合、假关节形成和内固定失效的风险。此类手术术后患者需佩戴定做的胸腰支具,以减少因术后患者下床活动产生的应力,降低手术失败的风险。因椎体的宽度有限,因此单椎体截骨所能提供的矫正度数有限,根据北京积水潭医院的经验一般最大矫正度数在40°左右,有时为矫正更大屈曲畸形需进行多椎体截骨。文献报道截骨手术的并发症主要有脊髓损伤神经损伤、术后肺炎、肺栓塞等,手术麻醉风险大,因此术前对患者的全身情况需做全面评估详细准备。此外术后截骨处不愈合,内固定失效也有报道,这要求手术过程中对植骨融合应予以足够的重视,术后密切随访观察。

强直性脊柱炎患者由于脊柱处于强直状态无活动性,即使是发生轻微的损伤,也很容易发生脊柱骨折。这种骨折是继发于全面的骨质疏松和脊柱韧带骨化的病理性骨折,脊柱因为广泛融合失去正常的弹性而不能吸收损伤的能量。骨折最常发生在胸腰结合部,其次是颈中段,由于骨量减少和畸形的存在,X线有时很难发现这种骨折,CT检查有助于诊断隐性骨折。

严重的强直性脊柱炎骨折极不稳定,前方和后方韧带结构的骨化使脊柱变成一个僵硬的环,因此不会发生单柱骨折,一旦发生即为三柱骨折。强直性脊柱炎脊柱骨折伴随神经损伤的发生率高,有文献报道此类骨折合并脊髓损伤的发生率是普通人的两倍。由于骨折的不稳定性因此对此类骨折应积极采用手术治疗,且因为骨质疏松的存在因此较传统的骨折固定要延长手术固定的节段,同时注重术中的植骨融合。有些学者建议同时行前路植骨融合,术中也可以用骨折部位作后凸畸形的矫正。术后需要使用支具外固定直至骨折的完全愈合。

在强直性脊柱炎患者中脊柱椎间盘炎的发生率有报道为5%,有的学者报道可以高达23%。脊柱椎间盘炎可以无症状,但大多数患者会出现疼痛伴有畸形加重。现在大部分学者认为脊柱椎间盘炎是由于骨折慢性骨不愈合所形成的假关节。脊柱椎间盘炎的治疗原则与急性骨折类似,但应注意脊柱椎间盘炎在假关节部位是否存在局部狭窄,如存在狭窄可能,在手术固定的同时需行减压手术。

强直性脊柱炎患者累及颈椎常见的问题为寰枢椎半脱位,不稳定的枢椎下方的不稳的颈椎骨折畸形,寰枕关节破坏,固定的颈椎或颈胸连接处后凸畸形。由于颈椎坚固融合导致枕颈连接处应力增加,此外横韧带炎症反应和其骨性附着点的充血也容易导致寰枢椎脱位或半脱位。对有明显神经压迫症状的寰枢椎不稳定患者需手术治疗,建议使用 Brooks 法或 Gallie 法。如伴有寰枢椎不稳定的强直性脊柱炎患者的颈椎保留有一定的活动度,在术中可同时应用 Magerl 法,以加强寰枢椎的固定强度,提高融合率。但如果此类患者的颈椎僵直在前凸位,在施行 Magerl 手术时可能因缺乏入针角度而导致手术无法进行。寰枕关节破坏,其轻微的持续的活动可导致剧烈的疼痛,当药物治疗和颈托固定不能控制疼痛时,要进行枕颈融合术。强直性脊柱炎患者出现颈椎后凸畸形,可导致视野显著受限,严重的可出现开口困难和颏触胸畸形。颈胸连接处的骨折容易被漏诊导致继发的颈椎后凸畸形,对严重的后凸畸形可采用截骨术矫正后凸畸形,但此术式难度较大、风险高,需做好详细的术前评估和设计,并由有经验的医师施行。

六、预后和康复

强直性脊柱炎是一种炎症性疾病,主要引起疼痛和进行性僵硬,对该疾病应予以足够的重视,争取做到早期诊断。对早期患者应予以非甾体抗炎药治疗来控制炎症,避免炎症对关节造成进行性破坏导致晚期的脊柱强直,对早期患者应予以合理的指导,包括保持适当的姿势和伸展锻炼以预防脊柱畸形的出现。对晚期患者出现严重的脊柱屈曲畸形,可采用外科手术矫正畸形,以改善患者的生活质量。

(郭金泉)

第二节 骨关节炎

骨关节炎又名退行性骨关节炎,为关节软骨发生退行性变,关节边缘有骨刺形成,并产生疼痛等症状。骨关节炎多见于老年人,随着人类平均寿命的延长,骨关节炎的发病率越来越高,它严重妨碍工作,成为50岁以后丧失劳动力的第2个常见原因,仅次于心脏病。

一、发病机制

骨关节炎的发病机制不明。有以下几种说法。

(一)软骨的变性和崩溃

大多数人认为骨关节炎最初的病理变化为软骨的基质内缺乏蛋白糖原和胶原,接着浅层的软骨细胞数量减少,使关节软骨松松地挂在关节腔内,受不起应力容易发生折断。在生化方面,老年人的软骨水分减少,硫酸软骨素-6与硫酸软骨素-4的比例增高,各种促使软骨裂解的酶也相应出现。这些酶来自软骨本身,滑膜和关节液中的细胞成分,目前还不清楚。

(二)骨内高压所致

Harrison首先研究骨内血流动力学变化,发现髋关节骨关节炎者股骨头内动脉与静脉的通路阻断。Phillips经静脉造影发现静脉回流不足、骨内窦状隙扩张,并有动脉性充血,这种骨内高压是引起疼痛的原因;另一方面Trueta认为由于骨内压力分布的不均匀,使某些区域承受过多的应力,而某一些区域却又应力不足,容易发生软骨变性。

(三)软骨下骨质僵硬

关节软骨丧失了对应力的应变能力,尤其是不能承受横向的应力,容易产生剪力使软骨产生水平状劈裂。什么原因引起软骨下骨质硬化目前还不明了,可能是肌肉骨骼系统缺乏必需的动力,使骨与软骨丧失了脉冲式刺激力量。

(四)力学上变化

为了维持力学上平衡,髋关节必须承受3~4倍体重的力,这个力是体重与髋部外展肌群的垂直合力。任何因素使关节表面面积减少的结果都可以使单位面积负重量增加。以髋部为例,头的直径不变,其断面表面积可以大至11.5 cm^2,小至4.71 cm^2,相差竟达250%。据Pauwels认为,髋臼软骨下骨质的X线表现是髋部的应力分布图。在正常情况下,压力均匀分布,软骨下骨质应该表现为相同的厚度。如果髋关节有髋臼发育不良,负荷的力线将出现离心性偏斜,这时在髋臼的外侧部分将因骨质增生而显得骨密度增高。Pauwels认为髋部的合力方向为股骨头的中心至髋臼的中心。但Bombelli却认为合力不通过髋臼的中心而在其内侧1/3处通过。髋关节骨关节炎多见于50岁以上的患者,男性多见。以往诊断原发性骨关节炎者较多,但目前有些学者认为90%以上的原发性骨关节炎者都是继发的。男性继发于儿童时期轻型的股骨头骨骺滑脱或骨骺炎,女性继发于轻度的髋臼发育不良。还有一些是假性痛风和单关节炎、风湿性关节炎,真正的原发性关节炎极为罕见。

二、临床表现

最显著的症状是疼痛,改变姿势后疼痛加剧,但活动一段时间后却又轻些,过度活动疼痛又明显起来。疼痛时可有跛行,并有不同程度的活动障碍,但很少见骨性强直的。部分病例诉述膝部牵涉痛为主要症状。

三、X线表现

X线表现为关节间隙狭窄,一般为均匀性的,也有表现关节间隙厚薄不一。有软骨下骨质增生和囊性改变。髋臼边缘与股骨头的赤道部位都有骨刺形成。股骨头轮廓改变,有的因增生而变得很大,有的呈蘑菇状。Harris 提出 4 个 X 线征象,认为该征象充分说明患者幼年时有过轻度股骨头骺滑脱:①正常时股骨颈外侧缘应凹陷,但出现了扁平,应视为不正常;②股骨头前外侧缘有隆起,外展时有冲撞;③股骨头的内下缘有钩形突起;④股骨头的中心与股骨颈的中心不符合。这种轻度的头骺滑脱在儿童期可以毫无症状,因而易被疏忽。

四、治疗

(一)治疗原则

治疗原则为阶段性治疗,采用药物治疗与非药物治疗相结合的办法,非药物治疗原则的基础是社区医疗。在社区内,医护人员对患者作有关骨关节炎的宣教工作,还可以组织一些类似疾病俱乐部之类的机构。患者可以接受物理疗法与咨询如何挑选合适的工作。在医护人员的帮助下,做合适的运动和降低体重,并正确地使用辅助支具。在药物治疗方面可服用氨基葡萄糖等药物,如疼痛可首选对乙酰氨基酚,还可使用非甾体抗炎药的非处方药。如仍无效可使用处方非甾体抗炎药直至手术治疗(包括关节镜下处理)。药物治疗无效或中度病例可接受关节腔内注射透明质酸钠,称之为黏弹性补充疗法,可以缓解症状,有利于软骨修复。关节腔内注入皮质类固醇类药物对有大量渗出的病例有好处,但不主张多次反复注入。后期病例只能接受手术治疗。关节镜下清创手术可以改善症状,但很多病例不能得到长期缓解,最后的措施为关节置换术。

(二)截骨术

应用转子间截骨术治疗髋关节骨关节炎起自 19 世纪末,在 20 世纪的上半世纪广泛使用。由于髋关节置换术的近期疗效甚佳,使截骨术一度被冷落。但因髋关节置换术的后期并发症及医疗费用问题使截骨术再度受到注意。截骨术的目的除了减少关节面单位面积的负荷量和横断骨骼可以减压外,还希望关节面能相称,因此必须施行有角度的截骨术。已知有 4 种转子间截骨术:内翻、外翻、内移和外移截骨术。究竟应该选用哪一种截骨术,必须从多个方面进行考虑。首先是年龄因素,年轻患者效果好些。因为老年患者不宜负重,肥胖的和要干重活的都不太适宜。做内翻截骨时股骨干要内移,做外翻截骨术股骨干要外移,这样下肢的力轴才能经髋关节的中心和膝关节的中心。术前必须检查髋关节的活动范围。至少要有 80°屈曲范围。Muller 认为屈曲<60°应列为禁忌,<30°手术后髋关节会强直,测量屈曲度数最好能在麻醉下检查,还必须至少有 15°的内收和外展动作。Bombelli 则认为,做外展截骨术,应该有20°~25°的内收动作,这样才能保持关节囊有合适的张力。做内翻截骨术时内翻的度数不能超过 15°,这样外展肌群具有足够的张力,超过这个度数的截骨术必须使大转子下移。对选用何种截骨术,Maquet 作了如下的规定。Maquet 认为骨关节炎是应力与阻力两者平衡破坏的结果,使病理组织难以忍受正常的应力与增强的阻力,唯一的方法为减少应力。有两种方法可以减少关节应力:①减少通过髋臼的合力;②扩大关节面。

最理想的方法是兼有上述两种方法。具体的原则如下。

1.转子间内翻截骨术

此手术即 Pawels I 型手术,适用于髋关节半脱位,髋臼外侧负重区有三角形软骨下硬化区,说明该处为应力集中区。转子间内翻截骨术可以增加关节负荷面积,减少负荷量,使关节内应力减少,并较好地进行重分配。术前应摄髋关节外展位平片,如果髋关节能充分外展,关节面积增大才能取得预期效果;如果内翻截骨术后不能增加关节面积,甚至反而减少面积,手术肯定失败。

2.转子间外展截骨术+肌腱切断术

此手术即 Pawels II 型手术,适用于髋臼外侧负重区没有三角形软骨下硬化区的病例和有中央型脱位者,它可以增加关节的负重面积,减少负荷量。必须同时做髋外展、内收与髂腰肌腱切断术。

3.术前的 X 线检查与手术计划

术前应摄以股骨头为中心的前后位片,下肢取内旋位、中立位,充分外展与内收位各一张。外展位时关节面一致时可选用内翻截骨术;内收位时关节面一致,可考虑外翻截骨术。必须做到关节面一致,髋臼边缘的关节间隙有些张开。有些病例不论外展或内收动作都不能使股骨头再进入髋臼,这种情况下无论做内翻或外翻截骨术都不能加大关节负重面,截骨注定要失败,必须另想他法。有关截骨术后的结果因为选用的术式不同,很难得出统一的结论。效果的好坏与病例的选择是否得当有关。年龄较小,病变属于较早期,体重适中,轻体力工作,X 线检查示髋臼发育不良,关节间隙狭窄程度并未超过原来厚度的一半,这样的病例,做内翻截骨术后一般会有好的结果。长期随访报道,约 1/3 病例术后效果优良,1/3 病例尚可,1/3 最终选择做人工髋关节置换术。

髋臼发育不良所致的早期骨关节炎可以做骨盆截骨术,如 Salter 髂骨截骨术、Chiari 髂骨内移截骨术,也可用于成年人。还可与股骨粗隆间截骨术同时操作,据报道,联合手术后 X 线表现髋臼发育不良有改善或停止发展的。对青少年髋臼发育不良还可以行 Ganz 等髋臼旋转截骨术。

膝关节骨关节炎多见于女性,肥胖所致超重负荷是致病主要原因。疼痛和关节肿胀是主要的临床表现,有时活动关节还可感觉到摩擦感,以内侧间隔最为明显,因而可有膝内翻畸形,并诉膝内侧疼痛,膝外翻畸形少见。髌股关节亦可有类似变化。保守治疗方法同髋关节骨关节炎,关节腔内注射糖皮质激素对控制渗出、减轻疼痛有好处。年龄超过 60 岁,病变较重者可考虑膝关节置换术。年轻者可考虑做胫骨高位截骨术以改变下肢负重力线,适用于有内翻畸形者。有交锁症状者也可以在关节镜下做关节清创术,或直视下清理术,可以改善症状。有屈曲挛缩者宜做股骨髁上截骨术。全身性骨关节炎这个名称是指至少有三个关节发病,通常发生在指间关节。有两种类型:一种为结节型,主要表现为手指的远端指间关节有 Heberden 结节形成,多见于老年妇女,且有明显的家族遗传倾向;另一种为非结节型,主要发生在近端指间关节,多见于男性,有时红细胞沉降率轻度增快,往往有过暂时多关节炎病史。有可能两种类型是不同的疾病。治疗以保守疗法为主,指间关节有囊肿形成突出于皮下者可手术切除。

(郭金泉)

第三节 类风湿关节炎

类风湿关节炎(rheumatoid arthritis,RA)是以侵蚀性关节炎为主要表现的全身性自身免疫性疾病。常以对称性小关节肿痛为特征。由于其致残率较高,近些年来中西医相关研究不断深入,其早期诊断及干预手段有了明显的提升。

类风湿关节炎是一种以滑膜增生、关节破坏为主要特征的自身免疫系统疾病,临床常见对称性小关节肿痛;发病过程常伴关节外表现的结缔组织病变。本病治疗以非类固醇消炎药物、免疫抑制剂、糖皮质激素及生物制剂为主。

类风湿关节炎中医病名为尪痹,病位在筋骨肌肉关节,与肝肾相关,本虚以肝肾不足为主,标实以风寒湿热为主,也可兼见痰瘀为患。中医辨证为风湿痹阻证、寒湿痹阻证、湿热痹阻证、痰瘀痹阻证、气血两虚证、肝肾不足证。

一、概述

(一)类风湿关节炎发展简史

1854年,英国医师Garrod提出了"类风湿关节炎"这个名称。1896年,Schaefer和Raymon将该病定为独立的疾病,同年Still也对儿童型的类风湿关节炎作了详细的描述。1940年,Waller发现类风湿因子。直到1941年美国正式采用"类风湿关节炎"的病名,并首先确定为侵犯结缔组织的全身性疾病。而后Cawelti、Sloven分别提出RA发病机制的自身变态反应理论,并得到确定。近年来,大量的流行病学资料及相关诊疗手段的不断完善,对该病的早期诊断及干预明显降低了其致残率,有效地改善了RA的预后。

(二)类风湿关节炎在全球和全国的总体流行及分布情况

有研究显示,RA患者的全球发生率在1%左右,我国RA的患病率为0.42%,与国外报道的发展中国家RA 0.35%的患病率很接近。疾病的发生率与性别有关,临床显示女性RA患病率显著高于男性,为(2~3):1。无证据表明与人种及地域有明显关联。

二、类风湿关节炎的发病机制与病理

(一)发病机制

RA的发病机制不明确,可能的发病机制如下。

1.免疫因素

疾病早期天然免疫激活成纤维细胞样滑膜细胞(FLS)、树突状细胞(DC)和巨噬细胞(MO)。DC行至中枢淋巴器官呈递抗原并激活T细胞,后者激活B细胞。反复激活天然免疫系统可直接发生炎症,并可能使抗原呈递在滑膜中进行。在疾病的后续阶段,多种细胞通过核因子kβ受体激活蛋白/核因子kβ受体激活蛋白配体(RANK/RANKL)系统激活了破骨细胞(OC)。

2.环境因素

流行病学研究显示,病毒、反转录病毒及支原体通过其直接感染、天然免疫反应机制或通过分子模拟机制诱导全身适应性免疫反应启动了RA的发生。

3.遗传易感性

同卵双生子的共患病率为12%～15%,远高于一般人群中1%的患病率。RA患者的异卵双生同胞患病的危险性增加(2%～5%),但并不比RA患者一级亲属的患病率高。

(二)病理

RA其主要病理表现为滑膜细胞增生、血管翳形成,侵蚀关节软骨,损害骨质。其中滑膜组织中单核细胞,尤其是T细胞和巨噬细胞的浸润,及滑膜衬里层细胞的增生是该病的特征表现。在RA中,T细胞能够促进滑膜中VEGF,TNF-α和趋化因子的产生。活化的T细胞能够促进血管新生。活化的巨噬细胞能够产生IL-1、IL-6、TNF-α、TGF-β和MMPs等多种分子。IL-17可诱导滑膜成纤维细胞产生其他促炎因子和趋化因子,包括IL-6、CXCL8/IL-8、CCL2/MIP-3a、GM-CSF等,还能够活化巨噬细胞促使其表达IL-1、TNF-α、环氧化酶-2,前列腺素E_2(PGE_2)和基质金属蛋白酶-9(MMP-9)。有数据表明,IL-17可通过促进VEGF、bFGF和肝细胞生长因子有丝分裂活性介导人微血管内皮细胞生长。

三、临床表现及体征

RA可发生于任何年龄,但发病以中青年为主,女性多于男性,病变常与季节气候变化有明显的关联。患者早期可仅见关节受累,也可见全身不适。而后迅速累及其他关节,在病变早期多为关节受累的不对称表现,疾病后期多见关节的对称发展。

(一)关节表现

1.晨僵

RA特征性表现,一般持续1小时以上,表现为每天晨起的关节"胶着现象"。

2.关节肿痛

早期最常见的受累关节为近端指间关节、掌指关节、腕关节;肘关节在疾病早期即可发生关节受累,随着病情进展,可出现严重畸形。膝关节常发生于小关节受累后,致残率较高。

3.关节畸形

病变晚期手关节的常见改变有:①腕关节桡侧偏斜手指尺侧偏斜,呈现特征性的"Z"字形畸形;②近端指间关节过伸,远端指间关节屈曲,呈天鹅颈畸形;③近端指间关节屈曲挛缩和远端指间关节伸展形成纽扣花样畸形。

4.特殊关节

RA常可累及颞下颌关节,可见该关节的疼痛。颈椎的椎间关节常有骨、软骨的破坏,有明显的疼痛症状。肩部病变可累及肩关节滑膜,还可影响到局部关节肌肉,出现肩袖受累。

(二)关节外表现

1.皮肤黏膜

类风湿结节为特征性皮肤表现。常见于关节的伸侧面或受压部位的皮下,如鹰嘴窝及尺骨远端。RA可并发血管炎表现,可见指甲下及指端暗红,也可出现四肢网状青斑、暗红色紫癜的血管炎改变。

2.眼

RA常伴发巩膜炎及巩膜外层炎,巩膜炎可出现严重的眼痛及深红色变色,无渗出;巩膜外层炎表现为眼睛发红,无渗出,但有砂石摩擦感导致的流泪。

3.心脏

有证据表明RA冠状动脉粥样硬化的发生率高于同龄人。

4.肺部

受累常见,有时可为首发表现。疾病进展或在治疗过程中使用MTX,都可发生肺间质病变;影像学见双肺网状改变,病理见单核细胞浸润中出现弥漫性纤维化。肺功能检查见气体弥散功能下降。

5.消化系统

由于治疗过程中需服用非甾体抗炎药,故而可见上腹痛、恶心、反酸、胃灼热、食欲缺乏的症状。

6.血液系统

RA可导致大部分患者出现正细胞正色素贫血,与病情活动相关。常可见血小板增多症,与关节外症状和疾病活动明显相关。

四、实验室检查及其他检查

(一) 一般项目

血常规可见轻、中度正色素正细胞或小细胞性贫血,常见血小板数增高;红细胞沉降率、C反应蛋白(CRP)常升高,且与疾病活动呈正相关。

(二) 血清学检查项目

RF可分为IgA、IgG、IgM型,临床主要检测IgM型RF。其滴度一般与病变活动度与严重程度相关;5%正常人可出现低滴度RF阳性。

ANA一般无异常;抗核周因子(APF)、抗角蛋白抗体(AKA)、抗环瓜氨酸肽(CCP)抗体特异性及敏感性较RF高。这些抗体常见于RA早期,尤其是血清RF阴性、临床症状不典型的患者。

(三) 影像学检查

(1) X线:双手、腕关节及其他受累关节的X线片对本病的诊断有重要意义。早期X线表现为关节周围软组织肿胀及关节附近骨质疏松;随病情进展可出现关节面破坏、关节间隙狭窄、关节融合或脱位。根据关节破坏程度可将X线改变分为4期(见表12-1)。

表12-1 类风湿关节炎的X线分期

分期	X线表现
Ⅰ(早期)	X线片显示无骨质破坏性改变,可见骨质疏松
Ⅱ(中)	X线片显示骨质疏松,可有轻度的软骨破坏,伴或不伴有轻度的软骨下骨质破坏;可有关节活动受限,但无关节畸形;关节邻近肌肉萎缩;有关节外软组织病变,如结节或腱鞘炎
Ⅲ(严重期)	X线片显示有骨质疏松伴软骨或骨质破坏;关节畸形,如半脱位,尺侧偏斜或过伸,无纤维性或骨性强直;广泛的肌萎缩;有关节外软组织病变,如结节或腱鞘炎
Ⅳ(终末期)	纤维性或骨性强直;Ⅲ期标准内各条

(2) CT:可较早的发现X线片未显示的骨破坏。

(3) MRI:在显示关节病变方面优于X线检查,可显示关节炎性反应初期出现的滑膜增厚、骨髓水肿和轻度关节面侵蚀,有益于RA的早期诊断。

(4)关节超声分级标准见表12-2。

表12-2 滑膜炎彩色多普勒分级标准(Stone及Sukudlarek标准)

分级	Stone标准	Sukudlarek标准
0	正常	正常
1	<1/3	单一血管信号
2	1/3～2/3	融合的血管信号<1/2区域
3	>2/3	融合的血管信号>1/2区域

五、诊断与鉴别诊断

(一)诊断

RA临床上常用诊断标准有美国风湿病学会和ACR的分类标准。

RA的诊断主要依靠临床表现、实验室检查及影像学检查。典型病例按1987年美国风湿病学会(ACR)的分类标准诊断并不困难,但对于不典型及早期RA易出现误诊或漏诊。对这些患者,除RF和抗CCP抗体等检查外,还可考虑MRI及超声检查,以利于早期诊断。对可疑RA的患者要定期复查和随访。

ACR和欧洲抗风湿病联盟(EULAR)提出了新的RA分类标准和评分系统(见表12-3),即至少1个关节肿痛,并有滑膜炎的证据(临床或超声或MRI);同时排除了其他疾病引起的关节炎,并有典型的常规放射学RA骨破坏的改变,可诊断为RA。另外,该标准对关节受累情况、血清学指标、滑膜炎持续也可诊断为RA。

表12-3 ACR/EULAR类风湿关节炎分类标准和评分系统

项目	评分
受累关节情况(0～5分)	
1个中大关节	0
2～10个中大关节	1
1～3个小关节	2
4～10个小关节	3
>10个关节受累,其中至少1个为小关节	5
血清学(0～3分)	
RF或抗CCP抗体均阴性	0
RF或抗CCP抗体至少1项低滴度阳性	2
RF或抗CCP抗体至少1项高滴度(>正常上限3倍)阳性	3
滑膜炎持续时间得分(0～1分)	
<6周	0
>6周	1
急性时相反应物得分(0～1分)	
CRP或ESR均正常	0
CRP或ESR增高	1

(二)特殊类型

1.幼年型 RA

16岁以前起病,持续6周或6周以上的单关节炎或多关节炎,并除外其他已知原因。该病更易累及大关节,如膝关节,小关节较少。目前病因不明,一般认为与遗传及环境因素有关。病变特征为滑膜炎症。

2.RS3PE 综合征(缓慢进展的血清阴性滑膜炎伴可凹性水肿)

RS3PE 综合征主要累及老年人,平均发病年龄70岁左右,男多于女,常起病突然,对称分布,累及腕关节、屈肌腱鞘和手的小关节,伴随手背明显可凹性水肿。疾病在3~6个月内完全缓解。但受累腕、肘和手运动受限可持续存在。该病无骨侵蚀,持续类风湿因子阴性,通常有轻度贫血,红细胞沉降率增快和血清蛋白降低。

3.Felty 综合征

Felty 综合征为血清阳性 RA 的系统并发症之一。常以慢性关节炎、脾大及粒细胞减少的三联症为表现。其发病率大约为类风湿患者的3%,且女性比例高于男性;常表现为严重的关节病变、脾大、粒细胞减少,且发病前可见难以解释的体重下降。血常规提示白细胞及粒细胞绝对值减少,多数患者可见轻、中度贫血。血清学检查提示98%患者可见高滴度类风湿因子阳性。

4.回纹性风湿症

回纹性风湿症多发生于30~60岁,以关节红肿热痛间歇性发作为特征,起病急骤,疼痛持续几小时或几天,很少超过3天,疼痛程度不一,常伴有肿痛,但晨僵少见,受累关节皮温增高,颜色变红;膝关节最常受累,其次为腕关节,手背、掌指关节和近端指间关节、肩关节、肘关节。1/3患者出现关节周围组织受累,有压痛,无可凹水肿。每次只有一个或有限几个关节受累。实验室检查无异常。X 线检查发作期可见软组织肿胀。预后较好,约1/3发展为 RA。

(三)鉴别诊断

1.西医鉴别诊断

(1)骨关节炎:该病多发于中老年人,主要累及膝、髋等负重大关节。活动时关节痛加重。部分患者的远端指间关节出现特征性 Heberden 结节,而在近端指关节可出现 Bouchard 结节。骨关节炎患者很少出现对称性近端指间关节、腕关节受累,无类风湿结节,晨僵时间短或无晨僵。此外,骨关节炎患者的 ESR 多为正常或轻度增快,而 RF 阴性。X 线检查显示关节边缘增生或骨赘形成,晚期可由于软骨破坏出现关节间隙狭窄。

(2)脊柱关节炎:该类关节病包含强直性脊柱炎、反应性关节炎、银屑病关节炎、炎性肠病性关节炎。多见于青年发病,常有明显家族倾向性。HLA-B27 阳性率较高,但类风湿因子阴性。该类疾病可见到外周非对称少关节炎,大关节多于小关节,且常有附着点炎表现。典型表现为骶髂关节破坏性病变。

(3)痛风:以尿酸盐沉积导致的关节红肿热痛为典型表现,常见有前驱诱因,如进食高嘌呤饮食。夜间疼痛明显,主要表现在双足跖趾关节、双膝关节、双肘关节、耳轮红肿疼痛,病程日久可见痛风石形成。

2.中医鉴别诊断

(1)骨痹:两者皆可见骨关节炎的畸形变表现,但骨痹是以肢体关节沉重疼痛为主,无明显晨僵,常以负重大关节病变为主,且关节致残率明显低于尪痹;晚期可出现关节肿大变形,屈伸受限,但无明显炎症表现,病变可涉及全身关节肌肉。

（2）痛风：两者皆可见到关节疼痛及皮下结节，但痛风常因湿热之邪侵袭关节出现关节局部红肿热痛、关节活动受限等特征表现，常有饮食不节史，且病变常以实证为主，适当调护具有自限性，预后较尪痹相对好。

六、外科治疗

RA 患者经积极内科正规治疗，病情仍不能控制，为纠正畸形，改善生活质量可考虑手术治疗。但手术并不能根治 RA，故术后仍需药物治疗。常用的手术主要有滑膜切除术、人工关节置换术、关节融合术及软组织修复术。

(一)滑膜切除术

对于经积极正规的内科治疗仍有明显关节肿胀及滑膜增厚，X 线检查显示关节间隙未消失或无明显狭窄者，为防止关节软骨进一步破坏可考虑滑膜切除术，但术后仍需正规的内科治疗。

(二)人工关节置换术

对于关节畸形明显影响功能，经内科治疗无效，X 线检查显示关节间隙消失或明显狭窄者，可考虑人工关节置换术。该手术可改善患者的日常生活能力，但术前、术后均应有规范的药物治疗以避免复发。

(三)关节融合术

随着人工关节置换术的成功应用，近年来，关节融合术已很少使用，但对于晚期关节炎患者、关节破坏严重、关节不稳者可行关节融合术。此外，关节融合术还可作为关节置换术失败的挽救手术。

(四)软组织手术

RA 患者除关节畸形外，关节囊和周围的肌肉、肌腱的萎缩也是造成关节畸形的原因。因此，可通过关节囊剥离术、关节囊切开术、肌腱松解或延长术等改善关节功能。

七、调护

中医学认为寒冷、潮湿、疲劳、创伤及精神刺激、营养不良均可诱发本病，因此日常的保健、调护非常重要。医师需根据其具体情况，考虑各种相关的因素，制定一个综合的治疗方案，调动相关人员协助治疗，充分保证患者营养，适度活动，保证其关节及肌肉的功能。

(一)一般调护

1.晨僵

注意防寒保暖，必要时佩戴手套、护膝、袜套、护腕等；晨起用力握拳再松开，交替进行；床上行膝关节屈伸练习。

2.关节肿痛

局部保暖并在关节处加护套。疼痛剧烈者，以卧床休息为主，受损关节保持功能位。勿持重物，可使用辅助工具。

3.关节畸形

做好安全评估，如日常生活能力、跌倒/坠床等，防止跌倒或其他意外事件发生。

4.疲乏无力

急性期多卧床休息，恢复期适量活动，防止劳累，减少弯腰、爬高、下蹲等动作。

(二)特色调护

1.药物治疗

风寒湿痹者中药宜温服及温敷;热痹者中药宜偏凉服及凉敷。针对关节红肿热痛者,给予冷光源治疗;关节肿胀冷痛者,给予热光源治疗。

2.生活起居

努力做到生活起居要合理,作息时间要规律;避免小关节长时间负重,避免不良姿势,减少弯腰、爬高、蹲起等动作;卧床时保持关节功能位,行关节屈伸运动。

3.情志调理

(1)对疾病要有正确认识;多与患者沟通,了解其心理状态,及时给予心理疏导,提高患者依从性;鼓励患者,保持良好的心态。

(2)鼓励家属多陪伴患者,给予情感支持。

4.关节锻炼

保持关节的功能位,活动量应循序渐进增加,避免突然剧烈活动、疼痛加重期需限制受累关节活动,保持关节功能位,如膝下放一平枕,使膝关节保持放松,足下放置足板,避免垂足、病情稳定后,可借助各种简单工具与器械,进行关节功能锻炼,锻炼手指关节功能;锻炼膝关节;踝关节屈伸运动等。

(三)饮食调护

RA患者应选用高蛋白、高维生素及容易消化的食物,使患者饮食中的营养及能量能满足机体的需要。富含不饱和的长链脂肪酸的食物,如鱼油、夜樱草油等,以及某些微量元素如硒,可使RA患者的症状缓解,减少疼痛和肿胀的关节数目,缩短晨僵时间,增强握力,延缓疲劳等。食物和刺激性强的食品,如辣椒等,尤其是RA急性期的患者及阴虚火旺型患者最好忌用。碳水化合物及脂肪也要少用。

建议在中医辨证论治的基础上选择饮食。①热证:应该多选用寒凉的饮食,如米仁粥、绿豆、生梨、菊花菜、芦根等,可以协助清除内热;而不应食用温热性的食物,如辣椒、芥末、姜、桂皮、酒等。②寒证:应选用一些温热性的食物,如姜、桂皮、木瓜等。③虚证:可以多食一些补益的食品,如甲鱼肉、鸡肉、胡桃、桂圆、芝麻等。

(郭金泉)

第四节 银屑病关节炎

在银屑病患者中,1/5~1/3会并发银屑病关节炎,在人群中银屑病关节炎的发病率估计为0.1%~1.0%。男女的发生率比例为1:1。

一、病因

(一)遗传

银屑病本身具有遗传倾向。据报道,瑞典统计了39 000人口的银屑病发生率,发现患银屑病的患者亲属中6.4%患有银屑病,而普通人口中只有2%患银屑病。孪生子同时患银屑病的也不少。有关银屑病关节炎的遗传学资料很少。曾对 88 个初发银屑病关节炎的患者进行家族追踪调查,共找到第一代亲属 253 个,第二代亲属 48 个,婚配家属 83 个作为对照组。结果第一代亲属中 10 个有银屑病关节炎,第二代亲属中只有 1 个发病,而对照组中无人发病。说明银屑病关节炎亦具有遗传倾向。最近还发现 HLA-B27 与银屑病脊柱炎具有很明显的关系。

(二)免疫

1.体液免疫

有关银屑病关节炎的体液免疫,结论并不一致。比较一致的发现是 α-球蛋白的增高,而其他免疫球蛋白的水平便不一致了。有的报道 IgM 和 IgA 都增高,而有的却报道 IgM 下降,而 IgG 却增高。最近发现在银屑病关节炎发作时,60% 病例在血液中找到免疫复合体。

2.细胞免疫

有关细胞免疫的结论亦不一致。在银屑病关节炎发作时 T 细胞数量减少而治疗后又有增多。真正的机制不明,可能与抑制细胞功能丧失有关。

3.血管因素

在银屑病关节炎的发病机制中,微血管变化可能起着重要的作用。不论皮肤有无病变,都可以见到毛细血管扩张和扭曲,经过治疗后,这种异常还可持续数月,然后逐渐趋于正常,还发现滑膜也有血管变化,毛细血管与小动脉的内皮细胞肿胀,基膜增厚。这种现象目前还无法解释,但说明是免疫复合体作用于血管的结果。最近还发现免疫反应与革兰阳性细菌感染有关。

(三)环境因素

1.细菌

银屑病皮损内可检出链球菌和葡萄球菌。许多报道发现血液内有抗体存在,而发生关节炎者抗体值愈高,因而怀疑与细菌感染有关。

2.外伤

有许多报道发现在创伤后可激发银屑病患者并发关节炎,大多为周围关节炎症,脊柱极少累及,其机制不明。

二、病理

银屑病关节炎的病理变化为慢性滑膜炎,有局灶性或弥漫性炎性细胞浸润,以淋巴细胞为主,也有为浆细胞的。最显著的病理改变为滑膜下纤维化,毛细血管和小动脉管壁增厚,内皮细胞突出于管腔内,中层与外膜层都有炎性细胞浸润。

三、临床表现

发病年龄变化很大。典型的病例为在 20～30 岁时出现银屑病皮损,约 1/10 病例关节炎与皮损几乎同时发生,通常则在数月或数年后才发作。有不到 1/10 病例先发生银屑病关节炎,经过一段时间后,再出现银屑病皮损。这类病例大多具有家族史。

(一)关节变化

1.少关节或单关节关节炎型

此类型发生率为 70%,以累及手和足的远端或近端指(趾)间关节及跖趾关节多见,往往邻近指(趾)甲有病变。

2.多关节炎型

此类型约占15%,表现为对称性多关节炎,与类风湿关节炎很难鉴别。但无类风湿小结,大都体表具有银屑病皮损。

3.远端指间关节型

此类型占5%～10%,病变累及远端指间关节。此型是银屑病关节炎特征性临床表现之一,常与其他2个特征性病变,即指(趾)炎和指甲病变相伴随。

4.残毁性关节炎型

此类型占5%,为严重关节破坏型。多侵犯手、足多个关节和骶髂关节。特征为进行性关节旁侵蚀,以致骨质溶解,伴或不伴骨质性关节强硬,酷似神经病性关节病,为无痛性。此型的皮肤银屑病常广泛而严重。

5.脊柱病型

此类型约20%病例有脊柱病变,以骶髂关节炎为主要改变,很少是对称的。头皮银屑病者容易并发颈椎病变。

(二)关节外病变

此病变以眼部炎症最为常见,发生率可达31%,表现为结膜炎、虹膜炎、巩膜外层炎和角膜结膜炎。主动脉关闭不全、肺叶纤维化偶有报道。

(三)皮肤损害

指甲的变化最有助于正确诊断。指甲的变化为指甲凹陷,出现横向或纵向的嵴,油滴状褪色和指甲脱落。这些变化说明病变影响甲床的生长。银屑病关节炎者出现指甲变化比无关节炎者多。

四、实验室检查

银屑病关节炎常规检查无特殊。红细胞沉降率可增快。10%～20%病例有高尿酸血症,说明嘌呤代谢受影响。

五、X线检查

银屑病关节炎的X线表现为好发于远端指间关节,末节指骨破坏,关节内有溶骨及强直表现,不具有对称性,以小关节破坏为主,X线片上看来似"铅笔置于杯子内"。骨膜炎与非典型性脊柱炎,这些变化毫无特殊性。比较有意义的是远端指关节炎变化,它出现的指骨腐蚀区系在关节内的裸露区,即没有软骨面覆盖的地区,这点与骨关节炎不同,骨关节炎主要为软骨下骨皮质的腐蚀。银屑病脊柱炎发生率高,骶髂关节炎往往不对称,脊柱"竹节状"改变也不常见。

六、诊断

银屑病和银屑病关节炎研究组对银屑病关节炎的诊断标准是:有炎性关节疾病(包括关节炎、脊柱炎、附着点炎),同时以下评分≥3的患者应诊断为银屑病关节炎。银屑病的评分:①现患有银屑病(2分);②银屑病史(1分);③银屑病家族史(1分);④银屑病指甲改变(1分);⑤类风湿因子阴性(1分);⑥现患有趾(指)炎或既往有趾(指)炎(1分);⑦X线片示关节旁新骨生成(1分)。

七、治疗

银屑病关节炎缺乏特殊治疗方法。现多为联合用药,第一类非甾体抗炎药是一线治疗药物。用药剂量同类风湿关节炎和强直性脊柱炎。关节内或腱鞘内注射皮质醇类激素十分有效。注射处不可有银屑病皮损存在。皮损处若有细菌存在,进入关节可产生化脓性关节炎。第二类药物有甲氨蝶呤、金制剂、柳氮磺吡啶、来氟米特、环孢素和抗疟疾药物。其中甲氨蝶呤对银屑病皮损和关节炎均有效,可作为首选药使用。抗疟疾药物颇有争议,大多数人不主张使用,原因是抗疟疾药物可使皮损恶化。全身性使用糖皮质激素亦应尽量避免。近年来,肿瘤坏死因子-α抑制剂已用于临床,并被证实能改善银屑病皮疹、指甲和关节的损害,长期安全性仍有待评估。对严重关节损毁者而皮肤条件许可的仍可施行关节置换手术,应关注致病菌在皮肤的生长导致的伤口感染。

(郭金泉)

第五节 结晶性关节炎

在人体内,化合物能以结晶形态沉积于运动系统的有下列数种:①尿酸钠;②焦磷酸钙;③磷酸二钙;④磷灰石;⑤肾上腺皮质类固醇酯;⑥胆固醇。其中以尿酸沉积最为常见。

一、痛风

痛风是一种嘌呤核苷酸代谢紊乱所致的疾病,表现为:①血尿酸浓度增高;②反复发作关节炎;③尿酸钠盐沉积在关节周围引起严重关节损害;④肾病,可累及肾小球、肾小管、间质组织和血管;⑤尿路结石。痛风合并有肾病者极多见,肾损害程度可重可轻。

(一)发病机制

痛风的先决条件是血尿酸增高。尿酸为核酸或嘌呤碱代谢的终末产物,可出现于血和尿液中。在 pH<5.75 时,体液中以尿酸为主;在 pH=5.75 时,体液中尿酸钠和尿酸的比例相等;在 pH>5.75 时,体液中尿酸主要以钠盐形式存在。人血浆中尿酸钠盐浓度到 413 μmol/L 左右才达到饱和,因此将 413 μmol/L 定为人体的正常值。当血浆中尿酸钠盐浓度超过饱和时,它就可以在关节中析出成结晶并沉积下来,形成痛风石,也可以沉积在肾脏和尿路中成为尿酸结石。尿酸钠盐沉积在关节会发作急性关节炎,这就是痛风性关节炎,反复发作会使关节变形。血尿酸增高的主要原因只有两个:①尿酸生成过多;②肾脏排泄尿酸能力低下。在嘌呤核苷酸代谢过程中,有许多酶参与,因酶的缺乏或酶的活性增高,都可以使尿酸生成过多。已知磷酸核糖焦磷酸合成酶、次黄嘌呤鸟嘌呤转磷酸核糖基酶和等酶的缺乏或活性过高,都能激发痛风发作。而因肾脏排泄尿酸能力低下所致的痛风较少见,大都为继发性,系由于药物、毒素或内源性代谢产物的影响,使肾排泄尿酸能力低下,或因再吸收增加所致。在多数情况下,尿酸以钠盐形式从过饱和的关节滑液中自行析出。也有先以尿酸钠盐形式沉积在滑膜上,然后由于病灶破溃,大量尿酸钠盐结晶出现在关节滑液中。

(二)临床表现

痛风的全过程可以分成 4 个阶段:无症状高尿酸血症、急性痛风性关节炎、痛风间歇发作期和有痛风石形成的慢性痛风。

1. 无症状高尿酸血症

此期血尿酸值增高,但无症状。男性可在青春期即已有血尿酸增高,而女性则可延迟至绝经后才出现。因酶缺乏的高尿酸血症则于出生时便有。高尿酸血症可持续终身而无症状,但潜伏着发作急性关节炎与尿路结石的危险。一般无症状高尿酸血症要维持 20~30 年才出现症状。有先发作肾绞痛后再有第 1 次关节炎发作,甚至有相隔 10 年以上才有第 1 次关节炎发作。没有发作过关节炎的高尿酸血症者出现肾结石,不应诊断为痛风。

2. 急性痛风性关节炎

在发生率方面,以男性为主,女性很少见。在年龄方面,大都在 30~50 岁,女性主要为绝经后妇女。30 岁以前发病的要提高警惕,恐怕是特殊性酶缺乏,或为一种罕见的肾实质疾病。急性痛风性关节炎发作往往有诱因,常见的诱因为创伤、饮酒、药物与手术。往往小外伤后可诱发,引起急性发作往往在夜间,数小时内局部即出现红、热及明显压痛,关节迅速肿胀,并伴有发热、白细胞数增多与红细胞沉降率增快等全身性症状。疼痛往往十分剧烈,轻轻按压便可有剧烈疼痛,患者往往在夜间痛醒,捧着脚趾而彻夜不眠。轻型急性痛风性关节炎数小时内即可自行缓解,中度的也可维持 1~2 天,重型的可连续数天至数周。缓解后即进入缓解期。

3. 痛风间歇发作期

有些病例终生只发作 1 次便不再发作,也有两次发作间隔很久,可达 5~10 年者,一般在 6 个月至 2 年内便会有第二次发作。通常病程越长,发病越频繁。多次发作的大都为多关节型,从下肢向上肢、从远端小关节向大关节发展,病情更重,病程更长,并出现了 X 线变化。多次发作后的关节会出现不可逆的变化。

4. 慢性痛风

该期特征为有痛风石形成,从痛风第 1 次发作到形成痛风石所需时间不一,可达 3~40 年,也有只发作 1 次便形成痛风石的。痛风石的出现是尿酸钠盐沉积在软骨、滑膜、肌腱和软组织的结果。出现痛风石的典型部位为耳郭,也可发生在手指、手掌、足趾与足底,发生在尺骨鹰嘴、滑囊和跟腱内也不少见。痛风石虽然不痛,但形成过多会毁损关节而造成手足畸形。痛风石表面皮肤可以变得十分菲薄并有色素沉着,甚至溃破,挤出牙膏样物质,内含许多细针状结晶,此时病变已到后期。

(三)X 线表现

诊断痛风主要取决于临床而不能依赖 X 线片。X 线检查的主要价值为除外其他疾病和有无并发症。痛风的 X 线表现主要有下列数种。

1. 腐蚀

痛风的特征性 X 线表现为边缘清晰的圆凿状骨缺损,直径约 5 mm 或更大些,最典型的部位为跖趾关节第一跖骨头部的内侧,双侧对称,状如梅花;指(趾)骨的基底部出现腐蚀也很常见。腐蚀可呈进行性,使整块跖骨或跖骨头部蛀空成蜂窝状,甚至溶解消失。至后期,关节破坏极为广泛,软骨毁损,关节间隙变窄,畸形十分严重。腐蚀虽为痛风的早期 X 线征象,但却发生在疾病的后期。必须多次急性发作才会出现腐蚀性改变。

2.软组织肿胀

痛风急性发作时有液体渗出至关节腔内,因此最早期的 X 线征象是软组织肿胀影,其密度与软组织相同,但肿块附近的骨骼必然有骨腐蚀存在。

3.钙化

痛风石形成较久的其内部可以钙化,使肿块密度增高并隐约可见钙化阴影。

(四)诊断和鉴别诊断

诊断痛风主要依靠典型的临床表现与实验室检查有高尿酸血症。X 线片表现出现较迟,不能帮助做出早期诊断。偏振光显微镜下发现强的负性双折光的针状或杆状的尿酸结晶是诊断痛风的有力佐证。急性发作期关节滑液中可见白细胞内、外的这种晶体,在痛风石的抽吸物中也可发现同样晶体。晚期病例也可以从溃破伤口内挤出牙膏样物质找到尿酸结晶。痛风与许多疾病混淆不清。首先痛风必须与姆外翻滑囊炎相鉴别。痛风者常可伴有姆外翻滑囊炎,而姆外翻滑囊炎并非一定就是痛风。姆外翻滑囊炎不会发热,实验室检查有助于鉴别。痛风常于夜间发作,疼痛十分剧烈,必须与血栓闭塞性脉管炎区别,检查足背动脉搏动有无改变可以很快作出判断。痛风还必须与蜂窝织炎、足癣继发感染等疾病区别。晚期病例必须与类风湿关节炎鉴别。类风湿关节炎的远端指关节不会出现骨腐蚀,而痛风却好发于这个部位。足部有慢性痛风石者还必须与多发性神经纤维瘤区别。

(五)治疗

痛风的治疗必须从两个方面着手:控制高尿酸血症和治疗因结晶沉积所引起的炎症。

1.控制高尿酸血症

有以下 4 个途径可以降低血尿酸浓度。

(1)控制饮食,减少尿酸的生成:避免进食富含嘌呤的内脏(如胰腺、肝脏、肾脏),限制牛肉、羊肉、猪肉等肉类的摄入,限制高嘌呤的海鲜(如沙丁鱼、贝壳类)。酒类是痛风重要的饮食危险因素,啤酒与痛风发病的影响最强,其次为烈酒,而适量饮用红酒并不会增加痛风的发病率。以往认为应限制食物如菠菜、芹菜、豆制品等,目前已认为并非禁忌。鼓励痛风患者摄入低脂/脱脂奶制品。

(2)促进肾脏加快排泄尿酸:以丙磺舒最为常用。首次剂量 0.25 g 口服,每 12 小时 1 次;3 天后剂量增至 0.5 g,每 12 小时 1 次。每周查血尿酸 1 次,并随时调整剂量,可每次添加 0.5 g,直到满意控制为止。治疗期间应多饮水,并每天口服碳酸氢钠 2~6 g 以提高小便的 pH。丙磺舒的失败率可达 27%~50%,特别是肾功能不好者效果更差。磺吡酮为有力的加快排泄尿酸药物之一,它可以降低血尿酸,防止痛风石形成,还能消除已生成的痛风石,在某些方面它比丙磺舒优越,特别是肾功能不好的患者。最初剂量为 50 mg,1 天 2 次,共 3~4 天;然后增至 100 mg,1 天2次;再每周增加 100 mg,最大量可达每天 800 mg,直至尿酸降至理想水平。维持量为每天 200~400 mg,分 3~4 次服用。用药期间亦需碱化尿液。属于这类药物的还有苯溴马隆,每天剂量 25~100 mg,毒性反应很低,根据血尿酸水平调节至维持剂量,并长期用药。

(3)抑制尿酸的生成:尿酸生成的最后一个步骤为次黄嘌呤转换成黄嘌呤,黄嘌呤再转换成尿酸,这个过程需黄嘌呤酶参与。别嘌醇及其代谢产物别嘌二醇具有抑制黄嘌呤酶的作用,可以抑制尿酸的生成,尤其适用于尿酸产生过多型或不宜使用促尿酸排泄药的患者。由于别嘌二醇的半衰期长,一次性用药和将药物分成 3 次服用其效果完全一样。轻度病例每天 300 mg,中度病例每天 400~600 mg,极重病例每天 700~1 000 mg。别嘌醇能够有效控制血尿酸,肾功能正常者在使用后 24～48 小时内即可降低血及尿中尿酸浓度,4 天至 2 周内达到最佳水平,将血尿酸水平降至 119 mmol/L 更为理想。别嘌醇对消除痛风石也是有效的。随着血尿酸持续维持正常,痛风石可以逐渐吸收,如果 6～12 个月内没有急性发作,痛风石可有显著缩小。肾功能不良者恢复甚慢。将别嘌醇与促进排泄尿酸的药物合用可以加速沉积的尿酸盐吸收。对有广泛性痛风石形成而肾功能良好者,联合疗法特别有效。别嘌醇延长了丙磺舒的半衰期,加强了其排泄功能,但另一方面,丙磺舒却又加速了别嘌二醇的排泄,因此又降低了对黄嘌呤氧化酶的抑制作用。所以两种药物合用的结果是血尿酸浓度比单用丙磺舒的低,比单用别嘌醇的高些,两种药物都在按其自身抑制尿酸的药理作用发挥其力量。别嘌醇的重度反应少见,有反应者往往是肾功能不良者。新型抑制尿酸药物非布索坦已应用于临床,能够特异性抑制氧化型及还原型黄嘌呤氧化还原酶,疗效优于别嘌醇。极降尿酸药时易诱发痛风发作,可预防性用非甾体抗炎药。

(4)加速尿酸的破坏:静脉输入纯净的尿酸氧化酶可以暂时性降低血尿酸,主要用于肾源性高尿酸血症。应用后迅速产生抗体,降低疗效。在选用降低血尿酸的药物中目前偏向于促进排泄类药物或抑制黄嘌呤氧化酶类药物。促进排泄类药物的失败率比别嘌醇高,因此应以别嘌醇为首选药物,不适宜用别嘌醇的,以选用丙磺舒或磺吡酮比较适宜。有广泛性痛风石者可以联合应用两类药物,无症状的高尿酸血症可不予处理。尿中尿酸排泄量可供参考。如果 24 小时尿中尿酸排泄量>1 100 mg,肾结石发生率可高达 50%,因此尿中尿酸排泄量高者,应考虑治疗。

2.控制结晶性炎症

这是急性期的对症处理,目的是消除疼痛,保全关节功能。秋水仙碱是传统药物,对缓解痛风症状很有效,机制不明。发作时每小时口服 0.5 g,一般 12～24 小时内疼痛已缓解,以后每天用 0.5～2.0 g,平均为 1 g,可预防急性发作。不能口服的急性病例,可静脉内给药,每次 3 mg,6～8 小时便可见效。缺点是胃肠道不良反应较大。非甾体抗炎药对缓解症状也很有效。单关节发作病例在关节内抽液后注入少量肾上腺皮质激素,对消除炎症很有效,但需要除外合并感染的可能。

3.手术治疗

目前现有药物可以有效地控制血尿酸水平,对大型痛风石可以切除或刮除,此类患者伤口愈合能力稍差。手术可以激发痛风急性发作,术前用药必须充足。对关节完全损毁者可施行矫形手术,一般施行关节置换术或者关节融合术以消除症状。

二、假性痛风

假性痛风为焦磷酸钙盐沉积在关节软骨的一种疾病,由于病变关节内沉积物大体呈灰白色石灰样,类似痛风石,其症状类似痛风,故名假痛风。

(一)发病机制

动物实验时将焦磷酸钙盐结晶注射入关节腔可以激发急性炎症反应。已知在体内代谢过程中会生成无机性焦磷酸盐,其数量是比较大的。据计算,单是肝脏每天生成的无机性焦磷酸盐就可达 30 g,但只有很小一部分经尿液排出,大部分焦磷酸盐贮存在骨骼中,假痛风的主要变化是焦磷酸钙结晶沉积在软骨上,其沉积机制不明。在滑膜上与滑液中亦常发现焦磷酸钙结晶,有可能焦磷酸钙在滑液中自行析出或直接沉积在滑膜上,但关节软骨上病灶的崩溃是滑液中焦磷酸盐的主要来源。这是由于病灶崩溃,焦磷酸钙直接进入关节腔而引起急性发作。

(二)临床表现

假性痛风的发作通常在 50 岁以后,60～80 岁是发病高峰年龄。表现为急性或亚急性关节炎,以膝关节最为常见,其次为耻骨联合。小关节不会发病。发病时关节红、肿、痛和压痛,反复发作,严重时有些像痛风,但持续时间比痛风长,症状也轻些。可以为单关节型,也可以为多关节型。

(三)X 线表现

焦磷酸盐沉积于纤维软骨、透明软骨、韧带和关节囊上是本病的一种特征性变化,有助于诊断。在膝部半月板纤维软骨出现线条状或点状致密区,通常为双侧性,且累及内、外侧半月板。其他部位的软骨盘也可以出现上述变化,如下尺桡关节、耻骨联合、髋臼缘和椎间盘的纤维环。关节透明软骨可以钙化,表现为在关节间隙的中线部位出现与软骨下骨皮质相平行的线状密度增加区。还可以出现关节囊钙化,特别是肘、肩、髋和膝部。其他的变化有软骨下囊性改变、肌腱钙化和髌上部位的股骨出现腐蚀。

(四)诊断

具体诊断如下。

(1) Ⅰ:关节滑液中找到焦磷酸钙结晶,呈四边形体。

(2) Ⅱ(a):关节滑液中找到单斜面或三斜面结晶。

(3) Ⅱ(b):X 线片上有典型的钙化征象。

(4) Ⅲ(a):急性关节炎,特别是膝部。

(5) Ⅲ(b):慢性关节炎,特别是膝、髋、腕、肘、肩和掌指关节,并有下列表现。①部位特殊:如腕、掌指关节、肘和肩关节;②髌、股关节间隙变窄;③软骨下囊性变;④重度退行性变;⑤肌腱钙化,特别是跟腱、三头肌和闭孔肌;⑥骨刺形成。

诊断标准为:①凡具备Ⅰ项或Ⅱa+Ⅱb项,可确立诊断。②具备Ⅱa或Ⅱb项,可能是假痛风。③具备Ⅲa或Ⅲb项,应怀疑有无假痛风可能。

(五)治疗

目前没有方法停止焦磷酸钙沉着在关节软骨上,亦没办法取出已沉结的结晶。急性发作时可抽去关节液,注入肾上腺皮质激素,对控制症状十分有效。使用保泰松、水杨酸盐及非甾体抗炎药亦有效。发作严重时可静脉滴注秋水仙碱 1 mg,可迅速控制急性发作。

(郭金泉)

第十三章 骨与关节疾病的康复治疗

第一节 颈椎病

一、概述

颈椎病是由于颈椎间盘退行性变、颈椎骨质增生所引起的具有一系列临床症状的综合征。可发生于任何年龄,以 40 岁以上的中老年人为多。颈椎病可分为颈型、神经根型、脊髓型、椎动脉型、交感神经型和其他型,临床常表现为颈、肩臂、肩胛上背及胸前区疼痛,手臂麻木,肌肉萎缩等。

二、康复问题

(一)疼痛和麻木

颈项部及上肢均可出现疼痛、酸胀不适、麻木,程度及持续时间不尽相同,并有可能引起其他许多问题,因此解除疼痛和麻木是康复治疗的重要目的,也是患者的迫切要求。

(二)肢体活动障碍

神经根型颈椎病可因上肢活动而牵拉神经根使症状出现或加重,限制了正常的肢体活动;另外,神经根或脊髓受压迫可导致相应肢体肌力下降,而出现肢体运动功能减退,如脊髓型颈椎病患者可出现四肢无力、沉重,步态不稳,足下踩棉花感及肌肉痉挛等。

(三)日常生活

颈椎病患者因复杂多样的临床症状(包括四肢、躯干和头颈部不适等)而使日常生活和工作受到不同程度的影响,甚至穿衣、修饰、提物、个人卫生、站立行走及二便控制等基本活动受到限制。

(四)心理障碍

颈椎病是以颈椎退行性变为基础的疾病,这种组织的改变无法逆转,因此尽管临床症状可以得到缓解,但症状可能反复发作,时轻时重,部分患者可能出现悲观、恐惧和焦虑的心理;另外,严重的颈椎病所致的疼痛、活动困难和日常生活活动能力下降也会导致严重的心理障碍。

三、康复评定

(一)疼痛评定

疼痛是最常见的症状。疼痛的部位与病变的类型和部位有关,一般有颈后部和肩部的疼痛。神经根受到压迫或刺激时,疼痛可放射到患侧上肢及手部。若头半肌痉挛,可刺激枕大神经,引起偏头痛。常用视觉模拟评分法或简式麦吉尔疼痛问卷评估患者的疼痛程度。

1.视觉模拟评分法

画一条长度为 100 mm 的直线,直线左端(或上端)代表"无痛",直线右端(或下端)代表"无法忍受的痛"。测试者要求患者将自己感受的疼痛强度标记在直线上,线左端(或上端)至标记点之间的距离即为该患者的疼痛强度。

2.简式麦吉尔疼痛问卷

简式麦吉尔疼痛问卷是国际公认的描述与测定疼痛的量表。麦吉尔疼痛问卷包括 4 类 20 组疼痛描述词,从感觉、情感、评价和其他相关类 4 个方面因素及现时疼痛强度对疼痛进行较全面的评价。简式麦吉尔疼痛问卷是在麦吉尔疼痛问卷基础上简化而来,由感觉类和情感类对疼痛的描述词及现时疼痛强度和视觉模拟评分法组成。临床试验证实,其与标准麦吉尔疼痛问卷具有良好的相关性。国内有学者应用简式麦吉尔疼痛问卷对急性痛、慢性痛和术后痛患者的疼痛性质、强度及治疗前后的变化进行了比较,表明简式麦吉尔疼痛问卷的可信度高、效度好、简便易行,是一种有实用价值的测痛工具。

(二)功能评定

应对患者的颈椎主被动关节活动度、颈肩部肌群及四肢肌群肌力、神经功能进行详细评估;应用影像学检查方法测量颈椎管狭窄及颈椎失稳程度;针对各型颈椎病的不同特点,进行针对性的颈椎特殊检查。

四、康复治疗

康复治疗目的是改善或消除颈神经和血管组织受压症状,如消除炎性水肿、镇静止痛、解除肌肉痉挛等。颈椎病的康复治疗方法通常是以非手术治疗为主,包括物理因子治疗、颈椎牵引、针灸、手法治疗、运动疗法、矫形支具等。应用各种康复治疗方法可使颈椎病症状减轻、明显好转,甚至治愈,对早期颈椎病患者尤其有益。

(一)物理因子治疗

物理因子治疗的主要作用是解除神经根及周围软组织的炎症、水肿,改善脊髓、神经根及颈部的血液供应和营养状态,缓解颈部肌肉痉挛,减轻粘连,调节自主神经功能,促进神经和肌肉功能的恢复。常用治疗方法如下。

1.直流电离子导入疗法

应用直流电导入各种药物治疗颈椎病,有一定治疗效果。可用中药、B 族维生素类药物、碘离子等进行导入,作用极置于颈后部,非作用极置于患侧上肢或腰骶部,电流密度为 $0.08\sim 0.10$ mA/cm^2,20 分钟/次,10~15 次为 1 个疗程。

2.高频电疗法

常用超短波、短波疗法,通过其深部透热作用,改善脊髓、神经根、椎动脉等组织的血液循环,促进功能恢复。超短波及短波治疗时,颈后单极或颈后、患侧前臂斜对置,急性期应用无热量,

10分钟/次,每天1次;亚急性期应用微热量,12~15分钟/次,每天1次,10~15次为1个疗程。

3.石蜡疗法

利用加热后的石蜡敷贴于患处,使局部组织受热、血管扩张,循环加快,细胞通透性增加。由于热能持续时间较长,故有利于深部组织水肿消散、消炎、镇痛。常用颈后盘蜡法,温度为40~45 ℃,30分钟/次,每天1次,20次为1个疗程。

4.超声波疗法

超声波疗法作用于颈后及肩背部,常用接触移动法,0.8~1.0 W/cm^2,8~10分钟/次,15~20次为1个疗程。可加用药物导入,常用B族维生素、氢化可的松、双氯芬酸等。

5.红外线照射疗法

红外线灯于颈后照射,照射距离30~40 cm,温热量,20~30分钟/次,每天1次,20次为1个疗程。

6.泥疗

泥疗是将具有医疗作用的泥类,加热至37~43 ℃,进行全身泥疗或颈、肩、背局部泥疗。由于泥的热容量小,并有可塑性和黏滞性,可影响分子运动而不对流,所以其导热性低、散热慢,保温性好,能长时间保持恒定的温度。其次,由于泥中含有各种微小沙土颗粒及大量胶体物质,当其与皮肤密切接触时,对机体可产生一定的压力和摩擦刺激,产生类似按摩的机械作用。另外,泥土尚有一些化学作用和弱放射作用,通过神经反射、体液传导和直接作用对机体产生综合效应。每天或隔天1次,30分钟/次,15~20次为1个疗程。结束时要用温水冲洗。

(二)颈椎牵引治疗

颈椎牵引治疗是治疗颈椎病常用且有效的方法,有助于解除颈部肌肉痉挛,使肌肉放松,缓解疼痛;松解软组织粘连,牵伸挛缩的关节囊和韧带;改善或恢复颈椎的正常生理弯曲;使椎间孔增大,解除神经根的刺激和压迫;拉大椎间隙,减轻椎间盘内压力。调整小关节的微细异常改变,使关节嵌顿的滑膜或关节突关节的错位得到复位。

颈椎牵引治疗时必须掌握牵引力的方向(角度)、重量和牵引时间三大要素,才能取得牵引的最佳治疗效果。

1.颈椎牵引的方法

颈椎牵引常用枕颌布带牵引法。通过枕颌牵引力进行牵引,患者可以取坐位或卧位,衣领松开,自然放松。操作者将牵引带的长带托于下颌,短带托于枕部,调整牵引带的松紧,用尼龙搭扣固定,通过重锤、杠杆、滑轮、电动机等装置牵拉。轻症患者采用间断牵引,重症患者可行持续牵引。每天1次,15~20次为1个疗程。

2.颈椎牵引的参数选择

(1)牵引时间:以连续牵引20分钟,间歇牵引20~30分钟为宜,每天1次,10~15天为1个疗程。

(2)牵引角度:有观察表明,最大牵引力作用的位置与牵引的角度有关。颈椎前倾角度小时,牵引力作用于上颈椎,随着颈椎前倾角度加大,作用力的位置下移。因此牵引角度一般按病变部位而定,如病变主要在上颈段,牵引角度宜采用0°~10°,如病变主要在下颈段($C_{5~7}$),牵引角度应稍前倾,可在15°~30°,同时注意结合患者舒适度来调整角度。

(3)牵引重量:牵引重量与患者的年龄、身体状况、牵引时间、牵引方式等有很大的关系。间歇牵引的重量可以其自身体重的10%~20%确定,持续牵引则应适当减轻。一般初始重量较轻,如从 6 kg 开始,以后逐渐增加。

3.颈椎牵引禁忌证

牵引后有明显不适或症状加重,经调整牵引参数后仍无改善者;脊髓受压明显、节段不稳严重者;椎间关节退行性变严重、椎管明显狭窄、韧带及关节囊钙化骨化严重者。

4.颈椎牵引的注意事项

(1)对患者做好解释工作,嘱患者牵引过程中放松,有任何不适立即停止牵引。

(2)调整好牵引带的位置,枕部带以枕骨粗隆为中心,颌部带靠近下颌尖部,不要卡住患者喉部。调整好牵引带的松紧度,两侧牵引带等长。

(3)牵引过程观察患者的反应;牵引结束后,休息1~2分钟。

(三)针灸治疗

针灸治疗对颈椎病的治疗可取得明显疗效,而且设备简单,易行。针法常取绝骨穴和后溪穴,再配以大椎、风府、天脊、天目、天柱等局部穴位,一般每天1次,每次留针20~30分钟,2周为1个疗程。因为绝骨穴属足少阳胆经,是足三阳络,为髓之会穴;后溪穴属手太阳小肠经,是八脉交会穴之一,通过督脉;颈后部正是督脉、足太阳膀胱经、足少阳胆经必经之路;侧颈部有手太阳小肠经和手少阳三焦经通过,所以能起到疏通经络、调理气血、舒筋止痛等功效。

(四)手法治疗

手法治疗是颈椎病治疗的重要手段之一,是以颈椎骨关节的解剖及生物力学的原理为治疗基础,针对其病理改变,对颈椎及其小关节施以推动、牵拉、旋转等手法进行被动活动治疗,以调整颈椎的解剖及生物力学关系,同时对颈椎相关肌肉、软组织进行松解、理顺,达到改善关节功能、缓解痉挛、减轻疼痛的目的。常用的方法有中式手法及西式手法。中式手法指中国传统的按摩推拿手法,一般包括软组织按摩手法和旋转复位手法。西式手法在我国常用的有关节松动手法、麦肯基疗法及脊椎矫正术等。

1.软组织按摩手法

治疗前对患者的病情应有全面的了解,手法要得当,切忌粗暴。在颈、肩及背部,施用揉、拿、捏、推等手法,对神经根型颈椎病施行推拿手法时还应包括患侧上肢,椎动脉型和交感型颈椎病应包括头部。常取的穴位有风池、太阳、印堂、肩井、内关、合谷等。每次推拿15~20分钟,每天1次。推拿治疗颈椎病对手法的要求高,不同类型的颈椎病,其方法、手法差异较大。

2.旋转复位手法

旋转复位手法应用于颈椎小关节紊乱、颈椎半脱位等疾病。以棘突向右偏歪为例:医师立于患者后方,以左手握住装有橡皮头的"T"形叩诊锤的交接部,锤柄向左后方,锤的一端斜置于患颈棘突的右侧,尖端指向右前方。医师拇指把住锤的另一端,令患者屈颈并向后靠于医师的胸腹部,放松颈部肌肉。医师右手掌置于患者左侧下颌角部,用力将其头部向右侧旋转,同时利用左手拇指及身体的力量推动叩诊锤将患颈棘突推向左侧。在旋转过程中,一般可以听到清脆的响声,此时再查看棘突偏歪现象已消失,表明棘突偏歪已得到矫正,而患者即感症状已好转。旋转完毕后,按揉两侧颈项肌,并点揉双侧风池穴。若偏歪棘突已被矫正,患者仍有部分症状,可加用左右被动旋转头颈部及行左右两侧屈颈手法,往往可获症状的进一步改善。该法难度较大,存在一定风险,必须由有经验的医师操作。

3.关节松动术

关节松动术治疗颈椎病的手法主要有拔伸牵引、旋转、松动棘突及横突等。

(1)拔伸牵引：常用于颈部肌肉紧张或痉挛。上段颈椎和中段颈椎病变于中立位牵引，下段颈椎病变于 20°～30°前屈位牵引，持续 15～20 秒，休息 5 秒，重复 3～4 次。

(2)旋转颈椎：患者去枕仰卧，颈部放在床沿。医师站在床头，一手四指分开放在患者健侧颈枕部，拇指放在对侧，用另一手托住其下颌，前臂放在耳前，使患者头部位于医师的手掌、前臂和肩前，操作时躯干及双手不动，双前臂向健侧缓慢地转动患者颈部。

(3)松动棘突：分垂直松动和侧方松动两种，对于颈椎因退行性变引起的活动受限和颈部肌肉紧张或痉挛特别有效。

(4)松动横突及椎间关节：医师双手拇指分别放在患侧横突背侧和棘突与横突交界处进行操作，对于颈部活动受限的患者效果较好。

(五)运动疗法

运动疗法可增强颈与肩胛带肌的肌力，保持颈椎的稳定，改善颈椎各关节功能，防止颈部僵硬，矫正不良体姿或脊柱畸形，促进机体的适应代偿能力，防止肌肉萎缩，恢复功能、巩固疗效、减少复发。故在颈椎病的防治中运动疗法起着重要的作用。

颈椎运动疗法常用的方式有徒手操、棍操、哑铃操等，有条件也可用机械训练。类型通常包括颈椎柔韧性练习、颈肌肌力训练、颈椎矫正训练等。此外，还有全身性的运动，如跑步、游泳、球类等，也是颈椎疾病常用的治疗性运动方式。

运动疗法适用于各型颈椎病症状缓解期及术后恢复期的患者。具体的方式方法因不同类型的颈椎病及不同个体体质而异，应在专科医师指导下进行。颈椎病常用颈椎保健操举例（适用于非脊髓型颈椎病）。

1.前伸探海

两脚开立，双手叉腰，头颈前伸并侧转向左前下方，眼看左前下方。还原，向右侧做同样动作，再还原。左右各 1 次为 1 组，重复 4～6 组。

2.双手举鼎

两脚开立，与肩同宽。两臂屈肘，双手虚握拳与肩平，平放于胸前，拳心向前。两拳逐渐松开，掌心向上，两臂向上直举，抬头向上看，停留 2～3 秒后，逐渐下降，掌也逐渐再变虚拳，低头看地。进行此练习时，双臂上举要用力，同时呼气；下降要放松，同时吸气。重复 4～6 次。

3.转腰推碑

两脚开立，与肩同宽。双手抱拳于腰部，先向左转体，右掌向前推出，左手仍握拳抽至左腰际抱肘。头向后转，眼随右掌推出，注视手掌动作。还原时缓慢吸气，然后向右侧完成同样动作。练习时，转动要缓慢，手掌推出时要用力，同时呼气，用力程度和转动幅度应循序渐进，逐步加大，不能操之过急。

4.左右开弓

两脚开立，与肩同宽。两手掌放于眼前，掌心向前，拇指与四指分开，肘部斜向前方。动作开始时，两手掌同时向左右两侧分开，手掌逐渐变成虚拳，两前臂逐渐与地面垂直，胸部尽量向外挺出。然后两拳分开再变掌，还原。还原时含胸拔背。重复 4～6 次。两掌分开时吸气，还原时呼气。两臂拉开时不宜下垂，向后拉时要挺胸，夹紧肩胛骨。

5.挥臂扣球

两脚开立，与肩同宽。左脚向前跨一步，同时重心前移，右脚跟抬起，右臂高举，自肩部后上方向前挥动，形似排球扣球。然后还原，右脚向前跨一步，左臂重复上述动作。左右各 1 次为

1组,重复4~6组。

6.凤凰展翅

两脚开立比肩宽,两手下垂。上身前弯,两膝稍屈,左手向左上方撩起,头颈也向左上方转动,眼看左手,右手虚按左膝。还原后向相反方向重复动作,左右各1次为1组,重复4~6组。

(六)矫形支具的应用

颈椎的矫形支具主要用于固定和保护颈椎,矫正颈椎的异常力学关系,减轻颈部疼痛,防止颈椎过伸、过屈及过度转动,避免造成脊髓、神经的进一步受损,减轻脊髓水肿,减轻椎间关节创伤性反应,有助于组织的修复和症状的缓解。配合其他治疗方法同时进行,可巩固疗效,防止复发。最常用的有颈围、颈托,可应用于各型颈椎病急性期或症状严重的患者。颈托也多用于颈椎骨折、脱位,经早期治疗仍有椎间不稳定或半脱位的患者。乘坐高速汽车等交通工具时,无论有还是没有颈椎病,戴颈围保护都很有必要。但长期应用颈托和围领可以引起颈背部肌肉萎缩,关节僵硬,所以穿戴时间不宜过久,且在应用期间要经常进行医疗体育锻炼。在症状减轻时要即时除去围领和颈托,加强肌肉锻炼。

(刘士凯)

第二节 肩袖损伤

肩袖又称旋转袖,是由冈上肌、冈下肌、肩胛下肌及小圆肌组成(图13-1)。肩袖肌群起自肩胛骨不同部位,经盂肱关节的前、后、上、下,止于肱骨近侧的大、小结节部位,形成袖套样结构,冈上肌起自肩胛骨冈上窝,经盂肱关节上方止于肱骨大结节近侧,由肩胛上神经支配。主要功能是上臂外展,并固定肱骨头于肩盂上,使肩肱关节保持稳定。冈下肌起自肩胛骨冈下窝,经盂肱关节的后方止于大结节外侧面中部,也属肩胛上神经支配,其功能是使肩关节外旋。肩胛下肌起自肩胛下窝,经盂肱关节前方止于肱骨小结节前内侧,受肩胛下神经支配,具有内旋肩关节的功能。小圆肌起自肩胛骨外侧缘后面,经盂肱关节后方止于肱骨大结节的后下方,属腋神经支配。其功能也是使臂外旋。

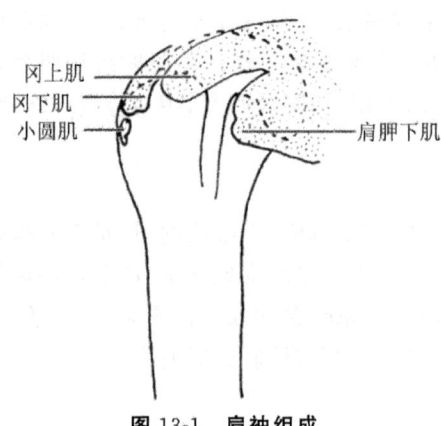

图13-1 肩袖组成

冈上肌和肩胛下肌由于其解剖上的特点,容易受到损伤。肩关节内收、外展、上举及后伸等活动,冈上肌、肩胛下肌的肌腱在肩喙突下往复移动,易受夹挤、冲撞而致损伤。冈上肌腱在大结节止点近侧的终末端 1 cm 范围内是多血管区,即危险区域,是退变和肌腱断裂的好发部位。

一、病因和分类

(一)病因

肩袖损伤的病因除了解剖及病理上的因素以外,肩袖的损伤及肩袖本身的退变也是其主要原因。损伤包括急性创伤和慢性累积性损伤两类。前者多见于青壮年,往往在体育运动或劳动作业中发生。后者则多发生于老年患者,在肌腱退变的基础上,累积性损伤同样导致肌腱断裂。

(二)分类

1. 按损伤程度分

(1)挫伤:指肩袖受到挤压、撞击、牵拉造成肩袖肌腱水肿、充血乃至纤维变性。此种损伤一般是可复性的。其表面的肩峰下滑囊可伴有相应的损伤性炎症反应,滑液囊有渗出性改变。

(2)不完全性肌腱断裂:是肩袖肌腱纤维的部分断裂。可发生于冈上肌腱的滑囊面(上面)、关节面(下面)以及肌腱内。不完全性肌腱断裂如处理不当将发展为完全性断裂。

(3)完全性肌腱断裂:指肌腱的全层断裂,是肌腱的贯通性破裂。可发生于冈上肌、肩胛下肌、冈下肌。小圆肌较少发生,以冈上肌最为多见,冈上肌和肩胛下肌腱同时被累及也不少见。

2. 按肌腱断裂范围分

(1)广泛断裂:范围累及两个或两个以上的肌腱。

(2)大型断裂:单一肌腱断裂,长度大于肌腱横径的 1/2。

(3)小型断裂:单一肌腱,范围小于肌腱横径 1/2。

上述肩袖断裂,其裂口方向与肌纤维方向呈垂直,称作肩袖的横形断裂。若裂口方向与肌纤维方向一致,则属于纵形断裂。肩袖间隙分裂也属于纵形撕裂,是肩袖损伤的一种特殊类型。

一般认为 3 周以内的损伤属于新鲜损伤,3 周以上属于陈旧性损伤。新鲜的断裂肌腱断端不整齐,肌肉水肿,组织松脆,肩肱关节腔内有渗出。陈旧性断裂则肌腱残端已形成瘢痕,光滑圆钝,比较坚硬,关节腔有少量纤维素样渗出物,大结节近侧的关节面裸区被血管翳或肉芽组织覆盖。

二、临床表现与诊断

(一)临床表现

患者有急性损伤史或重复的损伤及累积性劳损史。肩前方痛,累及三角肌前方及外侧。急性期疼痛剧烈,持续性,慢性期为自发性钝痛。疼痛在肩部活动后或增加负荷后加重。屈肘 90° 使患臂作被动外旋及内收动作,肩前痛加重。往往夜间症状加重。压痛位于肱骨大结节近侧或肩峰下间隙。

(二)临床检查方法

(1)上举功能障碍:有肩袖大型断裂的患者,上举及外展功能均明显受限。外展及前举范围小于 45°。

(2)臂坠落试验阳性。

(3)撞击试验阳性。患肩被动外展 30°,前屈 15°~20°,向肩峰方向叩击尺骨鹰嘴,使大结节与肩峰之间发生撞击,肩峰下间隙出现明显疼痛为阳性。

(4)盂肱关节内摩擦音:盂肱关节在被动或主动运动中出现摩擦或砾轧音,常由肩袖断端瘢痕引起。少数病例在运动时可触及肩袖断端。

(5)疼痛弧征:患臂上举60°~120°范围出现疼痛为阳性,但仅对肩袖挫伤及部分撕裂的患者有一定诊断意义。

(6)肌肉萎缩:病史超过3周,肩周肌肉出现不同程度的萎缩,以冈上肌、冈下肌及三角肌最常见。

(7)关节继发性挛缩:病程超过3个月,肩关节活动范围有程度不同的受限。以外展、外旋、上举受限程度较明显。

(三)诊断要点

对肩袖损伤做出正确的临床诊断并非易事。对凡有外伤史的肩前方疼痛伴大结节近侧或肩峰下区域压痛的患者,若合并存在下述4项中任何一项阳性体征,都应考虑肩袖撕裂的可能性。臂坠落试验阳性;撞击试验阳性;盂肱关节内摩擦音;举臂困难或60°~120°阳性疼痛弧征。如同时伴有肌肉萎缩或关节挛缩,则表示病变已进入后期阶段。

(四)辅助诊断

1.X线诊断

(1)X线平片:对本病诊断无特异性。肩袖断裂可促使肱骨头上移,使肩峰下间隙狭窄。部分病例大结节部皮质骨硬化,表面不规则,松质骨萎缩,骨质稀疏。此外,X线平片对是否存在肩峰位置异常,肩峰下关节面硬化、不规则,以及大结节异常等撞击征因素提供依据。在上举位摄取前后位X线片,可直接观察大结节与肩峰的相对关系(图13-2)。X线平片检查还有助于排除和鉴别肩关节骨折、脱位及其他骨与关节疾病。

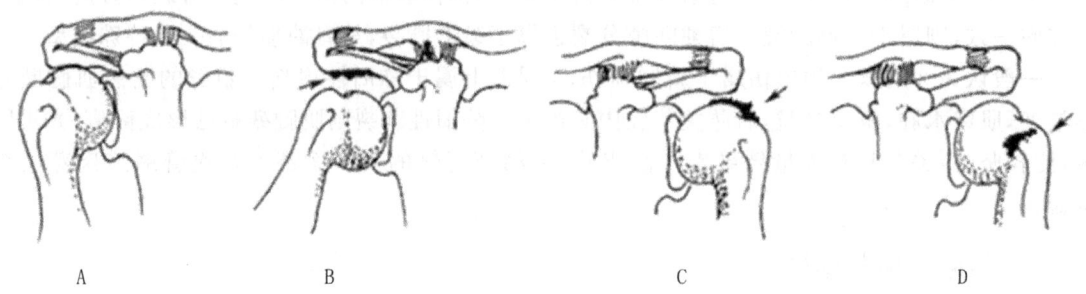

图13-2 肩袖断裂的X线表现

A.肩峰下间隙狭窄;B.肩峰下骨赘;C.大结节骨赘;D.大结节骨质增生

(2)关节造影穿刺部位:喙突尖的外侧及下方各1 cm处,局部浸润麻醉后作盂肱关节腔穿刺。如针尖已进入盂肱关节间隙或注射1 mL造影剂,见造影剂均匀弥散于肱骨头及盂肱间隙,穿刺即告成功,把其余造影剂徐徐注入(图13-3)。直至盂肱关节囊的腋下皱襞、肱二头肌长头腱鞘及肩胛下肌下滑液囊均已显影为止。若发现造影剂外溢,出现于肩峰下间隙或三角肌下滑囊内侧说明肩袖存在破裂,造影剂通过肩袖破裂孔从盂肱关节腔溢出,进入肩峰下滑囊或三角肌下滑囊,即可证实肩袖的完全性破裂。该方法是比较直接与可靠的诊断方法。也可采用碘造影剂和空气混合的双重对比造影方法,一般注入造影剂5~6 mL,过滤空气20~25 mL。双重对比造影对肩袖的关节面侧能更清晰的显示,对肩袖关节面侧部分肌腱断裂的诊断有一定帮助。关节造影术应严格遵循无菌操作,有碘过敏史者禁忌使用碘剂造影。

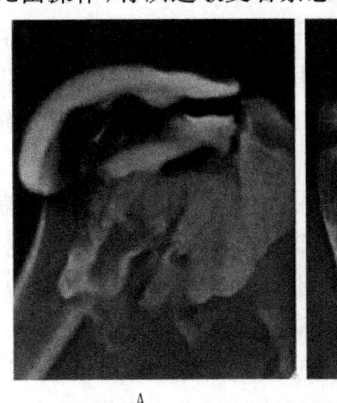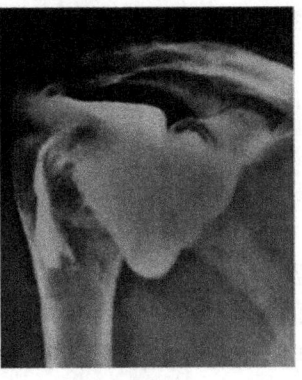

图13-3　肩袖破裂造影剂外溢示意
A.进入肩峰下滑囊；B.进入三角肌下滑囊

造影摄片一般摄取臂下垂位的盂肱关节内旋及外旋位，臂外展上举位的内旋、外旋位，以及在轴位摄取盂肱关节内旋及外旋位，共6个位置。也可在上臂被动运动过程中发现最清晰、最典型的造影图像予以摄录。肩关节造影对确定肩袖完全性破裂，做出鉴别诊断是一种可靠、安全的方法。

2.MRI

MRI对软组织损伤有很高的敏感性，能依据受损肌腱在水肿、充血、断裂，以及钙盐沉积等方面不同的信号显示肌腱的病理变化。

3.超声诊断

超声诊断属于非侵入性诊断方法，简便、可靠，能重复检查。对肩袖损伤能作出清晰分辨。肩袖挫伤可见肩袖水肿、增厚。部分断裂则显示肩袖缺损或萎缩变薄。完全性断裂能显示断端及裂隙以及缺损的范围。

4.关节镜检查

由后方入路能观察盂肱关节腔的前壁——肩胛下肌腱及上壁——冈上肌腱。能直接观察肩袖破裂的部位及范围，发现关节内的一些继发性病理变化，是一种直接的诊断方法。对小的损伤在关节镜下可直接进行修补。

三、康复治疗

(一)常规治疗

治疗方法的选择取决于肩袖损伤的类型及损伤时间。手法与外固定、中药治疗，可用于肩袖挫伤、部分性肩袖断裂和完全性肩袖撕裂的急性期。

1.肩袖挫伤的治疗

肩袖挫伤的治疗包括休息、三角巾悬吊、制动2～3周，同时局部给予中药敷贴或物理治疗，内服活血祛瘀，消肿止痛中药。疼痛剧烈的患者可采用1%利多卡因加激素做肩峰下间隙或盂肱关节腔内注射，有较好的止痛作用。疼痛减轻之后即开始做功能康复训练。

2.肩袖断裂的治疗

无论是部分或完全性肩袖断裂的急性期，一般应先采用严格的非手术方法治疗。

(1)手法及支具固定治疗:急性期肩袖断裂的患者,可在局部麻醉下,用手法将患肩置于外展、前屈、外旋位,使撕裂的肩袖的边缘接近,并用消瘀止痛膏药外贴患肩,以起到固定和消肿止痛的双重作用,然后按下述方法用支具将患肩固定于外展、前屈和外旋位3~4周,以期撕裂的肩袖能自行修复和愈合。后期解除固定后,可施以揉摩和搓按手法于肩前缘,并辅以肩外展及上举被动运动。

(2)持续牵引固定方法:肩袖断裂急性期采用卧位,上肢零卧位牵引持续3周。2~3周后,每天间断解除牵引2~3次,循序渐进地行肩、肘部功能练习,防止关节僵硬。也可在卧床零位牵引1~2周后,改用零位肩人字石膏或零位支具固定,便于下地活动。零位牵引有利于冈上肌腱在低张力下得到修复和愈合。一般4~6周后去除牵引或外固定。

(3)医疗练功:早期宜做握拳和腕部练功,解除固定后应积极练习肩、肘部功能。

(4)药物治疗。①内服药。血瘀气滞证:肩部肿胀,或有皮下淤血,刺痛不移,夜间痛剧,关节活动障碍。舌黯或瘀点,脉弦或沉涩,治以活血祛瘀,消肿止痛,方用活血止痛汤;肝肾亏损证:无明显外伤史或轻微扭伤日久,肩部酸困无力,活动受限,肌肉萎缩。舌淡,苔薄白,脉细或细数。治以补益肝肾,强壮筋骨,方用补肝肾汤加减;血不濡筋证:伤后日久未愈,肌萎筋缓,肩部活动乏力,面色苍白少华。舌淡苔少,脉细。治以补血荣筋,方用当归鸡血藤汤。②外用药:早期可用消瘀止痛药膏、双柏膏、消炎散等外敷。中后期可用外擦剂或腾洗剂。

(二)肌骨超声引导下精准注射

肌骨超声引导下精准注射的相关操作:抽吸积液、软组织活检,以及药物注射关节周围肌肉、韧带、关节腔等部位。肌骨超声的优势是,能够动态、实时的呈现穿刺针的位置,从而引导穿刺针准确定位病变的区域和结构,不会对周围软组织、神经等造成损伤,还规避了经血管注射药物的风险。针对特殊部位且分隔、复杂的积液,肌骨超声引导下,避免了盲目穿刺现象。

复方倍他米松属于类固醇类复方制剂,主要成分是微溶性的倍他米松酯以及可溶性的倍他米松酯。前者吸收较慢,能够长时间的缓解炎症;后者吸收速度快,起效迅速。

应用 ARIETTA 70 超声诊断仪,使用宽频线阵探头,设置 6~13 MHz。注射药物:复方倍他米松。取坐位,充分暴露患侧肩膀,用探头寻找、明确注射部位,用长轴探查患者的冈上肌,准确定位肩峰下滑囊积液,对进针区域进行消毒,使用规模为 5 mL 的空注射器进针,进入滑囊,抽取干净滑囊内的积液。药物配置:1 mL 的复方倍他米松＋1 mL 的 2% 利多卡因注射液＋2 mL 的生理盐水,推进 4 mL 药物,出针后在进针部位贴好敷料。告知患者 24 小时内不要擦洗注射部位,24 小时后可拿掉敷料。通过肌骨超声引导下注射药物,能够精准地定位肩峰下滑囊积液,在滑囊的内部,药物充分发挥抗炎功效。

(三)关节镜治疗

关节镜辅助或关节镜修复,适合于部分或中小范围全层肩袖撕裂伤。优点是可以检查盂肱关节内病变,不损伤三角肌附着、软组织分离少和切口小。用关节镜可以判断撕裂口的大小、肌腱的质量、肌腱的移动程度。

(四)手术治疗

适应证是肩袖的大型撕裂及非手术治疗无效的肩袖撕裂。经 4~6 周非手术治疗或卧位牵引制动,肩袖急性炎症及水肿已消退,未能愈合的肌腱断端形成了坚强的瘢痕组织,有利于进行肌腱的修复和重建。

肩袖修复的手术方法很多,较常用的方法如下。

1.Mclaughlin 修复术

在外展位使肩袖近侧断端缝合固定于大结节近侧的皮质骨上或在肩袖原止点部位的大结节近侧制成骨槽,使肩袖近侧断端埋入并缝合固定于该槽内(图13-4)。此方法适应证广泛,适用于大型及广泛型的肩袖断裂。

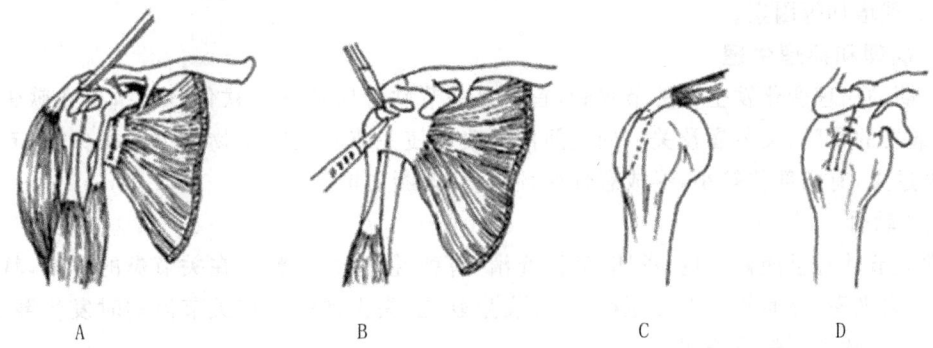

图 13-4 Mclaughlin 肩袖修补手术
A.肩袖大型撕裂;B.清除周围坏死组织;C.将断端重新固定于大结节近侧骨槽内;D.缝合裂口

为防止术后肩关节的撞击和粘连,同时切断喙肩韧带、喙肱韧带,并作肩峰前、外侧部分切除成形术。此手术的远期效果比较满意,关节功能康复程度高。

此外对于冈上肌腱和冈下肌腱广泛撕裂造成的肩袖缺损,也可用肩胛下肌的上 2/3 自小结节附丽部游离,形成肩胛下肌肌瓣,向上转移,覆盖固定于冈上肌与冈下肌的联合缺损部位。

2.Debeyre 的冈上肌推移修复法

对冈上肌腱的巨大缺损也是一种手术选择方法。在冈上窝游离冈上肌,保留肩胛上神经的冈上肌支及血管束,使整块冈上肌向外侧推移,覆盖肌腱缺损部位,重新固定冈上肌于冈上窝内。

对大型肩袖缺损还可以利用合成织物移植进行修复。肩袖缺损修复的患者经过术后物理、康复治疗,肩关节功能也可达到大部分或部分恢复。若不进行手术修复,顺其自然发展,往往造成"肩袖性关节病",肩关节出现不稳定或关节挛缩,导致关节功能的病变。

(刘士凯)

第三节 骨 关 节 炎

一、概述

(一)定义

骨关节炎(osteoarthritis,OA)是一种常见的慢性关节疾病。其主要病变是关节软骨的退行性变和继发性骨质增生。多见于中老年人,女性多于男性。好发于负重较大的膝关节、髋关节、脊柱及手指关节等部位,该病亦称为骨关节病、退行性关节炎、增生性关节炎、老年关节炎和肥大性关节炎等。

(二)病因和发病机制

原发性骨关节炎的发病原因迄今为止尚不完全清楚。它的发生发展是一种长期、慢性、渐进的病理过程,涉及全身及局部许多因素,可能是综合原因所致,诸如有软骨营养、代谢异常;生物力学方面的应力平衡失调;生物化学的改变;酶对软骨基质的异常降解作用;累积性微小创伤;肥胖、关节负载增加等因素。

(三)病理和病理生理

最早期的病理变化发生在关节软骨,首先是关节软骨局部发生软化、糜烂,导致软骨下骨外露;随后继发的骨膜、关节囊及关节周围肌肉的改变使关节面上的生物应力平衡失调,有的部位承受应力过大,有的部位较小,形成恶性循环,病变不断加重。

1. 关节软骨

正常关节软骨呈淡蓝白色、透明、表面光滑,有弹性,边缘规整。在关节炎的早期,软骨变为淡黄色,失去光泽,继而软骨表面粗糙,局部发生软化,失去弹性。在关节活动时发生磨损,软骨可碎裂,剥脱,软骨下骨质外露。

2. 软骨下骨

软骨磨损最大的中央部位骨质密度增加,骨小梁增粗,呈象牙质改变。外围部位承受应力较小,软骨下骨质发生萎缩,出现囊性改变。由于骨小梁的破坏吸收,使囊腔扩大,周围发生成骨反应而形成硬化壁。在软骨的边缘或肌腱附着处,因血管增生,通过软骨内化骨,形成骨赘。

3. 滑膜

滑膜的病理改变有两种类型,如下。

(1)增殖型滑膜炎:大量的滑膜增殖、水肿,关节液增多,呈葡萄串珠样改变。

(2)纤维型滑膜炎:关节液量少,葡萄串珠样改变大部分消失,被纤维组织所形成的条索状物代替。滑膜的改变不是原发病变,剥脱的软骨片及骨质增生刺激滑膜引起炎症,促进滑膜渗出。

4. 关节囊与周围肌肉

关节囊可发生纤维变性和增厚,限制关节的活动。周围肌肉因疼痛产生保护性痉挛,关节活动进一步受到限制,可发生畸形(屈曲畸形和脱位)。

(四)临床表现

1. 关节疼痛

关节疼痛为首发症状,也是多数患者就诊的主要原因。通常只局限在受累关节内,下肢髋、膝关节骨关节炎可致大腿有痛感。疼痛可因关节负重或活动较多而加剧。

2. 关节僵硬

部分患者于早晨起床时感觉受累关节轻度僵硬;长期处于静止状态的受累关节开始活动时也会出现僵硬感,启动困难。骨关节炎的关节僵硬在活动开始后15～30分钟内消失。

3. 关节肿胀

当骨关节炎合并有急性滑膜炎发作会出现关节肿胀。

4. 关节变形

关节变形见于病程较长、关节损害较严重的患者。由于长时间的关节活动受限、关节囊挛缩、关节周围肌肉痉挛而出现畸形。

5. 肌肉萎缩

肌肉萎缩见于支撑关节的肌肉,由于长期关节活动受限出现失用性萎缩。

6.关节弹响

关节弹响见于病程较长的患者,由于关节面受损后变得粗糙,甚至关节面破裂、增生的骨赘破碎在关节腔内形成游离体,以及包绕关节维持关节稳定的韧带变得松弛,故在关节活动时出现弹响。

二、康复问题

本病临床主要功能障碍/康复问题表现为以下 4 个方面。

(一)功能障碍

1.感觉功能障碍

感觉功能障碍表现为罹患关节疼痛。

2.运动功能障碍

运动功能障碍表现为罹患关节发僵、活动受限、肌力下降。

3.平衡功能障碍

髋、膝、踝及手 OA 患者还常常表现有平衡协调功能障碍。

4.心理功能障碍

心理功能障碍主要表现为焦虑情绪。

(二)结构异常

结构异常主要表现为关节间隙变窄、软骨下骨硬化和/或囊性变、关节边缘增生和骨赘形成、关节变形或关节积液或关节内游离体。

(三)活动受限

(1)基础性日常生活能力受限。

(2)工具性日常生活能力受限。

(四)参与受限

(1)职业受限。

(2)社会交往受限。

(3)休闲娱乐受限:下肢、脊柱 OA 患者常常影响其涉及下肢的休闲娱乐如球类,上肢 OA 常常影响涉及上肢的休闲娱乐如搓麻将、太极拳。

(4)生存质量下降:OA 患者因为疼痛、功能障碍及活动参与受限常常导致其生存质量下降。

三、康复评定

(一)功能评定

1.感觉功能评定

疼痛是骨关节炎患者就诊的主要临床症状,所以必须对疼痛进行评定,一般采用视觉模拟评分法。

2.运动功能评定

OA 患者的疼痛和炎症通常影响罹患关节活动度及肌力,因此,应当对受累关节的活动度、肌力进行评定。

3.平衡功能评定

髋、膝、踝及脊椎 OA 患者的疼痛常常影响生物力线及负荷平衡,部分关节畸形患者由于异常步态同样影响其生物力线及负荷平衡,髋、膝、踝 OA 患者的本体感觉障碍常常影响其平衡功能,而平衡功能障碍又可能成为关节损伤、加重 OA 病理改变,甚至导致患者跌倒的原因。所以,对这类患者进行平衡功能评定非常重要。

4.步态分析

髋、膝、踝 OA 患者常常有步态异常,因此,有条件者还应该进行步态分析。

5.心理功能评定

由于 OA 患者反复发作关节疼痛、活动受限,常常导致患者出现焦虑、抑郁情绪,严重者发展为抑郁症等心理疾病。

(二)结构评定

OA 患者不仅要采用视诊和量诊检查评定其病变关节外,而且由于其关节间隙常常变窄、关节边缘骨质增生、软骨下骨硬化、关节积液或者滑膜病变,还要根据病情选择 X 线、CT、MRI、骨密度或者超声检查等不同方法检查病变关节的结构异常的具体情况。

(三)活动评定

主要评定患者的日常生活活动情况。针对下肢 OA 患者,国外研究(包括美国、巴西、日本等)及中华医学会骨科学分会均以活动评定为重点,推荐应用西部安大略省和麦克马斯特大学 OA 指数(WOMAC)进行评定。WOMAC 评分量表总共有 24 个项目,其中疼痛的部分有 5 个项目、僵硬的部分有 2 个项目、关节功能的部分有 17 个项目,从疼痛、僵硬和关节功能三大方面来评估髋膝关节的结构和功能。

国内对 OA 活动能力评定所使用的测试还有站立行走测试、Lysholm 膝关节评分标准等。

(四)参与评定

OA 结构异常、功能障碍及活动受限可影响其职业、社会交往及休闲娱乐,因而必然降低患者生活质量。因此有必要根据患者情况对患者进行社会参与能力评定,如职业评定、生存质量评定。主要评定近1~3个月的社会生活现状、工作、学习能力、社会交往及休闲娱乐。

四、康复治疗

骨关节炎时,随着年龄的增长,结缔组织退变老化,一般来说病理学改变不可逆转,但适当的治疗可达到阻断恶性循环,缓解或解除症状的效果。

活动期应局部制动,给予非甾体抗炎药,可抑制环氧化酶和前列腺素的合成,对抗炎症反应,缓解关节水肿和疼痛。可选用布洛芬每次200~400 mg,1天3次;或氨糖美辛每次200 mg,1天3次;尼美舒利每次 100 mg,1 天 2 次,连续 4~6 周。

静止期则应增加活动范围,增强关节稳定性,延缓病变发展,进而提高 ADL 能力,改善生活质量。

(一)调整和改变生活方式

控制体重、减少活动量,这是支持和保护病变关节的重要措施,它的目的是减轻病变关节的负荷,减轻或避免病变关节进一步劳损。超重引起膝、踝关节负荷加大,关节受损危险增加。

(二)保护关节

避免有害的动作,在文体活动中注意预防肩、膝、踝等关节的损伤,以免日后增加这些关节患骨关节炎的危险。尤其注意大的损伤。预防职业性关节慢性劳损。

(三)运动疗法

运动疗法包括肌肉力量练习、提高耐力的训练、本体感觉和平衡训练。有报道称膝关节 OA 患者的肌肉力量、耐力和速度比无膝关节 OA 者小 50%，而运动疗法可维持或改善关节活动范围，增加肌力，改善患者本体感觉和平衡，可提高关节稳定性，从而间接地减轻关节负荷，改善患者运动能力。

1. 休息和运动

休息可以减少炎症因子的释放，减轻关节炎症反应，缓解关节疼痛症状。因此，在关节疼痛严重的急性期，适当的休息是必要的。可采用 3 种休息方式，即使用夹板和支具使关节局部休息、完全卧床休息和分散在一天之中的短期休息。但是，关节较长时间固定在某一角度会导致关节僵硬、关节周围肌肉疲劳；长时间的关节制动还会导致肌肉失用性萎缩、关节囊和韧带挛缩。因此，还需要进行适度的关节活动。另外，因为制动导致的全身活动减少，也会出现各系统的功能下降和各种并发症的发生，适当的运动同样可以避免这些问题。

2. 关节活动

适当的关节活动可以改善血液循环，促进局部炎症消除，维持正常关节活动范围，同时通过对关节软骨的适度挤压，促进软骨基质液和关节液的营养交换，改善关节软骨的营养和代谢。关节活动包括以下方法。

(1) 关节被动活动：可以采用手法关节被动活动和使用器械的连续被动活动(CPM)。活动时要嘱患者放松肌肉，以防止因肌肉痉挛性保护导致疼痛。

(2) 关节功能牵引：主要目的是逐渐缓慢地牵伸关节内粘连和挛缩的关节囊及韧带组织。可使用支架或牵引器将关节固定在不引起疼痛的角度，在远端肢体施以牵引力。牵引时应注意保护，以防出现压疮，牵引力量控制在不引起明显疼痛的范围内，以免引起反射性肌痉挛，反而加重症状。

(3) 关节助力运动和不负重的主动运动：在不引起明显疼痛的关节活动范围内进行主动活动，活动时应避免重力的应力负荷，如采用坐位或卧位行下肢活动等。如果患者力量较弱无法完成，可以予以助力。

3. 肌力和肌耐力练习

肌力练习的目的是增强肌力，防止失用性肌萎缩，增强关节稳定性，从而控制症状、保护关节。进行肌力练习的同时还应加强肌耐力练习，以维持肌肉持久做功的能力。OA 患者的肌力和肌耐力练习主要以静力性练习为主。在不引起关节疼痛的角度做肌肉的等长收缩，一般认为最大收缩持续 6 秒可以较好地增强肌力，而持续较长时间的较小幅度的收缩更有利于增强肌耐力。因为在不同角度下做功的肌肉可能是不同的，而同一肌群在不同角度下收缩力量也不一样，因此应在不引起关节疼痛的范围内从各个角度进行静力性肌力训练。动力性肌力训练和等速肌力练习因为伴有关节活动，会增加关节负荷，一般不适用于 OA 患者。另外肌力练习还要注意关节的稳定性。因为关节的稳定性是靠原动肌和拮抗肌共同维持，所以应该同时进行原动肌和拮抗肌的肌力练习，以防肌力的不平衡导致关节的不稳定。如膝关节 OA 患者，不但要进行股四头肌肌力训练，同时还应该注重腘绳肌肌力训练，才可以更好地维持膝关节的稳定性。

(四)关节腔注射

1. 关节腔内注射玻璃酸钠

患者膝关节腔滑液中的玻璃酸浓度低，分子量低，直接导致了患者膝关节易受到损伤，玻璃酸钠能够与患者的滑液发挥同样的润滑作用,所以在患者关节腔内注射玻璃酸钠能够缓解患者疼痛症状,减轻患者病情,提升患者机体功能的恢复效率。

对于中老年膝关节骨性关节炎患者,可采用关节腔内注射玻璃酸钠的方式进行治疗,其具体方案如下。取患者的仰卧位,让患者弯曲自身的膝关节,弯曲程度应在 90°左右,进而对患者的膝盖进行消毒,进行手卫生消毒处理,进而手戴无菌手套,取患者的髌骨外侧或者内侧作为穿刺位置,将针头刺入患者关节腔内进行药物注射,若是患者关节腔内存在积液,首先需要将积液抽取,进而再进行玻璃酸钠的注射,在注射完成之后,帮助患者进行膝关节的活动,时间以 2 分钟为宜,且需要保证玻璃酸钠能够在患者关节表面内涂抹均匀,每周对患者进行一次注射,连续注射 5 次。

2.超声引导下膝周神经脉冲射频联合关节腔注射富血小板血浆

对于膝关节骨性关节炎患者,在关节腔注射自体富血小板血浆治疗的基础上联合超声引导下膝周神经脉冲射频治疗可提高止痛效果,改善患者生活质量。

方法:关节腔注射自体富血小板血浆后,于穿刺点处置入 1 根脉冲射频套管针,在超声引导下将电压调至 0.3 V 以下与 50 Hz 频率进行感觉刺激,然后再以 2 Hz 频率进行运动刺激,当电压调至 0.4 V 时膝关节周围肌肉开始收缩;设置电压为 32 V,温度调至 42 ℃,以 2 Hz 频率对膝关节进行 120 秒治疗。

(五)物理治疗

可选择 TENS、中频电疗、针灸疗法、热疗(蜡疗、热敷、中药熏洗、红外线、局部温水浴)消炎止痛。

(1)轻症 OA 患者,可先试用物理因子治疗配合其他非药物疗法消炎止痛,无效时再使用药物。

(2)视病情需要和治疗条件,必要时可 2～3 种物理因子综合治疗。

(3)物理因子治疗只是一种辅助性对症性的(止痛消肿)治疗,常需配合其他治疗手段使用。

(4)尽量使用简便、经济、安全的物理因子治疗,能在家中自行应用治疗者更好。热疗每次不超过30 分钟。

(六)矫形器或助行器

1.手杖

手杖适用于髋或膝 OA 患者步行时下肢负重引起的疼痛或肌肉无力、负重困难者,可用手杖辅助减轻患肢负重,缓解症状。

2.护膝及踝足矫形器

护膝及踝足矫形器等可保护局部关节,急性期限制关节活动,缓解疼痛。

3.轮椅

轮椅适用于髋、膝关节负重时疼痛剧烈,不能行走的患者。

(七)心理治疗

针对存在的抑郁焦虑进行心理辅导、卫生教育,心理状况改善有助于预防和减轻疼痛。

(八)手术治疗

手术治疗主要用于髋、膝 OA 患者,目前多采用关节镜手术,其次可选择保膝手术,最后采用人工关节置换术。可根据适应证,采用截骨手术或采用关节镜手术行关节清理。

(九)传统疗法

推拿能够促进局部毛细血管扩张,使血管通透性增加,血液和淋巴循环速度加快,从而改善病损关节的血液循环,减轻炎症反应,改善症状。应用推、拿、揉、捏等手法和被动活动,可以防止骨、关节、肌肉、肌腱、韧带等组织发生萎缩,松解粘连,防止关节挛缩、僵硬,改善关节活动度。对于 OA 患者出现的关节脱位和畸形,推拿可使骨、关节、肌肉、肌腱、韧带等组织恢复到尽可能好的解剖位置和较好的功能。这些方法十分符合力学的作用机制。推拿和按摩还能通过神经反射效应引起全身血流动力学改变。

五、预防保健

(1)应尽量减少关节的负重和大幅度活动,以延缓病变的进程。
(2)肥胖的人,应减轻体重,减少关节的负荷。
(3)下肢关节有病变时,可用拐杖或手杖,以减轻关节负担。
(4)发作期应遵医嘱服用消炎镇痛药,尽量饭后服用。关节局部可用湿热敷。
(5)病变的关节应用护套保护。
(6)注意天气变化,避免潮湿受冷。

(刘士凯)

第四节 髌骨骨折

髌骨是人体最大的籽骨,有保护膝关节和增强股四头肌的肌力的作用。髌骨骨折约占全身骨折的1.05%,多发生于30~50岁的成年人,儿童极少见。肌肉拉力和直接暴力是髌骨骨折的主要骨折成因,其中肌肉拉力所致骨折居多约占60.00%。发生于直接暴力者多为星形、粉碎性骨折,而肌肉拉力所致髌骨骨折者,多为横形骨折。

一、临床表现与诊断

髌骨骨折者髌前可见青紫、肿胀,严重者可有水疱,局部压痛,骨折移位者可触及骨折间隙或阶梯状,患侧膝关节屈伸障碍。髌骨位置表浅,诊断根据外伤史和局部理学检查结果多不困难,X线摄片可进一步明确骨折的类型、移位情况及程度、关节面有无碎片及膝关节腔内有无碎骨折片等。此外常规的正侧位 X 线片不易诊断髌骨纵行骨折,对可疑者应摄髌骨轴位片,有时还需摄健侧髌骨 X 线片,用以鉴别髌骨边缘骨折与副髌骨。骨折者有压痛,且多为一侧,而副髌骨多发生在髌骨的外上角,无压痛,边缘光滑,多双侧对称存在。

二、康复治疗

(一)运动治疗骨科考量

1.骨折的原始移位机制与运动治疗

髌骨骨折多发生于膝关节半屈曲位,股四头肌突然猛烈收缩,如高处跳落双足着地,股四头肌突然强力收缩以防跪倒等,股四头肌牵拉髌骨向上,髌韧带则固定髌骨下部,而股骨髁部向前顶于髌骨形成支点,这三种力量同时作用的结果,导致髌骨骨折。对于其他原因所致髌骨骨折者,虽非以上机制所致骨折,但这种机制仍然是造成骨折移位的重要因素。屈膝关节或股四头肌收缩即有以上移位趋势,髌骨骨折早期,若固定不可靠,不能对抗以上力量,应避免做这类运动。

2.骨折固定方式的原理与运动治疗

已如前述,当膝关节屈曲时,股骨髁顶与髌骨后面,加之股四头肌及髌前筋膜的牵拉,在髌骨的前面产生张力而在髌骨的后面产生应力,固定物越靠前越能抵消屈膝时在髌骨前面产生的张力,越可靠;固定物靠后,当膝关节屈曲时,髌骨前方可张开。

以上即为张力带钢丝固定的原理,当膝关节屈曲时,髌骨后侧承受应力,髌骨前面的张力被张力带钢丝所中和,而被转化为应力。根据此固定原理,髌骨骨折张力带固定术后即可活动膝关节,既有利于关节功能的康复,关节活动后产生的应力刺激也有利于骨折愈合。根据此原理,螺钉的强度虽优于钢丝,但单纯松质骨螺钉固定的可靠性却不如各种张力带钢丝固定,术后仍需短期辅助外固定。

3.动态及个性化评价运动治疗安全性

(1)动态评价运动治疗安全性:膝关节长时间固定可致关节内外粘连、韧带挛缩等而影响关节功能的康复。对于非手术治疗者尤应注意定期复查,争取尽早去除外固定,进行膝关节运动治疗;对于内固定不十分可靠而辅助外固定者也应在骨折有一定程度愈合后及早去除外固定,行膝关节运动治疗;对于克氏针张力带固定者,可因克氏针尾顶于皮下影响膝关节活动,甚至顶破皮肤而继发感染,因此也应定期复查,待骨折愈合后及时取出内固定,以利膝关节运动治疗。一般非手术治疗者外固定4~6周,钢丝环扎固定或横"U"形钢丝固定等辅助外固定3周,张力带钢丝固定者术后可早期活动膝关节,其中以松质骨螺钉加张力带螺钉固定较可靠,可允许较早进行全膝关节活动范围运动治疗。值得注意的是,髌骨骨折均有不同程度髌前筋膜和/或髌旁腱膜的损伤,手术中应注意修复,术后运动治疗也应考虑这些结构的愈合程度。

(2)个性化评价运动治疗安全性:已如前述,膝关节屈曲时髌骨前面承受张力,而其后面承受应力。这种情况不仅在骨折发生后存在,在正常情况下同样存在。正常情况下这种张力由髌前筋膜等结构中和,髌骨骨折后尤其有骨折明显移位时,这些结构必有损伤,甚至断裂,手术修复这些结构也是张力带固定的重要体现,一般术后或非手术治疗外固定4周左右后才开始膝关节运动治疗,和这些结构的愈合时间有重要关系。另一方面,无移位骨折,包括直接暴力所致的粉碎性骨折,这些结构往往保持完好或损伤不重,而明显移位的横行骨折往往意味着这些结构的完全断裂。因此,运动治疗计划的制定不能只注重骨折的严重程度而忽视了周围软组织的损伤与修复程度。

(二)康复治疗方法

1.运动治疗

(1)术后第一天,可行髋、踝及趾关节主动运动。

(2)术后4周,患膝关节在无痛状态下行被动屈曲、伸展运动训练。

(3)术后5~6周,加大患膝关节被动屈曲、伸展角度,逐渐过渡到助力、主动训练。

(4)术后5~6周,行股四头肌等肌肉渐进性抗阻肌力训练及肌耐力训练。

(5)术后2个月,膝关节僵硬时可行膝关节松动术治疗。

2.物理因子治疗

(1)超短波治疗:可消炎、消除水肿。患部对置,采用无热量,时间8~10分钟,一天1次,5~

7天为1个疗程。一般适应于急性水肿期(金属内固定属相对禁忌证,钛板除外)。

(2)磁疗:可促进骨痂生长,消肿、消炎、镇痛作用。每天1～2次,每次40分钟,10～15天1个疗程。

(3)蜡疗:采用盘蜡法,温热量,时间20～30分钟,每天1～2次,10～15天1个疗程。

(4)中药熏蒸治疗:采用活血化瘀中药。温热量,30分钟,每天1～2次,10～15天1个疗程。

(5)冷疗:可采用冷敷或冷空气治疗,常在运动治疗后使用,每次10～15分钟。有止痛、消肿,减少渗出等作用。

(6)音频治疗:患部对置,耐受量,每天1～2次,15～20天1个疗程。可松解粘连,软化瘢痕。

(7)超声波治疗:采用接触法,1.00～1.25 W/cm^2,每次5～15分钟,10～15天1个疗程。

(王　超)

第五节　踝　部　骨　折

踝部骨折多见于青壮年,男性多于女性,约占全身骨折的4.2%,居关节内骨折之首,主要由间接暴力所致。根据解剖部位可分为单踝骨折、双踝骨折和三踝骨折。在所有踝部骨折中,单踝骨折(内、外踝孤立性骨折)占2/3,双踝骨折占1/4,三踝骨折占踝部骨折的7.0%左右,而开放性骨折约占2.0%。

一、临床表现与诊断

患者踝部肿胀,皮下淤血,可有内翻或外翻畸形,局部有压痛,严重者可出现开放性骨折脱位,踝关节功能障碍。诊断根据外伤史和局部理学检查结果多不困难。X线摄片可进一步了解骨折的类型、有无移位及移位的方向和程度。值得注意的是,对于踝部骨折,详细地了解受伤史,对于明确受伤机制极为重要。

二、康复治疗

(一)治疗方面的因素

为恢复承重关节的正常功能,解剖复位是必需的。Ramsey和Hamilton证实1 mm距骨外侧移位可减少42%的踝穴的接触面积,这明显有助于创伤性胫距关节形成。

非移位性骨折及踝穴的完整可采用石膏制动。有移位的骨折多采用开放复位和内固定。

(二)开放复位和内固定(双踝或三踝骨折)术后的康复程序

(1)适用于患者配合,固定稳定。术后第1天,应用Jones型折叠后的袖套及后托夹板或马镫型夹板;踝关节于90°石膏后托固定以避免马蹄样畸形。鼓励患者早期活动足趾。

(2)术后2～3天开始患肢未被固定关节的主动运动,伸趾练习,保持最大限度的抬高。股四头肌练习。如24～48小时伤口正常,可在指导下进行踝关节的主动活动。

(3)第1～2周,保持中立位;增加踝屈伸和趾屈伸静力性肌收缩练习,持双拐的三点式步行,患足不着地,确保患肢非承重行走。可开始坐位保健操。在恢复踝关节活动度的练习中及步行练习中,特别注意避免局部疼痛及肿胀加重,以防止创伤性关节炎的发生。

(4)第3周,评估伤口;如伤口愈合尚可,内固定比较稳定,可移去石膏中的支撑物及开始轻度非承重的主动ROM训练。跖屈15遍/次,4次/天;背屈15遍/次,4次/天,直腿抬高和股四头肌肌力练习,以增强下肢肌力。轻微牵伸运动(特别是背屈运动),2~3次/天。

(5)继续用拐杖着地负重行走,如内固定比较稳定,允许用拐杖在4周时双足部分承重,但要在不引起疼痛的前提下。去除固定后,踝部和足趾各方向主动运动,股四头肌和踝背伸肌肉的抗阻运动。

(6)术后第6周,可进行下列训练:①在步行套中,允许承重性行走2~4周。以后用Aircast型踝夹板代替步行套,直到全关节活动度和力量重新获得才弃用。②每天拆下支具4~5次,以方便治疗,开始等长肌力收缩练习:背屈、跖屈、外翻、内翻。③此时开始离心性肌力增强练习,及通过橡皮束条的抵抗力增加而取得进步。④开始ROM的牵伸运动、跟腱的牵伸、跑步牵伸、倾斜板、腓骨肌腱的牵伸、跖屈牵伸。⑤如关节囊明显僵硬和骨折稳定,使用关节松动技术。⑥进行本体感觉活动,运动觉敏捷性训练。⑦把毛巾放置于足底,做足趾的爬行动作。⑧做闭链活动,在可耐受下进行。

踝部骨折初步愈合时,加大踝屈伸主动练习,踝内、外翻主动练习,及增加踝屈伸和趾屈伸的抗阻练习,内外翻的抗阻练习。功能牵引,在温热治疗后或与温热疗法同时进行关节活动范围内牵引,效果更好。站在底面为球面形的平衡板上做平衡练习,积极恢复平衡反射,可有助于预防踝反复扭伤。

其他活动项目还有跳跃、肩部负重跳跃、上楼梯,结合静态自行车以增强ROM和需氧状态;若本体感觉和肌力增强已经恢复,可指导患者练习闭链运动和运动前训练。

(三)在开放复位和内固定三踝或双踝骨折术后

适用于不稳定性骨折类型,如闭合性Weber C型骨折或不配合的患者。

1.第1天

应用Jones型折叠后的袖套及后托夹板和stirrup夹板1~2天,48~72小时维持最大限度地患肢抬高,用拐杖确保患肢非负重行走。

2.第2周

将足放在垫得比较好、非承重的短腿石膏托中,维持在石膏托中6~7周,非承重或承重,指导主动膝ROM练习和直腿抬高。

3.第6周

当临床骨折已愈合时,做上述的同样练习。

4.晚期康复

可采用关节松动术、本体感觉训练、步态训练等方法。

(四)物理因子治疗

(1)超短波治疗可消炎、消除水肿。患部对置,采用无热量,时间8~10分钟,一天1次,5~7天为1个疗程。一般适应于急性水肿期(金属内固定属相对禁忌证,钛板除外)。

(2)磁疗可促进骨痂生长,消肿、消炎、镇痛作用。每天1~2次,每次40分钟,10~15天1个疗程。

(3)蜡疗可采用盘蜡法,温热量,时间20~30分钟,每天1~2次,10~15天1个疗程。

(4)中药熏蒸治疗可采用活血化瘀的中药。温热量,30分钟,每天1~2次,10~15天1个疗程。

(5)冷疗可采用冷敷或冷空气治疗,常在运动治疗后使用,每次 10~15 分钟。有止痛、消肿、减少渗出等作用。

(6)音频治疗:患部对置,耐受量,每天 1~2 次,15~20 天 1 个疗程。可松解粘连,软化瘢痕。

(7)超声波治疗可采用接触法,1.00~1.25 W/cm²,每次 5~15 分钟,10~15 天 1 个疗程。

(彭经纬)

参考文献

[1] 李溪.骨科诊疗技术与应用[M].广州:世界图书出版广东有限公司,2020.
[2] 张宝峰,孙晓娜,胡敬暖.骨科常见疾病治疗与康复手册[M].北京:中国纺织出版社,2021.
[3] 邹天南.临床骨科诊疗进展[M].天津:天津科学技术出版社,2020.
[4] 褚秀成.现代骨科综合诊疗学[M].昆明:云南科技出版社,2020.
[5] 尚超,李云鹏,管帮洪,等.临床常见骨科疾病诊治[M].北京:科学技术文献出版社,2021.
[6] 高鹏飞.骨科常见疾病诊疗[M].武汉:湖北科学技术出版社,2022.
[7] 朱文龙.骨科疾病诊治与康复训练[M].北京:中国纺织出版社,2020.
[8] 刘建宇,李明.骨科疾病诊疗与康复[M].北京:科学出版社,2021.
[9] 宋磊.临床常用骨科基础及骨科创伤诊疗[M].北京:中国纺织出版社,2022.
[10] 仝允辉.临床骨科疾病诊断与实践应用[M].南昌:江西科学技术出版社,2020.
[11] 王文革.现代骨科诊疗学[M].济南:山东大学出版社,2021.
[12] 赵强,杨帆,刘伟.简明骨科诊疗学[M].北京:中国纺织出版社,2022.
[13] 张鹏军.骨科疾病诊疗实践[M].北京:科学技术文献出版社,2020.
[14] 谢文贵,李志敏,李风杰.临床骨科诊断与治疗实践[M].北京/西安:世界图书出版有限公司,2021.
[15] 段伟.临床骨科诊疗精要[M].哈尔滨:黑龙江科学技术出版社,2022.
[16] 巫洪波.新编临床骨科技术[M].长春:吉林科学技术出版社,2020.
[17] 李亚鹏.骨科临床诊断与治疗实践[M].汕头:汕头大学出版社,2021.
[18] 孟凡龙.骨科疾病诊疗要点[M].长春:吉林科学技术出版社,2022.
[19] 褚风龙.骨科疾病手术实践[M].沈阳:沈阳出版社,2020.
[20] 罗斌,陈行灿,聂鹏.骨科临床诊疗学[M].北京/西安:世界图书出版有限公司,2022.
[21] 吕东维.骨科疾病诊疗新措施[M].长春:吉林科学技术出版社,2021.
[22] 杨庆渤.现代骨科基础与临床[M].北京:科学技术文献出版社,2020.
[23] 武中庆.创伤骨科诊疗指南[M].济南:山东大学出版社,2022.
[24] 隋海涛.临床骨科疾病诊疗与康复[M].武汉:湖北科学技术出版社,2021.
[25] 周华江.实用骨科诊疗学[M].天津:天津科学技术出版社,2020.
[26] 葛风晓.骨科疾病诊疗实践[M].北京/西安:世界图书出版有限公司,2022.
[27] 张建.现代骨科疾病诊治要点[M].北京:中国纺织出版社,2021.

[28] 孟涛.临床骨科诊疗学[M].天津:天津科学技术出版社,2020.

[29] 马亮,张维亮,梁延琛,等.骨科常见疾病治疗与决策[M].长沙:中南大学出版社,2022.

[30] 于学海.现代骨科创伤与疾病[M].长春:吉林科学技术出版社,2020.

[31] 王振兴.骨科临床常见疾病诊断与手术[M].哈尔滨:黑龙江科学技术出版社,2021.

[32] 侯斌.骨科基础诊疗精要[M].长春:吉林科学技术出版社,2020.

[33] 陈楚群.现代常见骨科疾病诊治新思路[M].沈阳:辽宁科学技术出版社,2021.

[34] 朱建民,吴海宝,满孝旭,等.实用骨科疾病诊断与治疗实践[M].哈尔滨:黑龙江科学技术出版社,2021.

[35] 魏海鹏.骨科疾病诊疗思维[M].长春:吉林科学技术出版社,2022.

[36] 罗立立,高益,沈鹏飞,等.悬吊钛板双束重建喙锁韧带治疗Ⅲ型肩锁关节脱位[J].中国矫形外科杂志,2023,31(20):1825-1830.

[37] 刘镇煌,黄长明,范华强,等.肩锁关节脱位钩钢板固定的并发症与对策[J].中国矫形外科杂志,2023,31(2):111-116.

[38] 宋美玲,温俭,钟玉朋,等.成人股骨干骨折内固定的研究进展[J].中国矫形外科杂志,2023,31(12):1106-1110.

[39] 轩中勋,杨东辉,陈庭瑞,等.两种方式手法复位石膏固定踝关节骨折的比较[J].中国矫形外科杂志,2023,31(8):742-745.

[40] 叶志远,赵旭珅,周晓中.强直性脊柱炎合并脊柱骨折诊疗方法的研究进展[J].中华创伤杂志,2023,39(9):840-846.